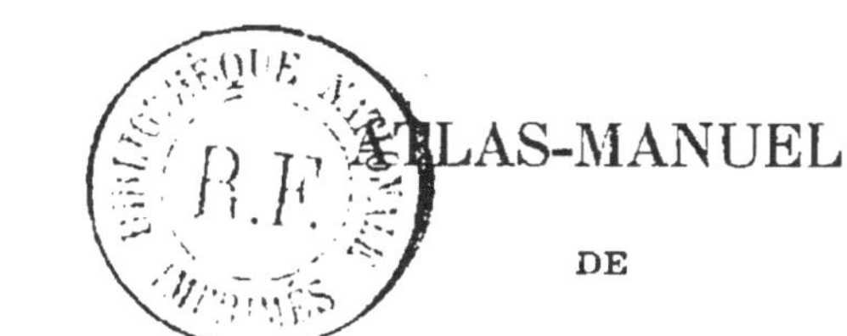

ATLAS-MANUEL

DE

CHIRURGIE DES RÉGIONS

TÊTE — COU — POITRINE

Atlas-Manuels de Médecine coloriés

ATLAS MANUEL DE CHIRURGIE SPÉCIALE, par le professeur Georges *Sultan*, édition française par *G. Kuss*, 1908. 2 vol. in-16 de 500 pages chacun, avec planches coloriées et figures intercalées dans le texte.

ATLAS MANUEL D'ANATOMIE PATHOLOGIQUE, par les Drs *Bollinger* et *Gouget*, 1902, in-16, de 137 planches coloriées et 27 figures............. 20 fr.

ATLAS MANUEL DE BACTÉRIOLOGIE, par les Drs *Lehmann, Neumann* et *Griffon*. 1906, in-16, avec 74 planches comprenant plus de 60 fig. col. 20 f.

ATLAS MANUEL DES BANDAGES, PANSEMENTS ET APPAREILS, par les Drs *Hoffa* et *P. Hallopeau*, 1900. 1 vol. in-16 avec 128 planches.... 14 fr.

ATLAS MANUEL DES MALADIES DE LA BOUCHE, DU PHARYNX ET DES FOSSES NASALES, par les Drs *L. Grunwald* et *G. Laurens*, 1903, in-16 de 42 planches coloriées et 41 figures............................ 14 fr.

ATLAS MANUEL DES MALADIES DES DENTS, par les Drs *Preiswerk* et *Chompret*. 1905, in-16 de 336 pages, avec 44 planches coloriées et 166 fig. 18 fr.

ATLAS MANUEL DE CHIRURGIE OCULAIRE, par *O. Haab* et *A. Monthus*, 1905. in-16 de 270 pages, avec 30 planches coloriées et 166 figures... 18 fr.

ATLAS MANUEL DE CHIRURGIE OPÉRATOIRE, par les Drs *O. Zuckerkandl* et *A. Mouchet*, 2e édition, 1900, in-16 de 436 pages, avec 266 figures et 24 planches coloriées............................ 16 fr.

ATLAS DE CHIRURGIE ORTHOPÉDIQUE, par *Lüning, Schulthess* et *Villemin*, 1902, in-16 avec 16 planches coloriées et 250 figures............ 16 fr.

ATLAS MANUEL DE DIAGNOSTIC CLINIQUE, par les Drs *C. Jakob* et *A. Létienne*, 3e édition, 1901, in-16 de 396 pages, avec 68 planches coloriées et 86 figures................................ 15 fr.

ATLAS MANUEL DES MALADIES DES ENFANTS, par *Hecker, Trumpp* et *Apert*, 1906, in-16 de 423 pages, avec 48 planches coloriées et 174 fig... 20 fr.

ATLAS MANUEL DES FRACTURES ET LUXATIONS, par les Drs *Helferich* et *P. Delbet*. 2e édition, 1901, in-16 avec 68 planches col. et 137 fig.. 20 fr,

ATLAS MANUEL DE GYNÉCOLOGIE, par les Drs *Schæffer* et *J. Bouglé*, 1903. in-16 avec 90 planches coloriees et 72 figures.................. 20 fr.

ATLAS MANUEL DE TECHNIQUE GYNÉCOLOGIQUE, par les Drs *Schæffer, P. Segond* et *O. Lenoir*, 1905, in-18, avec 72 planches coloriées....... 15 fr.

ATLAS MANUEL D'HISTOLOGIE PATHOLOGIQUE, par les Drs *Durck* et *Gouget*, 1902, in-16, avec 120 planches coloriées..................... 20 fr.

ATLAS MANUEL D'HISTOLOGIE ET D'ANATOMIE MICROSCOPIQUE, par les Drs J. *Sobotta* et *P. Mulon*, 1903, in-16 avec 80 planches coloriées....... 20 fr.

ATLAS MANUEL DES MALADIES DU LARYNX, par les Drs *L. Grunwald* et *Castex*, 2e édition, 1903, in-16 avec 44 planches coloriées............ 14 fr.

ATLAS MANUEL DES MALADIES EXTERNES DE L'ŒIL, par les Drs *O. Haab* et *A. Terson*, 1905, in-16 de 284 pages, avec 40 planches coloriées . 16 fr.

ATLAS MANUEL DES MALADIES DE L'OREILLE, par les Drs *Bruhl, Politzer* et *G. Laurens,* 1902, in-16 de 395 pages avec 39 planches coloriées et 88 figures................................ 18 fr.

ATLAS MANUEL DES MALADIES DE LA PEAU, par les Drs *Mracek* et *L. Hudelot*, 2e édition, 1905, in-16, avec 115 planches, dont 78 coloriées.. 24 fr.

ATLAS MANUEL DE MÉDECINE ET DE CHIRURGIE DES ACCIDENTS, par les Drs *Golebiewski* et *P. Riche*, 1903, in-16 avec 143 planches noires et 40 planches coloriées .... 20 fr.

ATLAS MANUEL DE MÉDECINE LÉGALE, par les Drs *Hoffmann* et *Ch. Vibert*, 2e édition, 1900, in-16, avec 56 planches coloriées.............. 18 fr.

ATLAS MANUEL D'OBSTÉTRIQUE, par les Drs *Schæffer* et *Potocki*, 1904, in-16, avec 55 pl. col. et 18 fig.............................. 20 fr.

ATLAS MANUEL D'OPHTALMOSCOPIE, par les Drs *O. Haab* et *A. Terson*, 3e édition, 1904, in-16 de 276 p., avec 88 planches coloriées... 15 fr.

ATLAS MANUEL DE PSYCHIATRIE, par les Drs *Weygandt* et *J. Roubinovitch*, 1903, in-16 de 643 p., avec 24 planches col. et 264 fig............ 24 fr.

ATLAS MANUEL DU SYSTÈME NERVEUX, par les Drs *C. Jakob, Rémond* et *Clavelier*, 2e édition, 1900, in-16, 84 planches coloriées et fig........ 20 fr.

ATLAS MANUEL DES MALADIES DU SYSTÈME NERVEUX, par les Drs *Seiffer* et *G. Gasne*, 1904, 1 vol. in-16 de 450 pages, avec 26 planches coloriées et 264 figures................................ 18 fr.

ATLAS MANUEL DES MALADIES VÉNÉRIENNES, par les Drs *Mracek* et *Emery*, 2e édition, 1904, in-16 avec 71 planches coloriées et 12 pl. noires.. 20 fr.

ATLAS MANUEL DE PROTHÈSE DENTAIRE ET BUCCALE, par les Drs *Preiswerk* et *Chompret*, 1908, in-16 de 450 pages avec 24 planches coloriées et 362 figures................................ 18 fr.

DIJON. — IMP. DARANTIERE.

ATLAS-MANUEL

DE

CHIRURGIE DES RÉGIONS

TÊTE — COU — POITRINE

PAR LE

Professeur G. SULTAN

ÉDITION FRANÇAISE

PAR

Le Docteur G. KUSS

Ancien interne, lauréat des Hôpitaux de Paris,
Aide d'anatomie à la Faculté.

Avec 40 planches chromolithographiées et 223 figures

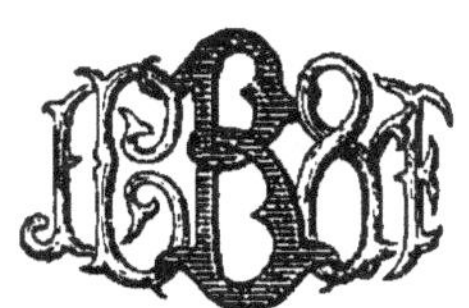

PARIS

LIBRAIRIE J.-B. BAILLIÈRE ET FILS

19, RUE HAUTEFEUILLE, PRÈS LE BOULEVARD SAINT-GERMAIN

1909

Tous droits réservés

AVERTISSEMENT DU TRADUCTEUR

Ce *Précis de Chirurgie des Régions* du Professeur G. Sultan, de Berlin, fait partie d'une série d'*Atlas-manuels* dont nous n'avons pas l'analogue en France.

La clarté de cet ouvrage concis, l'élimination de son cadre de toute description fastidieuse et de toute discussion inutile, les nombreuses et excellentes figures qui complètent et commentent le texte, en font le type des livres faciles à lire et à comprendre, des livres que l'on destine à l'étudiant et que l'étudiant *devrait* lire.

Mais la richesse de son iconographie, la façon dont ce manuel traite des plus récents procédés d'investigation clinique et des acquisitions nouvelles de la thérapeutique chirurgicale font qu'il sera également consulté avec profit par tout médecin-praticien soucieux de se tenir au courant de son art.

Ce Précis renferme naturellement la quintessence des idées de l'illustre Braun dont le professeur Sultan a été l'assistant à Königsberg, puis à Mayence. De même les figures qui l'illustrent proviennent en majeure partie de la clinique de Braun. A ce double titre, il excite l'intérêt du lecteur de langue française en lui permettant de se rendre compte, par comparaison, des légères différences de l'esprit chirurgical au delà et en deçà du Rhin.

Nous avons scrupuleusement respecté, dans notre traduction, le texte même de l'auteur (1). A notre sens, traduction et falsification ne sont pas, en effet, synonymes. Les notes que nous avons intercalées dans le texte, ou semées en bas des pages, ont pour but, les unes, de compléter sur certains points des notions que nous avons jugées un peu trop succinctes pour le lecteur français ; — les autres, de citer les auteurs ou les procédés français à côté des auteurs et des procédés allemands.

Le Dr F. Münch (de Paris) a bien voulu traduire et annoter les chapitres IV, VII, VIII et XII de ce précis, consacrés à l'*oto-rhino-laryngologie*. Sa compétence toute spéciale en la matière et sa parfaite connaissance de la langue allemande ont fait de lui le plus utile et le plus dévoué des collaborateurs. Nous l'en remercions ici.

Georges Küss.

(1) Cet *Atlas-Manuel de Chirurgie des Régions* complète l'*Atlas-Manuel de Chirurgie générale* du Pr Marwedel, traduit par le Dr Maurice Chevassu.

LES PRINCIPALES ADDITIONS PORTENT SUR LES POINTS SUIVANTS :

Fractures de la base du crâne (Quénu), p. 22, 40. — Ponction lombaire dans les fractures de la base du crâne (Quénu, Pierre Duval), p. 33, 34. — Erysipèle de la région crânienne, p. 42. — Luxation de l'os malaire (Ockinczyc, Küss), p. 89, 90. — Lupus de la face (Morestin), p. 98. — Névralgies de la tête (Lévy et Baudoin), p. 126-128. — Ozène, p. 132, 133. — Exploration du pharynx (Münch), p. 136-138. — Fractures du maxillaire inférieur (Mahé), p. 155-156. — Abcès chauds de la langue (Savariaud), p. 185. — Chirurgie du cancer de la langue, p. 193-194. — Adéno-lipomatose symétrique (Launois et Bensaude, p. 265. — Tubage, p. 285-288. — Narcose pour interventions pleuro-pulmonaires, p. 306-307. — Tumeurs bidermiques de la mamelle (Lecène), p. 333. — Chirurgie de la mamelle, cancer du sein (Gosset), p. 336-338. — Classification des pleurotomies, p. 346.

FIGURES NOUVELLES

Fig. 10, p. 21, Procédé de Poirier pour délimiter le siège de
la scissure de Sylvius et le principal foyer d'hémorrhagie de
l'artère méningée moyenne (Auvray). — Fig. 18, p. 30, Fracture para-médiane de la base du crâne, type de la fracture
dite de Quénu. — Fig. 57, p. 87 ; 58, p. 88 ; 59, p. 89 ; 60,
p. 90, Luxation de l'os malaire (Ockinczyc et Küss). — Fig. 90,
p. 126 ; 91, p. 127, Injections profondes contre les névralgies
trifaciales (Lévy et Baudoin). — Fig. 116 et 117, p. 156, Appareils de Martin et de Kingsley (fractures du maxillaire inférieur). — Fig. 140, p. 186, Abcès chaud de la langue (Savariaud). — Fig. 185, p. 306, Appareil de Brauer pour les interventions intra-pleurales. — Fig. 186, p. 308, Absence congénitale
du grand pectoral (Fallot). — Fig. 201, 202 et 203, p. 337 et
338. Techique de l'ablation du sein dans le cancer (Gosset).

ATLAS-MANUEL

DE

CHIRURGIE DES RÉGIONS

I. — CHIRURGIE DU CRANE ET DE L'ENCÉPHALE

VICES DE CONFORMATION DU CRANE

Hydrocéphalie

Sous le nom d'*hydrocéphalie*, on décrit une affection caractérisée par l'augmentation considérable du liquide intracrânien. Ce liquide s'accumule principalement dans les ventricules dilatés, distend et déforme le crâne dont le volume considérable contraste avec les dimensions de la face. La masse encéphalique est quelquefois réduite par compression à une couche si minime qu'il faut recourir au microscope pour déceler la présence de substance cérébrale. Les os crâniens sont écartés et présentent un arrêt de développement. L'hydrocéphalie peut se développer au cours de la vie intra-utérine au point de constituer une cause de dystocie. Le plus souvent, elle est congénitale; parfois elle est *acquise*, et survient alors au cours des premières années de la vie. Dans l'hydrocéphalie *congénitale*, on peut supposer que l'hydropisie ventriculaire est primitive et l'écartement des os crâniens consécutif, ou, au contraire, admettre qu'un arrêt du développement des os crâniens (dû peut-être au rachitisme) cause la dilatation des ventricules. Pour l'hydrocéphalie *acquise*, par contre, il est bien établi que l'hydropisie est d'origine inflammatoire et constitue l'accident primitif : ce n'est que secondairement qu'elle provoque le diastasis de la voûte crânienne et détermine la compression de l'encéphale. Parfois l'hydrocéphalie procède par des poussées successives qui surviennent à des intervalles plus ou moins rapprochés. Elle

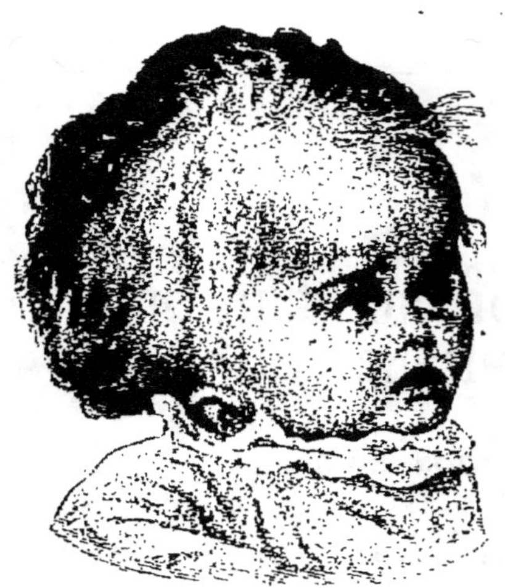

Fig. 1. — Hydrocéphalie.

est dite *interne* (fig. 1), lorsque le liquide s'accumule dans les ventricules anormalement dilatés, *externe* quand la sérosité occupe les espaces méningés, en dehors de l'encéphale. Cette dernière variété est très rare.

Dans certains cas, l'hydrocéphalie s'accompagne d'autres vices de conformation. La coexistence d'un spina-bifida, par exemple, n'est pas très rare. La figure 2 représente un enfant âgé de quelques semaines ; on y voit une hydrocéphalie, un spina-bifida et un prolapsus du rectum.

Le *pronostic* de l'hydrocéphalie est grave ; généralement les enfants qui sont atteints de cette affection meurent en bas âge. Ceux qui franchissent les premières années de la vie conservent une infériorité physique et intellectuelle qui peut aller jusqu'à l'idiotie complète. Les cas sont exceptionnels où la maladie s'arrête dans son évolution assez tôt pour que les petits malades se développent normalement.

Les interventions chirurgicales n'ont guère amélioré les mauvaises perspectives qu'offre la maladie abandonnée à elle-même. On peut tenter de pratiquer une ponction aseptique du crâne en un point dépourvu de vaisseaux, en vue d'évacuer une partie du liquide ventriculaire. A cet effet, von Bergmann utilise l'aiguille de la seringue de Pravaz qu'il enfonce dans la suture coronale, à droite ou à gauche de la grande fontanelle ; il retire ainsi 30 à 60 grammes de sérosité. Après avoir retiré l'aiguille, on recouvre l'orifice de ponction avec un léger pansement aseptique. Certains auteurs ajoutent après la ponction un enveloppement compressif de la tête.

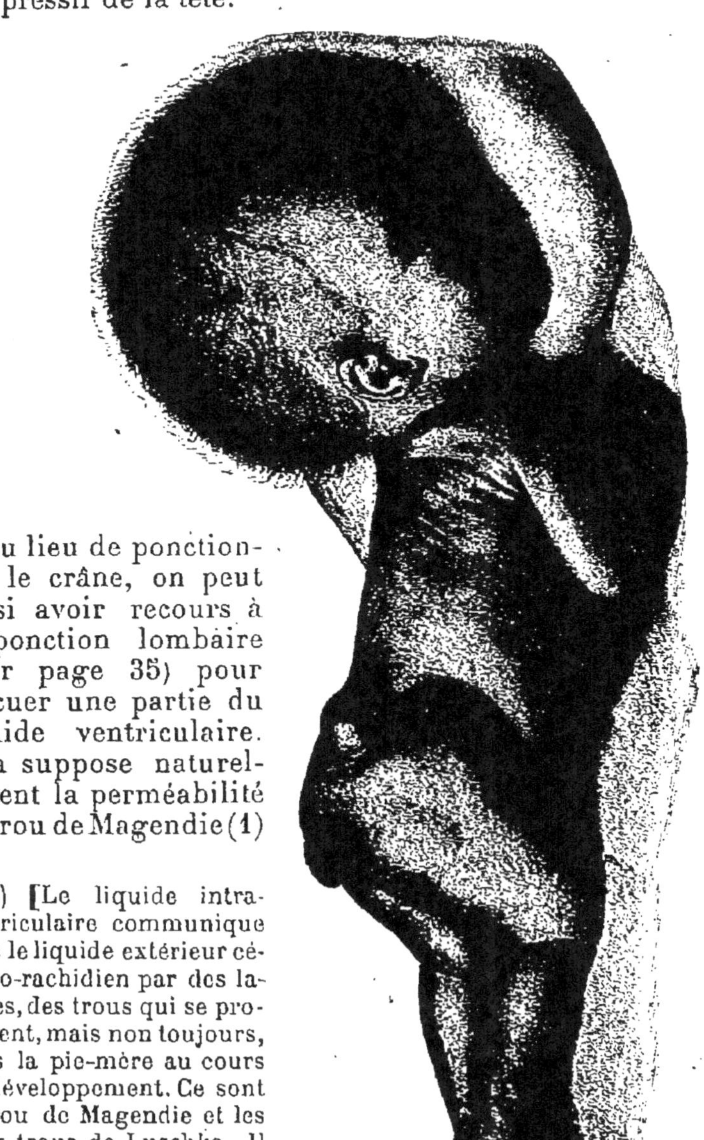

Fig. 2. — Hydrocéphalie, spina-bifida et prolapsus du rectum.

Au lieu de ponctionner le crâne, on peut aussi avoir recours à la ponction lombaire (voir page 35) pour évacuer une partie du liquide ventriculaire. Cela suppose naturellement la perméabilité du trou de Magendie (1)

(1) [Le liquide intraventriculaire communique avec le liquide extérieur céphalo-rachidien par des lacunes, des trous qui se produisent, mais non toujours, dans la pie-mère au cours du développement. Ce sont le trou de Magendie et les deux trous de Luschka. Il suffit qu'un seul de ces orifices soit perméable pour que la ponction lombaire agisse sur le liquide intra-ventriculaire;

au niveau duquel les ventricules communiquent avec l'espace sous-arachnoïdien. Cette communication fait parfois défaut, et la ponction lombaire demeure alors inefficace.

Encéphalocèle

On désigne sous le nom d'*encéphalocèle* une tumeur qui fait saillie à travers une ouverture du crâne, qui est recouverte de peau et qui renferme soit du liquide soit les méninges et une partie de l'encéphale. Cette définition indique l'analogie que l'encéphalocèle présente avec le spina-bifida que nous décrirons ultérieurement. La similitude est même si complète que l'on distingue les mêmes variétés dans l'une et dans l'autre lésion. C'est ainsi qu'on parle d'une *méningocèle* lorsque la tumeur ne renferme que les méninges avec un épanchement de sérosité. On dit *hydrencéphalocèle* quand la tumeur est constituée par une cavité tapissée de substance cérébrale et remplie d'un liquide qui communique avec celui du ventricule ; il s'agit alors d'une sorte de diverticule de la cavité ventriculaire dilatée. Dans l'*encéphalocèle* proprement dite, la tumeur ne contient que de la matière cérébrale. Von Bergmann ramène ces différentes variétés à un type fondamental qui n'est autre que l'*hydrencéphalocèle*. Lorsque, en effet, l'hydropisie est assez considérable pour que la portion du cerveau qui en fait partie soit étirée en une membrane presque imperceptible, on a affaire à une méningocèle. Le microscope y révélera presque toujours la présence des éléments caractéristiques de l'encéphale, principalement un revêtement épendymaire. Au contraire, l'*encéphalocèle*, qui ne renferme que de la matière cérébrale, résulterait de la résorption du liquide qui existe primitivement dans l'hydrencéphalocèle.

Les lieux d'élection pour l'encéphalocèle sont la racine du nez, au-dessus ou au-dessous des os nasaux (fig. 3), puis la région occipitale au-dessus (fig. 4) ou au-dessous (fig. 5) de la protubérance occipitale externe. Plus rarement, le spina-bifida crânien se rencontre en d'autres points du crâne, le vertex (fig. 6), la région temporale ;

la décompression portant à la fois sur ce liquide et sur le liquide extérieur céphalo-rachidien.]

il peut même faire saillie dans le pharynx au travers de la base du crâne. La peau qui enveloppe l'encéphalocèle est souvent normale ; la circulation n'en est compromise que si la tumeur est considérablement distendue et elle est alors sujette à s'ulcérer. C'est là un danger qui menace constamment le malade ; car

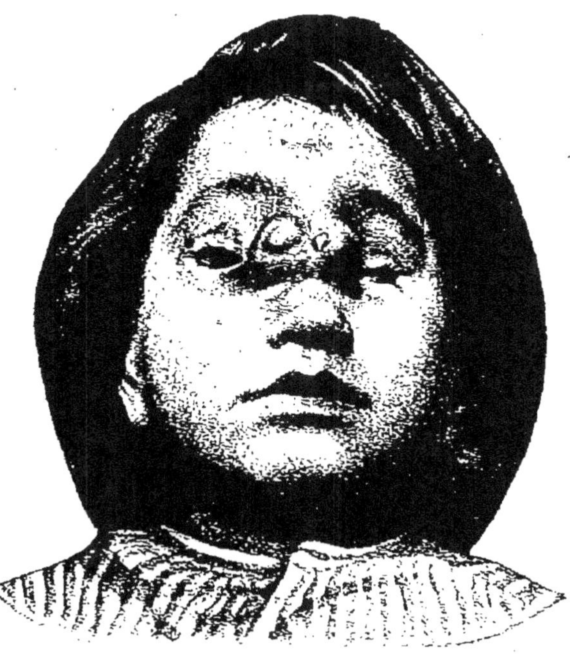

Fig. 3. — Encéphalocèle.

l'inflammation cutanée se propage aisément aux parties profondes et détermine alors une méningite mortelle ; en outre, l'excès de tension peut à la longue amener une rupture de la tumeur, rupture qui favorise notablement l'apparition des accidents infectieux.

Le *diagnostic* est facile. La nature congénitale de la tumeur, sa consistance molle, la fluctuation qu'elle présente, son siège aux lieux d'élection doivent faire penser à une encéphalocèle. De

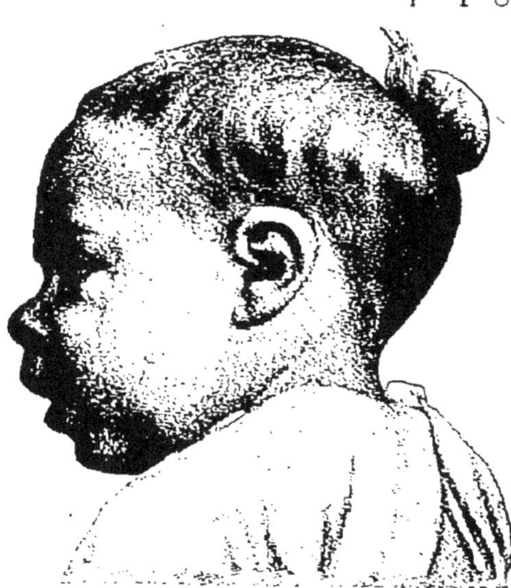

Fig. 4. — Encéphalocèle.

plus, on note parfois des battements, et la tension s'exagère sous l'influence de l'effort et des cris ; dans certains cas, le liquide de la tumeur est réductible, et si elle n'est pas trop tendue, on peut reconnaître à la palpation le contour de l'orifice osseux.

D'après ce que nous avons dit ci-dessus, le *pronostic* est

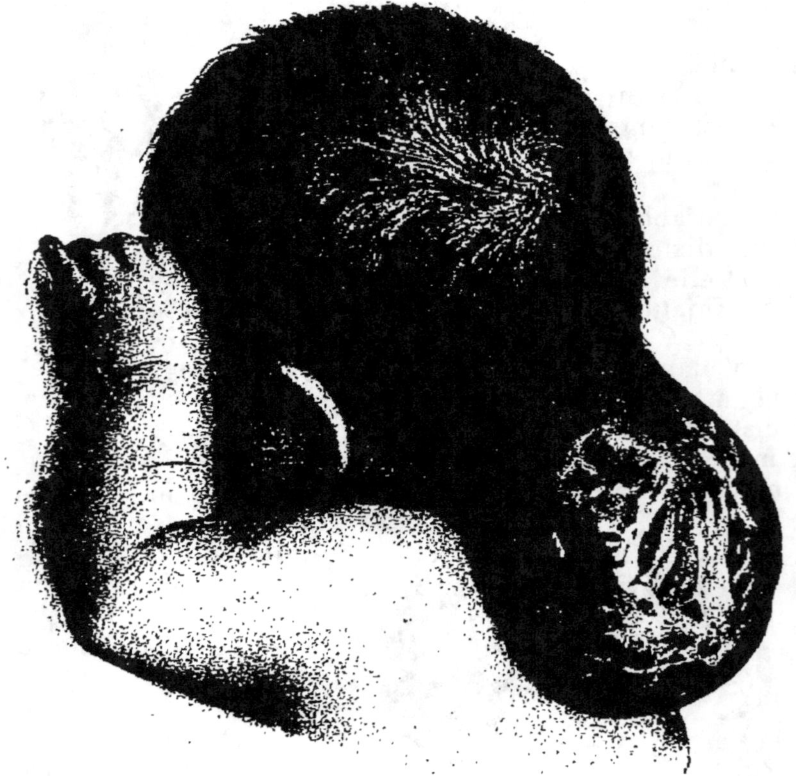

Fig. 5. — Encéphalocèle.

défavorable lorsque l'encéphalocèle est abandonnée à elle-même ; le plus souvent, la mort survient par méningite suppurée au cours des deux premières années. Dans certains cas une opération chirurgicale donnera une guérison complète.

Cette *opération* consiste dans l'ablation de la totalité de l'encéphalocèle avec obturation aussi parfaite que possible de l'orifice crânien. Comme la cavité de la tumeur communique habituellement avec la cavité ventriculaire, il faut veiller à ce qu'il ne s'écoule pas trop de liquide céphalo-rachidien au moment de l'exérèse. Il importe donc de suturer rapidement la gaine conjonctive qui entoure le pédicule de la tumeur. Une deuxième rangée de sutures rend encore l'occlusion plus parfaitement étanche.

L'opération est d'autant plus simple et les résultats sont d'autant meilleurs que le pédicule est plus grêle ; dans la méningocèle vraie, la communication entre la tumeur et l'encéphale fait même complètement défaut. On termine l'opération par la réunion de la peau et l'application d'un pansement compressif.

Il est contre-indiqué d'opérer les cas où des portions considérables de l'encéphale sont extériorisées et où il s'agit d'une ectopie partielle du cerveau. Cela se reconnaît au petit volume et à l'aplatissement du crâne. Lorsque, par exemple, la partie postérieure du cerveau ainsi que le cervelet remplissent une encéphalocèle de la protubérance occipitale externe, la région frontale est habituellement petite, aplatie et déprimée.

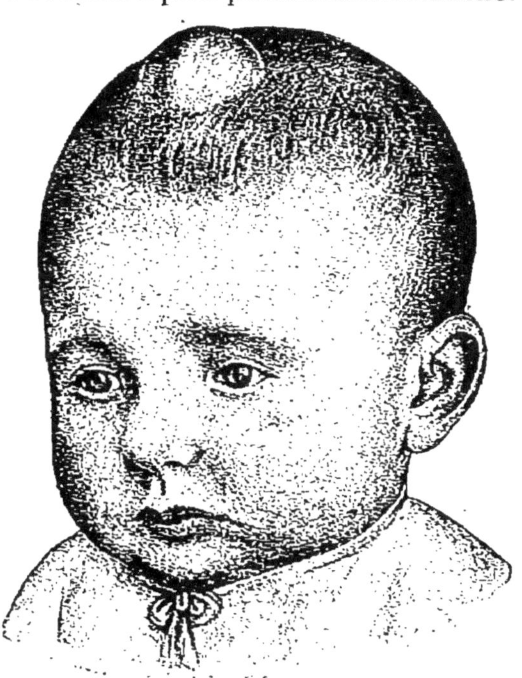

Fig. 6. — Encéphalocèle.

Dans les mêmes régions que l'encéphalocèle, on peut rencontrer des tumeurs solides. Ce sont des tumeurs mixtes qui ne présentent aucune connexion avec le crâne ou son contenu et dont le diagnostic n'offre par conséquent aucune difficulté.

LÉSIONS TRAUMATIQUES DES PARTIES MOLLES DU CRANE

Les lésions traumatiques des parties molles du crâne peuvent être causées soit par un corps contondant, soit par un instrument tranchant. Dans la première catégorie il faut placer tout d'abord les *hémorragies sous-cutanées*, parfois *sous-périostées*. Les petites extravasations donnent lieu à des *bosses sanguines*. Dans les hématomes volumineux, le cuir chevelu est décollé sur une vaste étendue, de sorte qu'on perçoit la fluctuation sur toute la voûte crânienne. La simple bosse sanguine se résorbe spontanément en peu de jours ; mais dans les grandes hémorragies, il faut appliquer un pansement compressif afin d'assurer l'hémostase et de hâter la résorption. Les *plaies contuses* des téguments du crâne affectent un grand nombre de variétés suivant la violence du traumatisme et la nature du corps vulnérant. La tête, par exemple, peut donner sur une arête en bois et la plaie qui résultera de ce choc est nette et régulière au point qu'à un observateur inexpérimenté elle en imposerait pour une plaie causée par un instrument piquant ou tranchant. Dans d'autres cas, le corps contondant agit presque parallèlement au crâne, la peau est contusionnée sur une assez vaste étendue, laissant l'os à nu et formant des lambeaux plus ou moins grands. Il peut même se produire un véritable *scalp*, par exemple lorsque la chevelure d'une ouvrière d'usine est saisie par une machine qui arrache le cuir chevelu tout d'une pièce. Dans toutes les lésions traumatiques, le périoste peut être détaché de l'os dans une plus ou moins grande étendue. Les plaies contuses saignent moins abondamment que les plaies par instruments piquants.

Ajoutons que les instruments tranchants, outre les plaies linéaires, produisent parfois des plaies en lambeaux : des coups de sabre peuvent détacher des lambeaux entiers du cuir chevelu.

Le *traitement des lésions traumatiques des parties molles du crâne* a pour objectif principal d'assurer une guérison aseptique. De là la nécessité de raser la peau tout autour de la plaie ; celle-ci est protégée par de la gaze aseptique pendant qu'on la savonne et qu'on la brosse ; puis on la nettoie à l'alcool et finalement on la déterge

avec une solution de sublimé à 1 0/00 (1). Lorsqu'il s'agit
d'une plaie récente dont les lèvres, nettes et régulières,
paraissent être dans un état de propreté macroscopique,
on peut les réunir par la suture immédiate ; mais il est
bon d'insinuer des mèches de gaze entre les commissures
de la plaie. Qu'au contraire la lésion date de plusieurs
heures, que les lèvres de la plaie soient déchiquetées et
contuses, qu'elle-même soit souillée : il vaudra mieux
aviver les lèvres et le fond de la plaie avec les ciseaux et
le bistouri avant de suturer et de drainer. On saisit avec
la pince et on lie les vaisseaux qui saignent ; la ligature
dans le cuir chevelu peut être d'ailleurs assez difficile
parce que les fils ne tiennent pas. On assure alors l'hémostase au moment de la suture de la plaie ; il suffit pour
cela de comprendre les vaisseaux qui donnent dans les
points de suture de la peau. Les plaies qui suppurent ne
se prêtent pas à la suture ; on les panse à plat avec de la
gaze iodoformée. L'observance rigoureuse de l'asepsie est
d'autant plus importante dans les suppurations des parties
molles du crâne que, surtout chez l'enfant, elles intéressent
souvent le diploé et, par propagation, peuvent aboutir à
l'infection purulente ou à la méningite. Si les os sont dé-
nudés, on aura recours le plus tôt possible à des greffes
cutanées suivant le procédé de Thiersch (2).

LÉSIONS TRAUMATIQUES DES OS DU CRANE

Dans les fractures du crâne, la table interne est souvent
beaucoup plus gravement atteinte que l'externe. Pour
expliquer ce fait d'expérience, on invoquait autrefois une
plus grande fragilité de la lame interne, d'où le nom de
vitrée qu'on lui avait donné. Actuellement, on sait que

(1) [Dans les cas de plaies récentes à bords nets, MM. Quénu et
Pierre Duval nettoient à l'éther, à l'alcool puis au sublimé. MM. Terrier et Gosset n'employaient que l'éther, l'alcool et l'eau bouillie,
se bornant à une asepsie stricte mais rigoureuse. Dans les cas de
plaies plus anciennes, déchiquetées, souillées, tous ces auteurs*
lavent abondamment à l'eau oxygénée pharmaceutique étendue de
son volume d'eau bouillie.]
(2) [Nous ferions en France une autoplastie par glissement.]

« l'esquillement » de la table interne n'est pas dû à la plus grande fragilité de l'os, mais qu'il résulte de conditions purement mécaniques. Le crâne en effet se comporte comme une baguette de bois vert qui, en se rompant quand on la ploie au delà des limites de son élasticité, présente des esquilles plus nombreuses du côté convexe. Le traumatisme agissant le plus souvent sur la voûte crânienne, il est naturel que la table interne, se comportant de la même façon que le côté convexe du bâton de bois vert, présente des esquilles plus nombreuses que la table externe. Le bien fondé de cette théorie est démontré par les coups de feu où le crâne est traversé de part en part et où le projectile laisse deux orifices, un d'entrée et un de sortie. En pareille occurrence, on constate, à l'orifice d'entrée, le plus grand nombre d'esquilles au niveau de la table interne ; mais à l'orifice de sortie, les principaux dégâts se rencontrent sur la table externe. Le traumatisme peut, dans certains cas, être tout juste assez violent pour fracturer la table interne, tandis que l'externe demeure intacte. On a entrepris, d'autre part, des expériences en vue de se renseigner sur l'élasticité du crâne en totalité. Lorsqu'en effet on comprime la tête d'un cadavre dans un étau, on peut vérifier par des mensurations que le diamètre bitemporal diminue et que l'antéro-postérieur s'accroît. La réciproque est également vraie (von Bruns). Des auteurs français [Félizet, Chipault, Braquehaye] ont mesuré l'élasticité du crâne en le faisant tomber sur une surface résistante, préalablement noircie à la suie. On voit alors que le crâne est noirci sur une étendue d'autant plus grande qu'il tombe de plus haut. L'observation suivante montre également combien est grande l'élasticité du crâne : dans de simples fêlures de la voûte qui ne présentent qu'une fente sans écartement des fragments, comme cela arrive pour un carreau de vitre, on trouve parfois des cheveux ou des lambeaux du couvre-chef emprisonnés au fond de la fissure. On doit admettre qu'en pareil cas, la fente a été béante au moment du traumatisme et s'est, immédiatement après, refermée en vertu de l'élasticité des os. Celle-ci explique aussi que l'os puisse se rompre ailleurs qu'au point percuté, soit par hyperflexion, soit par éclatement (von Wahl). Les fractures indirectes, autrefois désignées sous le nom de *fractures par contre-coup*, ne reconnaissent pas d'autre mécanisme.

La gravité des fractures du crâne dépend des complications qu'elles amènent du côté de l'encéphale et de ses enveloppes. Ces complications sont la *commotion cérébrale*,
la *compression cérébrale* et la *contusion cérébrale*.

Sous le nom de **commotion cérébrale**, on désigne un
ensemble d'accidents graves et diffus qui se déclarent immédiatement après l'accident et durent généralement peu
de temps. Le blessé a perdu connaissance, la sensibilité
est abolie ; puis surviennent des vomissements. Il existe
un état de shock très marqué : le malade est pâle, livide,
couvert de sueur froide ; les yeux sont enfoncés dans l'or-

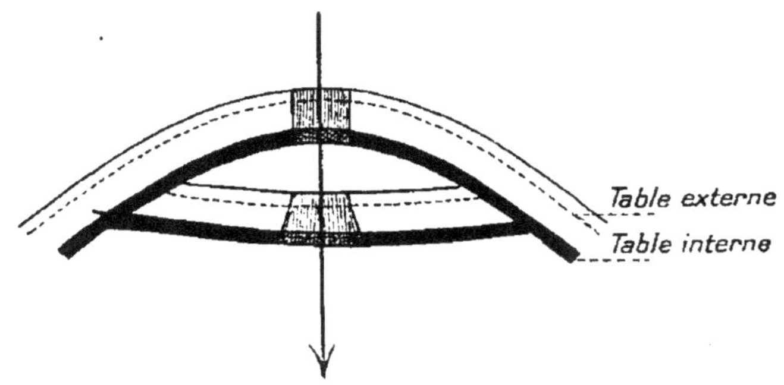

Fig. 7. — Mécanisme des fractures de la table interne.
Schéma de Teevan.
(AUVRAY, *Nouveau Traité de chirurgie*).

bite et le nez se pince ; la respiration est superficielle, et
le pouls, d'abord ralenti, devient rapide et petit, parfois
filiforme. Le plus souvent, cet état inquiétant ne dure que
peu de temps ; au bout de quelques minutes, le malade
revient à lui et les autres fonctions redeviennent normales.
Parfois, cependant, les choses ne vont pas aussi simplement, et, encore que très rarement, la respiration et l'action cardiaque deviennent de plus en plus mauvaises et
la mort survient dans le coma. Les autopsies n'ont pas,
jusqu'à l'heure actuelle, permis de reconnaître de lésions
de la substance cérébrale appréciables à l'œil nu ou au microscope. La commotion cérébrale devrait donc être envi-
sagée comme résultant d'une perturbation des fonctions
de l'encéphale, perturbation qui, d'après les recherches
les plus récentes, reconnaîtrait pour cause une compression brusque de toute la masse encéphalique. Il est rare
que la commotion cérébrale fasse défaut dans les fractures

Planche I. — *a*, Compression du cerveau par un épanchement sanguin extra-dure-mérien consécutif à une fracture du crâne. — *b*, Le caillot reposant sur la dure-mère, en dedans du caillot, on aperçoit le sinus longitudinal supérieur incisé.

---

du crâne ; on peut l'observer dans certains cas de contusion cérébrale sans fracture concomitante du crâne.

La **compression cérébrale** est principalement causée par un épanchement sanguin qui provient d'une grosse branche de l'artère méningée moyenne et qui siège entre la dure-mère et les os crâniens (pl. I). La substance cérébrale, molle et dépressible, est refoulée par le sang, et on voit apparaître les phénomènes très caractéristiques d'une *compression cérébrale*. Lorsque ces accidents sont reconnus à temps, on peut le plus souvent sauver la vie du blessé par une intervention immédiate qui permet d'évacuer le caillot sanguin et d'assurer l'hémostase. Voici une observation qui fournit un exemple typique d'une pareille lésion :

Un maçon fait une chute dans la rue du premier étage d'un échafaudage. Il reste dix minutes sans connaissance. Un médecin, appelé aussitôt, constate une plaie de la région temporale qui saigne assez abondamment ; de plus, il note les signes décrits ci-dessus de shock et de commotion cérébrale. Le blessé vomit plusieurs fois pendant son transport à l'hôpital. A son entrée, les fonctions cérébrales se sont déjà rétablies ; le blessé répond aux questions qu'on lui pose. Il subsiste encore de la pâleur de la face, mais le pouls est assez bien frappé, à peine accéléré, et la respiration est normale. La plaie, fortement souillée, a la dimension d'une pièce de 2 francs ; les lèvres en sont contuses. Au fond de cette plaie on voit l'os dénudé et des esquilles ; mais le crâne ne paraît pas sensiblement déprimé à ce moment. On procède immédiatement au nettoyage et à la désinfection de la plaie et de son voisinage, conformément aux règles qui ont été établies plus haut pour les plaies de tête en général. Après le pansement, on rapporte le blessé dans son lit. Mais la situation change presque aussitôt. Au bout d'une heure, lentement et progressivement, le malade perd de nouveau connaissance, et tandis que le coma se déclare, on assiste à l'apparition du pouls cérébral, c'est-à-dire ralenti, ne battant que trente à quarante fois à la minute ; ce pouls est plein et bondissant.

Un pareil ensemble d'accidents indique avec certitude l'existence d'un épanchement sanguin qui augmente progressivement et comprime la substance encéphalique sous-jacente. Il y va de la vie du malade d'intervenir d'urgence pour lever l'agent de la compression.

On procède donc immédiatement à l'opération. On met à nu la fracture du crâne et l'on extrait les esquilles osseuses. On constate alors un volumineux caillot sanguin qui siège entre la dure-mère et le crâne et qui ne peut être évacué qu'après agrandissement de la plaie osseuse à la gouge. Dès que ce caillot est enlevé, on aperçoit le vaisseau qui donne et on le lie. Tamponnement, réunion de la plaie par quelques pointes cutanées, pansement. Guérison.

Tandis que la compression cérébrale causée par un épanchement sanguin donne naissance à des accidents aigus, la compression due à un enfoncement de portions plus ou moins larges des os (*embarrure*) ne joue qu'un rôle peu important.

La **contusion cérébrale** succède à des traumatismes violents qui donnent lieu à des hémorrhagies dans la masse encéphalique comprimée ou à la pénétration dans celle-ci d'esquilles ou de corps étrangers, tels que les projectiles d'armes à feu. Les effets de cette contusion doivent être attribués tout d'abord à la destruction partielle de la pulpe cérébrale. A côté de ces lésions irréparables il faut tenir compte des troubles circulatoires autour de la lésion. Ces troubles consistent soit en une infiltration œdémateuse de l'encéphale, susceptible de régresser, soit en un ramollissement, rapide et irréparable, de la substance nerveuse. On sait que des portions étendues du cerveau, notamment au niveau des circonvolutions frontales, peuvent être détruites sans qu'il survienne de paralysies. Aussi les suites de la contusion cérébrale dépendent-elles essentiellement de l'extension et de la localisation de la lésion.

Nous avons vu que les os du crâne peuvent se fracturer en un point éloigné du point percuté ; il en est de même des hémorragies intra-cérébrales causées par une contusion. C'est ainsi, par exemple, que le crâne peut être atteint à droite par un coup et se fracturer à ce niveau, tandis qu'on constate une contusion et une hémorragie

Planche II. — Foyer de l'hémorragie dans l'hémisphère cérébral droit à la suite d'une fracture de crâne du côté gauche.

---

dans l'hémisphère opposé. Cela s'explique aisément si l'on considère le crâne comme un corps élastique, de sorte que la déformation que la boîte crânienne subit au moment du traumatisme se transmet à son contenu. L'hémorragie cérébrale figurée sur la planche II donne un exemple de cette pathogénie. La pièce dont il s'agit a été recueillie chez un homme qui avait tenté de se faire écraser par un train. La locomotive l'avait projeté de côté et on le trouva sans connaissance. Lors de son admission à la clinique chirurgicale de Gœttingue, on constata (outre quelques lésions peu graves) une plaie contuse du pariétal gauche au niveau de laquelle l'os était dénudé sur une étendue de 5 centimètres. Il y avait de l'obnubilation, le malade vomit plusieurs fois ; le pouls était petit, à 160 à la minute ; la température était de 37°,5. La mort survint au bout de 44 heures sans que le malade eût repris connaissance. A l'autopsie, on trouva au niveau de la plaie du crâne deux fissures qui partaient de l'écaille du temporal et se propageaient à la base, dans la fosse moyenne du crâne. La seule lésion que l'on trouva fut un foyer hémorragique que l'on découvrit sur une coupe antéropostérieure de l'hémisphère droit, du côté opposé à la fracture. Cette lésion est figurée ci-contre. En avant d'elle on voit une zone rosée, œdématiée, dans laquelle on distingue un piqueté hémorragique et dans le voisinage de laquelle, surtout du côté droit de la figure, la substance cérébrale présente les caractères du ramollissement jaune.

FRACTURES DE LA VOUTE CRANIENNE

On distingue trois variétés principales des fractures de la voûte du crâne : les *fissures*, les *fractures esquilleuses* avec ou sans dépression, et les *fractures en trous ou perforations*.

Les fissures ou fêlures de la voûte du crâne représentent des fentes étroites de l'os qui sont produites par des corps contondants, par exemple par une chute sur le crâne (fig. 8). Généralement, elles s'étendent bien au delà du point au niveau duquel a agi le traumatisme. Souvent, elles présentent une série de ramifications ; elles peuvent s'irradier à la base du crâne. Il n'est pas rare de voir des

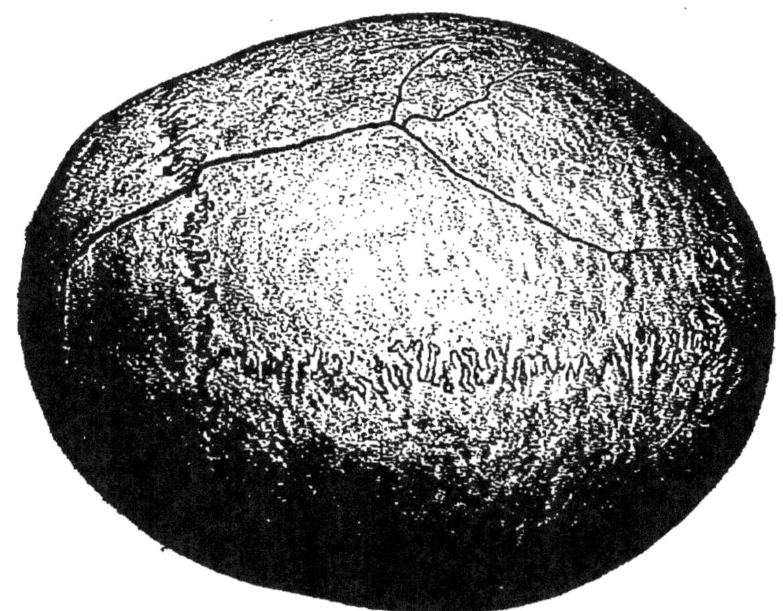

Fig. 8. — Fissures de la voûte crânienne.

fractures esquilleuses et par perforation se compliquer de fissures.

Les **fractures esquilleuses** sont limitées à un point circonscrit de la voûte du crâne ; à ce niveau, l'os est réduit en une série d'esquilles, ainsi que l'indique leur nom. Lorsqu'il n'existe que quelques fragments assez volumineux, on parle d'une fracture *comminutive*. Ces lésions sont dues à des instruments contondants ou tranchants qui agissent avec une certaine violence, tels qu'un coup de marteau ou de hache, la chute du crâne sur l'angle d'une pierre ou d'un trottoir. Dans certains cas, les esquilles ou les fragments sont à peine enfoncés. D'autres fois, il se produit une véritable *dépression* vers l'intérieur du crâne (fig 9), accident qui peut donner naissance à une série de complications graves : la dure-mère et l'encéphale peuvent être déprimés, enfoncés, ou, ce qui est plus redoutable encore, embrochés, dilacérés ou même réduits en bouillie. Un autre danger des fractures esquilleuses et comminutives avec ou sans enfoncement, c'est la déchirure de vaisseaux volumineux, notamment des branches principales de l'artère méningée moyenne.

Mentionnons aussi qu'il existe des *fractures isolées de*

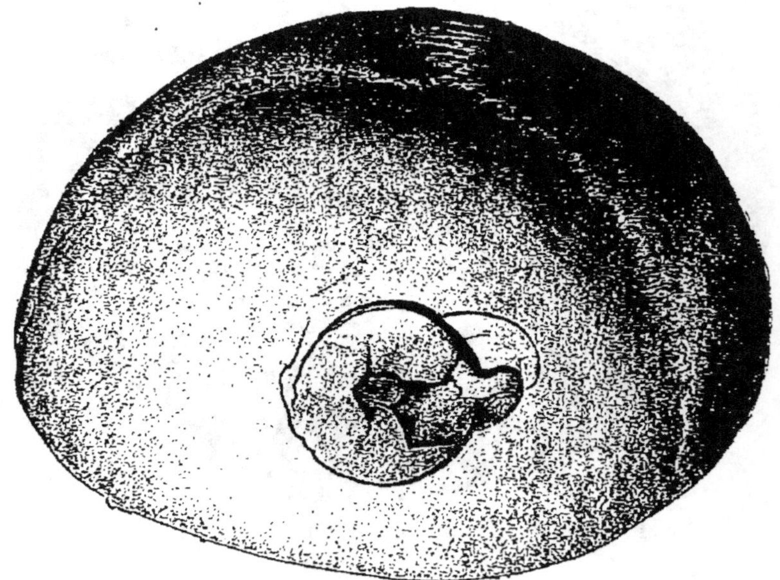

Fig. 9. — Embarrure de la voûte crânienne.

la table externe au même titre que celles de la table interne.

Dans les **fractures en trous ou perforations**, la solution de continuité est produite comme à l'emporte-pièce : c'est ce que l'on observe par exemple dans les plaies pénétrantes du crâne par coup de feu. Rappelons à ce propos les caractères propres aux lésions traumatiques du cerveau par coup de feu. Plus la force de pénétration et la vitesse initiale d'un projectile sont considérables et moins la distance de laquelle on a tiré est grande, plus graves sont les dégâts causés. C'est ainsi qu'un coup d'un fusil d'infanterie moderne tiré à bout portant avec un projectile revêtu d'une enveloppe en acier détermine de véritables effets explosifs : la boîte crânienne éclate, l'encéphale est réduit en bouillie et se répand au loin. Comment expliquer des effets aussi épouvantables? Tout d'abord, on avait cru à une certaine analogie de ces phénomènes avec ce que l'on observe dans la pression hydraulique : la pression, en se propageant au crâne, serait comparable à celle d'une veine liquide qui ne peut s'échapper du récipient qui la contient et fait exploser celui-ci. Plus récemment, on a été amené à admettre une action hydrodynamique, en vertu de laquelle la force vive du projectile se transmettrait à la totalité de la masse encéphalique, d'où explosion de la boîte crânienne. Des expériences, pratiquées en tirant sur des crânes de cadavre et sur des récipients en fer blanc remplis d'une masse de consistance molle, ont en effet démontré que l'explosion avait lieu également lorsque le récipient rempli de bouillie présentait une ouverture à un de ses bouts. Si, en pareille occurrence, il s'était agi d'une pression hydraulique purement et simplement, le contenu se serait échappé par l'orifice béant et le récipient n'aurait pas éclaté. Cette question n'est d'ailleurs pas définitivement élucidée à l'heure actuelle. Car on connaît des cas qui diffèrent sensiblement du type classique. Krönlein, par exemple, a relaté une blessure par un coup de feu tiré à bout portant avec un fusil d'infanterie moderne. Or, la boîte crânienne fit explosion, mais l'encéphale fut retrouvé presque intact, à quelques mètres du cadavre. Il ne s'agissait pas là évidemment d'une action hydrodynamique ; un deuxième fait du même auteur, semblable au précédent, a également présenté une évolution atypique : l'explosion n'eut pas lieu et le blessé guérit.

Avec le fusil de guerre moderne, les esquilles sont d'autant moins nombreuses que le coup a été tiré de plus loin. D'une distance de 1800 ou 2000 mètres, on obtient des perforations sans fissure périphérique; d'une distance plus grande encore, la balle reste logée dans la cavité crânienne.

Les coups de feu du cerveau que l'on a l'occasion d'observer en temps de paix et qui généralement sont tirés à courte distance avec des revolvers ou des pistolets, produisent des effets analogues à ceux que donne le fusil de guerre au delà de 2.000 mètres. Ce sont le plus souvent des fractures en trous, régulières, sans fissures, sans orifices de sortie assez souvent, car la balle reste logée dans

Planche III. — Cerveau d'un suicidé ; coup de feu des lobes frontaux avec un revolver de petit calibre.

Planche IV. — Coupe horizontale du cerveau d'un suicidé.

---

la cavité crânienne. Dans les tentatives de suicide, l'arme est généralement dirigée vers la région temporale droite, et comme c'est le plus souvent l'index droit qui presse la détente, le projectile suit un trajet oblique en avant, de sorte que trop souvent ces tentatives de suicide ont pour conséquence la cécité d'un ou des deux yeux. Assez souvent la balle logée dans le cerveau s'y enkyste. La planche III représente le cerveau d'un homme qui s'était tiré un coup de revolver à travers les lobes frontaux et qui succomba quelques heures après. Cette figure montre nettement les dégâts qui ont été produits le long du trajet, qui est d'un diamètre proportionnellement beaucoup plus grand que ne le comporterait le calibre de l'arme employée. Dans la lésion figurée sur la planche IV, une balle de revolver avait pénétré d'abord obliquement en avant et en dedans — course habituelle du projectile —, puis elle était venue buter sur la face interne du frontal et avait subi une réflexion oblique en arrière et en dedans. Dans son trajet, ce projectile avait frappé tangentiellement les circonvolutions frontales gauches, ainsi que cela se voit nettement dans la figure. A l'autopsie, on retrouva la balle dans la fosse temporale gauche.

Diagnostic des fractures de la voûte du crâne

La gravité des accidents dépend de la coexistence d'une lésion de l'encéphale. Même dans les cas légers, il existe un certain degré de commotion cérébrale. Les signes de la commotion ont été décrits ci-dessus, en même temps que ceux de la compression cérébrale. Ils sont tellement caractéristiques qu'ils ne peuvent guère échapper.

La contusion de l'encéphale détermine le plus souvent une perte de connaissance grave et prolongée ; elle s'accompagne de paralysies variables suivant le siège du foyer. Souvent aussi, l'attrition cérébrale se révèle par l'apparition de matière encéphalique qu'on voit sourdre au niveau de la plaie en même temps que du sang et du liquide céphalo-rachidien. Le diagnostic de la fracture même est généralement facile quand elle est compliquée. Car alors il suffit de nettoyer la plaie et d'en écarter les lèvres avec des crochets pour constater *de visu* la solution de continuité osseuse. Même les fêlures se reconnaissent aisément dans ces conditions, et dans les fractures esquilleuses, on peut alors se rendre un compte exact de la lésion et reconnaître une embarrure. L'examen direct du siège de la fracture n'est généralement pas possible dans les coups de feu, en raison des petites dimensions de l'orifice d'entrée qui souvent ne présente qu'un diamètre de quelques millimètres. Mais en pareil cas, le diagnostic se fera grâce aux anamnestiques, à la présence d'une petite perforation cutanée à bords déchiquetés et, dans les coups de feu à bout portant, à la coloration noire du voisinage de la plaie incrusté de grains de poudre. Dans les fractures compliquées de la voûte du crâne, les gouttes de sang qui se collectent au fond de la plaie présentent des pulsations propagées du cerveau. L'écoulement du liquide céphalo-rachidien révélera l'effraction de l'espace sous-arachnoïdien par déchirure des méninges. Plus difficile est le diagnostic des fractures *sous-cutanées* de la voûte crânienne. Une sensibilité locale à la pression avec commotion concomitante de l'encéphale pourra faire soupçonner une fêlure; mais le diagnostic n'en pourra être porté avec certitude. Même lorsqu'elles sont esquilleuses, les fractures sous-cutanées ne sont pas toujours faciles à reconnaître parce qu'il existe un épanchement sanguin abondant et que les signes habituels des fractures (mobilité anormale, crépitation) ne se constatent qu'exceptionnellement. Le cas peut-être le moins embarrassant se rencontre dans les enfoncements osseux qui se perçoivent par le toucher à travers les téguments du crâne.

Traitement des fractures de la voûte du crâne et technique de la trépanation.

Nulle part les bienfaits de la chirurgie moderne ne sont plus apparents que si l'on considère le traitement des fractures compliquées. Depuis que nous savons que la guérison d'une fracture est indépendante de l'esquillement, que des fragments osseux entièrement détachés, voire des projectiles, peuvent s'enkyster sans complications, que seule l'infection surajoutée de la plaie fait obstacle à la guérison, notre principal effort a pour but de réduire autant que possible les dangers d'une infection. Toutes les tentatives faites en vue d'examiner la plaie avec une sonde ou même avec les doigts en vue de rechercher des esquilles et des corps étrangers n'ont d'autre effet que de faciliter la pénétration des germes infectieux. Ces tentatives sont donc inutiles, voire même dangereuses et doivent être, par conséquent absolument proscrites. La plaie et son voisinage doivent être désinfectés d'après les règles qui ont été indiquées ci-dessus pour les plaies de la tête (p. 9) ; le cas échéant, on suture, on draine, ou on tamponne et on protège la plaie par un pansement aseptique. Ce procédé s'applique tout particulièrement aux coups de feu, que la balle soit restée logée dans la cavité crânienne ou non. Un enfoncement profond des fragments constitue seul une indication d'intervenir en vue du relèvement des esquilles. Dans les fractures multiples de la table interne, ce relèvement n'est souvent possible qu'à condition de faciliter l'accès des fragments enfoncés à l'aide de la pince-gouge ou du maillet.

Lorsqu'il y a des signes d'une compression cérébrale consécutive à une hémorrhagie de l'artère méningée moyenne, on doit intervenir d'urgence et pratiquer l'hémostase. Généralement, l'hémorrhagie se fait au niveau du trait de la fracture. Il est néanmoins indispensable de connaître exactement le siège des principales branches artérielles susceptibles de se déchirer. Les hémorrhagies peuvent en effet survenir dans le cas d'une fracture fermée, difficile à diagnostiquer, et même en l'absence de toute fracture du crâne. D'après Krönlein, les plus importantes sont les deux branches antérieures de l'artère, puis une volumineuse branche postérieure. La figure 11 donne le schéma de Krönlein ; on y voit la convexité du cerveau avec ses principaux centres ainsi que les rapports qu'ils affectent avec les sutures crâniennes et avec la tête et la face. Elle indique.également les points de repère utilisés par cet auteur pour déterminer le siège du sillon de Rolando, la scissure de Sylvius et les principaux foyers d'hémorrhagie de l'artère méningée moyenne. La ligne Z M

réunit horizontalement le bord inférieur de l'orbite avec
le bord supérieur du méat auditif. La ligne KK' passe par
le bord supérieur de l'orbite et suit un trajet horizontal
et parallèle à celui de la ligne précédente. Trois perpendi-
culaires complètent ce diagramme ; l'une, ZK, s'élève au
milieu de l'arcade zygomatique ; une autre, AB, part du
condyle du maxillaire inférieur, et la dernière, MK', se
détache du point le plus reculé de la base de l'apophyse

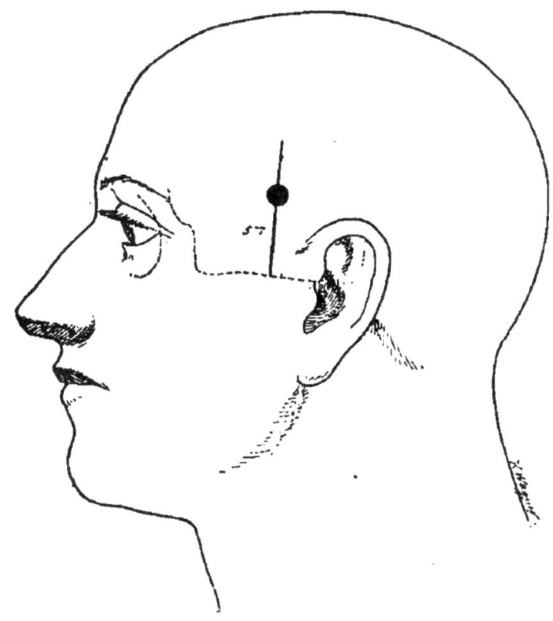

Fig. 10. — Procédé de Poirier.
(AUVRAY, *Nouveau Traité de chirurgie*).

mastoïde. Le point P est situé à l'intersection de la perpendiculaire MK' avec le plan médian, et la ligne qui réunit
K avec P indique la projection du sillon de Rolando. La
bissectrice de l'angle PKK' coupe la perpendiculaire MK'
en S, et la ligne KS indique le siège de la scissure de Sylvius. C'est au niveau des points K et K' que l'artère méningée moyenne se déchire le plus fréquemment. C'est donc
là qu'on trépanera tout d'abord quand il s'agira de lier ce
vaisseau.

La **technique de la trépanation** varie suivant les procé-

SULTAN. Chirurgie des régions.   I — 2.

dés opératoires. La tréphine a fait place à des instruments perfectionnés et n'est plus employée qu'exceptionnellement.

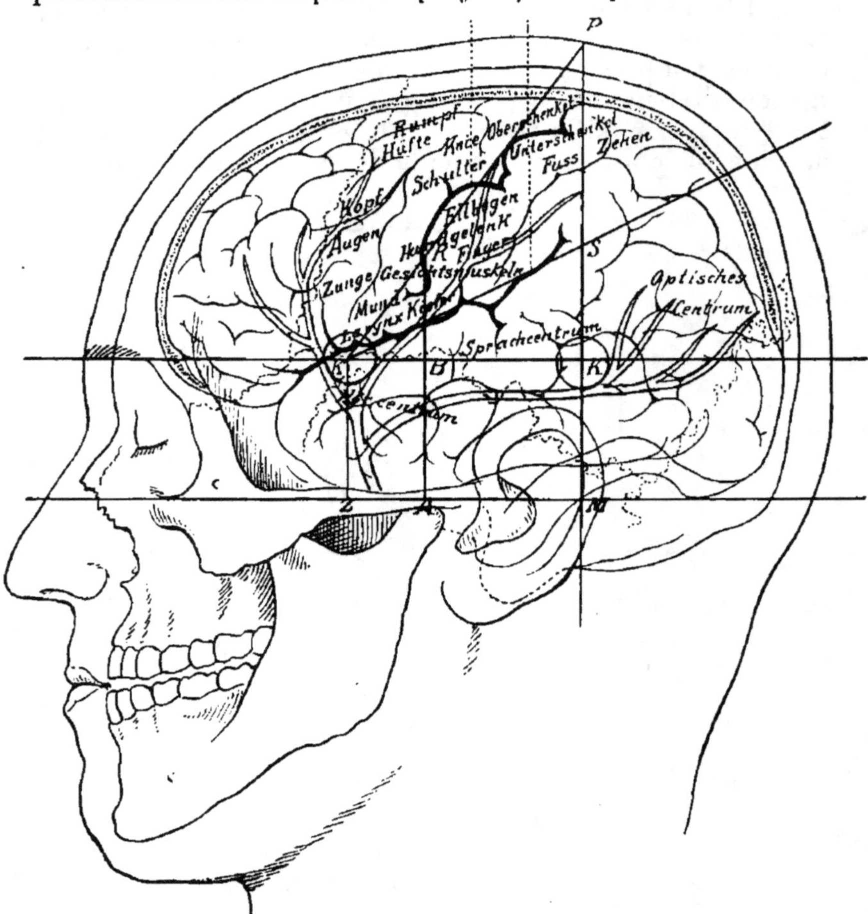

Fig. 11. — Topographie cranio-encéphalique d'après Krönlein.

Rumpf, tronc ; *Hüfte*, hanche ; *Kopf*, tête ; *Augen*, yeux ; *Zunge*, langue ; *Oberschenkel*, cheville ; *Unterschenkel*, cuisse ; *Knie*, genou ; *Schulter*, épaule ; *Fuss*, pied ; *Zehen*, orteils ; *Ellbogen*, coude ; *Handgelenk*, poignet ; *Finger*, doigts ; *Gesichtsmuskeln*, visage ; *Mund*, bouche ; *Larynx*, larynx ; *Horcentrum*, audition ; *Sprachcentrum*, surdité verbale ; *Optisches Centrum*, vision.

La figure 12 représente la façon de se servir d'un trépan moderne (Stille) (1). Cet instrument permet de faire

(1) [L'instrumentation de Doyen avec fraises perforatrices et scie

rapidement une petite perforation dans le crâne, suffisante pour qu'on se rende compte si l'on se trouve bien au niveau de l'hémorrhagie. Dans l'affirmative, on pratique à côté une deuxième ouverture semblable à la précé-

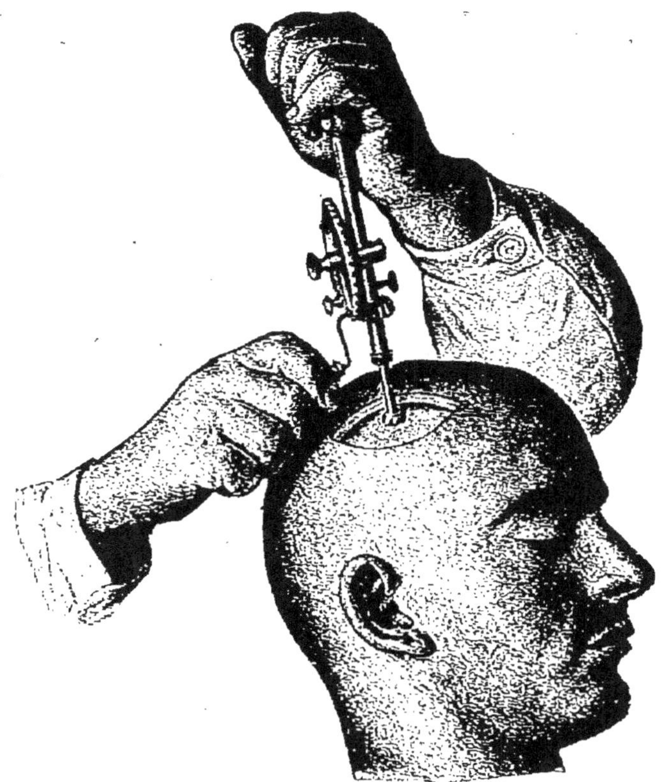

Fig. 12. — Trépanation.

dente ; on obtient ainsi un orifice que l'on agrandit rapidement à l'aide de la pince-gouge. On peut obtenir le même résultat avec le ciseau frappé. Lorsque la trépana-

rotatrice, le tout mû par l'électricité et sa technique opératoire répondent évidemment le mieux, à l'heure actuelle, aux nécessités de la chirurgie du crâne. Et, toute question de priorité mise à part, c'est incontestablement à Doyen que revient l'honneur d'avoir tenté le premier cette application intéressante des procédés de la chirurgie dentaire à la chirurgie crânienne.]

tion laisse une solution de continuité osseuse considérable, la matière cérébrale peut faire hernie à travers cet orifice et il en résulte un *prolapsus du cerveau*. Si celui-ci n'est pas trop volumineux, il peut rétrocéder par suite de la rétraction de la cicatrice. Dans le cas contraire, on l'excisera et on réparera la brèche par une opération autoplastique.

Dans le procédé indiqué par Wagner pour la *résection ostéoplastique du crâne* on trace un lambeau ostéo-cutané qui comprend toute l'épaisseur de la voûte crânienne. On incise les téguments suivant une ligne en Ω jusqu'à l'os. Sans détacher ce lambeau de l'os sous-jacent, on fait sauter au fond de l'incision une zone étroite de l'os à l'aide du ciseau frappé. Le lambeau ne reste plus alors adhérent au

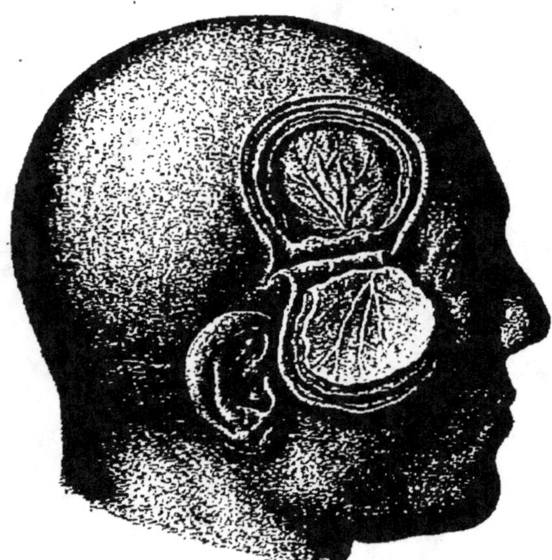

Fig. 13. — Résection ostéoplastique par le procédé Wagner.

crâne que par sa base. On termine en réclinant le lambeau ostéo-cutané en dehors et en fracturant le pont osseux qui subsistait. L'ébranlement inévitable avec des coups de maillet ne présente aucun inconvénient pour le cerveau. Au lieu de recourir à ce procédé, il est plus expéditif d'appliquer le trépan en plusieurs points et de réunir deux par deux les orifices ainsi obtenus, par un trait à la scie de Gigli (fig. 14). Le lambeau osseux est ainsi très vite sectionné de dedans en dehors. Si l'on dispose d'un moteur électrique puissant, on peut l'utiliser pour actionner une scie circulaire ou la fraise de Sudeck (1). Un autre

(1) Voir la note de la page 22.

procédé a été préconisé par Müller et König ; il a donné d'excellents résultats. Une incision curviligne circonscrit un lambeau cutané. Suivant cette ligne on applique un ciseau très large presque à plat et on détermine en quelque sorte un clivage de l'os. On obtient ainsi un lambeau cutané à la face profonde duquel adhèrent des lamelles osseuses, mais il subsiste encore une couche osseuse à la surface de l'encéphale. Pour achever de mettre à nu le cerveau, il suffit d'enlever cette mince couche osseuse. Le procédé de Müller-König (fig. 15) est précieux dans les cas où l'on se propose de combler une perte de substance de la voûte crânienne à l'aide d'un lambeau ostéocutané. Les procédés ostéoplastiques dont nous venons de parler sont dits *autoplastiques* parce qu'ils font usage de tissus prélevés sur le malade même. On les appelle *hétéroplastiques* lorsque leurs éléments ont une autre origine. On se sert alors d'os recueillis sur les animaux et soumis à une préparation préalable (décalcification ou ébullition, puis stérilisation), voire de plaques stérilisées de celluloïd.

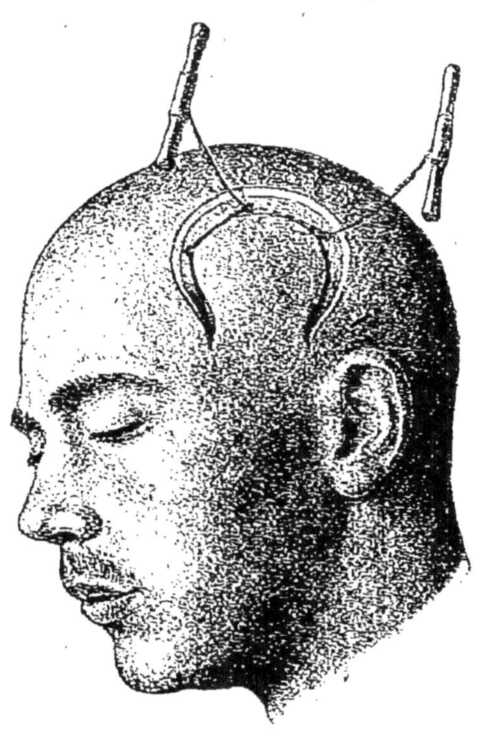

Fig. 14. — Résection ostéoplastique par la scie Gigli.

Les procédés que nous venons d'indiquer permettent de découvrir assez rapidement le siège de l'hémorrhagie au niveau duquel se trouve un caillot volumineux. On enlèvera ce caillot, on saisira avec une pince l'artère et on la liera. La fragilité de la paroi vasculaire rendra parfois cette ligature difficile. Les manipulations agrandiront la déchirure et l'hémorrhagie n'en sera que plus abondante. Souvent on arrivera alors à faire l'hémostase en passant le fil à l'aide d'une aiguille ; lorsque le fil coupera les tissus en raison de leur friabilité, le tamponnement de la plaie à la gaze iodoformée constituera une dernière ressource.

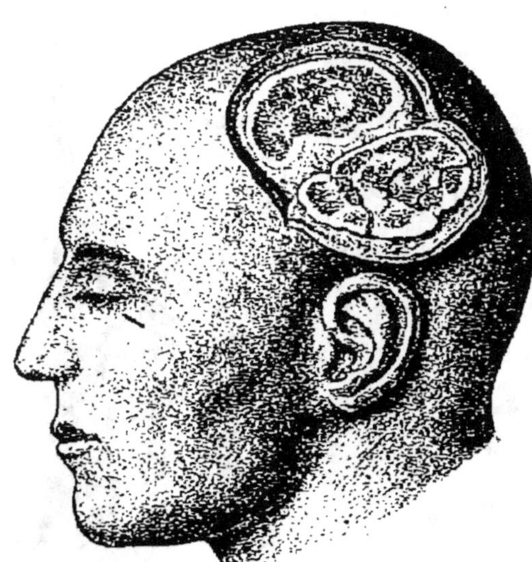

Fig. 15. — Résection ostéoplastique par le procédé de Müller modifié par König.

Il ne faut guère compter sur une action thérapeutique à l'égard de la *contusion cérébrale*. Car les masses encéphaliques détruites perdent leurs fonctions et définitivement. Nous avons dit plus haut qu'une balle restée logée dans le cerveau à la suite d'un coup de feu doit être abandonnée à elle-même. Cette règle générale ne souffre d'exception que dans certains cas où l'on procédera à la recherche et à l'extraction du projectile. Mais une pareille intervention ne se pratique jamais d'urgence ; ses indications n'apparaissent que tardivement, et nous les établirons à propos des suites éloignées des fractures du crâne (p. 42).

FRACTURES DE LA BASE DU CRANE

Les *fractures de la base du crâne* ont rarement pour origine des traumatismes directs, à cause de la situation profonde de la région. Elles succèdent alors à un coup de feu dans la bouche, à une plaie pénétrante de l'orbite, à la perforation de la paroi supérieure du conduit auditif externe. Mais généralement ce sont des fractures indirectes *par pénétration* ou *par hyperflexion ou par éclatement*.

La *fracture* de la base du crâne *par pénétration ou par tassement* se produit à la suite d'une chute sur la tête ou de la percussion du crâne, la colonne vertébrale étant alors chassée avec une telle violence contre la base du crâne que celle-ci cède et se rompt. Dans la chute sur le menton, les condyles du maxillaire inférieur peuvent appuyer sur le fond de la cavité glénoïde du temporal et la fracturer.

Le mécanisme des *fractures par hyperflexion et éclatement* s'explique par la théorie de l'élasticité crânienne que nous avons exposée ci-dessus à plusieurs reprises. La prédilection des fractures par compression et hyperflexion pour la base du crâne est une conséquence de la minceur des parois osseuses à ce niveau, notamment dans la paroi inférieure de l'orbite, les cavités glénoïdes du temporal, la fosse occipitale inférieure de l'occipital. A cela s'ajoute le grand nombre des orifices, grands et petits, qui traversent la base du crâne et livrent passage à la moelle épinière, aux nerfs crâniens et à de gros vaisseaux (1).

A la base du crâne on n'observe guère que des *fissures*. A la suite d'une de ces fractures on note tout d'abord une commotion cérébrale qui ne fait presque jamais défaut et dont nous avons déjà indiqué les signes. Puis surviennent des accidents caractéristiques pour la localisation de la fracture ; ce sont essentiellement les écoulements de sang par le nez et par l'oreille. [Dans les fractures de la base intéressant l'apophyse basilaire de l'occipital et ayant déterminé une déchirure de la muqueuse pharyngée à ce niveau, le sang peut s'écouler également dans le pharynx ; il peut être rejeté au dehors par le nez sous forme de pseudo-épistaxis, ou bien par la bouche *immédiatement* (crachements de sang) ou après avoir été dégluti (épistaxis déglutie). Dans ces fractures de la base, l'hémorragie peut ne pas se faire jour au dehors et rester sous-cutanée ou sous-muqueuse. Le sang chemine alors jusque sous la peau (ecchymose mastoïdienne tardive dans les fractures

(1) [C'est la théorie de Trélat (1855) qui faisait jouer un rôle important dans le mécanisme des fractures de la base du crâne à la présence des trous de la base. Ce fait n'a en réalité qu'une importance accessoire.]

du rocher, palpébrale dans les fractures de l'étage antérieur), s'arrête sous une muqueuse (ecchymoses pharyngées dans les fractures basilaires de l'occipital ; ecchymoses sous-conjonctivales lorsque l'épanchement hématique a suivi la gaine du nerf optique pour s'étaler sous
la muqueuse conjonctivale). Hémorragies et ecchymoses
ont donc même valeur séméiologique lorsqu'on les observe
ici avec leurs caractères particuliers.] Sur les figures 16
et 17, on voit des fissures de la base du crâne à leur siège
d'élection, dans l'étage moyen au niveau du rocher et
dans l'étage antérieur où elles se propagent dans les cellules ethmoïdales. Les fêlures du rocher déterminent la
rupture du tympan et s'accompagnent d'un écoulement de
sang par le conduit auditif (fig. 16) ; dans les fractures
ethmoïdales, le sang s'échappe par le nez. En outre, le
sang peut pénétrer dans le pharynx, soit qu'il vienne de
l'oreille interne par la trompe d'Éustache, soit qu'il ait sa
source dans le nez et s'écoule par les choanes. De cette
manière, le sang peut être aspiré ou dégluti, puis être
rejeté au cours d'une hémoptysie ou d'une hématémèse
consécutives. Comme le sang, le liquide céphalo-rachidien
peut s'écouler par le nez et par l'oreille, parfois même en
quantité très considérable. [Quénu et Küss ont observé
récemment un cas où l'écoulement du liquide céphalo-
rachidien se faisait par le naso-pharynx. Il s'agissait d'une
fracture basilaire para-médiane du crâne (fig. 18) et cet
écoulement se faisait par la fissure intéressant l'apophyse
basilaire de l'occipital. Mais le liquide céphalo-rachidien,
de même que le sang, peut, dans certains cas, suivre la
voie de la trompe d'Eustache pour aboutir au naso-pharynx.] A ces signes fondamentaux viennent s'en ajouter
quelques autres qui apparaissent immédiatement après le
traumatisme ou se déclarent dans les jours qui suivent.
Telles sont tout d'abord les paralysies des nerfs qui cheminent à la base du crâne, notamment les nerfs facial
et moteur oculaire externe. Ces nerfs peuvent subir une
contusion ou même se déchirer au niveau de la fracture,
et alors on note leur paralysie immédiatement après
l'accident (1), ou bien ils sont simplement comprimés peu
à peu du fait d'une hémorragie, d'une tuméfaction inflam-

(1) [Elle est alors définitive comme l'ont démontré Aran et
Reclus.]

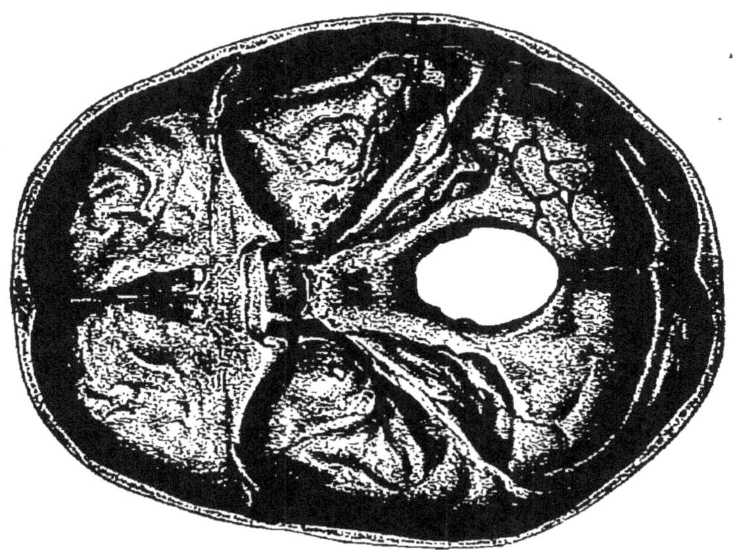

Fig. 16. — Fracture de la base du crâne au niveau du rocher
(otorrhagie).

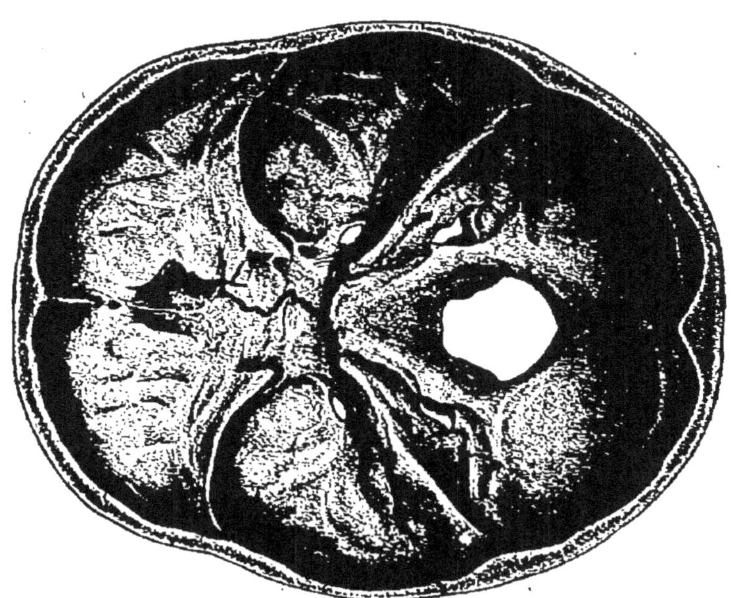

Fig. 17. — Fracture de la base du crâne au niveau de l'ethmoïde
(épistaxis).

Sultan. Chirurgie des régions.   I — 2...

matoire (Demoulin) ; [l'inflammation puis la paralysie du nerf peuvent être encore le fait d'une otite moyenne (Deleau, Charcot ;] dans tous ces cas la paralysie ne se manifeste qu'au bout de quelques jours. Il en est de même pour les épanchements sanguins de la région orbitaire. Eux aussi peuvent être dus à une contusion, et se manifestent alors dès le premier moment du traumatisme ;

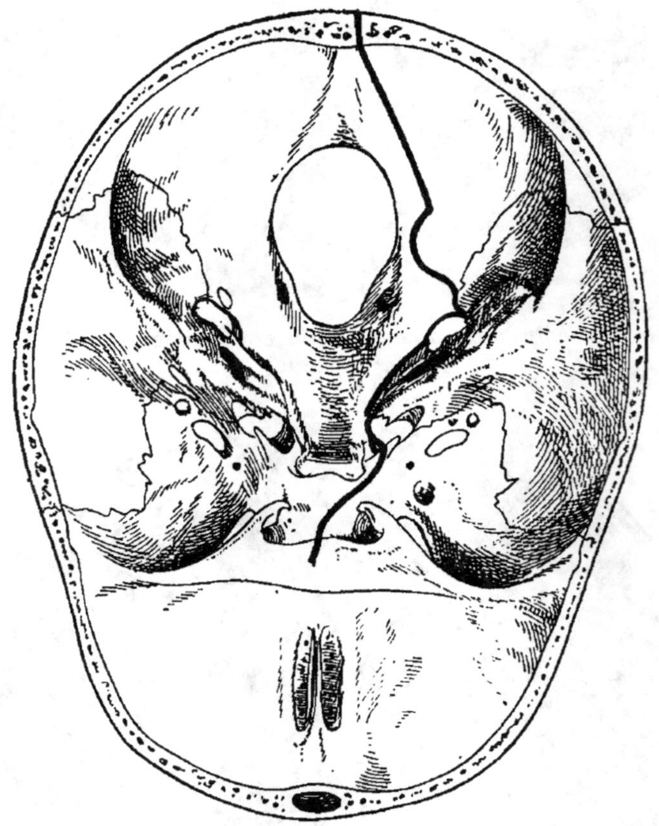

Fig. 18. — Fracture para-médiane de la base du crâne.
Type de la fracture dite de Quénu.
(Auvray, *Nouveau Traité de chirurgie*).

mais il n'est pas rare de n'en constater la présence qu'au bout d'un certain nombre de jours ; dans les fractures de l'étage antérieur en effet, notamment dans celles de la

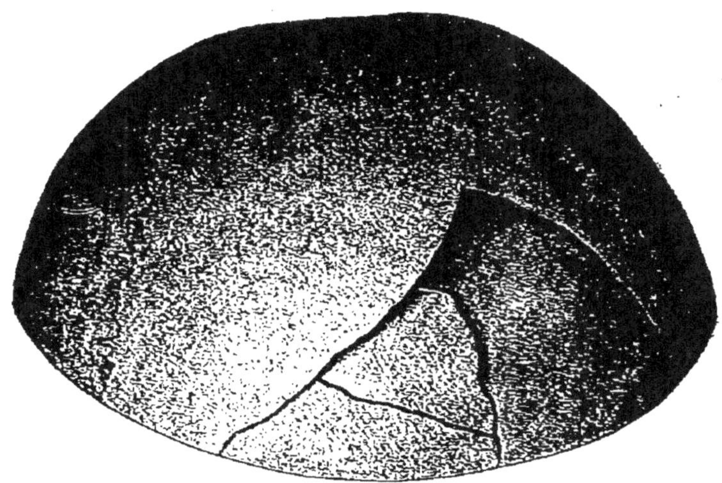

Fig. 19. — Fissures de la voûte crânienne.

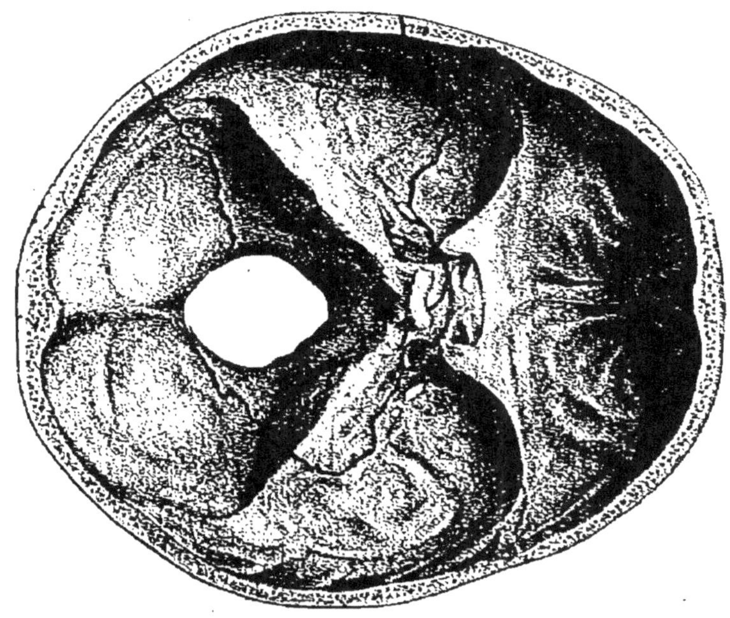

Fig. 20. — Fissures de la voûte crânienne propagées à la base.

paroi supérieure de l'orbite. Le sang peut s'infiltrer au loin et donne lieu, au bout de quelques jours, à une ecchymose sous-conjonctivale ou à des taches d'une coloration bleuâtre, verdâtre ou jaunâtre dans le tissu sous-cutané des paupières et des téguments voisins. Les fractures de la base du crâne sans irradiation ne donnent guère lieu à des épanchements extra-duraux abondants de sang qui puissent amener une compression cérébrale. Mais on observe parfois des hémorragies dans la substance encéphalique, hémorragies non moins graves que dans les fractures de la voûte. Les figures 16 et 17 fournissent des exemples de fractures du crâne irradiées à la base (fig. 19 et 20).

Le **diagnostic de la fracture de la base du crâne** est généralement facile, grâce aux signes par lesquels elle se traduit, encore que la fracture en elle-même échappe à l'examen direct. La commotion cérébrale qui fait rarement défaut au début fait présumer une lésion grave; les écoulements de sang par le nez et par les oreilles ainsi que les hématémèses et les hémoptysies font penser immédiatement à la base du crâne. Bien entendu, on ne négligera pas de rechercher dans chaque cas particulier si l'écoulement sanguin n'est pas causé par une blessure du nez ou de l'oreille. La coexistence d'une paralysie des nerfs crâniens (sixième et septième paires), l'écoulement du liquide céphalo-rachidien par les orifices naturels complètent l'ensemble des signes qui assurent le diagnostic. Mais même dans les cas où ces hémorragies font défaut, on peut conclure avec une grande vraisemblance à l'existence d'une fracture de la base du crâne quand des ecchymoses sous-conjonctivales apparaissent dans les premiers jours qui suivent le traumatisme ou que ces paralysies faciales ou oculaires, absentes au début, font brusquement leur apparition.

Le pronostic des fractures de la base du crâne est en somme assez favorable. Même lorsque les symptômes initiaux demeurent inquiétants, les signes de la commotion cérébrale ne tardent pas à s'amender et les écoulements de sang s'arrêtent. Il n'y a qu'une proportion relativement faible de cas où les lésions encéphaliques soient tellement étendues que le dénouement fatal doive être redouté. Le danger de voir s'infecter le sang et le liquide céphalo-rachidien qui s'écoulent par l'oreille et le nez et de voir surve-

nir consécutivement une méningite purulente est très relatif,
à condition qu'on institue un traitement rationnel. Le pronostic des paralysies des nerfs crâniens n'est pas grave
non plus ; celles qui se déclarent quelques jours après
l'accident disparaissent habituellement en quinze jours,
tandis que celles qui sont contemporaines du traumatisme
rétrocèdent en quelques mois.

Le traitement des fractures de la base du crâne consiste
essentiellement en la toilette du nez et de l'oreille et dans
la mise au repos du blessé. Avec de la gaze stérilisée on
étanche le sang qui s'écoule du nez et de l'oreille et on introduit une mèche de gaze iodoformée dans le conduit
auditif externe et dans la fosse nasale qui saigne. *Les ir-
rigations sont formellement prohibées*, car elles ne servi-
raient qu'à introduire des germes infectieux dans le foyer
de la fracture, voire au niveau des méninges. L'application d'une vessie de glace modère la céphalée. Le malade
gardera le lit pendant une quinzaine de jours.

[Dans certains cas néanmoins où il y a de fortes chances
que le foyer de la fracture soit infecté, l'on se trouvera
bien de faire prendre au malade des bains d'oreille à l'eau
oxygénée faible et de faire fréquemment la toilette de ses
cavités naturelles avec de petits tampons montés imbibés
de cette solution d'eau oxygénée. Le reproche que l'on a
fait aux bulles d'oxygène que cette solution dégage au
contact des tissus, de porter les germes pathogènes jusque dans le foyer de la fracture semble illusoire et tombe
de lui-même dans les cas de fractures que l'on suppose in-
fectées et où l'on veut faire de la désinfection.

Aujourd'hui le mode de traitement des fractures de la
base du crâne a fait un grand pas en France et à l'ancienne
thérapeutique toute d'expectation, Quénu et Pierre Duval
ont substitué une thérapeutique active : *la ponction lombaire abondante et répétée.* Sans discuter la valeur diagnostique de cette ponction lombaire (Sébileau, Tuffier,
Rochard, Quénu, Chaput, etc.), 15 cas de fractures de la
base du crâne traités par cette méthode, par Quénu,
Pierre Duval, Muret et Küss, avec 13 succès et guérisons
même dans des cas très graves et 2 morts dans des cas de
fractures à grands délabrements, viennent confirmer la
valeur considérable de cette méthode thérapeutique
dans le traitement actif des fractures du crâne.

Dans les symptômes observés, il faut noter deux phases : une première phase de *compression* due à l'hémorrhagie et à l'épanchement sanguin, une deuxième phase d'*intoxication* due à la résorption sanguine. A ces deux phases correspondent des stades de polynucléose et de mononucléose observés dans la cytologie du liquide céphalo-rachidien. Nos recherches personnelles, faites avec Abrami et Brulé, n'ont pas montré que le pouvoir hémolytique du sérum du liquide céphalo-rachidien était modifié de façon bien notable au cours de ce processus pathologique. Néanmoins, avec l'aide de l'expérimentation par les hématies déplasmatisées et sensibilisées, nous avons noté une légère diminution (stade des mononucléaires) du pouvoir hémolytique à la fin de ce processus.]

Parmi les **suites éloignées** ou tardives d'une fracture du crâne nous signalerons tout d'abord la méningo-encéphalite suppurée, la méningite et l'abcès du cerveau. Ces accidents reconnaissent pour cause la pénétration des germes pathogènes par la plaie extérieure — dans les fractures de la base par le conduit auditif externe, le nez ou la trompe d'Eustache, — ou, dans les fractures de la base, une otite moyenne suppurée préexistante qui se propage aux méninges à la faveur du trait de fracture du rocher. La méningite, dite leptoméningite parce qu'elle frappe principalement la pie-mère, débute généralement quelques jours après l'accident par une ascension brusque et élevée de la température. Le malade s'agite, accuse parfois de la céphalée, vomit à plusieurs reprises et tombe dans un état de torpeur interrompu de délire par moment et aboutissant à un coma profond. De bonne heure l'inflammation se propage aux méninges rachidiennes et donne lieu à de la raideur de la nuque ; plus tard des signes d'excitation viennent se surajouter sous la forme de contractions ou de paralysies musculaires. Il y a des formes de méningite suraiguë qui tuent en quelques jours ; dans d'autres cas, également mortels, l'issue fatale ne se produit qu'au bout de huit ou quinze jours.

Le *diagnostic de la méningite suppurée* n'est pas difficile d'autant plus que souvent on peut étayer ce diagnostic sur les résultats de la ponction lombaire. Primitivement, Quincke, l'auteur de cette méthode, lui avait attribué une valeur thérapeutique considérable. Mais ces prévisions ne se sont guère réalisées. Au point de vue diagnostic, par contre, la ponction lombaire offre une valeur

incontestable et constitue un procédé dont on ne saurait
se priver. Un aide saisit le malade au bassin et à l'épaule
et le maintient penché en avant. L'écartement des apo-

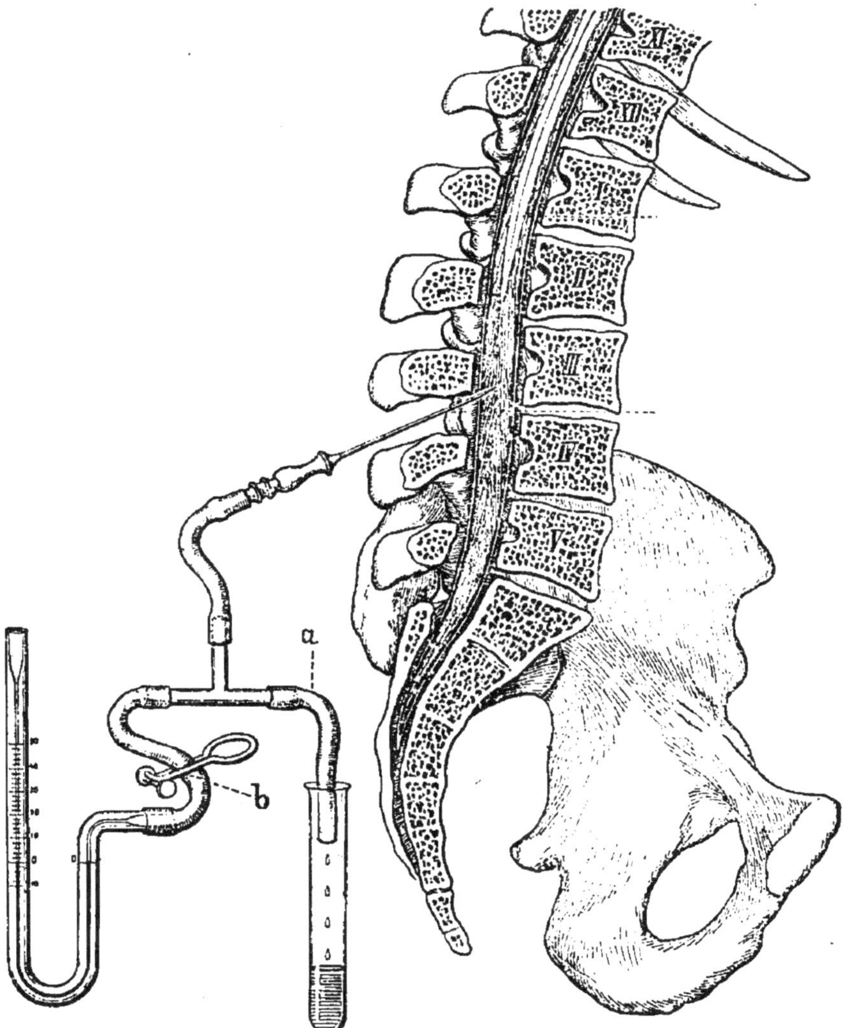

Fig. 24. — Ponction lombaire.

physes épineuses est alors suffisant pour qu'on puisse enfoncer une aiguille fine entre les troisième et quatrième
vertèbres lombaires, où la moelle ne peut être lésée, im-

médiatement au-dessous de l'apophyse épineuse dans une direction oblique en haut et en avant. Chez l'enfant à 2 ou 3 centimètres, chez l'adulte à 6 ou 7 centimètres, on pénètre dans le canal rachidien. Le schéma ci-contre (fig. 21) représente une coupe longitudinale par la partie inférieure de la colonne vertébrale. On y voit que la ponction se fait au-dessous du point où le cône médullaire se continue par la queue de cheval. On peut recueillir le liquide rachidien dans un tube à réactif à l'aide d'un petit tube de verre en forme de T, le tuyau en caoutchouc étant fermé en *b* par une pince. On peut encore écraser le tube en *a* entre deux doigts et mettre le liquide en communication avec un petit manomètre à mercure qui indique la tension du liquide. Ainsi recueilli, le liquide rachidien apparaît souvent assez trouble ; au bout de quelques heures, il se dépose un réseau de fibrine semblable à une toile d'araignée et dans les mailles duquel on découvre au microscope de nombreux globules du pus et aussi le plus souvent des microbes pathogènes. Les cultures renseignent sur la nature et la quantité des germes infectieux. A une époque tardive de la maladie, on peut obtenir un liquide franchement purulent à l'œil nu.

Parfois on fait une ponction blanche même alors que l'aiguille avait bien pénétré dans le canal rachidien. Ce résultat peut avoir des raisons multiples : dans certains cas de méningite, l'exsudat est épaissi et n'est constitué que par des dépôts fibrineux et purulents ; d'autres fois, il y a occlusion du trou de Magendie au niveau duquel communiquent les cavités ventriculaires et les espaces sous-arachnoïdiens (voir p. 4).

Le *pronostic* de la méningite suppurée est grave, car la *thérapeutique* est impuissante contre cette maladie. Il n'en est que plus important de désinfecter soigneusement les plaies de tête afin de prévenir la suppuration, et si celle-ci s'établit néanmoins, d'assurer le drainage du pus. On fait sauter les sutures, on incise les parties molles derrière lesquelles se sont établis des clapiers purulents et on extrait toutes les esquilles.

L'abcès du cerveau qui se développe à la suite d'une fracture du crâne est en rapport avec une suppuration de la plaie externe ou avec la présence de corps étrangers (détritus, cheveux, lambeaux d'étoffe, projectiles) qui ont pénétré dans le cerveau au moment du traumatisme. Nous avons déjà dit que des projectiles peuvent s'enkyster sans donner d'accidents. Que l'abcès du cerveau ait pour origine un traumatisme ou une otite moyenne, une ostéomyélite crânienne ou une suppuration des cavités accessoires du nez ou une métastase, jamais il ne donne lieu à un ensemble de signes aussi caractéristiques que la méningite ; ces symptômes sont moins précis et varient suivant la localisation de l'abcès. L'obnubilation progressive constitue un signe presque constant. Le malade est pris de lassitude et de céphalalgie qu'exalte la percussion d'un point déterminé du crâne, de nausées et de vomissements. Finalement, le coma devient profond. Rarement de légères élévations thermiques, mais la fièvre n'affecte pas d'évolution typique ; elle peut même manquer tout à fait ; une ascension brusque de la température à 40° ou 42° indique la rupture de l'abcès dans un ventricule. Le pouls ne présente pas de caractères spéciaux ; on n'observe pas notamment, dans l'abcès du cerveau, une compression cérébrale assez élevée pour produire un pouls cérébral tel que nous l'avons décrit précédemment. Parfois, l'examen du fond de l'œil fait découvrir une névrite optique avec stase papillaire ; mais ce phénomène n'est pas constant et de son absence on ne saurait conclure à la non-existence d'un abcès du cerveau. De la plus grande importance sont les accidents dits de localisation parce qu'ils permettent de déduire le siège de la lésion. En particulier, on doit attribuer une valeur réelle à des paralysies hémilatérales, parce qu'on peut les rapporter à l'hémisphère opposé en raison de l'entrecroisement des fibres motrices dans l'encéphale. On sait que les centres corticaux pour les mouvements des membres et de la face se trouvent au niveau des circonvolutions prérolandique et postrolandique. Un abcès de la région rolandique de l'hémisphère droit se traduira donc par des paralysies de la moitié gauche du corps. Pour entrer dans des détails, d'ailleurs très intéressants, au sujet des localisations cérébrales, il nous faudrait sortir du cadre du présent manuel. Nous renverrons simplement à la figure 9 reproduite d'après Krönlein et indiquant les principaux centres corticaux. A côté de l'abcès aigu du cerveau il existe une variété à évolution chronique où le foyer purulent s'enkyste, peut-être à la faveur de la faible virulence des germes infectieux. D'autres fois l'évacuation intermittente de la poche purulente peut retarder les accidents et favoriser l'enkystement. Habituellement, la maladie progresse et l'abcès chronique du cerveau augmente par poussées ; à la fin, il fait effraction dans un ventricule ou intéresse des centres vitaux, le centre respiratoire par exemple.

Le *diagnostic des abcès du cerveau* se tire des phénomènes cérébraux généraux, des progrès du coma, des vomissements, de la céphalalgie spontanée et provoquée par la percussion du crâne, des légères ascensions thermiques et de l'existence d'une névrite optique. Ce diagnostic se confirme par l'apparition des signes de localisation que nous avons indiqués. Au début, on peut hésiter entre un abcès du cerveau et une méningite commençante ; la ponction lombaire apporte un appoint important au diagnostic.

Le *pronostic de l'abcès du cerveau* est très grave. Lorsqu'il existe une plaie tégumentaire, une otite moyenne ou une suppuration des cavités annexes du nez et que le foyer de la lésion est indiqué par des signes particuliers, une trépanation précoce suivie de l'évacuation de l'abcès pourra donner quelques chances de succès. Les malades n'en restent pas moins, jusqu'à la guérison de l'abcès, exposés à une paralysie cardiaque ou respiratoire, consécutive à l'extension de l'œdème au bulbe. On a d'ailleurs observé des cas où, à côté de l'abcès incisé, il en existait un deuxième qui fut la cause de la mort.

Le *traitement* consiste dans *l'incision de l'abcès du cerveau*. L'intervention est très simple lorsque la collection est sous-corticale ou même immédiatement sous-jacente à la plaie cutanée. Dans d'autres cas, on mettra la dure-mère à nu par la trépanation au-dessus du siège supposé de l'abcès. A ce niveau, les méninges présentent parfois une tension extrême et les battements font défaut (Braun) ; à l'occasion, on trouve même un abcès extra-dural. Fréquemment la méninge mise à nu ne présente aucune altération et on recherche le siège de l'abcès par des ponctions exploratrices pratiquées dans la masse encéphalique à l'aide d'une aiguille fine. L'aspiration trop violente est dangereuse parce qu'elle peut déterminer des hémorragies abondantes dans la substance cérébrale. Une fois le foyer purulent découvert grâce à la ponction, on incise l'abcès avec un bistouri étroit et pointu et on y introduit immédiatement un petit drain. Parfois les globules du pus se sont déposés et le liquide obtenu à la ponction exploratrice est parfaitement limpide. Dans un pareil cas (Braun) on n'est pas toujours sûr de ne pas avoir pénétré dans le ventricule latéral et de ne pas avoir ramené du liquide céphalo-rachidien. L'examen microscopique montrera alors que les globules du pus sont peu nombreux et les microbes très abondants.

Lorsque l'abcès a succédé à la pénétration d'un corps étranger, en particulier d'un projectile, on tentera d'extraire le corps étranger en même temps qu'on incisera l'abcès. Lorsqu'il s'agit de balles, des radiographies prises suivant les différents diamètres du cerveau, stéréoscopiques ou non, fourniront des renseignements précieux sur le siège exact du projectile. A plusieurs reprises, on a dû extraire des balles qui n'avaient pas provoqué d'abcès, mais donnaient lieu à des douleurs intolérables.

Au sujet de la thrombophlébite du sinus, voir plus loin.

A la suite des fractures du crâne, on peut encore observer d'autres complications, notamment des crises comitiales présentant tous les caractères de l'épilepsie corticale et désignées sous le nom d'épilepsie traumatique Ces phénomènes ne surviennent parfois que longtemps après l'accident. On les attribue à des épaississements de l'os et de la dure-mère, à des adhérences contractées par cette membrane avec la surface du cerveau, à de petits kystes développés au siège de la fracture. L'ablation du cal osseux de l'adhérence méningée plusieurs fois suffira pour guérir complètement l'épilepsie traumatique. Pour M. Kocher il est très important de ne pas recouvrir la région mise à nu avec du tissu osseux et d'éviter ainsi toute chance de compression ultérieure.

Une autre variété d'épilepsie qu'on peut observer à la suite d'un traumatisme est désignée par le terme d'épilepsie jacksonnienne, du nom de l'auteur qui a donné une description détaillée de ces accidents. Elle diffère de la forme précédente en ce que les crises débutent dans un territoire musculaire déterminé (doigts, orteils, facial) et de là se propagent à des territoires musculaires plus étendus, voire à toute l'économie. Chez un sujet déterminé, par exemple, les crises commencent toujours par des convulsions isolées du pouce droit; au bout de quelques secondes, les autres doigts de la main droite entrent également en contraction ; puis le bras et l'avant-bras ainsi que le facial se prennent ; enfin le côté gauche est envahi et il n'y a plus de différence d'avec l'épilepsie essentielle. Même dans de pareils cas, on a obtenu des guérisons permanentes en mettant à nu la circonvolution corticale intéressée. On pouvait alors déterminer à l'aide du courant électrique le centre d'où partaient les crises, — le centre du pouce dans l'exemple que nous avons choisi, — et on en pratiquait l'exérèse (Horsley, Braun).

[Nous connaissons un malade observé dans le service de M. Quénu qui a subi trois craniotomies de chirurgiens différents pour épilepsie jacksonnienne survenue à la suite d'une fracture du crâne. Ces trois opérations n'ont amené aucune amélioration dans son état. Dans ce cas, comme dans des cas semblables, la rétrocession post-opératoire des lésions n'est plus à attendre, car il y a *sclérose cérébrale localisée*. Cette sclérose est presque toujours malheureusement extensive.]

Pour finir nous avons encore à signaler, parmi les complications des fractures du crâne, la *méningocèle traumatique* ou *encéphalocèle traumatique*. Cette lésion n'a été observée jusqu'à l'heure actuelle que dans les fractures fermées du crâne de l'enfant. Comme dans la méningocèle congénitale, elle consiste en une collection liquide refoulant le cuir chevelu et présente des battements synchrones au pouls et des mouvements d'expansion en rapport avec la respiration. La méningocèle traumatique résulte d'une déchirure des méninges qui se produit au moment de la fracture du crâne. Par la solution de continuité de l'os, le liquide céphalo-rachidien s'épanche dans le tissu cellulaire sous-cutané et refoule les téguments en formant une tumeur. Le traitement est le même que dans la méningocèle congénitale.

[Cette méningo-encéphalocèle peut être post-opératoire. Sa cure est alors difficile et les plastics n'amènent que sa réduction partielle.]

MALADIES INFLAMMATOIRES DE LA RÉGION CRANIENNE

On distingue trois variétés d'*inflammations aiguës des parties molles du crâne* ; les suppurations circonscrites (abcès, furoncles, anthrax), les phlegmons diffus et l'érysipèle du cuir chevelu. Le *furoncle* et l'*anthrax* des téguments du crâne sont très rarement primitifs ; plus généralement, ils prennent naissance à la nuque et s'étendent consécutivement à l'occiput. Plus fréquents sont les *abcès* qui succèdent à de petites plaies, des crevasses, des effets de grattage (phtiriase), puis à de petits épanchements sanguins qui suppurent sans qu'il y ait de plaie cutanée appréciable. Il n'est pas rare de voir suppurer des *kystes sébacés* ou *dermoïdes*. En pareille occurrence, on obtient une guérison rapide en incisant et en tamponnant ; cette pratique assure le drainage du pus. En présence de kystes sébacés et dermoïdes suppurés, on excisera la paroi du kyste.

Le *phlegmon* est plus redoutable. Car la suppuration sous-cutanée ou sous-aponévrotique diffuse et s'étend à une grande partie de la région épicrânienne. En raison de la forte tension de la peau, elle gagne facilement les mailles du diploé ainsi que la surface cérébrale. Les traumatismes de la région épicrânienne et surtout les suppurations circonvoisines, de la racine du nez, de la parotide, etc., sont les causes habituelles du phlegmon diffus ; parfois le foyer primitif a pour origine l'ostéomyélite aiguë de la voûte crânienne.

Le phlegmon du cuir chevelu n'est pas grave seulement parce que la suppuration peut s'étendre aux méninges, mais surtout parce que le pus est soumis à une forte tension qui tend à le faire pénétrer dans les vaisseaux très abondants du diploé et de là dans la circulation générale ; l'infection purulente peut en résulter.

Pour toutes ces raisons, il est indispensable de pratiquer de larges débridements, d'assurer le drainage du pus et de ne laisser subsister nulle part de poches qui puissent favoriser une rétention du pus ; enfin un tamponnement à la gaze stérilisée ou iodoformée préviendra une occlusion prématurée de la plaie. Parfois on constate à l'incision que l'os est dénudé, rugueux ou même infiltré parle pus, alors il faut poursuivre la suppuration jusque dans l'os, conformément aux règles établies à la page 43.

L'*érysipèle* de la tête ne débute par le cuir chevelu que dans un nombre limité de cas ; bien plus souvent, il prend naissance dans le nez, dans l'oreille et à la joue. La rougeur de la peau, qui a valu à cette maladie le nom qu'elle porte, est moins apparente dans la région pileuse qu'à la face ; mais la fièvre élevée, l'œdème douloureux de la peau, et surtout les progrès quotidiens de cet œdème à limites irrégulières conduisent facilement au diagnostic. L'infection par l'agent pathogène de l'érysipèle, le *streptocoque*, a généralement pour origine des écorchures ou des effets de grattage imperceptibles à l'œil nu ; mais elle peut aussi avoir pour point de départ une plaie de tête ou une ulcération du cuir chevelu. La marche de l'érysipèle est aussi variable au crâne que dans les autres régions ; tantôt la défervescence s'observe au bout d'un jour ou deux, tantôt la maladie envahit successivement un certain nombre de régions. Alors on note pendant des semaines une fièvre élevée, presque sans rémission, et la maladie aboutit à l'épuisement et à la mort. Entre ces deux extrêmes existent toutes les formes de passage, et un érysipèle qui évolue au début avec tous les caractères de la plus haute gravité, peut à tout moment subir un arrêt brusque et définitif. On attribue cette marche inconstante aux variations de la virulence du streptocoque d'une part, à la réceptivité et à la résistance du sujet d'autre part. La gravité de l'érysipèle du cuir chevelu provient, comme pour les autres suppurations de la région épicrânienne, de ce qu'il peut s'étendre aux enveloppes de l'encéphale et donner lieu à la méningite suppurée. L'enfant est plus exposé à cette complication que l'adulte, parce que le crâne n'est pas encore entièrement ossifié et ne protège qu'imparfaitement les méninges.

On ne connaît pas de traitement spécifique de l'érysipèle. Les tentatives faites récemment avec le sérum antistreptococcique n'ont pas donné de résultats constants ni qui fussent applicables en clinique. Parfois on obtient de bons résultats de l'*ichtyol* que l'on emploie additionné d'une quantité égale de vasogène en applications locales qui dépassent les limites du mal ; on recouvre le tout d'une couche de gaze et d'ouate que l'on fixe à l'aide d'une bande.

Pour le traitement par la stase hyperémique suivant la méthode de Bier dans les inflammations aiguës, voir plus loin. [En tous les cas, il importe, l'érysipèle étant une affection essentiellement contagieuse, d'isoler, aussi bien à la ville qu'à l'hôpital, le malade qui en est atteint. Surtout dans les services de chirurgie, il est prudent de faire soigner l'érysipélateux, si on ne l'évacue pas dans un service de contagieux et si l'on se borne à le mettre dans une chambre à part, toujours par les mêmes personnes qui ne soigneront pas d'autres malades et qui se serviront d'objets de pansement et d'instruments spéciaux.]

L'ostéomyélite du crâne constitue une affection des plus rares. Elle peut être aiguë ou chronique (d'origine tuberculeuse ou syphilitique).

L'inflammation aiguë des os du crâne ressemble par ses caractères anatomiques et son évolution à l'ostéomyélite que l'on observe bien plus communément au niveau des os longs des membres. Les germes pyogènes — généralement le staphylocoque pyogène doré — pénètrent dans la moelle osseuse par la voie sanguine, y sont retenus comme par un filtre et déterminent une inflammation purulente aiguë. On a tout lieu d'admettre que l'ostéomyélite a été précédée de phénomènes inflammatoires dans une autre partie de l'économie, il y a eu un furoncle, une angine, une bronchite ou une entérite, parfois une simple pustule d'acné que l'on a négligée. D'un pareil point de départ les agents infectieux pénètrent dans la circulation et la moelle osseuse qui constituent un excellent milieu de culture. L'inflammation qu'ils déterminent dans ce tissu aboutit à une suppuration à la fois sous-périostée et extra-duremérienne, ainsi qu'à la formation de séquestres osseux. L'affection débute brusquement par une fièvre élevée et une céphalée intense ; souvent on observe en même temps des phénomènes généraux (délire, torpeur intellectuelle) tellement graves qu'il est très difficile de reconnaître le foyer infectieux. Le pronostic est très grave, tant à cause de la possibilité d'une pyohémie à évolution suraiguë qu'en raison de la proximité du cerveau et de ses enveloppes. C'est pourquoi le traitement des accidents aigus ne se limitera pas à l'incision de l'abcès sous-périosté, mais assurera l'éradication du foyer ostéomyélitique, fût-ce au prix de la mise à nu de la dure-mère, afin de prévenir toute rétention du pus. Les séquestres se détachent d'habitude en quelques semaines sous l'influence des progrès de la suppuration, de sorte que l'extraction en est plus souvent facile.

La tuberculose des os du crâne est une des localisations rares de la carie des os. Au crâne elle affecte la forme d'un foyer circonscrit de nécrose caséeuse, rarement plus grand qu'une pièce d'un franc. Le pus tuberculeux, d'abord sous-périosté, perfore le périoste et l'aponévrose épicrânienne et donne lieu à un abcès froid, ou bien il chemine vers l'intérieur et forme un dépôt caséo-purulent entre la dure-mère et l'os. Ces foyers sont parfois multiples. La marche en est insidieuse et la maladie peut durer des semaines et des mois. Les douleurs font souvent entièrement défaut ainsi que la fièvre, et souvent c'est la tumeur produite par l'abcès qui attire l'attention sur la maladie. L'abcès est dit froid parce qu'il ne présente pas les caractères cardinaux de l'inflammation aiguë (rougeur, chaleur, douleur et fièvre). La peau qui recouvre l'abcès devient de plus en plus mince et finalement s'ulcère. La fistule qui en résulte persiste jusqu'à ce qu'on ait pratiqué l'ablation des parties malades.

. Le *diagnostic* se tire des signes que nous venons d'énumérer. Il s'appuie également sur l'existence de lésions tuberculeuses dans d'autres parties de l'organisme. Souvent aussi on constate la tuberculose dans les antécédents personnels ou héréditaires. La multiplicité habituelle des foyers tuberculeux rend le pronostic généralement peu favorable. Mais une lésion unique du crâne n'est pas incompatible avec la guérison si le chirurgien intervient de manière précoce.

Le *traitement* consiste dans l'incision des abcès et des trajets fistuleux, dans l'excision et dans le curettage des bourgeons charnus et des masses caséeuses, dans l'extraction des séquestres osseux à l'aide de la curette, du ciseau frappé ou de la pince-gouge. La dure-mère couverte de pus ou de bourgeons caséeux est généralement épaissie, de sorte qu'on ne court guère le risque de blesser les méninges.

La *syphilis des os du crâne* fait partie des accidents tardifs et se manifeste par des gommes le plus souvent. La périostite syphilitique est bien plus rare. La syphilis crânienne s'observe aussi bien dans l'hérédo-syphilis que dans la vérole acquise. Peu à peu, généralement en différents points du crâne, apparaissent de petites tumeurs, grosses tout au plus comme une noix. Elles présentent d'abord une consistance dure, se ramollissent ensuite et peuvent suppurer. Ces tumeurs ne sont douloureuses à la pression qu'autant qu'elles sont suppurées ; la peau qui les recouvre est normale. Bientôt la périostite se propage à l'os ou des gommes s'y développent, d'où ulcérations étendues et sclérose des os du crâne. En même temps, il se forme des séquestres plus ou moins volumineux et il s'établit des trajets fistuleux au fond desquels on trouve l'os nécrosé.

En outre des signes que nous venons d'étudier, les commémoratifs et l'examen du malade fourniront des renseignements précieux au point de vue du *diagnostic*. Dans le cas d'hérédo-syphilis, on recherchera les accidents chez les parents ; on s'informera des avortements de la mère. Dans la vérole acquise, l'enquête portera sur les cicatrices des organes génitaux, sur des processus cicatrisés (ensellure nasale) et sur les adénopathies cervicales et sus-épitrochléennes.

Le *traitement* est essentiellement médical et consistera dans l'administration de mercure et d'iodure de potassium. Les interventions chirurgicales ne sont indiquées que dans le cas de suppuration ou de séquestres : on incisera les abcès et on extraira les séquestres.

TUMEURS DU CRANE ET DE SON CONTENU

Tumeurs des parties molles du crâne

Parmi les *tumeurs bénignes*, nous citerons les kystes sébacés, les kystes dermoïdes, les angiomes et les fibromes, ces derniers presque exclusivement sous la forme de neurofibromes. Les lipomes sont très rares.

A première vue, les kystes sébacés et dermoïdes se ressemblent beaucoup. Les uns et les autres se présentent avec l'aspect d'une tumeur globuleuse mobile sur les plans sous-jacents, recouverte de peau saine et dont les dimensions varient du volume d'une cerise à celui d'une noix. Toutefois les kystes sébacés (fig. 22) sont généralement multiples, répartis irrégulièrement dans la région épicrânienne, et la peau qui les recouvre est plus ou moins glabre au niveau de la tumeur. Les kystes dermoïdes, au contraire, siègent avec une prédilection marquée à la queue du sourcil (fig. 23), aux deux fontanelles, dans la région mastoïdienne, ou dans l'angle interne de l'œil ; ces tumeurs sont toujours uniques. Les kystes sébacés sont de véritables kystes par rétention qui résultent de l'occlusion du canal excréteur d'une glande sébacée ou d'un follicule pileux, tandis que les kystes dermoïdes se développent pendant la vie fœtale par inclusion de cellules ectodermiques. Les kystes dermoïdes constituent par conséquent des tumeurs congénitales ; elles ne manifestent leur présence que tardivement, lorsque le contenu du kyste augmente ; les kystes sébacés sont toujours acquis. La paroi du kyste sébacé ne présente qu'un épithélium pavimenteux statifié (fig. 24) ; la paroi des kystes dermoïdes renferme tous les éléments des téguments externes : couche cellulaire fondamentale, cheveux, glandes sébacées, même parfois des glandes sudoripares (fig. 25). Aussi le contenu diffère-t-il dans l'un et l'autre kyste. Celui du kyste sébacé se compose d'épithélium pavimenteux, de globules de graisse et de cristaux de cholestérine ; le kyste dermoïde renferme de plus des poils. Parfois, dans ce dernier cas, les os crâniens ont subi un arrêt de développement et présentent au niveau du kyste une excavation ou même une perforation.

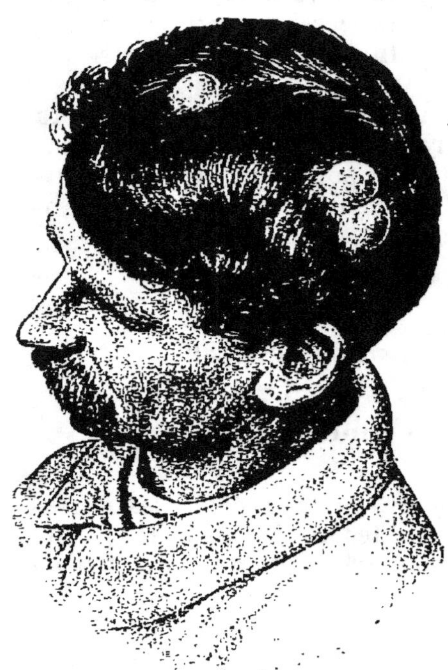

Fig. 22. —· Kystes sébacés du cuir chevelu.

Il arrive que les kystes s'enflamment ; leur contenu suppure, l'inflammation s'étend à la peau ; la paroi se perfore et donne issue au contenu purulent. Si l'on néglige alors d'enlever la tumeur, il s'établit une fistule, ou bien la perforation du kyste se cicatrise après sédation des phénomènes inflammatoires ; le contenu s'accroît de plus en plus et la tumeur persiste après comme devant. Ajoutons qu'on a pu voir ces kystes dégénérer en épithélioma.

Le *traitement* consiste dans l'ablation du sac kystique. C'est très facile dans le kyste sébacé. Dès qu'on a incisé la peau, on reconnaît le kyste à la couleur jaunâtre qui transparaît ; on l'énuclée avec le manche du bistouri ou avec des ciseaux de Cooper fermés. Les lèvres de la plaie cutanée s'affrontent généralement si bien qu'il est inutile de les suturer. La plaie guérit en quelques jours sous le pansement antiseptique. Dans le kyste dermoïde, la paroi adhère intimement aux tissus musculo-conjonctifs voisins, si bien qu'une dissection minutieuse est nécessaire. Il est indispensable de ne laisser dans la plaie aucun débris du sac, faute de quoi une sécrétion fétide persisterait pendant longtemps ou le kyste pourrait récidiver.

Les tumeurs d'origine vasculaire se présentent sous différentes formes dans les téguments du crâne ; tels sont l'*angiome* ou *télangiectasie*, l'*anévrysme cirsoïde* et l'*anévrysme*, encore que celui-ci ne soit pas un néoplasme à proprement parler. L'*angiome* ou *télangiectasie* affecte la forme de taches cutanées peu ou guère proéminentes, à contours irréguliers ; parfois munis de prolongements, ils sont

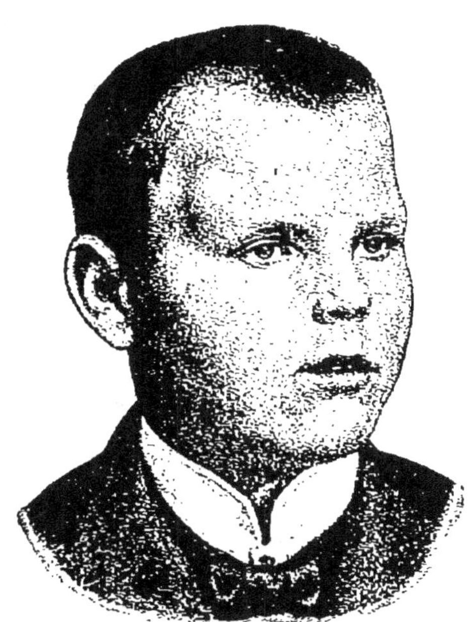

Fig. 23. — Kyste dermoïde.

souvent multiples et s'observent en même temps dans d'autres parties des téguments. Cette affection s'observe plus particulièrement dans le jeune âge. Elle est d'habitude assez petite ; ses dimensions sont celles d'une lentille ou d'une pièce de cinquante centimes. Dans certains cas rares, elle s'accroît considérablement et s'étend peu à peu à toute une région du cuir chevelu et de la face. La croissance d'une télangiectasie n'a rien de typique. Tantôt elle a peu de tendance à s'accroître, tantôt au contraire elle présente une marche progressive accélérée. Au point de vue histologique, l'angiome est constitué par une agglomération de très petits vaisseaux qu'un mince stroma sépare les uns des autres. La *guérison* s'opère parfois spontanément dans les petits angiomes qui diminuent d'étendue sous l'influence d'inflammations répétées. Le procédé le plus sûr consiste dans l'ablation de la tumeur. Cette exérèse donne de bons résultats chez les enfants

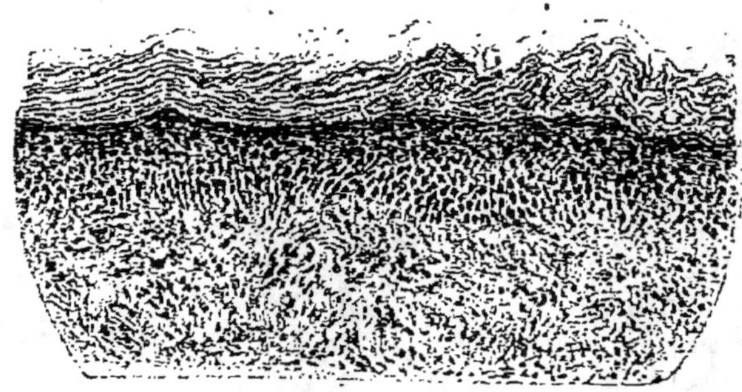

Fig. 24. — Coupe microscopique de la paroi du kyste sébacé.

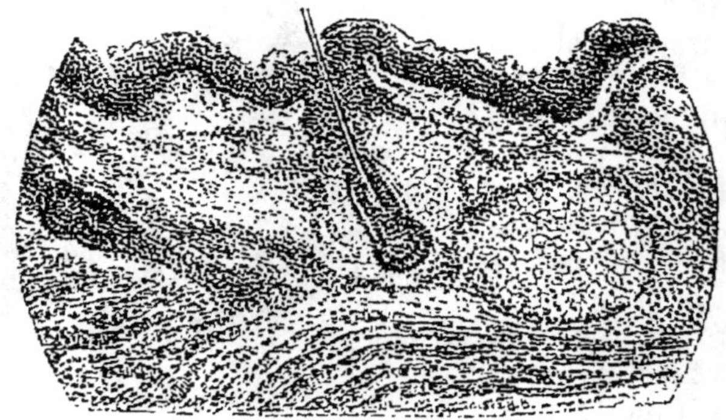

Fig. 25. — Coupe microscopique de la paroi du kyste dermoïde.

âgés de plus d'un an et bien développés, à condition toutefois que la brèche cutanée puisse être réunie sans trop grande tension de la peau. Lorsque l'excision n'est pas possible à cause de l'étendue de la tumeur ou du jeune âge de l'enfant, on peut recourir à d'autres procédés. Tels sont la cautérisation par l'acide azotique ou par le galvanocautère ou le thermocautère. La cautérisation nitrique convient particulièrement à des nævi très petits et superficiels. Afin de bien localiser les effets de la cautérisation, on se servira d'une baguette en bois taillée en pointe ; cette baguette absorbera l'excès d'acide et évitera ainsi la diffusion du caustique, diffusion qui ne manquerait pas de se produire si l'on se servait d'une baguette de verre. Quand l'angiome pénètre à une certaine profondeur, il est préférable de recourir à la pointe fine du thermocautère avec laquelle on fait des pointes de feu, qu'il importe toutefois de ne pas faire trop rapprochées afin d'éviter le sphacèle de la peau. Aussi vaudra-t-il souvent mieux les faire en plusieurs séances, au fur et à mesure que les précédentes cautérisations se cicatrisent. Dans l'intervalle, on ne négligera pas d'appliquer un pansement aseptique.

Dans certains cas rares, on observe au crâne la variété *caverneuse* de l'angiome cutané. C'est un nævus en crête de coq comme ceux qui siègent assez fréquemment à la face. La structure histologique de cette tumeur diffère de celle de la télangiectasie en ce qu'elle est formée de mailles caverneuses dont les espaces sont gorgés de sang. Au point de vue clinique, ces angiomes néoplasiques présentent ce caractère particulier d'envahir les couches sous-jacentes et de communiquer largement avec les sinus veineux de la dure-mère. Le traitement consiste dans la cautérisation avec la pointe du thermocautère.

L'*anévrysme cirsoïde* s'observe dans différentes régions, à l'oreille, aux membres ; mais nulle part il n'est aussi fréquent qu'au cuir chevelu. La tumeur est formée par la dilatation des artères que l'on sent à travers la peau comme des cordons flexueux, mous et pulsatiles. La pression permet d'en réduire le volume, mais il reprendra ses dimensions primitives aussitôt que cessera la pression. Ces angiomes peuvent être congénitaux ; parfois ils succèdent à des traumatismes ou à des irritations fréquemment répétées, comme le montre la figure 26 empruntée à M. V. von Bruns. Ces tumeurs deviennent parfois énormes, la peau s'amincit à leur niveau et prend un aspect bleuâtre. Sous l'influence de l'augmentation continue du volume la tumeur peut se rompre et cette rupture amener une hémorragie mortelle. Le malade est d'ailleurs incommodé lui-même par les battements de la tumeur et par les bourdonnements continus et à la longue intolérables.

Lorsque l'anévrysme cirsoïde n'a pas dépassé les limites de l'art chirurgical, l'extirpation de la totalité de la tumeur est le seul procédé qui se puisse recommander. Les tenta-

tives faites en vue de détruire la tumeur par la cautérisation ignée ou chimique n'ont jamais donné de résultats
satisfaisants. Plus d'une fois, on a essayé de provoquer la
coagulation du sang et la rétraction scléreuse du tissu
conjonctif à l'aide d'injections de perchlorure de fer ou
d'alcool dans l'intérieur du sac. Mais tantôt ce procédé
demeure inefficace, tantôt les thromboses, en dépassant les limites de la tumeur, deviennent dangereuses pour les malades. L'extirpation chirurgicale n'est d'ailleurs ni facile ni inoffensive, et il faut s'attendre à des hémorragies abondantes même après la ligature préalable de la carotide externe. Plus la tumeur est volumineuse, plus l'opération est périlleuse, et l'abstention est la

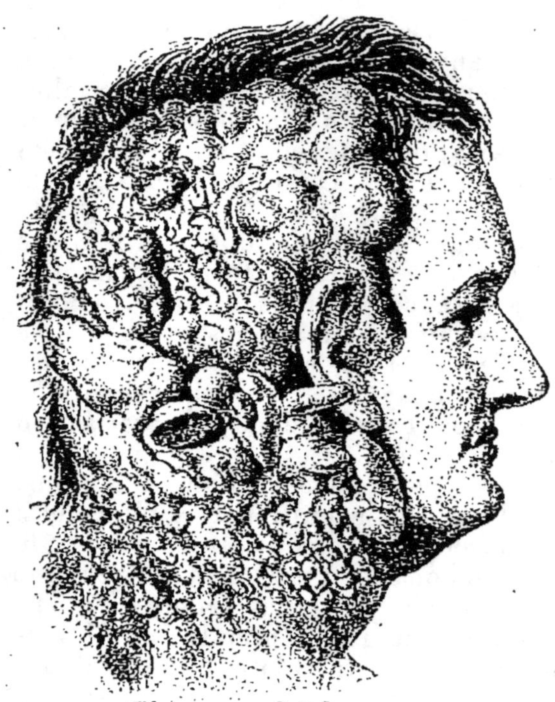

Fig. 26. — Anévrysme cirsoïde (d'après Bruns).

seule règle de conduite à observer si l'anévrysme cirsoïde
a dépassé un certain volume.

Quand la paroi d'une artère importante a été entamée
par un instrument piquant ou tranchant, il se forme parfois dans les téguments du crâne une tumeur désignée
sous le nom d'*anévrisme traumatique*. C'est presque toujours l'artère temporale qui en est le point de départ, par
exemple à la suite d'un coup de rapière. La lésion provient
de ce que le sang s'écoule par l'orifice latéral du vaisseau
et s'épanche dans le tissu conjonctif. Le sang se coagule

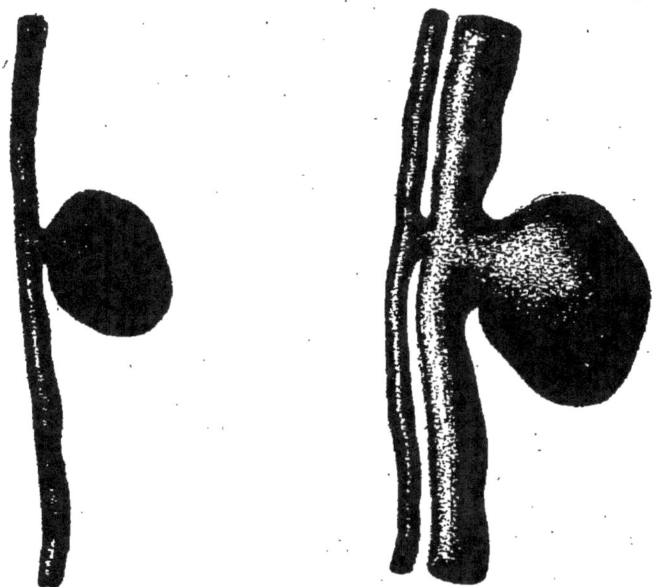

Fig. 27. — Anévrysme artériel traumatique.   Fig. 28. — Varice anévrysmatique.

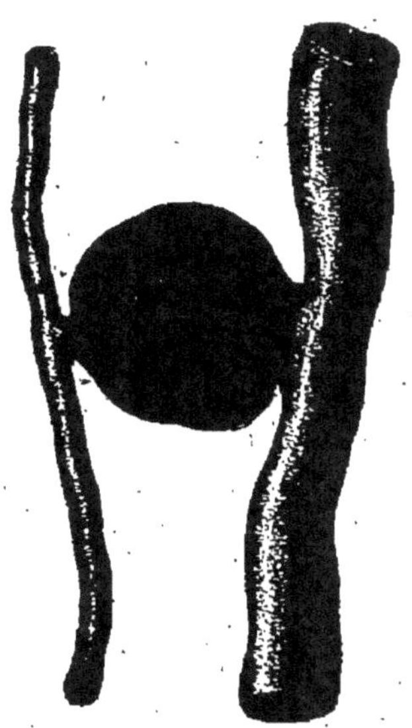

Fig. 29. — Anévrysme artério-veineux.

à la périphérie et isole ainsi la tumeur du voisinage. Les caillots périphériques s'organisent ensuite et finalement l'épanchement sanguin est enkysté dans un sac conjonctif rempli d'un sang liquide qui communique avec l'artère. Assez souvent la veine est blessée en même temps que l'artère et l'anévrisme qui en résulte peut affecter deux formes différentes. Tantôt le sang artériel, qui est soumis à une pression plus élevée, pénètre dans la veine et détermine une dilatation de la paroi veineuse opposée — c'est la *varice anévrismale*, — tantôt le sang s'accumule entre l'artère et la veine et *l'anévrisme artério-veineux* est constitué. Les schémas représentés par les figures 27 à 29 correspondent à ces trois variétés d'anévrisme. Jadis, alors que la saignée était de pratique courante. on observait souvent des anévrismes traumatiques au bras, l'artère cubitale étant intéressée par l'incision de la veine.

Le *diagnostic* de l'anévrisme traumatique est facile. La notion d'un traumatisme antérieur, les caractères de la tumeur qui est globuleuse, lisse, réductible, présente des battements et un frémissement perceptible à l'auscultation, voilà autant de signes qui ne prêtent guère à confusion.

Pour le *traitement* de l'anévrisme traumatique, on pourrait penser à la compression prolongée. Mais ce procédé est tout aussi inefficace que l'électrolyse avec des aiguilles reliées aux pôles d'une batterie galvanique et enfoncées dans la tumeur ou que l'injection coagulante dans le sac (perchlorure de fer, gélatine). Cette dernière méthode a d'ailleurs l'inconvénient d'exposer à la mobilisation des thromboses et à la production d'embolies. Au contraire, l'extirpation de la tumeur ne comporte guère de danger, quand il s'agit d'une artère aussi superficielle que l'artère temporale et assure la guérison radicale si l'extirpation est faite suivant les règles de l'art. En raison des nombreuses anastomoses, on ne se contentera pas de la ligature de l'artère afférente — pas plus que de celles du tronc veineux s'il s'agit d'un anévrisme artério-veineux, —mais on liera les branches afférentes et efférentes de l'artère et de la veine et on assurera l'hémostase complète après l'extirpation du sac. Il va de soi que l'on observera rigoureusement les préceptes de l'asepsie et de l'antisepsie et l'on n'oubliera pas que, dans les opérations sur de gros vaisseaux, les fautes de technique entraînent une suppuration particulièrement grave. Car il peut en résulter une thrombophlébite avec pyohémie consécutive.

Les fibromes du cuir chevelu appartiennent presque exclusivement au groupe des *neurofibromes*. Ce sont de petites nodosités disséminées à la fois sur le crâne et sur le reste du corps ; d'autres fois, ces tumeurs donnent lieu à des épaississements éléphantiasiques diffus de la peau qui renferment des fibres nerveuses plus ou moins nombreuses (fibroma molluscum). Dans d'autres cas, il s'agit de tumeurs lobées, composées d'un enchevêtrement de tissu conjonctif, chacun de ces cordons renfermant quelques fibres nerveuses (*névrome plexiforme*). Ces différentes variétés peuvent s'observer chez un même sujet (1).

Les névromes plexiformes sont plus communs à la fesse et à la cuisse qu'au crâne et peuvent y acquérir un développement énorme. Ils sont congénitaux et apparaissent dans le jeune âge, mais s'accroissent souvent beaucoup plus tard, surtout s'il s'agit d'une forme éléphantiasique. Ce sont des tumeurs bénignes ; j'ai cependant vu une fois un volumineux fibrome plexiforme de la région fessière subir la dégénérescence sarcomateuse.

J'ai également vu un fibrome se transformer en sarcome dans le cas d'une tumeur congénitale du cuir chevelu d'un enfant de 5 mois (fig. 30). À la naissance, le néoplasme était à peine plus petit qu'on ne le voit sur la figure. La peau était adhérente à la tumeur et celle-ci au crâne. La consistance était assez dure. L'œil gauche était refoulé en bas et en arrière. Lors de l'intervention, on n'eut pas de peine à détacher la tumeur de l'os qui était intact ; à l'examen microscopique, il s'agissait d'un *lymphangiofibrome* qui présentait en un point déterminé les caractères du sarcome.

Au point de vue *thérapeutique*, on pratiquera l'abstention à l'égard des petits fibromes multiples généralisés. Quant aux volumineux neurofibromes du cuir chevelu qui gênent par la difformité qu'ils occasionnent, on hésitera d'autant moins à les exciser que la peau qui reste après l'opération est généralement plus que suffisante pour combler la brèche opératoire.

Les *tumeurs malignes* que l'on observe dans les téguments du crâne sont le sarcome, l'endothéliome et le car-

____

(1) Voir plus loin, au chapitre Chirurgie du thorax.

cinome. Le *sarcome* du cuir chevelu est une affection rare (1). Il a son point de départ dans le tissu cellulaire sous-cutané, dans l'aponévrose épicrânienne ou dans une verrue pigmentée. N'étant pas liées à une localisation

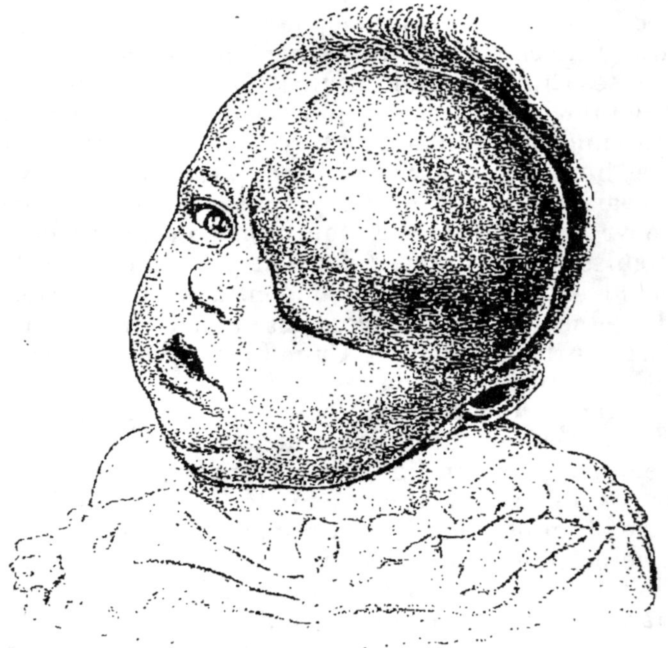

Fig. 30. — Lymphangio-fibro-sarcome congénital.

crânienne déterminée, les tumeurs dont il s'agit peuvent acquérir un volume considérable. Conformément aux

(1) [M. Quénu et nous-même en avons néanmoins observé un très bel exemple. Il s'agissait d'une sarcomatose récidivée du cuir chevelu. La première intervention datait de 3 ans. A la vue et à la palpation on constatait la présence d'une douzaine de petits noyaux durs, en forme de billes, roulant sous la peau ou paraissant adhérer à sa face profonde. Nous pûmes les enlever un à un et constater, à l'opération, leur siège toujours sous-dermique. Il n'y avait aucune adhérence véritable de ces noyaux sarcomateux à la peau. Guérison ; mais il est probable qu'un nouvel essaimage, non perceptible cliniquement, s'était déjà fait dans les lymphatiques sous-cutanés et la récidive est à craindre.]

notions admises pour le sarcome en général, les tumeurs molles, à petites cellules rondes et à stroma peu abondant s'accroissent rapidement et donnent lieu à des métastases d'une manière précoce ; au contraire, les variétés dont la consistance est plus dure, telles que les sarcomes fuso-cellulaires, augmentent lentement de volume et ne se généralisent que tardivement ; enfin les sarcomes mélaniques affectent une malignité toute particulière qui se manifeste par leur accroissement rapide et par leurs métastases précoces. Le cuir chevelu ne tarde pas à contracter des adhérences avec la tumeur tantôt lisse et globuleuse, tantôt bosselée qui s'implante sur le crâne par sa base et présente peu de mobilité quand elle prend son origine sur l'aponévrose épicrânienne. Les autres sarcomes conservent au début une certaine mobilité sur l'os sous-jacent. Quand ces tumeurs sont très vasculaires, on note des battements sans que l'os soit perforé ; il ne s'agit donc pas, en pareille occurrence, de battements directement transmis de l'encéphale. Nous avons déjà vu que les neurofibromes, tumeurs bénignes, peuvent se transformer en sarcome.

Le *diagnostic* du sarcome s'appuie sur la croissance rapide de la tumeur et sur l'adhérence intime qu'elle présente avec la peau. Celle-ci n'est pas altérée au début ; dans une phase tardive, elle peut se perforer. L'immobilité du sarcome par rapport à l'os sous-jacent, lorsqu'elle existe, a aussi une certaine valeur diagnostique. Quant aux métastases, il faut retenir que les éléments cellulaires du *sarcome* se généralisent habituellement en pénétrant dans la *circulation* sanguine et se greffent aux endroits les plus divers, surtout dans le poumon. Les *cellules épithéliomateuses* par contre se répandent dans l'économie par la *voie lymphatique* et sont arrêtées tout d'abord dans le groupe ganglionnaire le plus voisin où se manifestent les premières métastases. Cette règle a une valeur assez générale ; elle souffre néanmoins des exceptions dont il faut tenir compte. L'âge ne présente pas d'importance particulière. En tout cas, on ne saurait dire que le sarcome soit, comme les autres tumeurs malignes, un apanage de l'âge avancé. L'état général ne devient mauvais que lorsque les tumeurs deviennent volumineuses, se sphacèlent et se généralisent. Le sphacèle d'un sarcome mou peut s'accompagner de poussées fébriles appréciables et faire penser à une suppuration. Dans ce cas, une ponction exploratrice éclaircira le diagnostic, soit qu'elle ramène un liquide sanguinolent dans lequel le microscope décélera des cellules néoplasiques, soit qu'on fasse une ponction blanche. Même dans cette dernière éventualité, la ponction fournira des indications utiles : on trouve toujours dans la lumière de l'aiguille un fragment cylindrique de tissu que l'on peut recueillir et examiner au microscope. Enfin, suivant la profondeur plus ou moins grande à laquelle pénètre l'aiguille exploratrice, on pourra tirer des déductions sur l'envahissement et la perforation des os sous-jacents.

L'*endothéliome* du cuir chevelu ne se différencie pas en clinique du sarcome, comme son nom l'indique, il prend son origine dans l'endothélium des vaisseaux sanguins et lymphatiques. Il comporte à peu près le même pronostic que le sarcome dur. La figure 31 représente un endothéliome du volume d'un œuf d'oie, implanté sur le cuir chevelu où il fait une saillie en champignon.

L'*épithélioma* du cuir chevelu peut revêtir deux aspects essentiellement différents l'un de l'autre. Tantôt on se trouve en présence d'une ulcération, dite *ulcère rongeant*, qui a peu de tendance à s'étendre en profondeur et peut persister pendant des années, sans jamais s'accroître autrement qu'à la périphérie ; tantôt il s'agit d'une tumeur dure qui forme une saillie à croissance accélérée, amenant une perforation de l'os sous-jacent et aboutissant assez rapidement à la généralisation.

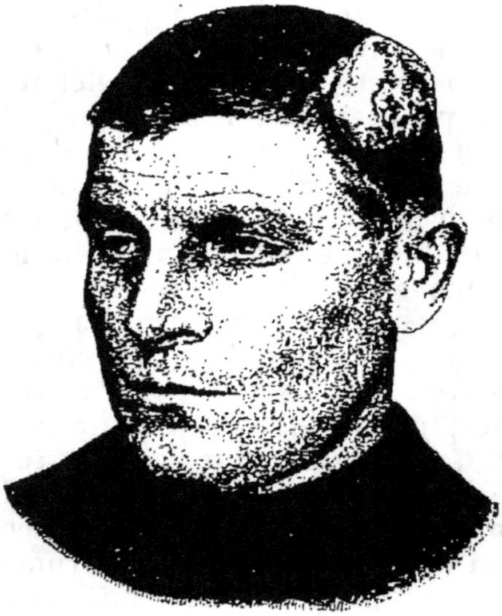

Fig. 31. — Endothéliome du cuir chevelu.

Malgré cette diversité d'aspect, les deux genres de lésion n'en ressortissent pas moins à des épithéliomas, sans que le microscope fournisse d'ailleurs la clef de ces différences évolutives.

La figure 32 montre un *ulcère rongeant* étendu du cuir chevelu. Il a mis quatorze ans à atteindre les dimensions actuelles, et il n'y a ni métastases ni propagation à l'os sous-jacent. Le contour irrégulièrement dentelé est carac-

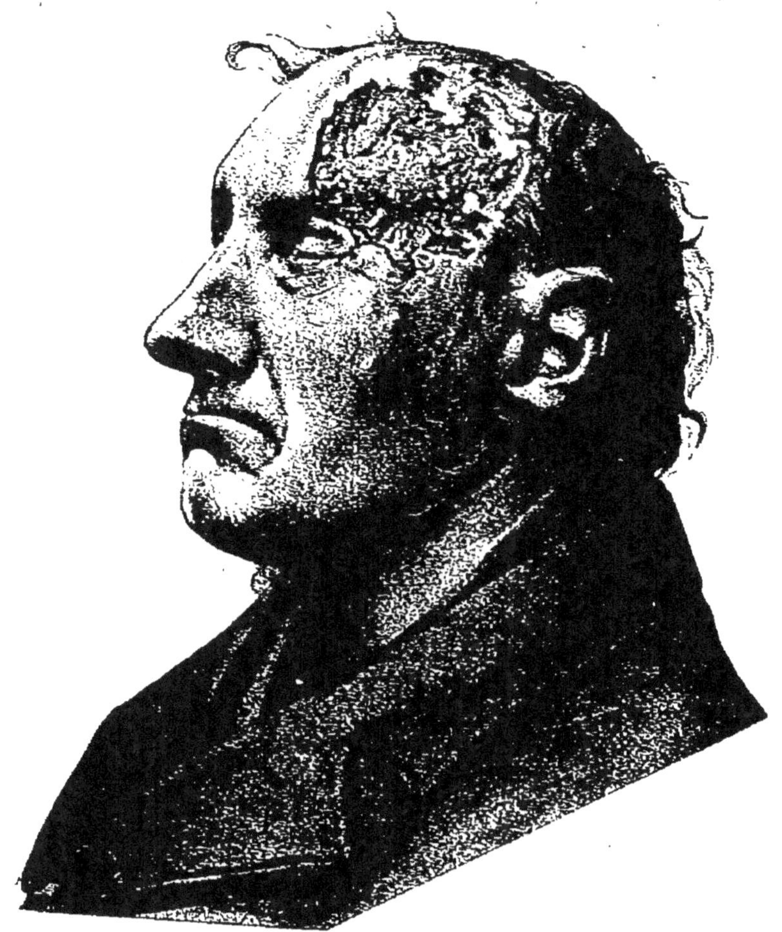

Fig. 32. — Ulcère rongeant du cuir chevelu.

téristique de l'ulcère rongeant, dont les bords sont généralement un peu épaissis et assez durs au contact. La bénignité d'une pareille lésion n'est pas due seulement à la lenteur de la croissance et la rareté de la généralisation, mais aussi à la possibilité d'une guérison qui sans être fréquente peut néanmoins survenir spontanément. Il ne faudra toutefois pas trop compter sur cette guérison spontanée. Car parfois on voit, après de nombreuses années d'évolution latente, l'ulcère rongeant changer de caractère

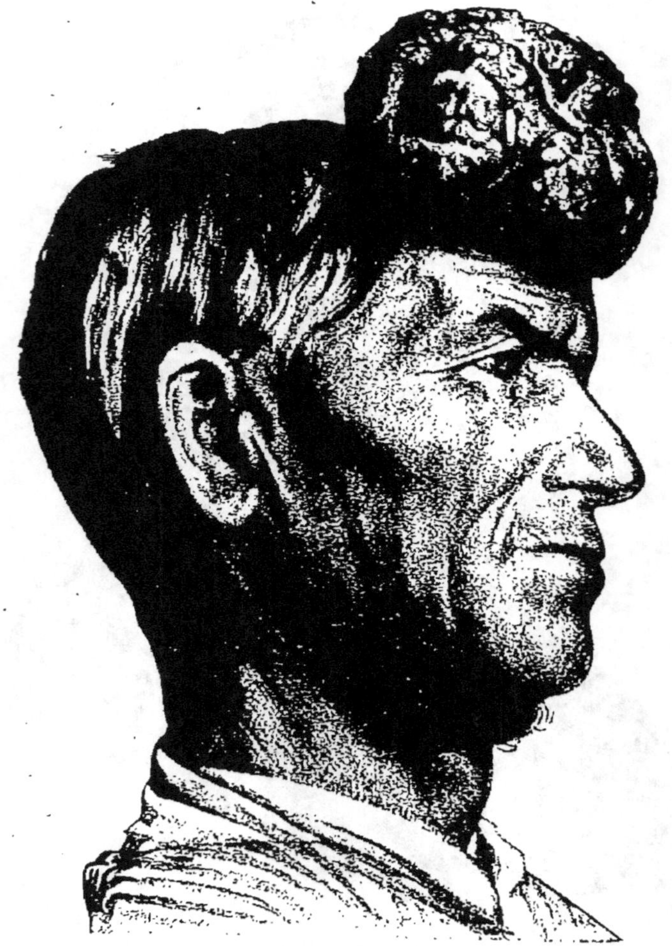

Fig. 33. — Carcinome du cuir chevelu.

sans motif appréciable, se propager à l'os, former de volumineuses végétations et donner des métastases comme un véritable épithélioma pavimenteux.

Le cancer du cuir chevelu représenté par la figure 33

affecte un aspect si profondément différent de celui que
l'on note dans l'ulcère rongeant de la figure 32, qu'au
premier abord on a quelque peine à se convaincre de
l'identité du processus morbide dans les deux faits. Or,
il s'agit d'un épithélioma pavimenteux dans l'un et l'autre
cas, ainsi que le prouva l'analysé microscopique. Le volumineux champignon qui paraît appliqué contre le crâne
s'était développé en moins d'une année ; le périoste ni l'os
n'étant encore envahis, on put facilement en pratiquer
l'exérèse. Il en résulta une perte de substance grande
comme la paume de la main que l'on combla à l'aide de
greffes de Thiersch.

L'évolution variable était-elle due à des conditions histologiques et physiologiques des téguments du crâne et
de la face et l'ulcère rongeant généralement bénin ne se
transforme-t-il en un cancroïde végétant que sous l'influence d'une irritation surajoutée, ou bien s'agit-il de
deux néoplasmes qu'il nous est encore impossible de différencier ? C'est ce que l'avenir nous apprendra.

Quant au *traitement* du cancer du cuir chevelu, l'expérience enseigne que les meilleurs résultats s'obtiennent
par l'ablation précoce de la tumeur. L'incision sera faite
en tissu sain, à un ou deux centimètres des lésions appréciables à l'œil nu. On examinera toujours avec soin les
ganglions correspondants — nuque, bord du maxillaire
inférieur, région cervicale latérale. – Même lorsqu'il existe
des adénopathies suspectes ou néoplasiques, l'ablation
des ganglions envahis peut amener une guérison radicale.
Nous ne sommes désarmés que s'il y a des métastases
viscérales.

Dans ces derniers temps, on a guéri des cancers superficiels par les *rayons de Rœntgen* et par le *radium*. Ces ra-
diations paraissent exercer une action curative particulière
sur l'ulcère rongeant. Mais cette question n'est pas encore
définitivement élucidée, notamment au point de vue des
récidives locales. L'administration de l'*arsenic* à l'intérieur
donnerait également des succès dans l'ulcère rongeant.
Les sarcomes à petites cellules présentent en effet une régression parfois remarquable sous l'influence de cette médication. Mais les chances de guérison sont en somme si
minimes, qu'en présence d'une tumeur opérable, il vaut
mieux ne pas perdre un temps précieux à de pareilles
tentatives au détriment de l'intervention chirurgicale. Il

est au contraire rationnel d'avoir recours à l'arsenic quand il est trop tard pour la cure radicale par le bistouri. On peut alors administrer l'arsenic sous une des formes suivantes :

Liqueur de Fowler.
Eau d'amandes amères } $\bar{a}\bar{a}$ 7 gr. 50 cgr.

Prendre trois fois par jour deux gouttes ; augmenter peu à peu jusqu'à trois prises quotidiennes de huit gouttes.
Ou bien :

Pilules asiatiques

Prendre deux fois chaque jour une, puis deux pilules.

Tumeurs des os du crâne.

Les tumeurs bénignes et malignes des os du crâne rentrent dans la catégorie des affections plutôt rares. Parmi les tumeurs bénignes, nous citerons en première ligne les *ostéomes*. Ceux-ci affectent la forme d'exostose qui peuvent se développer soit vers l'extérieur soit vers l'intérieur

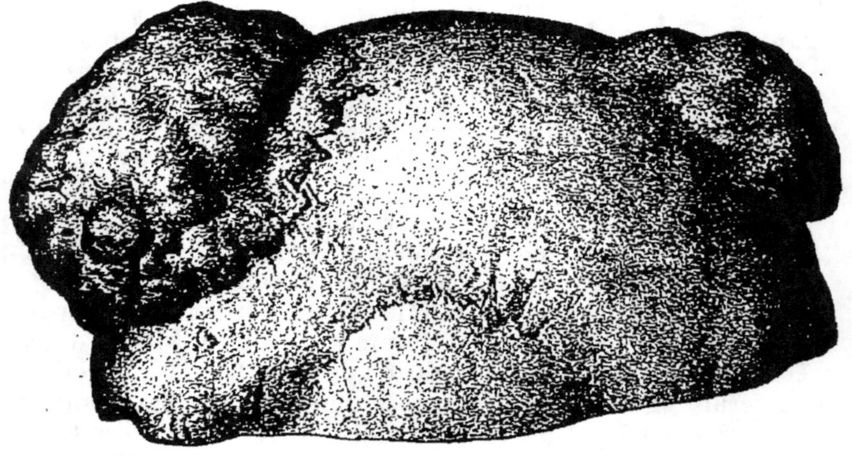

Fig. 34. — Ostéome de la tête (Von Bruns).

de la cavité crânienne. Les figures 34 et 35 représentent des ostéomes multiples d'après V. von Bruns ; elles permettent de reconnaître la saillie énorme que font les tumeurs du côté

de l'os. Ces ostéomes ont pour siège de prédilection les
cavités annexes du crâne, les sinus frontaux et sphénoïdaux; puis l'orbite et l'ethmoïde.

Le *diagnostic* des ostéomes faisant une saillie extérieure
ne présente pas de difficultés. Leur longue durée, qui
s'étend d'habitude à de nombreuses années, permet de
conclure à la bénignité de la tumeur. On reconnaîtra qu'il
s'agit d'un ostéome à sa consistance osseuse, sa surface
bosselée et son immobilité sur les plans sous-jacents. La

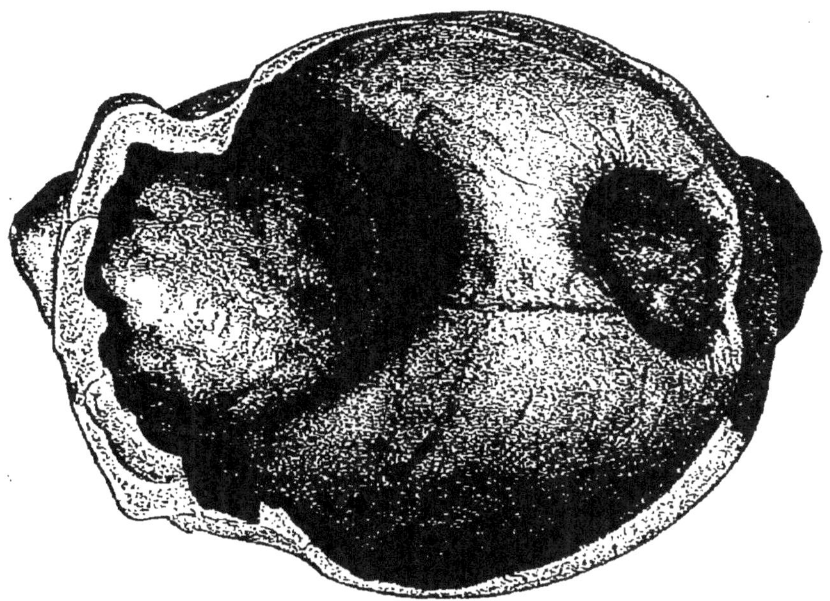

Fig. 35. — Ostéome de la tête (face interne).

saillie de l'exostose dans l'intérieur du crâne se manifeste
par des phénomènes cérébraux de tous points analogues à
ceux auxquels donnent lieu les tumeurs de l'encéphale.
Pour le diagnostic des exostoses qui se développent dans
les cavités annexes du crâne, la lente croissance a une
grande importance. Les sinus frontaux et sphénoïdaux
peuvent se dilater considérablement et leur paroi antérieure fait une saillie mamelonnée à la région frontale ou
nasale. Lorsque l'orifice qui fait communiquer ces cavités
avec les fosses nasales est oblitéré du fait de la tumeur, il

se produit une rétention de la sécrétion avec empyème consécutif du sinus en question. Les exostoses de l'orbite donnent lieu à de l'exophtalmie. Les progrès de l'instrumentation grâce auxquels il est devenu possible d'obtenir de bonnes radiographies du crâne et de ses cavités annexes, facilitent beaucoup le diagnostic dans les cas douteux.

Le *traitement* consiste dans l'ablation chirurgicale avec le ciseau frappé. L'opération est des plus simples dans les ostéomes qui ne font qu'une saillie extérieure. Mais si la tumeur bombe dans la cavité crânienne, l'exérèse nécessite l'ablation totale du fragment osseux. La brèche osseuse qui en résulte sera réparée par un des procédés ostéoplastiques que nous avons indiqués aux pages 22 à 26. Un mauvais état général et une trop grande extension de la tumeur sont les seules contre-indications.

Pour la mise à nu d'un ostéome du sinus frontal, on trépane ce sinus par le même procédé qu'on emploie dans la sinusite suppurée.

On désigne sous le nom d'*hyperostoses diffuses* un épaississement diffus de tous les os du crâne qui aboutit à une augmentation considérable du volume et à une difformité du crâne qui avait valu à la maladie le nom de *leontiasis ossea* de la part de Virchow. Cette affection présente une évolution lente, dure de longues années et finalement aboutit à des épaississements irréguliers des maxillaires, à un rétrécissement des trous osseux dans lesquels cheminent les nerfs, des fosses nasales et des orbites, à un affaiblissement progressif des facultés intellectuelles ; elle se termine par une mort douloureuse. L'étiologie est inconnue et la thérapeutique impuissante.

Le groupe des tumeurs malignes des os du crâne est représenté par le *sarcome* qui prend naissance dans le périoste ou dans la moelle osseuse, tout comme au niveau des membres. La structure histologique est la même qu'aux membres : le sarcome d'origine médullaire est un sarcome giganto-cellulaire, celui qui est d'origine périostée est généralement un sarcome fuso-cellulaire. Cette distinction n'est d'ailleurs pas absolue ; car dans l'un et l'autre cas on peut avoir un sarcome à grandes ou à petites cellules dont le point de départ reste douteux. Tant que la tumeur est petite, le *diagnostic* peut créer des difficultés considérables. La tumeur est immobile sur les plans sous-jacents.

La peau qui la revêt est inaltérée et mobile. Si le sarcome est d'origine médullaire, la table externe de la voûte crânienne recouvrira la tumeur au début, d'où confusion possible avec un ostéome. Mais bientôt la corticale se perfore, et la tumeur prend une consistance plus molle. Par la suite, la croissance devient rapide et au bout de quelques mois, parfois de peu de semaines, on se trouve en présence d'une tumeur volumineuse qui a perforé la peau et présente une surface fongueuse, parfois fétide et ulcérée ; en même temps des phénomènes cérébraux indiquent que la tumeur évolue également vers l'intérieur de la boîte crânienne. Les accidents causés par la compression et la destruction de la substance encéphalique sont identiques à ceux qu'on observe au cours des néoplasmes primitifs du cerveau.

Au début, la confusion serait possible avec une ostéomyélite chronique du crâne ; mais la marche de la maladie ne tarde pas à faire réformer le diagnostic. Si l'on soupçonne un sarcome, il est bon de pratiquer avec toutes les précautions aseptiques d'usage (voir page 56) une prise en vue d'obtenir un fragment de tissus pour l'examen microscopique et ensuite pour se rendre compte si la tumeur repose sur un plan osseux ou si l'aiguille pénètre à l'intérieur du crâne.

Le *traitement* du sarcome du crâne a quelque chance de succès si l'on pratique l'ablation précoce et radicale du néoplasme en dépassant les limites du mal. L'accroissement de la tumeur assombrit considérablement le *pronostic*, moins par la propagation au cerveau que par la précocité des métastases. La solution de continuité osseuse qui résulte de l'ablation du sarcome sera réparée séance tenante, de préférence à l'aide d'un lambeau ostéo-cutané par le procédé de Müller-Kœnig.

Tumeurs de l'encéphale.

Rarement les tumeurs du cerveau et de ses enveloppes ont un siège qui les rende accessibles à une intervention chirurgicale, sans compter que la localisation de la lésion n'est qu'exceptionnellement possible. Les signes auxquels donne lieu une tumeur du cerveau sont généraux ou particuliers. Les phénomènes généraux consistent dans la céphalalgie, les vomissements, la stase papillaire, plus tard dans un affaiblissement plus ou moins marqué des facultés intellectuelles. Les phénomènes particuliers résultent de l'irritation ou de la destruction d'un centre cortical et se caractérisent par des contractions et des paralysies musculaires quand la corticalité des circonvolutions rolandiques est touchée ou bien par la suppression de certaines fonctions quand d'autres zones sont détruites. Il ne faut pas oublier qu'il existe des parties étendues du cerveau, par exemple dans les lobes frontaux, dont la destruction ne se traduit par aucun signe de localisation. Le diagnostic est alors très difficile et des neurologistes très distingués s'y sont trompés. Au point de vue du diagnostic différentiel les tubercules et les syphilomes entrent principalement en ligne de compte.

D'après E. von Bergmann, on ne peut guère espérer quelque succès opératoire que dans les tumeurs de la zone motrice. On commence par déterminer la projection de la scissure rolandique et des deux circonvolutions voisines sur la surface crânienne. Le procédé de M. Krönlein est le plus souvent employé à cet effet ; pour les détails, voir page 22 où la figure 11 indique à la fois les lignes de M. Krönlein et la topographie des différents centres cérébraux. Pour la mise à nu de l'encéphale, on utilise un grand lambeau ostéo-cutané d'après le procédé de Wagner (fig. 13).

II. CHIRURGIE DE LA FACE

VICES DE CONFORMATION DE LA FACE

Dans les vices de conformation de la face, il s'agit essentiellement de *divisions*, *de fentes*, en certains points prédisposés. La constance de la localisation s'explique par le développement de la face. Outre le maxillaire inférieur qui résulte de la fusion sur la ligne médiane des arcs branchiaux de la première paire, les organes qui entrent dans la constitution de la face sont : 1° le bourgeon médian ou frontal, impair, dont la partie inférieure se termine par des bourgeons secondaires, dits bourgeons incisifs ou globulaires,

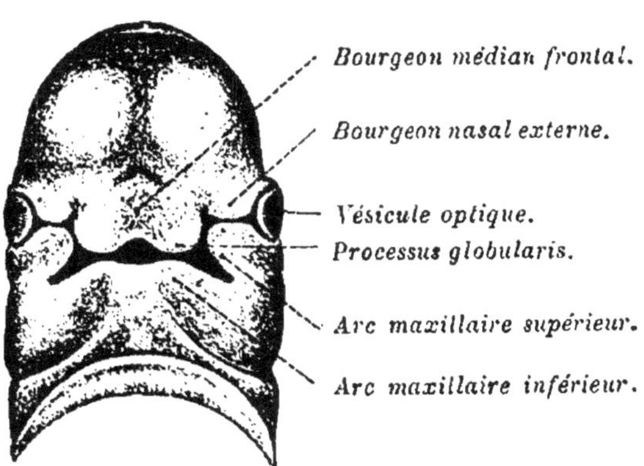

Fig. 36. — Tête d'embryon d'après His.

et qui formera la partie moyenne de la lèvre supérieure qui répond à la gouttière sous-nasale ; 2° les bourgeons nasaux externes, pairs ; 3° les bourgeons maxillaires supérieurs. Ces bourgeons, visibles sur la tête embryonnaire représentée d'après His dans la figure 36, délimitent entre eux des fentes qui se rétréciront ou disparaîtront par la suite. Le schéma ci-contre (fig. 37) montre de quelle façon s'opèrent ces modifications. La fente qui existe entre les bourgeons frontal et nasal externe deviendra la fosse nasale. Celle qui sépare les bourgeons nasal externe et maxillaire supérieur et qui s'étend jusqu'à l'œil, est dite sillon lacrymal et se comble entièrement. L'échancrure qui sépare les bourgeons globulaires et la fente située

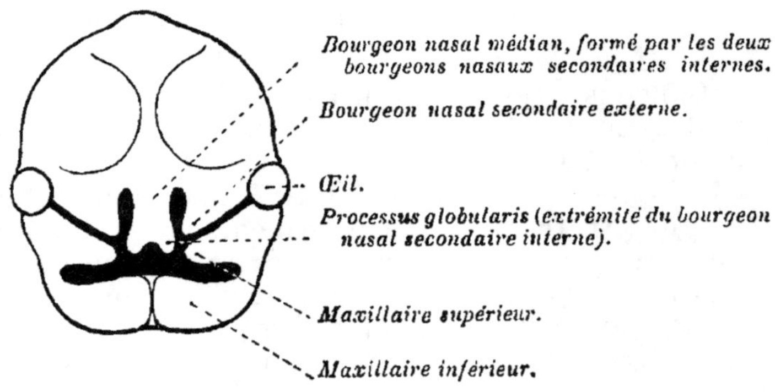

Fig. 37. — Schéma des divisions congénitales de la face.

entre les bourgeons maxillaires supérieurs et les globulaires disparaîtront également, tandis que la cavité buccale, c'est-à-dire l'espace qui est compris entre les bourgeons médian, maxillaires supérieurs et mandibulaires, se rétrécit considérablement. Ces notions embryologiques expliquent la pathogénie des vices de conformation auxquels donnent lieu les arrêts de développement : béance de la fente située

1° entre les bourgeons frontal et nasal latéral : *bec-de-lièvre vulgaire prolongé ;*

2° — — nasal externe et maxillaire supérieur : *colobome facial ;*

3° — — globulaire et maxillaire supérieur : *fissure labiale* ou *bec-de-lièvre vulgaire simple ;*

4° — — globulaires : *fissure médiane ;*

5° — — maxillaires supérieurs et mandibulaires : *fissure commissurale* ou *macrostomie.*

Au début, la bouche et les fosses nasales constituent une cavité unique. Des deux bourgeons maxillaires supérieurs se détachent alors deux lames horizontales ; ces lames palatines se soudent sur la ligne médiane pour constituer la voûte du palais. En même temps, le septum nasal et le vomer descendent d'en haut et vont se souder au milieu de la voûte palatine. De ces différentes coalescences résulte le cloisonnement de la bouche d'avec les fosses nasales d'une part, des fosses nasales entre elles de l'autre. Le travail évolutif que nous venons de rappeler subit aussi parfois des arrêts de développement qui peuvent intéresser l'une des lames palatines ou les deux (*bec-de-lièvre complexe*). Dans le premier cas, une seule lame palatine se soude à la cloison nasale, d'où *fissure palatine unilatérale* de l'autre côté. Dans l'autre hypothèse, la cloison nasale demeure indépendante des lames palatines ; elle fait dans la cavité buccale une saillie isolée, flanquée de chaque côté d'un orifice qui met la bouche en communication avec les fosses nasales (*fissure palatine bilatérale*). Contrairement à ce que l'on observe à la voûte du palais, la cloison médiane fait défaut au niveau du voile du palais qui se forme par la soudure médiane de deux replis muqueux. Aussi n'y a-t-il pas ici de fissure latérale : seule la *fissure médiane du voile du palais* est possible. Suivant que la fissure palatine se continue plus ou moins loin en arrière, elle est partielle ou totale. On observe très fréquemment l'association de fissures labiales et palatines. Le bec-de-lièvre complexe présente souvent une complication particulière du côté de l'os intermaxillaire. Celui-ci répond au bourgeon médian ou frontal et vient normalement s'interposer entre les deux bourgeons maxillaires supérieurs avec lesquels il se soude, sauf en un point où subsiste le canal incisif. Dans le bec-de-lièvre bilatéral, l'os incisif ou intermaxillaire n'est plus soutenu latéralement et fait une saillie plus ou moins marquée audevant des deux maxillaires, appendu en quelque sorte à l'extrémité, à la cloison nasale.

Tous les vices de développement que nous venons de passer en revue peuvent s'expliquer par des arrêts de développement. Parfois on observe des malformations dont l'embryologie ne fournit pas une interprétation satisfaisante. En pareil occurrence, on invoque des influences nocives, telles que des brides amniotiques, qui agiraient sur le fœtus pendant la vie intra-utérine et aboutissent à des vices de conformation irréguliers.

Quelquefois, on note, à l'endroit où s'observent habituellement des fissures du massif facial, des lignes cicatricielles de la peau. Celles-ci ont été attribuées à une *guérison intra-utérine du bec-de-lièvre*.

La *fissure labiale* constitue la plus fréquente des divisions faciales. Elle est unilatérale ou bilatérale et ses dimensions varient d'une simple encoche à une fente divi-

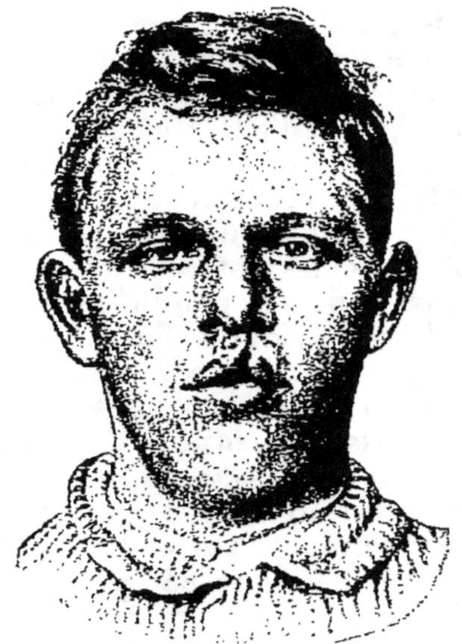

Fig. 38. — Bec-de-lièvre.

sant la lèvre supérieure en totalité et se prolongeant jusqu'à la fosse nasale. Dans ce cas, le nez présente également une forme spéciale ; l'aile du nez s'élargit et s'aplatit considérablement. Un coup d'œil jeté sur les figures 38 à 42 nous renseignera rapidement sur les différents degrés des fissures labiales. Sur la figure 38, on voit un bec-de-lièvre gauche, constitué par une simple encoche de la lèvre supérieure, tandis que le reste de la lèvre supérieure, tant à gauche qu'à droite, présente les signes de ce qu'on appelle la guérison intra-utérine du bec-de-lièvre. La figure 39 représente une fissure de la lèvre supérieure se continuant dans la fosse nasale. On y reconnaît la déformation part-

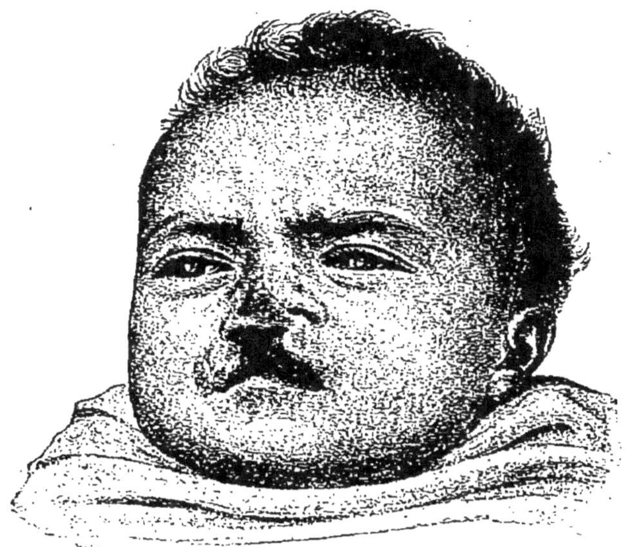

Fig. 39. — Bec-de-lièvre.

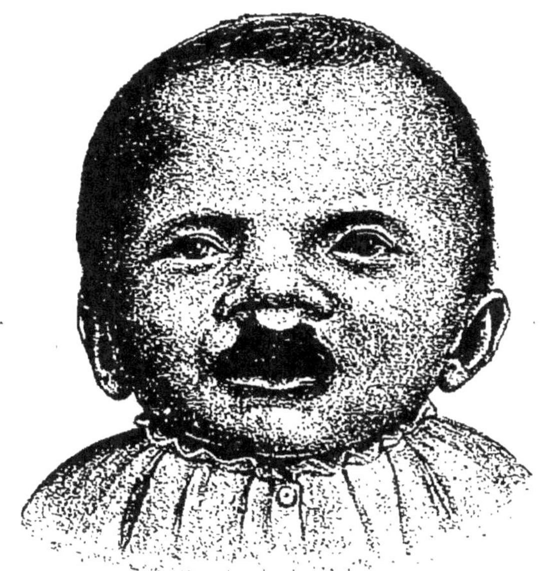

Fig. 40. — Bec-de-lièvre bilatéral.

culière du nez dont nous avons parlé ; on y voit en outre la division se prolonger au delà de la lèvre entre les os maxillaire supérieur et intermaxillaire Le même enfant était porteur d'une fissure palatine unilatérale (fig. 49). Le bec-de-lièvre bilatéral de la figure 40 est également compliqué d'une fissure palatine bilatérale (fig. 50). La pièce intermédiaire aux deux fentes labiales est constituée par l'os incisif. Enfin sur la figure 41, empruntée à V. von

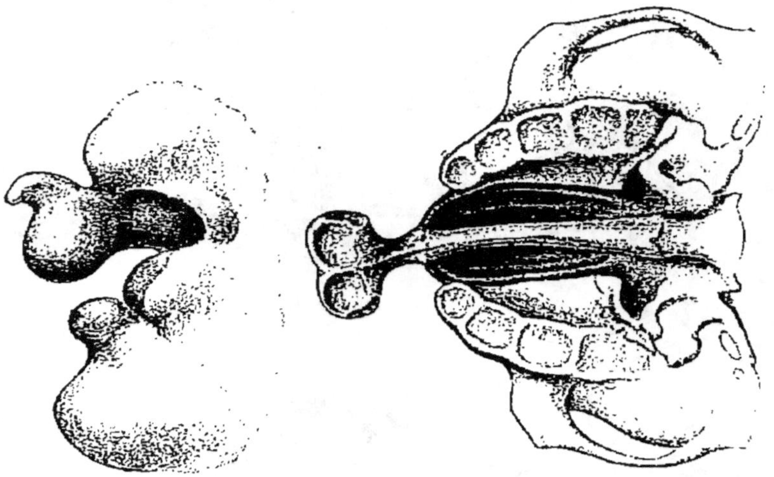

Fig. 41. — Tubercule médian.

Fig. 42. — Tubercule médian (squelette).

Bruns, on voit en profil la difformité qui résulte de la saillie de l'os intermaxillaire dans un bec-de-lièvre bilatéral. La figure 42 montre la conformation du squelette en pareil cas.

Les dangers qui menacent la vie du nouveau-né atteint d'un bec-de-lièvre sont assez graves. Car l'alimentation est défectueuse, et les troubles de la déglutition sont fréquents, de sorte que l'enfant, en avalant de travers, aspire les liquides alimentaires dans les voies respiratoires. Il en résulte des pneumonies par aspiration auxquelles succombe une partie des petits malades. S'ils survivent, ils demeurent exposés à une série de complications. Tout d'abord, la difformité marque pour ainsi dire l'enfant aux yeux de ses compagnons de jeux ; d'autre part, l'articulation de

la parole est souvent gênée au point de rendre difficile
l'échange des idées ; enfin l'enfant est exposé à des moque-
ries incessantes. Autant de raisons pour préconiser une
opération hâtive. Lorsque l'enfant est bien développé et
que l'alimentation peut s'effectuer dans des conditions sa-
tisfaisantes, on peut intervenir dès les premiers jours qui
suivent la naissance. Mais un enfant débile, pâle, atteint
de troubles digestifs, devra au préalable être soigné et for-
tifié. Dans les cas douteux, on le mettra en observation,
et à l'aide de pesées fréquentes, on se rendra un compte
exact de la courbe du poids du corps. Peu importe que
l'enfant soit élevé au sein ou au biberon. L'essentiel est
de ne pas changer le mode d'alimentation après l'intervention.

Avant de commencer l'opération, on fixe les bras de
l'enfant le long du corps à l'aide d'une large bande de flanelle qui sert également à envelopper les jambes. Ainsi on
ne sera pas gêné par des mouvements intempestifs du petit
malade. Chez un enfant tout jeune, l'anesthésie est inutile ;
il suffit qu'un aide le maintienne en position verticale.

Dans les opérations pour bec-de-lièvre, le principe est
d'aviver les bords de la fente labiale et de suturer les plaies
ainsi produites de telle sorte que la lèvre ainsi reconsti-
tuée ne présente pas d'encoche, mais affecte une courbe à
convexité inférieure, courbe se rapprochant le plus possible de la courbe normale de la lèvre supérieure.

Nombre de procédés ont été préconisés à cet effet ; les
plus communément employés sont schématisés dans les
figures 43 à 46. On évitera avec soin une tension exagérée
au niveau des parties réunies par la suture, de crainte
que les fils coupent. Souvent, des débridements seront
nécessaires ; le plus simple sera d'inciser au bistouri la
muqueuse de chaque côté parallèlement à l'arcade dentaire, sur une longueur de deux ou trois centimètres, là
même où elle se réfléchit de la lèvre sur le bord alvéolaire.
Les procédés de débridement plus compliqués seront indiqués chemin faisant. Afin que l'hémorrhagie soit réduite
au minimum, un aide saisira la lèvre de chaque côté entre
le pouce et l'index, ou bien on y appliquera une pince à
forcipressure ; en maintenant cette compression pendant
tout le temps nécessaire à l'avivement et la suture, on réali-
sera l'hémostase d'une manière aussi complète que possible. Dans le procédé de Malgaigne, on circonscrit la fis-

sure à l'aide d'un bistouri mince et étroit, par une incision tracée à la limite de la peau et de la muqueuse labiale (fig. 43 *a*); les petits lambeaux ainsi obtenus sont attirés vers en bas (fig. 43 *b*) et suturés l'un à l'autre (fig. 43 *c*). Si les lambeaux attirés en bas forment un appendice trop exubérant, il est facile de le raccourcir.

Mirault s'est proposé d'obtenir une cicatrice non rectiligne mais curviligne. On avive d'un côté (fig. 44 *a*, à gauche) par une incision curviligne, convexe en dedans, à la limite de la peau et de la muqueuse labiale ; la muqueuse du bord libre des lèvres est ainsi complètement supprimée. De l'autre côté (fig. 44 *a*, à droite), l'incision affecte la forme d'un angle aigu ; on sacrifie ainsi la partie supérieure de la lèvre au niveau de la fente labiale, tandis que la partie inférieure constitue un petit lambeau pointu (fig. 44 *b*). L'incision curviligne doit avoir une longueur proportionnée aux petits lambeaux taillés d'autre part. Après la réunion, la ligne de suture (fig. 44 *c*) a la forme d'une courbe qui a pour objet de répartir sur une grande partie de la lèvre les effets de la réaction inodulaire qui se produira ultérieurement ; elle assure par conséquent un meilleur résultat éloigné.

Simon a apporté quelques modifications au procédé de Mirault parce que le petit lambeau a tendance à se sphacéler. Il donne à ce petit lambeau une forme rectangulaire (fig. 42 *a*, à droite) et trace d'autre part une encoche également rectangulaire et correspondant à la saillie précédente (fig. 42 *a*, à gauche). La tension se répartit alors plus favorablement que dans les méthodes précédentes.

L'opération du bec-de-lièvre bilatéral par le procédé de König est représentée par la figure 43 *a-c*. L'avivement se fait par une incision qui suit le pourtour du sillon sous-nasal ; on trace ensuite sur les bords extrêmes des deux fentes labiales des incisions sur lesquelles l'inspection des figures renseignera suffisamment.

Il ne suffit pas toujours de séparer la lèvre supérieure du maxillaire pour que les lambeaux se réunissent sans tension exagérée. Parfois des débridements complémentaires sont nécessaires. C'est ainsi que von Bruns ajoute une incision qui contourne l'aile du nez du côté de la lésion. En cas de tension excessive des parties molles, Dieffembach circonscrivait les ailes du nez par une incision qu'il prolongeait horizontalement de chaque côté à tra-

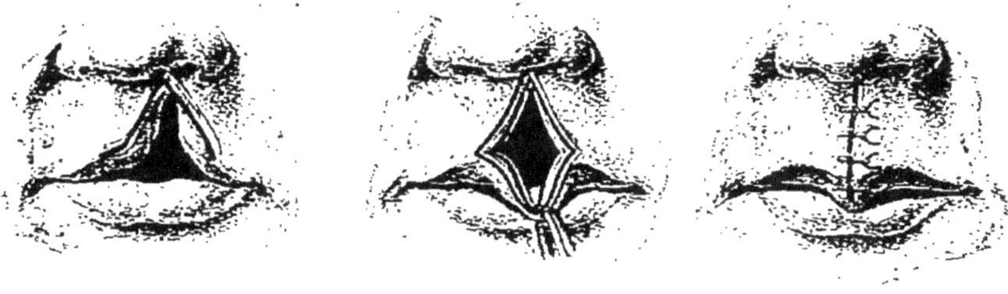

a   b   c

Fig. 43. — Opération du bec-de-lièvre par le procédé de Malgaigne.

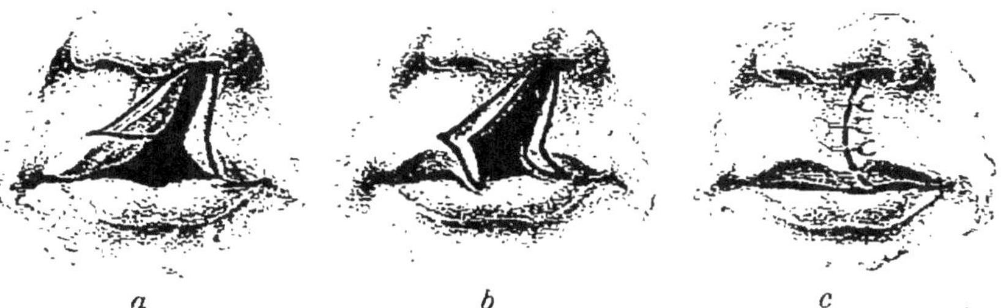

a   b   c

Fig. 44 — Opération du bec-de-lièvre par le procédé de Mirault.

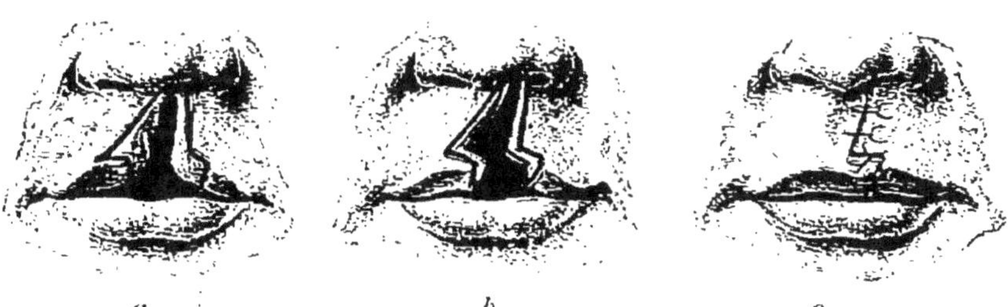

a   b   c

Fig. 45. — Opération du bec-de-lièvre par le procédé de Mirault
modifié par Simon.

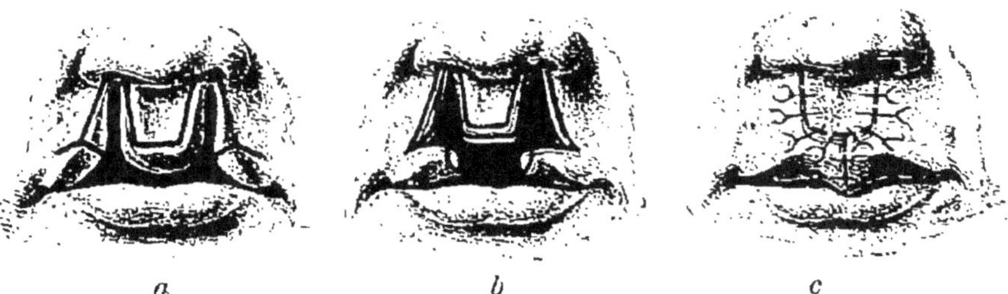

a   b   c

Fig. 46. — Opération du bec-de-lièvre par le procédé de König.

Sultan. Chirurgie des régions.   I — 5.

vers toute l'épaisseur de la joue. Ce procédé fournit effectivement des lambeaux mobiles qui suppriment les tensions trop considérables, il est vrai qu'ils entraînent des déformations cicatricielles bien plus marquées, et pendant l'opération, l'hémorrhagie, à laquelle les très jeunes enfants sont particulièrement sensibles, est assez abondante.

Après l'opération du bec-de-lièvre pratiquée suivant un des procédés que nous venons d'indiquer, il est inutile d'appliquer sur la plaie de pansement ni d'emplâtre. Il suffit de saupoudrer la suture d'iodoforme. Rapidement une croûtelle se forme qui protège la plaie suffisamment. Au bout de six jours, on détache prudemment cette croûte et on enlève les fils, sous anesthésie, si l'enfant est indocile.

Dans le bec-de-lièvre bilatéral avec saillie de l'os inter-maxillaire, des procédés spéciaux sont nécessaires pour que la suture réussisse. Le plus simple est de réséquer l'os incisif et de ne conserver que son revêtement cutané. Mais ce procédé est défectueux, parce qu'il s'accompagne d'une perte de sang appréciable et que, en supprimant le segment moyen de la mâchoire supérieure, il la rend trop petite par rapport à l'inférieure. Mieux vaut de pratiquer le refoulement du tubercule médian. Blandin, à cet effet, excisait avec de forts ciseaux un segment triangulaire de la cloison nasale avec son revêtement muqueux et refoulait l'os incisif en arrière (hémorrhagie de l'artère naso-palatine). Mais cette opération n'a été généralement adoptée que depuis les modifications qu'y a apportées von Bardeleben. Voici comment il convient de procéder : immédiatement en arrière de l'os maxillaire, on fait sur le bord libre inférieur du septum une incision longue d'un centimètre. Avec une rugine étroite on décolle la muqueuse et le périoste des faces latérales de la cloison. On sectionne le squelette septal avec de forts ciseaux tout en conservant le périoste et la muqueuse. Si on refoule alors l'os intermaxillaire en arrière, les fragments de la cloison sectionnée glissent l'un sur l'autre et la saillie de l'os intermaxillaire disparaît complètement. Parmi les avantages de cette méthode, nous citerons l'hémorrhagie minime et les conditions favorables au développement de l'os intermaxillaire que crée l'intégrité de la muqueuse et du périoste. Généralement on peut ajouter au refoulement de l'os incisif la suture du bec-de-lièvre bilatéral. Dans ces cas, le cal osseux fait souvent défaut; mais les adhérences fibreuses assurent une solidité suffisante.

L'ablation totale de l'os intermaxillaire n'est guère indiquée que si cet os est très petit et tout à fait rudimentaire.

Nous mentionnerons brièvement quelques autres fentes faciales que l'on a très rarement l'occasion d'observer. Conformément aux notions pathogéniques que nous avons exposées, *la fissure médiane de la lèvre supérieure* n'est généralement représentée que par une simple encoche. La *fissure prolongée de la lèvre supérieure* complique la fente labiale ou existe à l'état isolé, affectant alors la forme d'une division de l'aile du nez. La figure 47 représente un bec-de-lièvre prolongé. Ces malformations résultent d'un

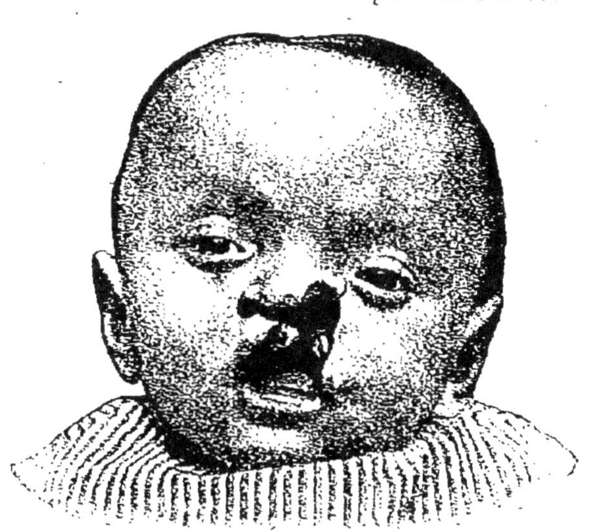

Fig. 47. — Bec-de-lièvre prolongé.

arrêt du développement à certaines phases embryonnaires. La *fissure nasale médiane*, au contraire, ne saurait s'expliquer par l'embryologie. Dans le *colobome facial*, la fissure part de la lèvre supérieure, passe en dehors de l'aile du nez, traverse la joue et aboutit à la paupière inférieure. Dans la *fissure commissurale*, l'ouverture buccale se prolonge en dehors plus ou moins loin. Chez l'enfant représenté sur la figure 48, on voit du côté droit une fissure commissurale du premier degré et on reconnaît la direction que suivent habituellement ces divisions, à la ligne cicatricielle qui se prolonge jusque vers le milieu du pavillon de l'oreille (guérison intra-utérine de la macrostomie). Parmi les autres vices de conformation que présente cet enfant, on distingue sur la figure quelques appendices situés en avant de l'oreille droite.

Les *fissures palatines*, sur l'origine desquelles on a trouvé les détails nécessaires au début de ce chapitre, donnent lieu à des troubles beaucoup plus graves que les becs-de-lièvre. A la faveur de la communication établie entre la bouche et les fosses nasales, les aliments pénètrent dans le nez ; en outre, la séparation du naso-pharynx d'avec la cavité bucco-pharyngienne est impossible au moment de la déglutition dans les cas où il existe une division du voile du palais. Il en résulte que l'aspiration des liquides

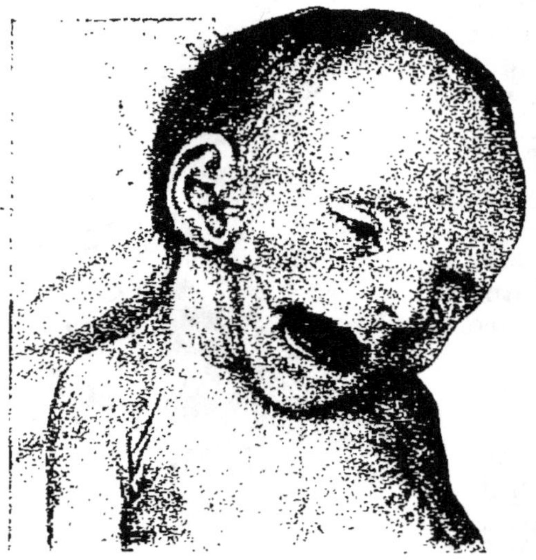

Fig. 48. — Fissure commissurale.

nutritifs dans les voies respiratoires est bien plus grande que dans le bec-de-lièvre. Malgré ces circonstances aggravantes, nombre d'enfants apprennent très bien à déglutir et évitent l'écueil de la pneumonie par aspiration. Plus tard, les troubles de la parole sont bien plus marqués que dans la fissure labiale, et dans l'un et l'autre cas, ce sont les mêmes arguments qui militent en faveur de l'intervention précoce. D'autre part, la situation est bien plus compliquée dans les divisions palatines : les apophyses palatines malformées sont très petites chez le nouveau-né et l'opération y est très minutieuse ; elle est aussi très grave en raison de l'hémorrhagie. L'opération est souvent rendue plus difficile encore par la disposition, non horizontale, mais ascendante des apophyses palatines rudimentaires, d'où béance de la fente et difficulté de la réparation. Toutes ces conditions deviennent plus favorables au fur et à mesure que l'enfant avance en âge ; les lames palatines croissant de leur côté, l'autoplastie devient plus facile, et, nouvel élément de succès, les enfants tolèrent mieux les pertes de sang. L'expérience a donc conduit à considérer comme époque de choix pour l'opération de la fissure palatine, celle qui va de la quatrième à la sixième année. Si l'autoplastie réussit à ce moment, le temps qui reste jusqu'à l'entrée de l'enfant à l'école sera suffisant pour le soumettre à des exercices méthodiques qui permettront de lui rendre une parole plus conforme à la normale.

Quant à l'étendue de la fissure palatine, les divisions totales sont les plus fréquentes ; il existe alors une fissure unilatérale ou bilatérale de la totalité de la voûte qui se prolonge par le milieu du voile du palais. Tel est le cas qu'on voit représenté sur la figure 49 (côté droit) ; c'est le même enfant que celui dont la figure 39 montre le bec-de-lièvre. On reconnaît sur la figure que la soudure de l'apophyse palatine avec la cloison nasale ne fait défaut que du côté droit, et au fond de la fosse nasale droite, on distingue le cornet inférieur. On constate également que la fissure vélo-palatine divise la luette en deux moitiés rigoureusement égales. L'aspect d'une fissure palatine complexe est bien indiqué par la figure 50 qui correspond au bec-de-lièvre de la figure 40. Le centre de la vaste brèche palatine est occupé par le bord libre et saillant de la cloison nasale ; de chaque côté du septum, on aperçoit un cornet dans la fosse nasale correspondante. Là encore, la division du voile du palais passe exactement par le milieu de la luette. La fissure qui vient ensuite par ordre de fréquence est celle qui siège au voile du palais ; elle se prolonge ou non dans la voûte palatine. Plus rarement, on observe des perforations limitées à une petite étendue de la voûte ou du voile du palais.

Le *traitement* de la fissure palatine est palliatif quand le sujet a atteint un certain âge ; on fait alors confectionner par un dentiste un obturateur analogue à la plaque d'un dentier pour la mâchoire supérieure. Cette prothèse assure la séparation du nez et supprime bien des inconvénients pendant la déglutition ou la parole. Mais ce n'est là qu'un

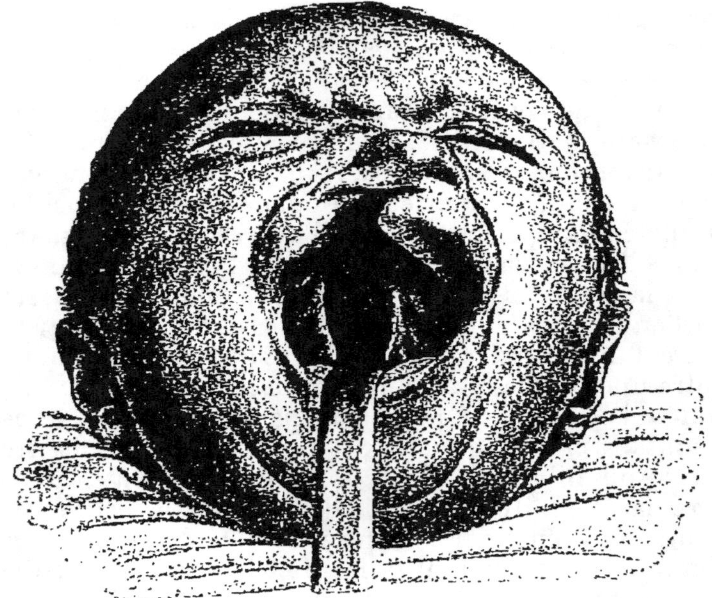

Fig. 49. — Fissure palatine droite.

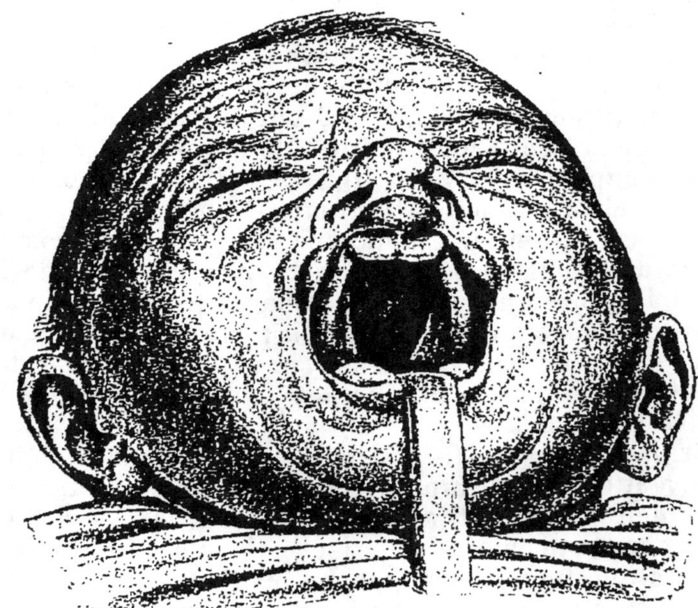

Fig. 50. — Fissure palatine double.

pis-aller ; on donnera toujours la préférence à une auto-plastie. Von Langenbeck a tracé la voie à suivre ; voici le procédé que ce chirurgien a appliqué le premier et qui est actuellement d'un usage universel (fig. 52 et 53) : avec un bistouri à résection, on incise la muqueuse et le périoste jusqu'à l'os derrière l'arcade dentaire : cette incision s'étend de la molaire postérieure à l'incisive interne, mais respecte à chacune de ses extrémités les artères palatines

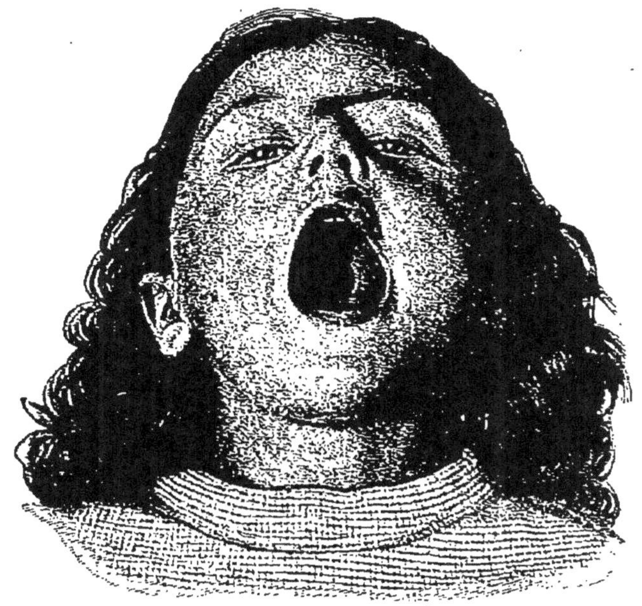

Fig. 51. — Division du voile du palais.

qui assureront la vitalité du lambeau muqueux. Avec une rugine on décolle la muqueuse doublée du périoste, et on désinsère le voile palatin de la voûte à l'aide de bistouris spéciaux, courbés sur le plat. On obtient ainsi deux lambeaux muco-périostés mobiles que l'on rapproche sur la ligne médiane. On avive leur bord interne aux dépens de la muqueuse et on les réunit par la suture. Les incisions pratiquées le long des rebords alvéolaires se transforment en deux solutions de continuité béantes, affectant une forme ovale (fig. 53), et dont l'os dénudé constitue le fond ; on les tamponne à la gaze iodoformée pendant quelques jours.

Quand les apophyses palatines sont mal développées ou affectent une direction ascendante, il subsiste malgré tout un certain degré de tension, susceptible de compro-

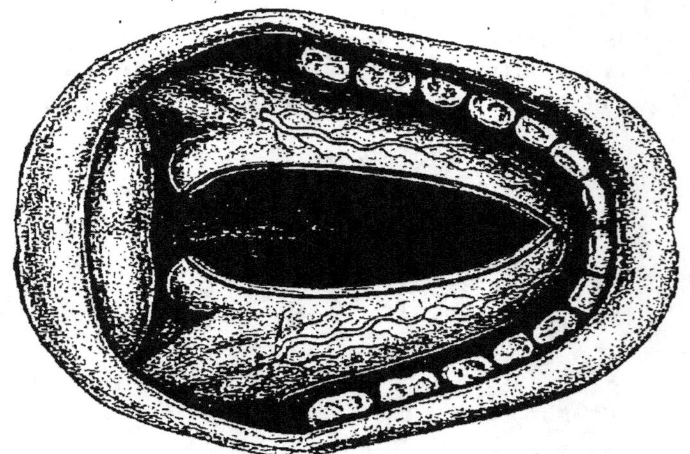

Fig. 52. — Uranoplastie par le procédé de von Langenbeck.

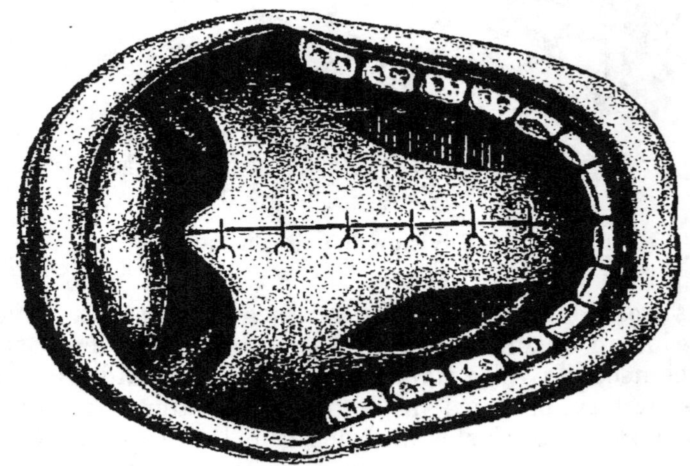

Fig. 53. — Uranoplastie par le procédé de von Langenbeck.

mettre la vitalité des lambeaux. Les débridements supplémentaires sont alors nécessaires. On pratiquait autrefois, suivant la méthode de von Langenbeck, la ténotomie des muscles qui s'insèrent au crochet ptérygoïdien. Depuis qu'on connaît l'importance de l'intégrité des muscles du voile du palais pour le fonctionnement de cet organe, on a renoncé à la ténotomie, et, avec Billroth, on détache au ciseau frappé, dans la commissure postérieure de l'incision latérale, le crochet ptérygoïdien avec toutes ses insertions musculaires et on le refoule en dedans. Dans les fentes et perforations du voile du palais (syphilis, traumatisme), on

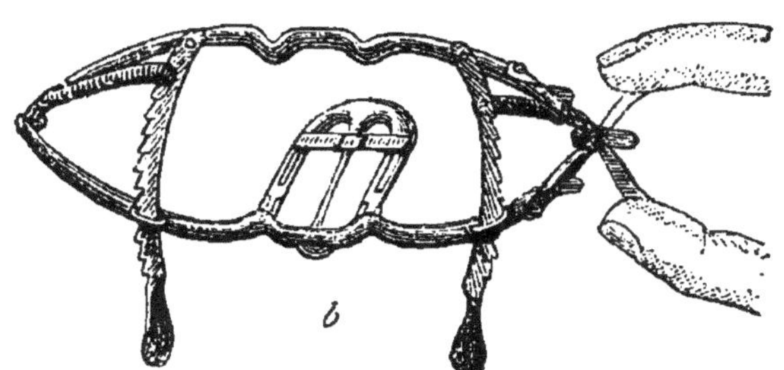

Fig. 54. — Ouvre-bouche de Whithead.

a recours à des opérations analogues à celles que nous venons de décrire si les solutions de continuité dont il s'agit ont des dimensions restreintes. On pourra d'ailleurs se contenter d'incisions latérales relativement petites et il sera inutile de mobiliser les lambeaux muco-périostés sur une aussi grande surface.

L'ouvre-bouche est nécessaire dans les interventions sur le palais afin que l'on voie bien le champ opératoire. Celui de Whithead (fig. 54) rend dans l'occurrence d'excellents services. D'autre part, il est avantageux à opérer avec la tête déclive, dans la position dite de Rose, afin que le sang ne coule pas dans le larynx et la trachée. On place le malade dans le décubitus dorsal sur une table horizontale hors du bord de laquelle la tête pend librement. Le chirurgien s'assied derrière la tête du malade que soutient un aide (fig. 55).

LÉSIONS TRAUMATIQUES DES PARTIES MOLLES DE LA FACE

Les *lésions traumatiques des parties molles de la face*, grâce à la riche vascularisation de cette région, se distinguent en général par leur cicatrisation rapide, même

dans les cas où l'on n'a pas observé une asepsie très rigoureuse (coups de rapière dans les duels des étudiants
allemands). Les phlegmons graves sont très rares, et on a
pu tenter de vastes autoplasties de la face dans l'ère pré-

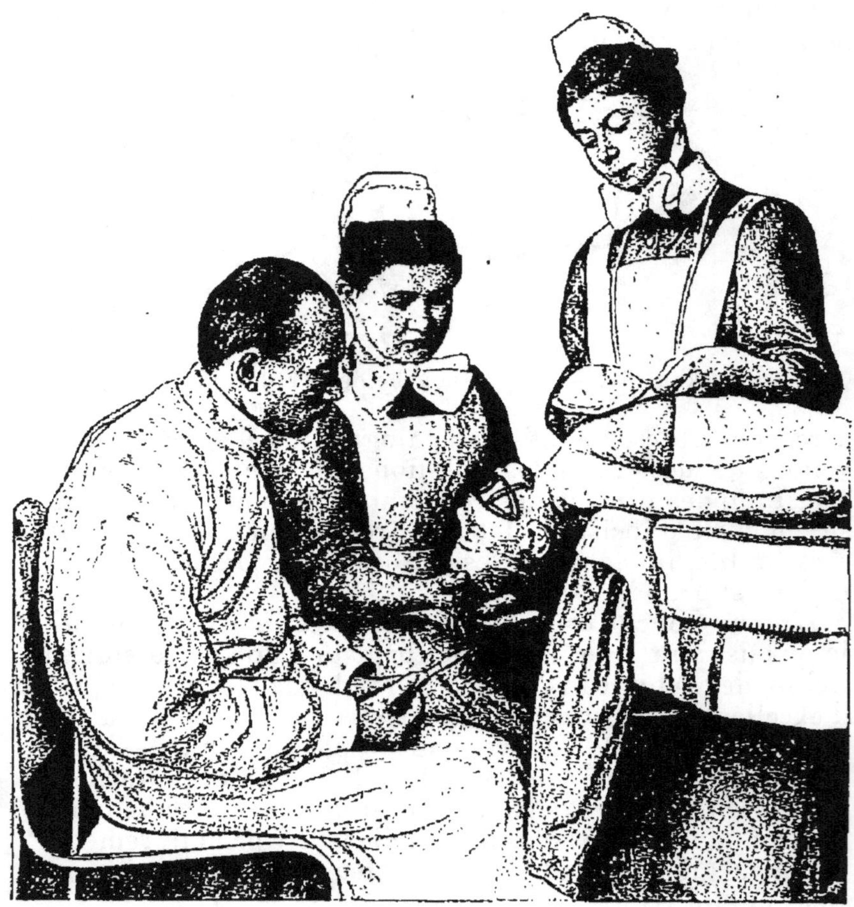

Fig. 55. — Opération sur la tête déclive.

antiseptique sans trop souvent compromettre le succès de
l'opération.

Les *contusions* de la face s'accompagnent fréquemment
d'une infiltration œdémateuse étendue, désagréable surtout au voisinage de l'œil. Les paupières se tuméfient au

point que l'ouverture de la fente palpébrale devient impossible. Mais au bout de peu de jours, tout rentre généralement dans l'ordre. Les plaies contuses présentent des bords déchiquetés ; elles saignent beaucoup ; parfois on observe de simples excoriations.

Les *plaies* de la face *par armes tranchantes ou piquantes* peuvent donner lieu à des hémorragies très abondantes si les artères coronaires des lèvres, l'artère maxillaire externe, voire l'artère maxillaire interne, sont intéressées. Les hémorragies de ce dernier vaisseau ont une gravité particulière parce qu'il est difficile de parvenir jusqu'à l'artère située profondément derrière le facial et la parotide et de la lier au fond de la plaie. Aussi la ligature de la carotide externe peut-elle devenir nécessaire. Les principaux troncs nerveux qui puissent être touchés sont le facial et le sous-orbitaire. Dans le premier cas, il en résulte une hémiplégie faciale ; dans le second, une anesthésie de la région temporale, de la paupière inférieure et d'une partie de la joue, de la région latérale du nez et de la lèvre supérieure, ainsi que des dents de la mâchoire supérieure et de la pituitaire.

Les lésions traumatiques de la parotide peuvent donner naissance à des fistules salivaires, quand un certain nombre de lobules glandulaires ou le canal excréteur principal, le canal de Sténon, sont blessés. Les *coups de feu* tirés à bout portant, en particulier les *explosions*, peuvent amener des lésions très graves des parties molles de la face. Souvent, les os de la face sont alors intéressés, auquel cas le pronostic dépend principalemennt de l'étendue des lésions osseuses. Même alors que les parties molles sont seules intéressées, la communication avec la bouche et les microbes qu'héberge cette cavité exposent le blessé à des complications infectieuses sérieuses. D'autre part, les traumatismes à grands fracas aboutissent à des cicatrices vicieuses, à des ectropions et des difformités cicatricielles du nez et de la bouche.

Le *traitement* des parties molles de la face comporte tout d'abord une désinfection méticuleuse pratiquée d'après les règles que nous avons exposées précédemment. La suture des lèvres de la plaie suffira le plus souvent à assurer l'hémostase. Elle sera faite avec un soin particulier afin que la cicatrice soit aussi peu apparente que possible. On pince et on lie dans la plaie les vaisseaux qui saignent abondamment et on ne se résoudra qu'à la dernière extrémité à la ligature de la carotide externe. Si le facial est sectionné, il est légitime d'en tenter la réunion primitive. Au cas où celle-ci n'est pas possible, on peut obtenir la guérison en greffant le bout périphérique du facial sur le grand hypoglosse ; l'influx nerveux du grand hypoglosse peut alors suivre les ramifications du facial.

Des difformités cicatricielles nécessitent parfois des autoplasties secondaires étendues (voir p. 116 et 117).

LÉSIONS TRAUMATIQUES DES OS DE LA FACE

Les *fractures du nez* sont uniques ou multiples ; elles peuvent intéresser un ou plusieurs os, os nasaux et lacrymaux, la cloison nasale avec les cornets et le vomer, l'ethmoïde et le maxillaire supérieur. Les fractures en question reconnaissent des causes directes et violentes, telles qu'un coup ou une chute sur le nez, une explosion ou un coup de feu. Dans les grands traumatismes, les traits de fractures s'étendent parfois jusqu'à la base du crâne, et la communication qui s'établit alors avec les fosses nasales, voire avec une plaie cutanée, expose le malade à une méningite suppurée.

Dans les fractures non compliquées, l'épanchement sous-cutané de sang à la racine du nez, le gonflement généralement précoce du nez, des joues et surtout des paupières, mettent sur la trace de la lésion, de même qu'un épistaxis parfois très abondant. Un examen attentif ne tarde pas à lever tous les doutes. Assurément, la difformité causée par une fracture du nez est tout d'abord masquée par l'épanchement sanguin, par l'œdème ; mais en appliquant les doigts d'une main sur le dos du nez et en introduisant avec l'autre main un instrument lisse et cylindrique, par exemple une sonde de femme, dans une fosse nasale, on reconnaît aisément le déplacement des fragments auxquels on peut ainsi imprimer des mouvements de latéralité en les saisissant entre les doigts et l'instrument. Ces manœuvres permettront d'habitude de réduire la fracture séance tenante ; la sonde introduite par la narine relèvera le fragment et rendra ainsi au squelette nasal sa forme normale.

Si la peau est excoriée au niveau de la fracture, on appliquera après désinfection un morceau de gaze enduit d'une pommade indifférente comme la vaseline boriquée à 2 0/0. Dans une fracture compliquée, on désinfecte la plaie et son voisinage, et on en fait la toilette en excisant à la pince et aux ciseaux les parties contuses et souillées. Le cas échéant, on réunit la plaie immédiatement. Les saignements de nez, souvent très abondants à la suite des fractures de cet organe, méritent une mention particulière. Le traitement est le même que dans l'épistaxis spontané. Tout d'abord, on s'appliquera à éviter toute stase veineuse en desserrant les vêtements au niveau du cou et en veillant à ce que la tête soit maintenue droite et non penchée en avant comme on l'observe souvent. On comprimera ensuite le nez extérieurement entre le pouce et l'index pendant cinq minutes. De nombreux saignements de nez cèdent à ce moyen si simple. L'épistaxis n'y résiste que si le vaisseau qui saigne échappe à la compression directe parce qu'il est recouvert par les os nasaux ou qu'il siège dans la partie postérieure des fosses nasales. Cela se reconnaît à ce que le sang coule le long de la paroi pharyngienne postérieure que l'on examinera de temps à autre. Pour la même raison, le sang dégluti ne tarde pas à être craché ou vomi. En pareille occurrence, il est nécessaire de tamponner une ou les deux fosses nasales avec une mèche de gaze iodoformée. A cet effet, les tampons de coton sont peu pratiques ; car l'ouate forme au niveau de la muqueuse un feutrage qui se laisse difficilement retirer. C'est aussi un mauvais procédé que de faire aspirer des liquides astringents (eau vinaigrée) dans les fosses nasales. Cette méthode populaire est défectueuse parce que le liquide détache les caillots à mesure qu'ils se forment et l'hémostase est ainsi plutôt contrariée que favorisée. Il est au moins superflu de tamponner avec des hémostatiques tels que l'ouate au perchlorure de fer ou le penghavar djambi (1).

Si l'on observe les règles que nous venons de poser, on arrêtera l'hémorrhagie dans la plupart des cas. Parfois celle-ci continue néanmoins parce que le point qui saigne

---

(1) Le penghavar djambi est constitué par des fibres ténues ayant l'aspect de poils et que l'on tire de la racine de plusieur fougères de Sumatra ; c'est un hémostatique connu de longue date.

se trouve au niveau d'une choane et échappe ainsi à la compression extérieure et au tamponnement extérieur. Ces cas exceptionnels sont justiciables du tamponnement postérieur. On prépare des tampons de gaze du volume de deux ou trois centimètres cubes ; on les fixe à un gros fil de soie et on laisse deux longs fils sur l'une des faces du tampon,

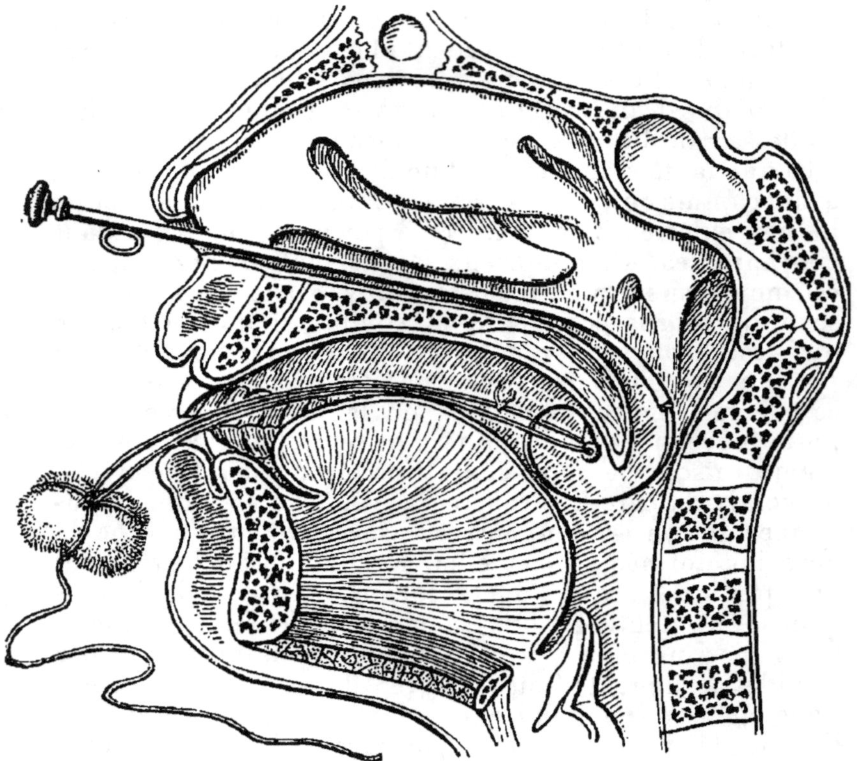

Fig. 56. — Tamponnement des fosses nasales avec
la sonde de Belloc.

un seul du côté opposé. On procède alors à l'introduction de la sonde de Belloc. Cette sonde se compose d'un tube cylindrique en métal dans lequel on peut faire mouvoir à volonté un ressort en acier présentant une courbure très marquée. Quand on dégage ce ressort, il vient contourner en arrière le voile du palais et projette dans la bouche son extrémité boutonnée (fig. 56). Celle-ci porte un œillet par

lequel on passe le double fil du tampon. Après avoir fait
rentrer le ressort dans l'intérieur de la sonde, on la retire
du nez. Avec le double fil qu'elle entraîne, on exerce des

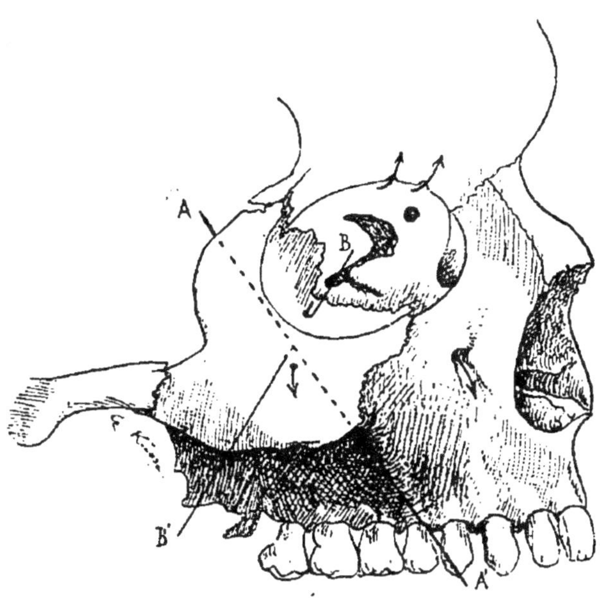

Fig. 57. — Luxation complète de l'os malaire par traumatisme portant
sur la moitié postérieure de la face externe de l'os (d'après Küss).

A-A', grand axe suivant lequel bascule le malaire dans ses luxations par traumatisme portant sur la moitié postérieure de la face externe de l'os. La partie du
malaire qui est *en avant* de l'axe A-A' repose sur la pyramide du maxillaire
supérieur : un traumatisme portant sur cette partie préaxiale détermine des symptômes d'enfoncement du maxillaire supérieur. La partie du malaire qui est *en
arrière* de l'axe A-A' est libre ; elle porterait à faux si elle ne s'appuyait sur
l'arcade zygomatique. Un traumatisme portant sur cette partie rétroaxiale détermine un mouvement de bascule du malaire selon l'axe A-A' ou *axe des
déplacements sagittaux*. — B-B', petit axe suivant lequel se font les *déplacements
frontaux* du malaire. — On voit sur cette figure, qui représente une luxation
du malaire, *avec rotation* en sens inverse des aiguilles d'une montre, que, de par
le mode d'articulation de l'angle supérieur du malaire avec l'apophyse orbitaire
externe du frontal, celle-ci est forcée d'éclater, de se fendre sous son périoste ;
d'où : élargissement de cette apophyse à la palpation et tuméfaction à ce niveau
par épanchement sanguin sous-périosté, l'apophyse orbitaire externe étant très
vasculaire.

tractions, en même temps que le doigt, introduit dans le
fond de la bouche, guide le tampon et lui fait contourner
le voile du palais. Le tampon s'applique ainsi facilement
contre la choane. On termine par un tamponnement antérieur à la gaze iodoformée, et on lie le double fil par dessus

le tampon extérieur, de façon à empêcher la chute du tampon postérieur. Le fil qui sort par la bouche permet de retirer à tout moment le tampon postérieur par une simple traction ; on en fixe le chef à la joue à l'aide d'une bandelette agglutinative. Parfois on est obligé de tamponner ainsi les deux fosses nasales. Si l'on ne possède pas une sonde de Belloc, on peut se servir d'une sonde de Nélaton.

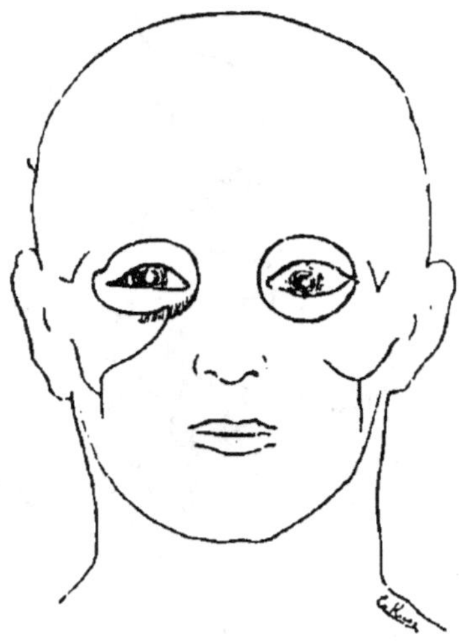

Fig. 58. — Asymétrie faciale dans les luxations du malaire
(d'après Küss).

Rétrécissement de la fente palpebrale du côté lésé par ascension de la paupière inférieure. Ecchymoses secondaires sous-conjonctivale (angle externe de l'œil) et jugo-palpébrale, dues aux lésions osseuses sous-jacentes. Le pourtour orbitaire osseux a été indiqué d'un trait plein : on constate l'élargissement transversal de l'ouverture orbitaire, la diminution du diamètre vertical de cette même ouverture, augmentation et diminution qui sont sous la dépendance du mouvement de bascule exécuté par le malaire, dans le plan frontal.

[Ce tamponnement antéro-postérieur des fosses nasales avec la sonde de Belloc ou la sonde uréthrale de Nélaton est abandonné à l'heure actuelle. Il favorise le développement des salpingites et des otites moyennes. On lui préfère très justement un tamponnement antérieur bien fait. Un tamponnement antérieur, en effet, si l'on conduit et si l'on tasse la mèche de gaze suffisamment loin *en arrière*, équivaut à un véritable tamponnement antéro-postérieur sans en avoir les inconvénients. Le tamponnement agit *directement* ou presque directement dans ce cas ; le tamponne-

ment antéro-postérieur au contraire avec un tampon à la
narine, un tampon à la choane, n'agit que par l'intermédiaire et la formation d'un caillot occupant tout ou partie
de la fosse nasale intermédiaire à ces deux tampons, et la
disposition du caillot hémostatique à s'infecter n'est pas,
nous l'avons vu, sans inconvénients ultérieurs.]

Les *fractures* de *l'arcade zygomatique* succèdent à des
traumatismes directs et violents qui repoussent cette ar-

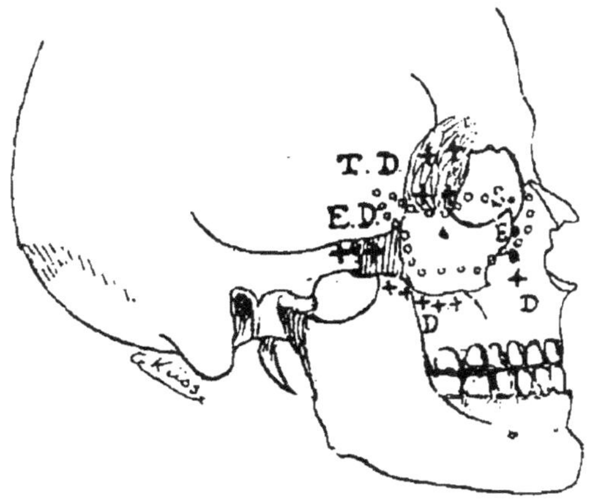

Fig. 59. — Symptômes à la *palpation*, des luxations de
l'os malaire (d'après Küss).

En suivant le rebord orbitaire, on constatera : 1° en bas et en dedans, l'existence
d'une saillie osseuse (S), formée par l'angle antérieur du malaire porté en
avant, en dehors et en haut ; 2° en dehors et en haut, de la tuméfaction profonde
et de la douleur (T. D), causées par l'éclatement de l'apophyse orbitaire externe
du frontal. L'angle zygomatique du malaire est enfoncé et douloureux (E, D).
L'antre d'Highmore est ouvert à son sommet (E) : d'où emphysème sous-cutané
de la région, délimité en notre cas par la ligne de points blancs. — Douleur le
long du bord zygomatique du malaire (D), due à la contusion des insertions du
masséter, puis à une légère mobilisation de l'os sous l'influence de la contraction puissante de ce muscle. Douleur au niveau de l'émergence du nerf
sous-orbitaire (D), due à la compression primitive ou secondaire, mais toujours
indirecte du nerf.

cade en arrière ; elles déterminent un aplatissement unilatéral de la face. L'examen combiné par la bouche et par
l'extérieur permet quelquefois de constater la mobilité du
fragment et de réduire la fracture.

[Okinczyc et nous-même avons décrit, après Hamilton,
Malgaigne, Lefort, les *luxations de l'os malaire*. Ce sont
des luxations complexes qui tirent leur intérêt de *leur*
mécanisme et de leur séméiologie. Le malaire bascule sur

le sommet tronqué de la pyramide du maxillaire et tourne
suivant un axe perpendiculaire à ses faces, lorsque le
traumatisme porte sur la moitié postérieure, qui porte à
faux, de l'os. Si le traumatisme porte sur la moitié antérieure du malaire, il détermine des symptômes d'enfoncement avec fracture du maxillaire supérieur et la luxation
passe au second plan (fig. 57 et 58).

Les *symptômes* se déduisent des déplacements de l'os et

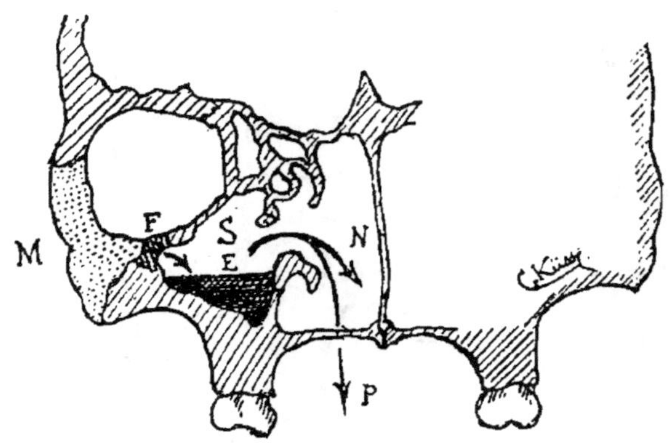

Fig. 60. — Coupe du crâne, frontale (d'après Küss).

Coupe du crâne, frontale, passant par la troisième molaire. Dans la luxation complexe de l'os malaire (M) avec rotation en sens inverse des aiguilles d'une montre,
l'angle antérieur de l'os jugal (M) est projeté en avant et en dehors; il va *ouvrir* le sommet du sinus maxillaire (S), en même temps que, par un mouvement
de bascule, la partie du malaire immédiatement sous-jacente à cet angle va
enfoncer le sommet de la pyramide maxillaire (F) et *fissurer*, c'est-à-dire ouvrir
encore, mais d'autre façon, l'antre d'Highmore. Ces lésions de la paroi osseuse du
sinus s'accompagnent de déchirure de la muqueuse du sinus ; d'où : hémorragie
qui, de F, va former en E, à la partie la plus déclive, inféro-interne du sinus, un
epanchement sanguin (E), reconnaissable à la transillumination du sinus. La
surverse de ce lac sanguin se fera par l'orifice du sinus dans les fosses nasales
(N) ; d'où : épistaxis, ou épistaxis dégluties (P).

de ses rapports avec les cavités orbitaires, nasales, avec le
sinus maxillaire (antre d'Highmore) (fig. 59 et 60).]

Pour les *lésions traumatiques des maxillaires*, voir
plus loin.

LÉSIONS INFLAMMATOIRES DE LA FACE

Parmi les inflammations aiguës que l'on rencontre à la face, nous mentionnerons le furoncle, le phlegmon, l'érysipèle et le noma.

A propos des lésions traumatiques de la face, nous avons rappelé que les plaies de cette région guérissent d'habitude avec rapidité, grâce à la riche vascularisation de cette région ; d'autre part, le grand nombre de vaisseaux constitue un inconvénient, s'il s'agit d'une inflammation aiguë d'une certaine intensité. Dans ces conditions, les germes infectieux pénètrent en effet plus facilement dans la circulation et il se développera une septicémie généralisée plus aisément que dans toute autre région. C'est ce que l'on constate notamment dans les suppurations profondes de la lèvre supérieure, qui comportent un pronostic toujours très réservé.

Les sujets atteints de pustules d'acné et d'eczéma à répétition de la face présentent une prédisposition spéciale pour les *furoncles de la face*. Les petits foyers localisés à un follicule pileux unique guérissent rapidement, aussitôt que le bourbillon est expulsé. Mais les furoncles multiples, surtout l'*anthrax*, peuvent se compliquer d'accidents mortels en peu de jours, l'infection purulente peut s'établir et l'issue fatale survenir. Il faut donc inciser les foyers purulents d'urgence, sans tenir aucun compte des cicatrices qui peuvent en résulter ; à la lèvre supérieure notamment, laquelle constitue la localisation la plus redoutable, il est nécessaire de fendre transversalement le foyer purulent dans toute son étendue.

La pustule maligne succède à une infection de l'homme par des animaux atteints de charbon ; elle se traduit par un placard inflammatoire de la dimension d'une pièce de cinq francs. Le centre est occupé par une croûtelle noirâtre ; à la périphérie on distingue une zone inflammatoire entourée d'un bourrelet d'œdème. Le liquide qui se trouve au-dessous de la croûte renferme la bactéridie charbonneuse. La *guérison* a les meilleures chances de s'obtenir si l'on abandonne la pustule maligne à elle-même ; on s'abstiendra donc de toute incision et on appliquera un léger pansement humide à l'acétate d'alumine.

Le *phlegmon* de la face est caractérisé par l'infiltration

purulente diffuse du tissu cellulaire sous-cutané ou par
l'infiltration ligneuse à la face profonde de laquelle on
constate des foyers de sphacèle plus ou moins étendus. Il
succède assez rarement aux plaies superficielles ; on l'observe plus fréquemment dans les lésions pénétrantes qui
établissent une communication entre la plaie et la bouche
ou les fosses nasales. Les suppurations du voisinage (parotide, maxillaires, cavités annexes) peuvent aussi constituer le point de départ d'un phlegmon. Ceux de l'orbite
qui s'accompagnent d'exophtalmie, d'œdème palpébral et
d'accidents fébriles, ont une gravité particulière, parce que
l'inflammation a tendance à se propager aux enveloppes
du cerveau et à aboutir à la méningite suppurée.

Pour le *pronostic* et le *traitement* du phlegmon de la
face, on se reportera aux observations qui ont été présentées à propos du furoncle et de l'anthrax de cette région.
On tiendra un compte particulier de la lésion initiale. Le
phlegmon de l'orbite s'ouvre parfois spontanément à l'extérieur, mais on n'attendra pas cette éventualité et l'on se
hâtera d'assurer le drainage du pus, aussitôt le diagnostic posé. On peut inciser au niveau de la paupière supérieure ou de l'inférieure, ou encore, suivant la technique
de Krönlein, pratiquer une résection ostéoplastique partielle de la paroi externe de l'orbite.

Sur l'emploi thérapeutique de la stase hyperémique par
le procédé de Bier dans les inflammations aiguës, voir
plus loin.

L'*érysipèle de la face* est une affection très fréquente,
qui a souvent pour point de départ des effets de grattage
ou des excoriations du nez ; d'autres fois on ne trouve aucune plaie extérieure.

[Dans ce cas la lésion initiale peut siéger sur la muqueuse d'une cavité naturelle (bouche, fosses nasales, conduit auditif externe, conduits lacrymo-nasaux) et cette
variété d'érysipèle où l'exanthème succède à l'enanthème
est dite *érysipèle sortant*. On peut lui opposer l'*érysipèle
rentrant* qui s'explique maintenant de lui-même. En d'autres cas, il faut incriminer l'infection latente de la peau et
des organes qu'elle renferme en son épaisseur (follicules
pilo-sébacés, glandes sudoripares) ou des muqueuses des
cavités cranio-faciales ; c'est là, modernisée, l'ancienne
théorie du microbisme latent de Verneuil et de Danielo-
pulo]

La fièvre élevée à début brusque, la rougeur intense, le bourrelet festonné, l'œdème de la zone envahie et la bouffissure de la face qui en résulte ainsi que la tuméfaction des paupières, voilà autant de signes qui rendent le diagnostic facile dès le début de la maladie. Parfois l'érysipèle devient ambulant et gagne le cuir chevelu ; rarement il se propage au tronc ou aux membres. Une première atteinte d'érysipèle prédispose aux récidives. L'évolution de l'érysipèle de la face ne se distingue guère de la marche que cette maladie affecte dans d'autres régions (voir page 41) et il en est de même pour le *traitement*. Les badigeonnages de la peau au vasogène ichtyolé rendent d'excellents services. Les pansements sont difficiles à appliquer et mal tolérés. Aussi vaut-il mieux recouvrir simplement la face d'un masque de gaze composé d'une compresse de gaze que l'on perce d'orifices pour le nez, la bouche et les yeux.

Chez des sujets nerveux, on note parfois de brusques *infiltrations séreuses* de la face d'origine *vasomotrice*. J'en ai observé pour ma part un cas chez une dame neurasthénique qui avait souvent de l'œdème à la suite d'émotions violentes. Au bout de quelques heures la face avait repris son aspect normal. On peut considérer cette affection comme une *angionévrose*.

Sous le nom de *noma* ou de *stomatite gangréneuse*, on désigne le sphacèle de la joue et de la lèvre qui atteint des enfants malingres et chétifs ou affaiblis par un état morbide antérieur. Au milieu d'accidents fébriles intenses, on voit apparaître un noyau d'induration au niveau de la muqueuse géniale qui se sphacèle, et rapidement la joue est envahie dans toute son épaisseur. La région intéressée prend une coloration noire grâce à laquelle elle se détache nettement de la peau demeurée saine. Dans la plupart des cas, la gangrène de la joue aboutit à un dénouement fatal en peu de jours, au milieu de phénomènes infectieux graves. La planche V reproduit un noma étendu chez un enfant dont la sœur était atteinte du même mal, bien qu'à un moindre degré. Parfois en effet on observe de véritables épidémies de noma.

Il est très vraisemblable que cette affection ait pour cause un germe spécifique, encore que la preuve n'en soit point encore fournie d'une manière définitive. Les difficultés du problème tiennent au grand nombre des microbes variés

Planche V. — Noma. Gangrène de la joue droite et de la lèvre.

qui fourmillent dans la bouche et envahissent les tissus mortifiés ; on a d'ailleurs toujours échoué dans les essais d'inoculations aux animaux.

Le *pronostic* est très grave. La plupart des malades succombent en peu de temps ; rarement la gangrène se limite.

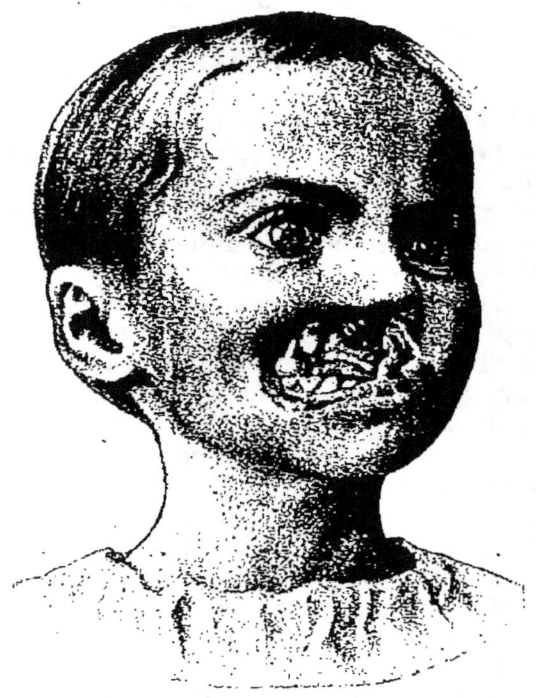

Fig. 61. — Perte de substance de la joue, consécutive au noma.

On ne peut espérer enrayer le mal que par un *traitement* très énergique, qui consiste dans l'ablation de toutes les parties mortifiées. Les cautérisations à l'acide azotique et au chlorure de zinc en solution sont moins recommandables que les cautérisations ignées. Sans se préoccuper de la brèche que l'on crée, on enlève la totalité des tissus gangrénés avec le couteau du thermocautère et on tamponne à la gaze iodoformée. La figure 61 montre un enfant qui doit la vie à une exérèse précoce; nous verrons ultérieurement comme on a pu dans ce cas réparer la perte de substance à l'aide d'une autoplastie.

Les *inflammations chroniques* de la face comprennent tout d'abord la tuberculose, puis la syphilis et l'actinomycose. La *tuberculose* de la face se présente le plus souvent sous la forme du *lupus*. Celui-ci débute généralement par le nez et s'étend de là en surface autant qu'en profondeur. On peut observer toutes les variétés de lupus. Tantôt ce sont des nodules disséminés, gros comme une tête d'épingle, exulcérés à leur surface, tantôt des plaques ulcérées, sur le pourtour irrégulier desquelles on distingue habituellement un semis de tubercules récents et qui peuvent s'étendre à la muqueuse pituitaire et gingivale. Dans d'autres cas, le tissu lupique offre un développement exubérant, c'est le lupus hypertrophique. Enfin, il peut y avoir des pertes de substance étendues, qui entament les ailes du nez, détruisent la cloison nasale et aboutissent même à la destruction totale du nez. Dans certains cas, cependant, qui évoluent en surface sans donner lieu à des ulcérations profondes, on observe des guérisons spontanées, surtout dans les parties centrales, tandis que dans la zone périphérique éclosent de nouvelles éruptions de nodules. Parfois le lupus ne constitue qu'un épisode au cours d'une tuberculose généralisée, mais il n'est pas rare qu'il représente la seule et unique manifestation du bacille de Kock. Dans quelques faits exceptionnels, on retrouve la porte d'entrée de l'infection au niveau d'une plaie des téguments. C'est ainsi que la figure 62 représente un lupus hypertrophique, survenu à la suite de la perforation du lobule de l'oreille en vue d'y suspendre des boucles.

A côté de ces vastes ulcérations et pertes de substance, les cicatrices occupent dans l'histoire du lupus une place importante. Elles peuvent aboutir à des rétrécissements et même à des atrésies complètes des narines, de l'orifice buccal, ainsi qu'à des difformités cicatricielles considérables, par exemple au niveau des paupières.

On a représenté des cas avancés de lupus sur la planche VI et les figures 63, 64 et 65.

Le lupus étendu et ancien peut être le point de départ d'un *cancer*, comme ceux qu'on observe dans certaines autres lésions également chroniques et ulcéreuses, en particulier dans la syphilis et dans les ulcères de jambe. Chez

Planche VI. — Vaste lupus de la face.

le malade de la figure 65, le lupus, qui datait de longues années, avait déjà envahi la moitié gauche de la face presque en totalité, la droite partiellement ainsi que l'oreille. On vit alors apparaître à l'angle de la mâchoire inférieure

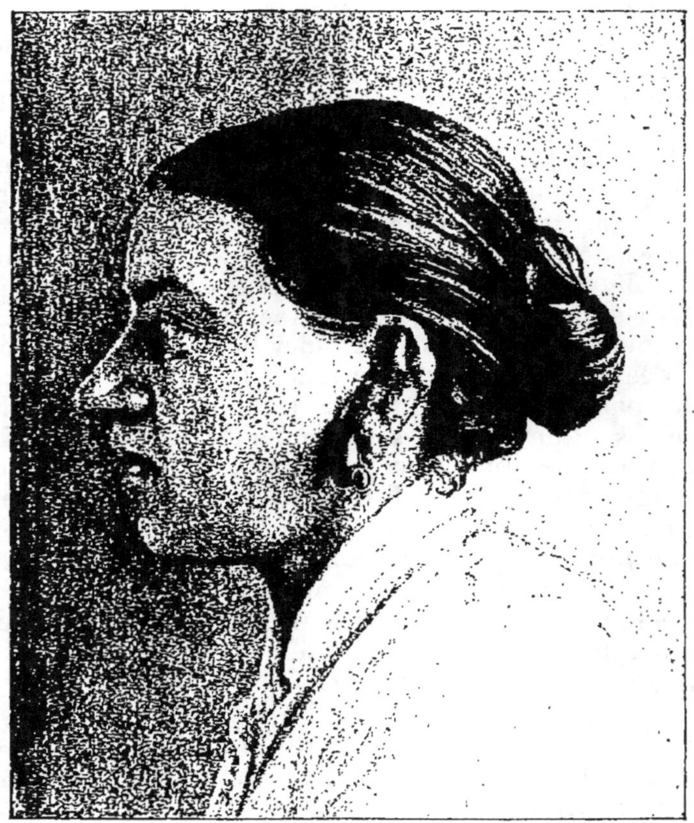

Fig. 62. — Tuberculose par inoculation du pavillon de l'oreille.

une tumeur cancéreuse qui se développa sur du tissu lupique et atteignit rapidement les dimensions d'une pièce de cinq francs.

Dans ces derniers temps, le *traitement* du lupus a attiré l'attention du monde médical à plusieurs reprises. Tout d'abord on crut posséder un remède souverain dans la *tuberculine* de Koch qui exerce une réaction locale bien connue sur le tissu tuberculeux. Actuellement on sait que les éruptions lupiques peuvent disparaître sous l'influence de la tuberculine, mais qu'elles sont susceptibles de récidiver ensuite. Plus récemment, on s'est adressé à la *radiothé-*

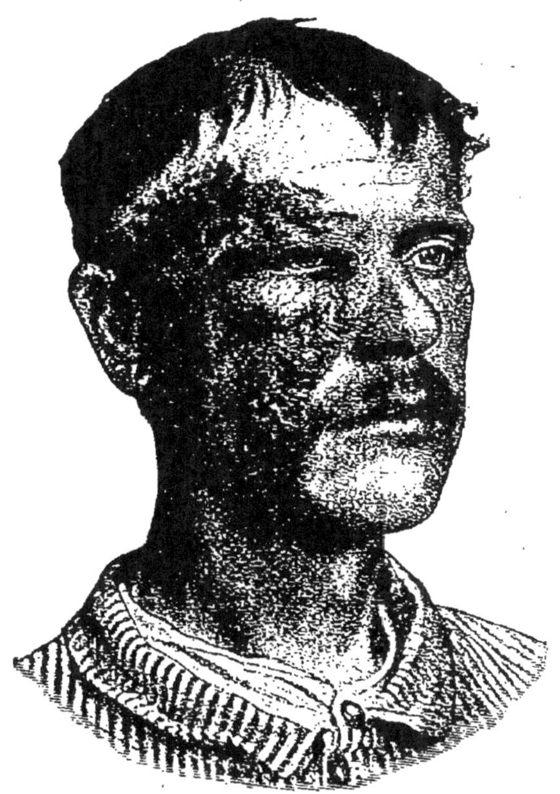

Fig. 63. — Lupus de la face.

rapie et à la *photothérapie* [Méthode de Finsen]. Ce qui est certain, c'est que l'un et l'autre procédé donnent de bons résultats. Mais le traitement est très long, et il n'est pas démontré que les guérisons soient définitives. Cela étant, la cure radicale par le bistouri est, à l'heure actuelle, parfaitement justifiée, surtout s'il s'agit de foyers limités et que l'on puisse opérer en tissu sain. Si les lèvres de la plaie ne se laissent pas réunir sans tension excessive, on aura recours à des greffes épidermiques. Les surfaces lupiques étendues sont également justiciables d'un traitement chirurgical : on les gratte énergiquement avec de petites curettes et on les cautérise ensuite à l'aide du thermocautère.

On a souvent l'occasion de pratiquer des autoplasties en vue de combler des pertes de substance ou de corriger des cicatrices vicieuses. Pour pratiquer ces interventions, on devra naturellement attendre la guérison complète du lupus.

[La cure radicale du lupus a récemment bénéficié d'un nouveau traitement. Le radium, la radiothérapie ont donné des succès que seule une plus longue expérience de cette méthode permettra de juger définitivement.

En attendant l'exérèse par la méthode sanglante reste le procédé de choix et l'on connaît toute la série de travaux que Morestin, notamment, en France, a consacrés au traitement chirurgical du lupus.]

La *syphilis* de la

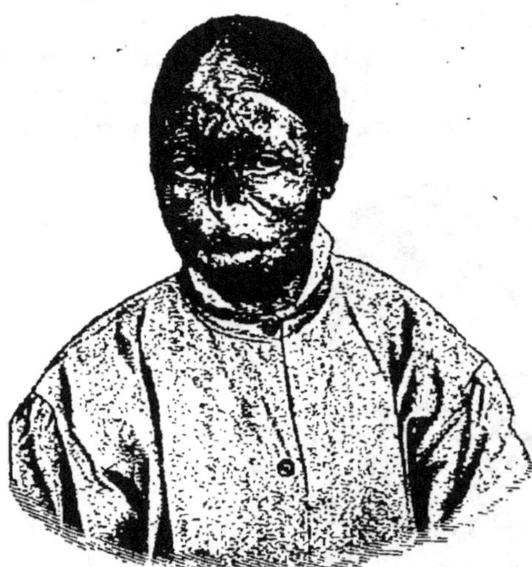

Fig. 64. — Lupus de la face avec destruction du nez.

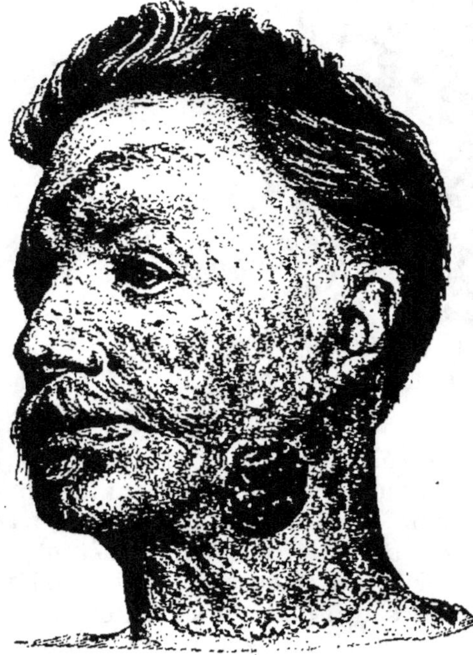

Fig. 65. — Lupus de la face cancérisé.

face s'observe à toutes les périodes de la maladie. Les accidents tertiaires sont plus fréquents que les primitifs et les secondaires. C'est surtout au nez que siègent les·destructions dans la syphilis tertiaire. Les périchondrites et les périostites avec nécrose consécutive sont très fréquentes au niveau du squelette de la face. Des séquestres plus ou moins volumineux s'éliminent, la destruction des os nasaux se traduit par une ensellure typique du nez [*nez en lorgnette, en pied de marmite*], et le palais se perfore. Parfois on observe au niveau des os nasaux des tuméfactions nodulaires qui répondent à des gommes non ulcérées. Nous avons déjà vu que le cancer peut se greffer sur un ulcère syphilitique. Ajoutons qu'il existe aussi des infections mixtes *syphilo-tuberculeuses :* c'est dans de pareils ulcères chroniques que le traitement antisyphilitique donne de bons résultats alors que le microscope ne décèle que des lésions purement tuberculeuses.

L'ulcération syphilitique se distingue de celle du lupus par des bords qui, surtout au début, sont taillés à pic, comme à l'emporte-pièce, et par l'absence du semis périphérique de nodules tuberculeux. Généralement, il se différencie aussi facilement de l'ulcère rongeant ; car les bords sont mous et dépressibles, tandis que dans l'ulcère rongeant le pourtour forme un bourrelet saillant et induré. Pour le diagnostic de la syphilis, on tiendra compte des commémoratifs et des résultats de l'examen de la totalité de la surface tégumentaire (cicatrices des parties génitales, du palais et de la luette, destructions osseuses, ensellure nasale, adénopathie sus-épitrochléenne). S'il subsiste des doutes, on instituera le traitement pierre de touche (administration d'iodure de potassium à fortes doses, soit 3 à 8 grammes par jour) ou on pratiquera l'examen microscopique d'un fragment de tissu prélevé à cet effet.

Le *traitement* sera celui de la syphilis ; dans certains cas, il comportera en outre le curettage des ulcères et l'extraction des séquestres osseux et cartilagineux. Les pertes de substance d'origine syphilitique nécessitent souvent des autoplasties. Pour le traitement de l'ensellure nasale, voir plus loin.

L'*actinomycose* est plus rare à la face qu'au cou, à la langue et dans la région iléo-cœcale. Elle s'observe parfois dans la peau de la joue et donne lieu à des abcès dont les dimensions ne dépassent guère celles d'une pièce d'un franc. L'évolution est chronique ; jamais il n'y a de douleurs. Quand l'abcès s'extériorise, la peau s'ulcère et devient violacée.

L'actinomyces (1) (voir plus loin) se trouve principalement sur les grains de blé. Aussi l'infection débute-t-elle d'habitude par la bouche ; elle se rencontre surtout chez des ouvriers agricoles ou chez des gens qui ont l'habitude de mâcher des épis de blé. Les germes pénètrent par une dent cariée ou une excoriation de la muqueuse. On les retrouve dans le pus de l'abcès où ils forment des grains jaunâtres ou verdâtres dont le volume varie de celui d'un grain de sable à celui d'une tête d'épingle. Ces grains passent facilement inaperçus si l'on n'a pas l'idée d'une actinomycose.

Le *traitement* de l'abcès actinomycotique de la joue consistera dans l'incision avec évacuation du pus et curettage de la paroi. L'administration d'iodure de potassium à l'intérieur, à raison de 1 à 3 grammes par jour, favorisera la guérison.

TUMEURS DE LA FACE

Les tumeurs *bénignes* de la face comprennent essentiellement les lymphangiomes, les angiomes, les fibromes, les kystes sébacés et dermoïdes ainsi que les adénomes, les lipomes et les hypertrophies.

Les *lymphangiomes* de la face ont une structure caverneuse ; ils ont pour siège de prédilection la joue et la lèvre supérieure. Ils donnent lieu à une hypertrophie des lèvres, d'où le nom de *macromélie et de macrocheilie* qu'on a parfois imposé à cette affection. Généralement congénitaux, les lymphangiomes subissent souvent un accroissement considérable de volume après la naissance ; ce sont des tuméfactions circonscrites ou diffuses mobiles sur la peau. La tumeur durcit par les cris et pendant l'effort, se réduit ensuite par la pression pour reprendre sa forme primitive se comportant comme une éponge quand on cesse de la comprimer. Le lymphangiome se différencie de l'angiome par la couleur violacée de la peau qui recouvre la tumeur érectile. Mentionnons encore, à titre de signes particuliè-

<hr>

(1) Voir au sujet de l'actinomycose l'*Atlas manuel de Chirurgie générale* de MARWEDEL-CHEVASSU, p. 285.

rement caractéristiques du lymphangiome, les poussées inflammatoires qui s'y produisent de temps à autre et qui s'étendent rapidement à la totalité de la tumeur, à cause des larges communications qui existent entre les différents espaces lymphatiques. L'inflammation rétrocède en peu de jours ; rarement elle aboutit à la suppuration.

La figure 66 montre un enfant atteint de macromélie congénitale.

Les lymphangiomes se prêtent peu à un *traitement* chirurgical ; l'ablation totale n'est guère possible à cause du facial. D'ailleurs la diffusion de la tumeur rendrait l'opération trop laborieuse et entraînerait une perte de sang trop considérable pour qu'on ne l'évite à un enfant en bas âge. Dans certains cas, on peut réduire la tumeur par l'excision de fragments cunéiformes ; mais il faut

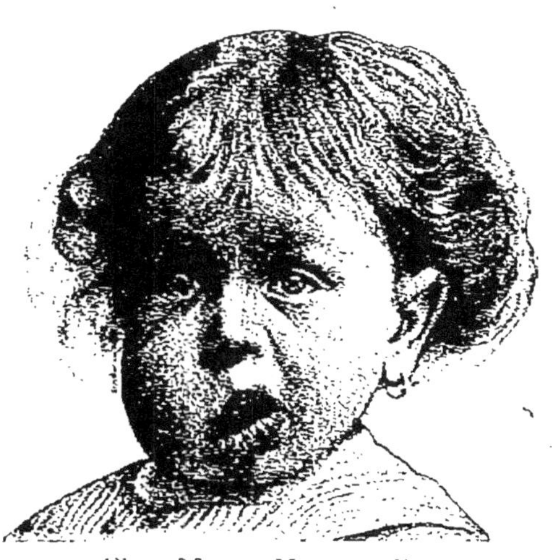

Fig. 66. — Macromélie.

se méfier d'une infection post-opératoire et d'une lymphorrhagie gênante autant que débilitante. Enfin, il y aurait lieu de mentionner les injections interstitielles d'alcool ou d'une solution étendue de chlorure de zinc. Parfois on détermine ainsi une rétraction de la tumeur, mais le traitement est long et nécessite un grand nombre d'injections souvent très douloureuses.

Les *angiomes* de la face sont connus sous le nom de *nævi materni;* ils résultent de la prolifération de vaisseaux sanguins. Les plus communs, les *angiomes simples* ou *télangiectasies* (voir p. 47) siègent souvent dans l'épaisseur de la peau. La planche VII figure le cas d'une télangiectasie très étendue. Assez souvent on observe cette variété d'angiome dans le nævus pigmenté et pileux.

Alors que l'angiome simple forme au niveau de la peau une tache plus ou moins large, *l'angiome caverneux*

Planche VII. — Télangiectasie congénitale de la face et du cou.

(p. 49) constitue une tumeur violacée qui fait saillie au-dessus du niveau de la peau et de la muqueuse. On le rencontre surtout à la lèvre, supérieure ou inférieure. Cette tumeur est réductible; elle se remplit à nouveau aussitôt qu'on cesse la pression. La tension augmente chaque fois qu'on fait compression et après plusieurs alternatives de compression et de décompression, la tumeur finit par ressembler à une crête de coq.

L'anévrysme cirsoïde décrit à la page 49 s'observe très rarement à la face.

Les angiomes qui ont leur point de départ dans le tissu cellulaire sous-cutané de la joue et de la région parotidienne (fig. 67 et 68) constituent des tumeurs volumineuses recouvertes d'une peau presque entièrement normale. On pourrait les confondre avec des lymphangio-

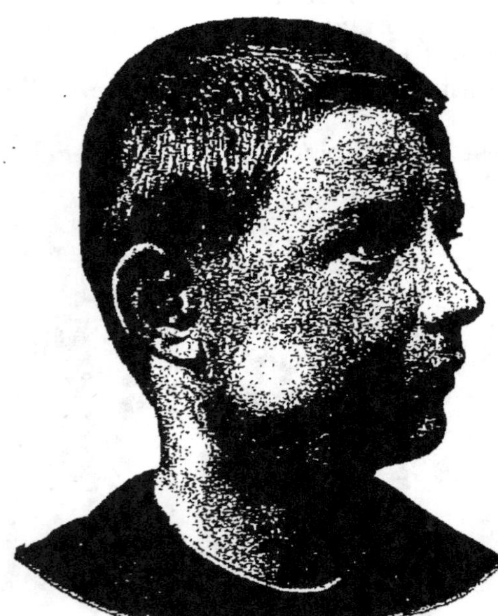

Fig. 67. — Angiome de la joue.

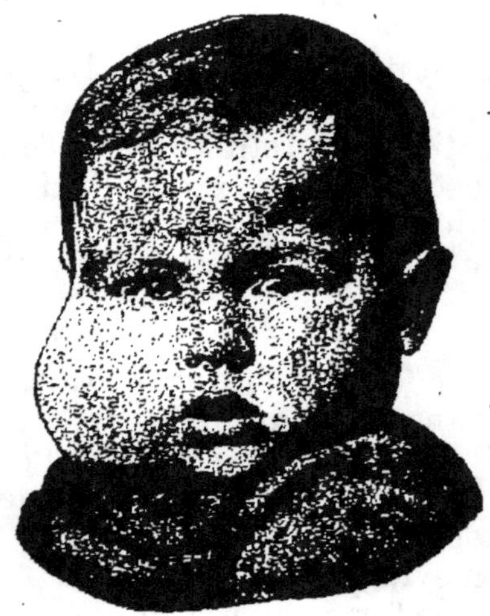

Fig. 68. — Angiome de la région parotidienne.

mes; parfois on note la coexistence de lipomes et la tumeur prend alors le nom d'*angiolipome*. Le *traitement*
des angiomes sous-cutanés est le même que celui des
lymphangiomes de la face et donne lieu aux mêmes considérations (p. 48).

Le traitement des télangiectasies et des angiomes caverneux est guidé par les principes mêmes que nous avons

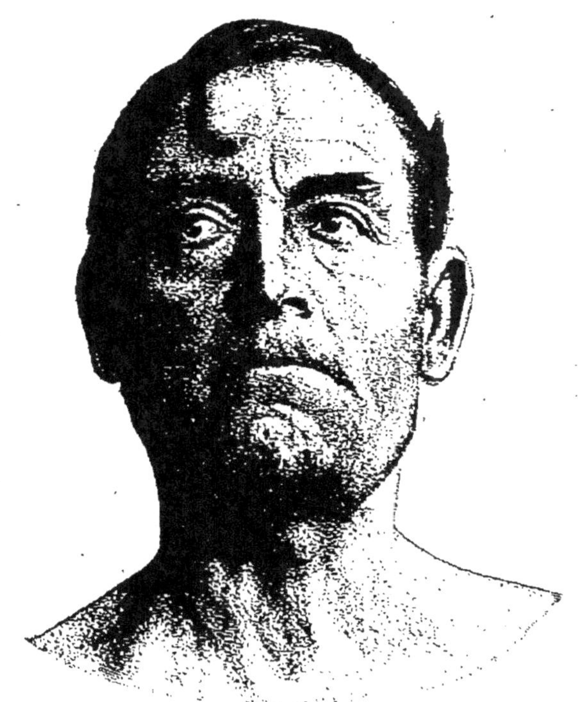

Fig. 69. — Kyste sébacé du front.

exposés à la page 52 à propos des tumeurs du cuir chevelu.

Les *fibromes* de la face peuvent faire partie intégrante
d'une fibromatose généralisée ou former des bourrelets
saillants qui appartiennent au groupe des *neurofibromes*
et ont été décrits sous le nom de *fibroma molluscum*. Ces
tumeurs ne sont généralement pas douloureuses, bien
qu'elles renferment des éléments nerveux en abondance.

Une place à part doit être réservée aux tumeurs fibreuses
d'origine cicatricielle que l'on désigne sous le nom de
kéloïdes. Il est d'ailleurs douteux qu'il faille les consi-

Planche VIII. — Kéloïde cicatriciel de la joue chez un enfant de sept ans.

---

dérer comme de véritables tumeurs, ce sont des cicatrices hypertrophiées qui paraissent reconnaître pour origine une irritation inflammatoire. Elles sont particulièrement fréquentes à la face et ont pour caractère spécial leur tendance à la récidive. Chez l'enfant représenté sur la planche VIII on aperçoit un kéloïde qui a pour point de départ la cicatrice d'une brûlure de la joue. Le diagnostic est facile; car l'origine cicatricielle et l'aspect de la tumeur, qui est dure, saillante et lisse, sont assez caractéristiques pour rendre toute confusion impossible. Le *traitement* consiste dans l'ablation.

Il existe des kéloïdes qui sont spontanés, ou du moins paraissent l'être ; ces lésions prennent vraisemblablement naissance sur de petites plaies négligées.

Les *kystes sébacés*, qui ont leur siège de prédilection au cuir chevelu, peuvent néanmoins se rencontrer à la face. Les figures 69 et 70 en donnent des exemples. Les kystes dermoïdes s'observent également à la face en des points autres que leur siège de prédilection qui est la queue du sourcil (fig. 71). C'est ainsi que l'enfant de la figure 71 présente un kyste dermoïde de l'angle interne de l'œil.

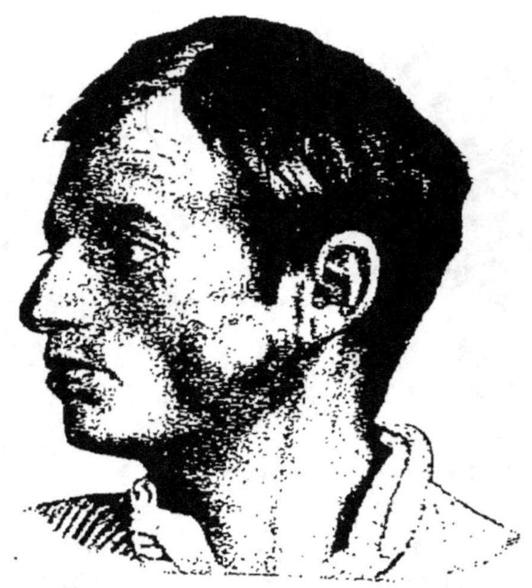

Fig. 70. — Kyste sébacé de la joue.

Voir d'ailleurs aux pages 45, 46 et suivantes les notions générales concernant l'étiologie, l'évolution et le traitement des kystes sébacés et dermoïdes.

Les *adénomes* des glandes sudoripares et sébacées constituent de petites tumeurs du volume d'un pois ou d'un haricot. Leur nature ne peut guère être déterminée que par l'examen microscopique. Il faut savoir que ces tumeurs peuvent se transformer en de véritables cancers.

L'hypertrophie de la couche cornée de l'épiderme donne lieu à des *productions cornées*. En un point circonscrit de la peau de la joue, du nez ou du front se développe une sorte de verrue qui aboutit généralement après de longues années à une excroissance en forme de cornes. Des abla-

tions superficielles sont insuffisantes pour amener la guérison. Pour obtenir la cure radicale, il faut au contraire circonscrire par une incision la base du papillome et l'exciser en totalité. La planche IX représente une excrois-sance du nez en forme de corne datant d'un certain nombre d'années. La malade avait pour habitude de réséquer elle-même l'extrémité de la tumeur lorsque celle-ci devenait par trop volumineuse ; la surface de section se re-connaît aisément sur la figure. On constate encore quelques autres verrues au front et aux joues. On circonscrivit la tumeur par une incision ellipti-que, on l'extirpa avec sa base et on sutura la plaie ; la guérison fut alors rapide-ment obtenue (1).

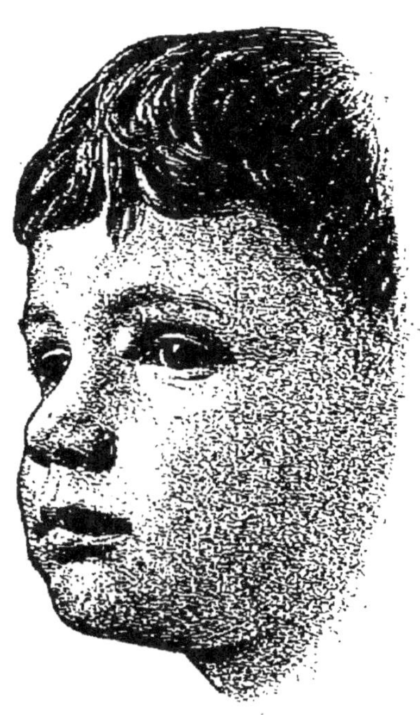

Fig. 74. — Kyste dremoïde de l'angle interne de l'œil.

Enfin nous ferons rentrer dans les tumeurs bénignes de la face l'hypertrophie éléphantiasique de la peau du nez connue sous le nom d'acné hypertrophique ou de rhinophyma. Des mamelons plus ou moins gros, sessiles ou pédiculés, donnent au nez un aspect parfois absolu-

(1) Pendant la composition de cet ouvrage, j'apprends que la tumeur a récidivé. L'examen microscopique montre maintenant qu'il s'agit d'un cancer.

Planche IX. — Excroissance du nez en forme de corne.

ment grotesque (fig. 72). Les rapports de cause à effet communément admis entre le rhinophyma et les excès de boisson ne sont pas toujours justifiés, et ce serait faire tort à plus d'un malade atteint d'acné hypertrophique que de toujours vouloir en faire un alcoolique.

Le *traitement* consistera dans l'excision des mamelons

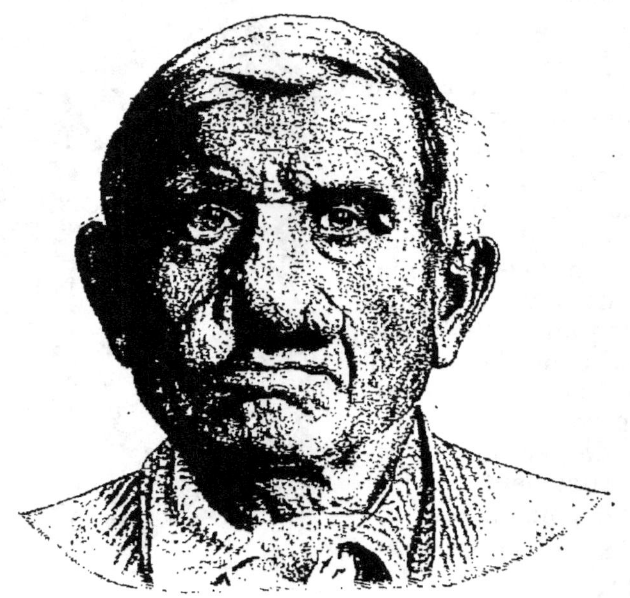

Fig. 72. — Rhinophyma.

avec suture consécutive ; dans un stade moins avancé avec une hypertrophie diffuse régulière de la peau, on pratiquera la décortication du nez. Avec le bistouri on détache des lamelles d'épithélium jusqu'à ce qu'il ne reste plus que les couches épithéliales les plus profondes. Grâce à ces couches profondes et aux glandes sudoripares et sébacées du derme, le nez s'épidermise rapidement. On favorise encore l'épidermisation par des applications d'une pâte résorcinée à 50 °/₀.

Parmi les tumeurs *malignes* de la face, le *sarcome* et l'*endothéliome* sont plus rares que l'épithéliome. Le *sar-*

come prend naissance au niveau des os de la face, de la peau de la face, du tissu connectif de l'orbite ou du tissu adipeux de la joue. Les *sarcomes cutanés* se développent de préférence sur un nævus congénital. Ils sont dits sarcomes mélaniques, parce que les cellules pigmentées qui prennent part à la dégénérescence confèrent à ces tumeurs un aspect noirâtre ou brunâtre. Sur la planche X, on voit un sarcome mélanique qui a son point de départ dans un

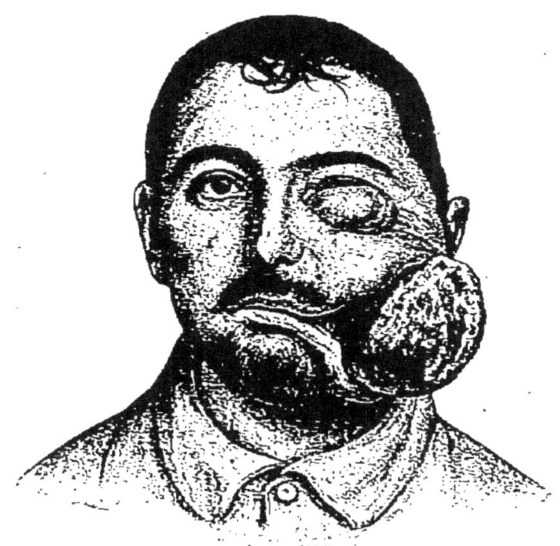

Fig. 73. — Récidive d'un sarcome de la joue.

nævus pigmenté de la joue ; en peu de semaines cette tumeur atteint le volume d'une noix. Au bord supérieur, on aperçoit en dedans un point presque noir. Une petite tache brunâtre visible en dehors de la néoformation représente le reliquat du nævus pigmentaire, origine de la tumeur. L'examen microscopique a prouvé qu'il s'agissait d'un sarcome fasciculé à cellules pigmentées ; ces éléments sont en partie disséminés dans la tumeur, en partie agglomérés en amas brun foncé.

Le *pronostic* du sarcome mélanique est très grave. Car la généralisation s'effectue de très bonne heure.

Le *sarcome non pigmenté* de la peau de la face est beaucoup plus rare que le sarcome mélanique. Il se présente

Planche X. — *a,* Mélano-sarcome de la joue droite ; *b,* Coupe microscopique d'un sarcome mélanique fuso-cellulaire.

---

souvent sous la forme d'une verrue molle et polylobée, recouverte au début par une peau amincie qui ne tarde pas à s'ulcérer. Une récidive de sarcome est représentée sur la figure 73. Cette tumeur a presque le volume du poing ; elle a perforé la peau de la joue, C'est probablement dans le tissu adipeux de cette région que le néoplasme a pris naissance.

Les *sarcomes de l'orbite* ont pour point de départ le tissu conjonctif et adipeux, le périoste, la gaine du nerf optique ou l'œil même. Suivant le siège de la lésion initiale, le globe oculaire est refoulé d'un côté ou de l'autre, ou encore il se produit une exophtalmie analogue à celle qu'on voit sur la figure 74 : la saillie que fait ici l'œil droit est due à un sarcome de l'orbite ; la paupière inférieure est le siège d'un ectropion très notable. Ces tumeurs ont tendance à perforer la paroi postérieure de l'orbite et à se propager au cerveau. Avant de porter le diagnostic de sarcome primitif de l'orbite, on examinera attentivement les régions voisines, les tumeurs du maxillaire supérieur pouvant, en effet, envahir l'orbite secondairement. La confusion avec un ostéome ou un autre néoplasme rétro-oculaire bénin (voir pages 60 et suivantes) sera évitée à cause de la rapidité des progrès de la tumeur ; le phlegmon de l'orbite donnerait lieu à des phénomènes infectieux aigus. Une ponction exploratrice éclaircira au besoin le diagnostic hésitant.

Dans l'exophtalmie, on observe des troubles fonctionnels particuliers sur lesquels nous n'avons pas à insister ici ; on consultera à cet égard les traités d'ophtalmologie.

Le *traitement* du sarcome de l'orbite consistera dans la majorité des cas en l'évidement de l'orbite, procédé le plus sûr pour se mettre à l'abri de la récidive. Pour commencer, on incise l'angle externe de l'œil ; puis on trace une incision qui s'étend du bord supérieur au bord inférieur de l'orbite. Avec une rugine, on décolle le périoste de l'orbite et, avec des ciseaux courbes, on sectionne au fond de la plaie, le nerf optique et l'artère ophtalmique. On tamponne rapidement l'orbite ; puis, ayant brusquement retiré le tampon, on pince et on lie l'artère ophtalmique qui sai-

gne. Généralement, on peut recouvrir la plaie opératoire
en suturant les paupières l'une à l'autre. Lorsque ces voi-
les membraneux ont été partiellement réséqués, on peut
appliquer sur la plaie un lambeau prélevé dans la région
temporale ou l'on tamponne jusqu'à ce que les bourgeons
charnus soient suffisamment bien développés pour qu'on
puisse pratiquer avec succès des greffes de Thiersch.

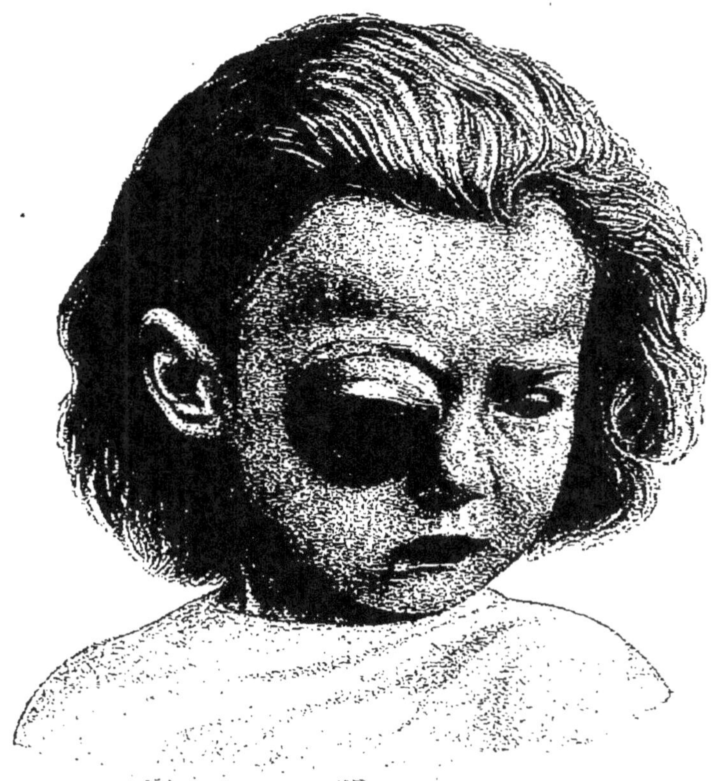

Fig. 74. — Sarcome de l'orbite.

Ce n'est que dans des cas exceptionnels qu'on pourra
tenter l'ablation des sarcomes de l'orbite sans sacrifier le
globe oculaire. Krönlein a préconisé à cet effet la *résection
ostéoplastique de la paroi externe de l'orbite*. Il trace un
lambeau temporal à base supérieure dont le bord antérieur coïncide avec le bord externe de l'orbite. On incise
le périoste de l'orbite et on le décolle de la face externe de

Planche XI. — *a,* Ulcère rongeant du nez chez un homme de soixante-huit ans. *b,* Cancroïde du nez chez un homme de soixante-quatorze ans.

___

cette cavité. On sectionne ensuite cette paroi au niveau de l'apophyse zygomatique du frontal jusqu'à la fente orbitaire inférieure, puis de l'apophyse frontale de l'os malaire également jusqu'à la fente orbitaire inférieure. On peut alors récliner en dehors la peau avec l'os et découvrir l'orbite dans toute son étendue sans blesser les muscles de l'œil.

Le procédé de Krönlein donne les meilleurs résultats dans les tumeurs rétrobulbaires [rétrooculaires] bénignes, notamment dans *les ostéomes, les lymphangiomes, les angiomes, les kystes dermoïdes et hydatiques.*

L'épithéliome de la face s'observe principalement au nez, aux paupières et à la lèvre inférieure. Au nez, la variété ulcéreuse phagédénique prédomine (ulcère rongeant) tandis qu'à la lèvre on n'observe guère que la forme végétante. On sait que l'ulcère rongeant s'accroît par la périphérie sans se propager en profondeur ni donner de métastase. Les bords de la tumeur forment généralement un léger bourrelet ; ils sont irréguliers, festonnés, indurés. La figure 32 montre un ulcère rongeant qui a envahi une grande partie de la tête, celui qu'on a figuré sur la planche XI, en *a,* siège sur le dos du nez ; malgré ses petites dimensions, son début remonte à trois ans. Au contraire, le cancer du nez, représenté en *b* sur la même planche XI, est moins un ulcère qu'une tumeur sessile, en champignon, de la variété des épithéliomes pavimenteux ou cancroïdes. Le cancer de la lèvre inférieure débute par un nodule induré que beaucoup ne remarquent même point pendant les premiers mois. Ce n'est que lorsque la tumeur grossit et que, phénomène précoce, le centre de la lésion s'ulcère, que le malade s'en inquiète et consulte le médecin. Le cancer se propage et se généralise d'habitude par la voie lymphatique, aussi convient-il d'accorder une attention particulière aux ganglions auxquels aboutissent les vaisseaux lymphatiques de la région altérée. Dans l'espèce, ce sont les ganglions situés à l'angle de la mâchoire ; ce sont eux que l'on examinera avec un soin particulier dans le cancer de la face. A cet effet, on fait incliner la tête en avant et on enfonce les doigts derrière le bord du maxillaire, comme si l'on

voulait explorer la face profonde de la branche montante.
On reconnaîtra de cette manière les adénopathies même
alors qu'elles sont encore à peine marquées. On examinera
ensuite les régions situées en avant et en arrière du
muscle sterno-cléido-mastoïdien, ainsi que les fosses sus
et sous-claviculaire.

Bien que nous n'ayons pas de notions certaines sur
l'étiologie du cancer, nous savons que les ulcères chroniques, tuberculeux ou syphilitiques, en favorisent l'éclosion.
On incrimine également certaines causes irritantes, par
exemple [le contact répété de la paraffine et de la suie]
dans le cancer des ouvriers en paraffine et dans le cancer
des ramoneurs. A tort ou à raison, on attribue aux abus
du tabac une influence sur la production du cancer des
lèvres. Quoi qu'il en soit d'ailleurs, ces tumeurs sont
l'apanage presque exclusif du sexe masculin (hommes
90 0/0, femmes 7 0/0).

Le *traitement* médical des tumeurs malignes par l'arsenic, par les rayons X et le radium, a été discuté à la
page 59. Le traitement chirurgical consiste dans l'extirpation en tissu sain, sans égard pour les dimensions de
la perte de substances qui en résulte ; la question de la
réparation de la plaie est ici secondaire. Nous avons déjà
exposé (p. 59) un certain nombre de règles qui doivent
présider à la réparation autoplastique des plaies. Ajoutons
que l'extirpation de la muqueuse géniale ou de la joue
dans toute son épaisseur avec les muscles et la muqueuse
peut aboutir à la *constriction des mâchoires*. La constriction cicatricielle se traduit par une perte plus ou moins
complète des mouvements des mâchoires. Aussi s'appli-
que-t-on à empêcher la rétraction inodulaire en comblant
la perte de substance par un lambeau cutané dont la face
épidermique vient constituer la paroi de la cavité buccale.
La face cruentée du lambeau est alors recouverte à l'aide
d'un deuxième lambeau ou, secondairement, au moyen de
greffes de Thiersch. Le lambeau redoublé qui est indiqué
schématiquement sur la figure 86 remplit le même office.

Dans les cancers de la lèvre inférieure où l'on n'a pas
besoin de sacrifier plus de la moitié de la lèvre, l'exérèse
se fera par une excision cunéiforme (fig. 75 et 76). Des
tumeurs plus volumineuses seront circonscrites à l'aide
d'incisions à angle droit (fig. 77), et on comblera la perte
de substances en deux lambeaux qu'on prélèvera sur la

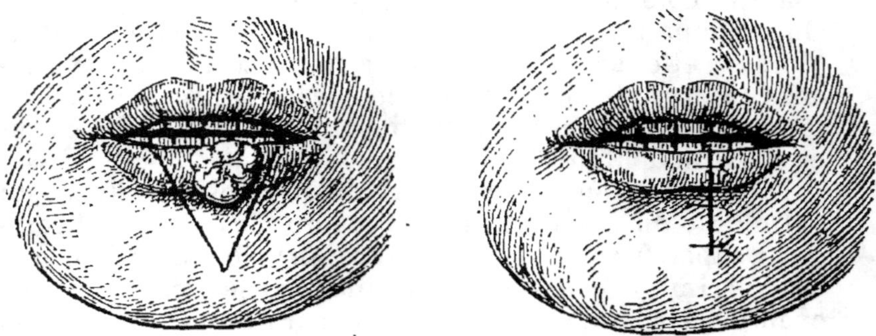

Fig. 75 et 76. — Excision cunéiforme du carcinome de la lèvre.

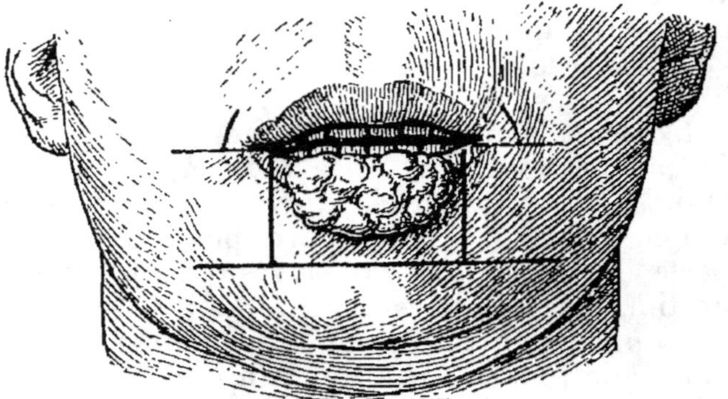

Fig. 77. — Excision rectangulaire du carcinome de la lèvre.
Autoplastie par glissement du bord des lèvres.

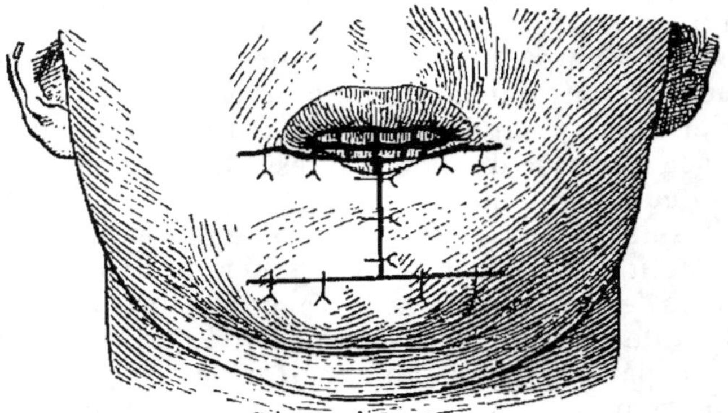

Fig. 78. — Excision rectangulaire du carcinome de la lèvre.
Autoplastie par glissement du bord des lèvres.

joue dans toute son épaisseur (fig. 78) et qu'on réunira
l'un à l'autre. Les figures 78 et 79 montrent également

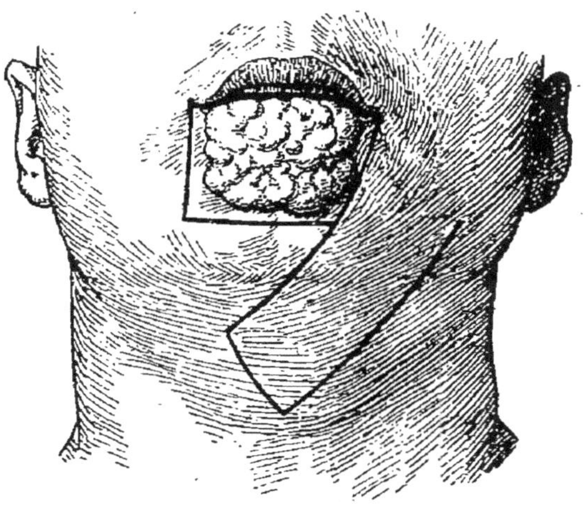

Fig. 79. — Autoplastie de la lèvre inférieure
par le procédé de von Langenbeck.

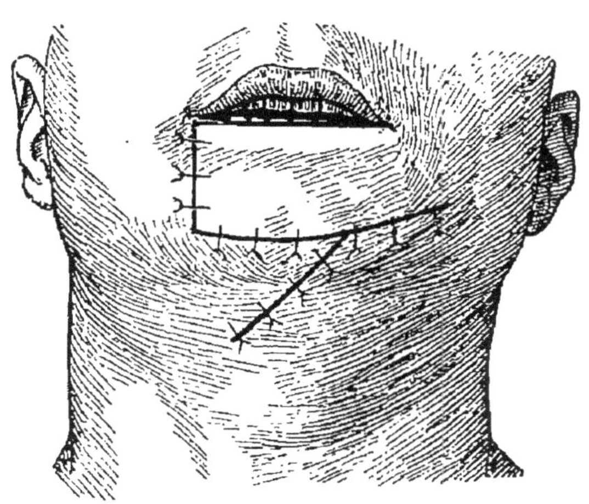

Fig. 80. — Autoplastie de la lèvre inférieure
par le procédé de von Langenbeck.

comment on reconstitue le revêtement muqueux du bord
libre des lèvres : on prélève sur la lèvre supérieure un

lambeau muqueux que l'on attire en bas et que l'on fixe
ensuite par quelques points de suture à la lèvre inférieure.
Ce procédé, de même que l'excision cunéiforme, donne
une bouche un peu étroite au début ; mais grâce à l'élas-

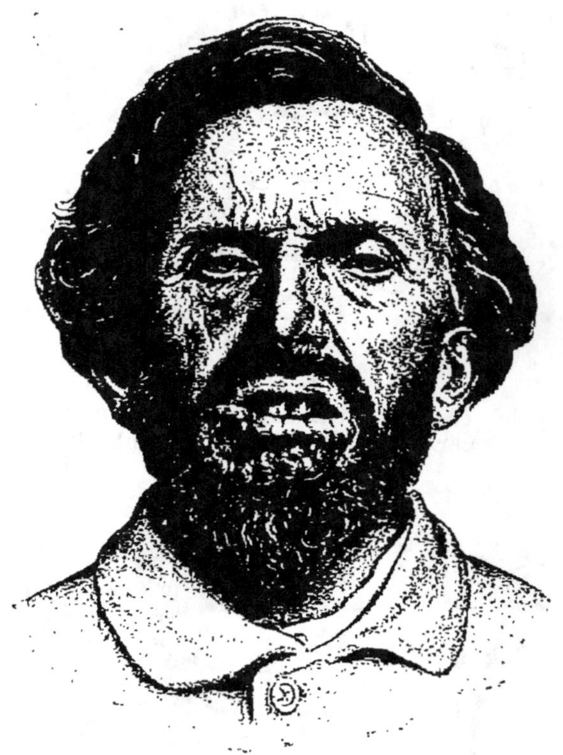

Fig. 81. — Carcinome de la lèvre inférieure.

ticité des joues, la bouche récupère des dimensions satis-
faisantes au bout de peu de semaines. Les deux méthodes
précédentes ne conviennent pas aux cas où la lèvre inférieure est envahie en totalité. Pour combler dans ces cas
la perte de substance, on fait usage d'un lambeau qu'on
prélève sur la peau du menton et du cou (fig. 79 et 80),
suivant la pratique de von Langenbeck. Il est important
de ne pas sacrifier l'espèce d'éperon cutané qui se trouve
au-dessous de la solution de continuité et qui empêchera
le lambeau de quitter sa nouvelle position une fois qu'il

sera suturé à l'éperon en question. Le procédé que nous
venons d'indiquer a l'inconvénient de faire bon marché
du revêtement muqueux du bord libre de la lèvre. Chez

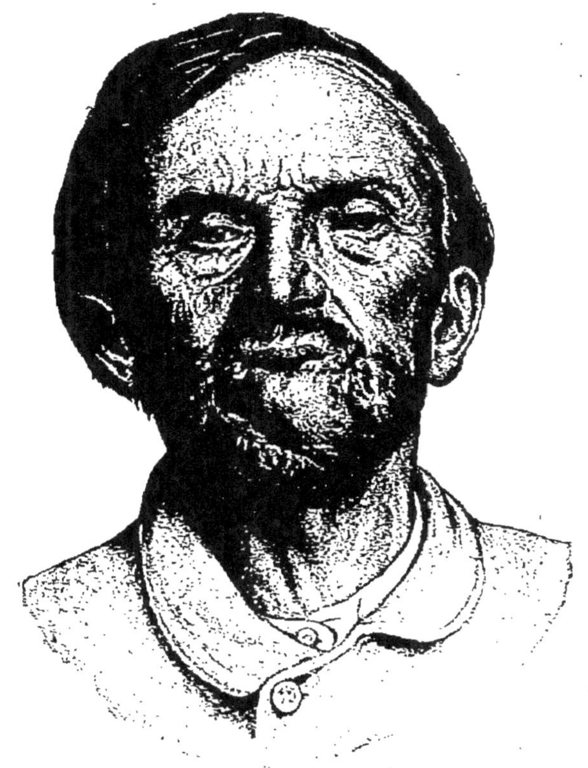

Fig. 82. — Carcinome de la lèvre inférieure après l'opération.

le malade représenté sur les figures 81 et 82, on s'est attaché à pallier cet inconvénient par le procédé de glissement de la muqueuse que nous avons décrit précédemment.

AUTOPLASTIES

Les schémas de la page 116 feront comprendre les règles
d'après lesquelles on procède pour combler les pertes de substance résultant de la mobilisation des lambeaux cutanés.
Ces schémas rendent toute explication superflue. Sur la

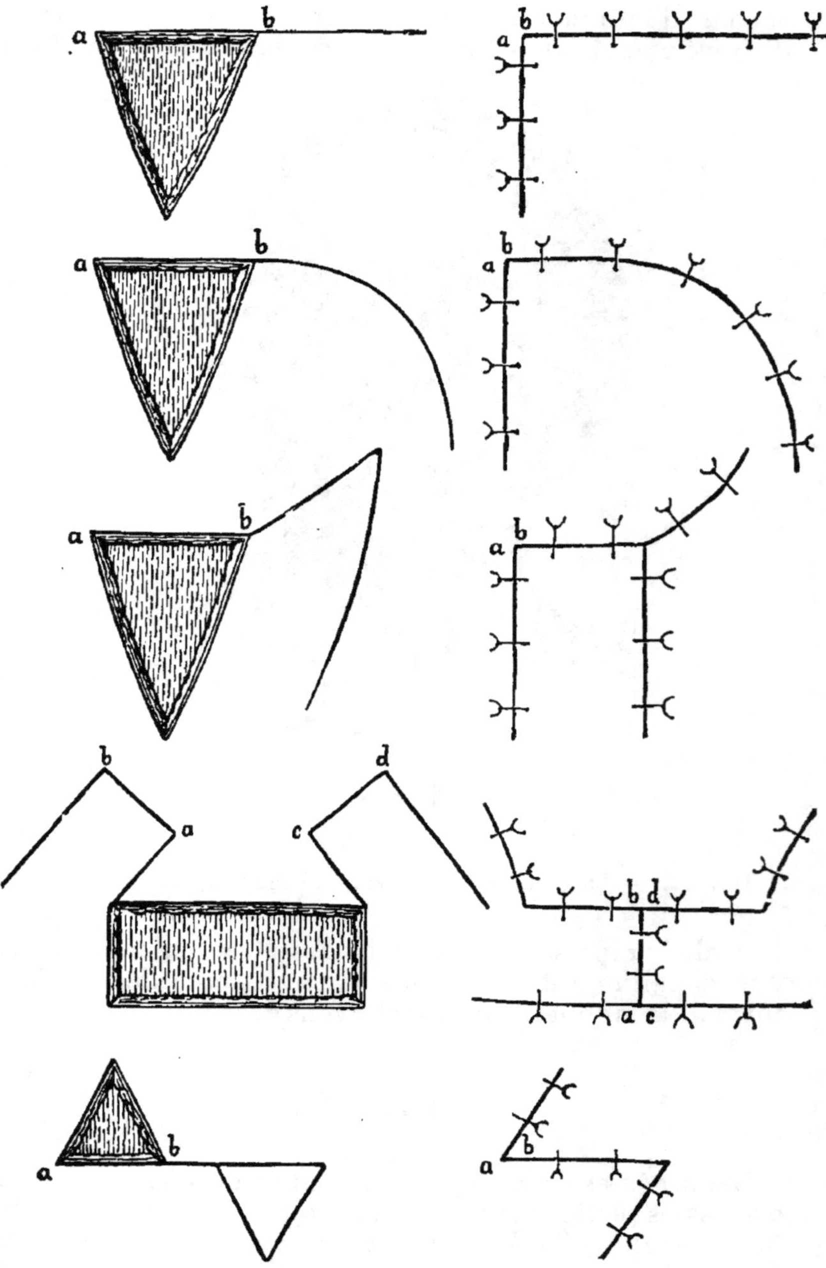

Fig. 83. — Schémas d'autoplastie.

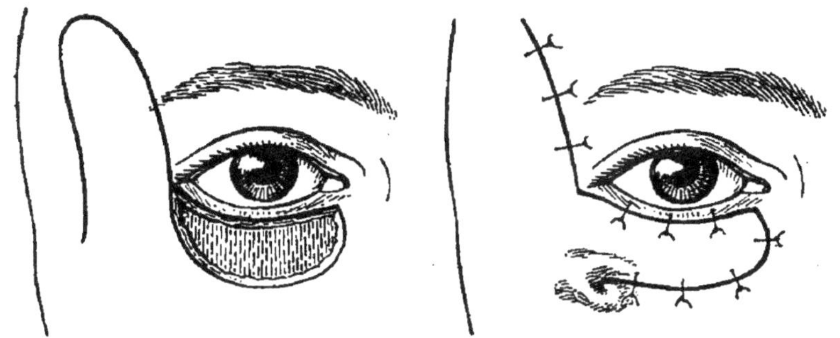

Fig. 84. — Réparation d'une perte de substance de la paupière.

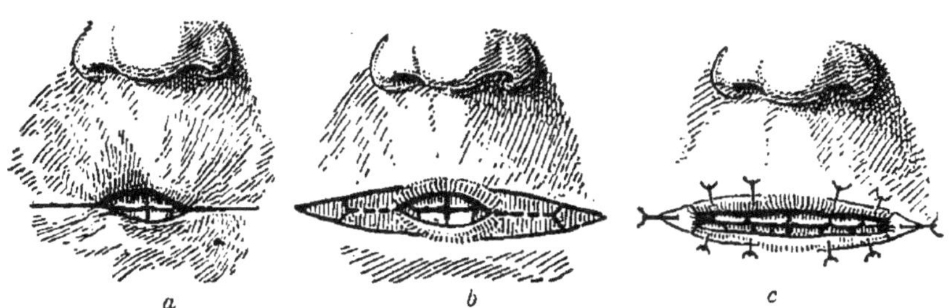

Fig. 85. — Opération pour microstomie.

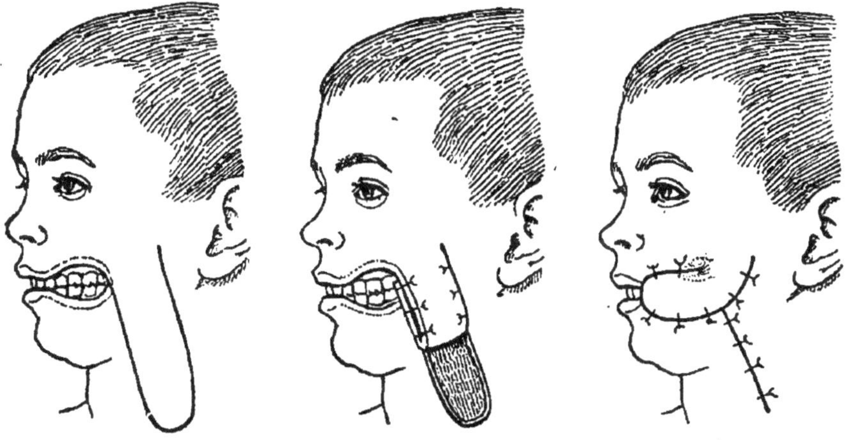

Fig. 86. — Formation d'un lambeau redoublé.

figure 84 on voit comment on peut tailler dans la région temporale un lambeau destiné à combler une perte de substance de la paupière. Les figures 85 *a*, *b* et *c* résument les principaux temps de l'opération de la microstomie par rétraction cicatricielle de l'orifice buccal. Une incision transversale part de la commissure des lèvres et sectionne la peau de la joue sur l'étendue qui correspond à une bouche normale (fig. 85 *a*). On sectionne ensuite la muqueuse dans la même direction en ayant soin de ménager à chaque extrémité un petit lambeau triangulaire (fig. 85 *b*). Avec ce lambeau on reconstitue la commissure. On termine en suturant la muqueuse à la peau sur le bord libre des lèvres (fig. 85 *c*). Les schémas de la figure 86 montrent comment on obtient un lambeau destiné à combler une perte de substance de la joue. Malgré qu'à la joue et qu'au cou la vascularisation soit très abondante, on s'expose à une gangrène partielle si l'on fait usage d'un lambeau pédiculé trop long. C'est pourquoi le lambeau aura à sa base une certaine largeur et on respectera tous les vaisseaux qui se trouvent à ce niveau. En règle générale, on tracera dans une autoplastie de la face les lambeaux de telle sorte que leur axe soit parallèle à une des principales artères de la région (maxillaire, temporale). D'autre part, les lambeaux cutanés se rétractent considérablement. Aussi importe-t-il de leur donner des dimensions supérieures d'un tiers à celles de la perte de substances qu'on se propose de combler. L'observance d'une asepsie parfaite et d'une hémostase minutieuse est tellement naturelle qu'il est inutile d'y insister ici. Rappelons en terminant qu'il faut se méfier de pansements trop serrés qui pourraient compromettre la vitalité des lambeaux.

III. NÉVRALGIES DE LA TÊTE

Parmi les névralgies de la tête celles du trijumeau sont les plus fréquentes. Les autres nerfs de la tête (2e, 3e et 4e cervicaux) n'entrent en ligne de compte que secondairement. Il est important de se rappeler les différents territoires sensitifs de la tête. La première branche terminale du trijumeau traverse le trou susorbitaire et va innerver la partie antérieure du nez, la paupière supérieure et une partie du cuir chevelu (teinte rouge de la planche XII imitée de Bardeleben et Haeckel). La deuxième branche du nerf maxillaire supérieur débouche par le trou sous-orbitaire et innerve le reste des téguments de la joue et de la tempe (teinte jaune). La troisième branche du trijumeau donne naissance au nerf dentaire inférieur qui s'engage dans le canal dentaire et le parcourt jusqu'au niveau du trou mentonnier où il prend le nom de nerf mentonnier. Les orifices par lesquels s'échappent les nerfs susorbitaire, sous-orbitaire et mentonnier sont situés sur la même ligne droite qui passe par l'échancrure susorbitaire et perpendiculaire au plan horizontal qui passe par le menton. La troisième branche du trijumeau donne également le nerf lingual et le nerf auriculo-temporal. Elle innerve la peau de la lèvre inférieure, du menton et partiellement celle de la joue, de la tempe et de l'oreille (teinte bleue). Sur la même planche on reconnaît le nerf sous-occipital d'Arnold ainsi que les branches mastoïdienne et auriculaire du plexus cervical superficiel, ainsi que quelques variations des territoires sensitifs.

L'*étiologie* des névralgies de la tête, du moins en ce qui concerne les névralgies primitives n'est pas encore définitivement élucidée. Les névralgies secondaires par compression des troncs nerveux sont plus faciles à étudier et plus accessibles à la thérapeutique. La compression a une

Planche XII. — Territoire d'innervation du trijumeau (d'après Bardeleben et Haeckel).

---

action d'autant plus nocive que le nerf cheminant dans une gouttière osseuse ou dans un canal n'échappe qu'avec peine à la compression causée par une tuméfaction inflammatoire ou par un néoplasme. Dans ces cas, il s'agit principalement d'une tumeur du nerf, d'un anévrysme ou d'une inflammation — souvent de nature syphilitique — de l'os et de son périoste. Il est naturellement de la plus grande importance de porter un diagnostic précoce. Car pour guérir la névralgie, il suffira de supprimer la cause de la compression. Dans la névralgie primitive on a incriminé une maladie infectieuse antécédente (paludisme), la syphilis. l'alcoolisme, l'artério-sclérose et toute une série d'autres causes. Mais dans un grand nombre de cas, on ne retrouve aucun de ces facteurs étiologiques.

La *marche* des névralgies de la tête est fréquemment si grave, les accidents auxquels elles donnent naissance sont parfois si douloureux que les malades abrègent par un suicide leur existence intolérable. Au début, les crises douloureuses ne sont ni trop fréquentes ni trop intenses. Brusquement, sans cause appréciable, surviennent des douleurs lancinantes ou térébrantes, le plus souvent limitées tout d'abord à une des branches du trijumeau. La crise ne dure au début que quelques minutes ; mais peu à peu elle se prolonge et finalement les crises deviennent subintrantes. Chez certains malades, le diagnostic peut être posé à distance : la moitié atteinte de la face a un aspect flasque parce que le malade redoute la contraction des muscles ; l'œil est entr'ouvert et la main est appliquée contre la zone douloureuse qu'elle protège. La crise cesse aussi brusquement qu'elle est apparue. A la longue les névralgies ne se limitent plus à une seule branche nerveuse ; elles peuvent en gagner une ou plusieurs autres. Mais il ne s'agit pas toujours alors de véritables névralgies ; souvent ce sont de simples irradiations douloureuses qui disparaissent aussitôt qu'on a supprimé la lésion causale. On voit toute l'importance qu'il y a à faire une enquête minutieuse sur les débuts de la maladie. On peut aussi localiser le territoire malade en déterminant quels sont les points douloureux que l'on obtient par la pression des nerfs, notamment à leur point d'émergence.

Pour le *traitement* des névralgies faciales, on ne s'adresse guère au chirurgien que lorsque toutes les ressources de la médication interne (salicylate de soude, quinine, antipyrine, etc.) sont épuisées et que les bains de vapeur et une cure climatérique prolongée sont demeurées inefficaces. La névrotomie est un procédé abandonné depuis longtemps à cause des récidives qui surviennent quand se cicatrisent les troncs nerveux. Les résultats ne sont pas meilleurs si à la section nerveuse on substitue la résection de fragments longs de un à deux centimètres. Thiersch a montré le premier qu'on peut arracher le nerf avec toutes ses ramifications les plus fines et obtenir ainsi des guérisons définitives ou tout au moins retarder les récidives souvent pendant des années. Voici la technique de l'arrachement : on met le nerf à nu et on le saisit avec la pince spéciale de Thiersch. Pour éviter que celle-ci ne dérape, les mors présentent des rugosités transversales (la pince de Krause est entaillée dans la longueur), en outre l'un des mors est convexe tandis que l'autre est excavé en gouttière. Cette pince donne une excellente prise sur le nerf. On enroule le nerf autour d'elle dans le sens de la longueur et on exerce une traction sur l'instrument en même temps qu'on le fait tourner autour de son axe longitudinal, à raison d'un tour environ par seconde. Après avoir arraché ainsi les ramifications périphériques du nerf, on sectionne le tronc aussi profondément que possible. Quand on a bien isolé le nerf au préalable, on parvient à l'aide de ce procédé à en extraire un segment d'une longueur très appréciable avec toutes ses arborisations périphériques.

Extraction périphérique de la première branche
du trijumeau

Le point d'élection pour la mise à nu et l'extraction du nerf sus-orbitaire est situé à son émergence du trou sousorbitaire. Incision le long de l'arcade orbitaire, section du périoste. On refoule en bas, vers le globe oculaire, le périoste et le tissu adipeux de l'orbite, et on aperçoit, au niveau de l'échancrure ou du trou sus-orbitaire (fig. 87), le nerf qui se dirige en haut vers le front. La confusion avec le muscle grand oblique n'est guère possible en raison de la différence qu'affectent l'aspect et le trajet des deux arcades.

Extraction périphérique de la deuxième branche du trijumeau

Incision horizontale de 3 centimètres le long du bord inférieur de l'orbite. Du milieu de cette incision s'en dé-

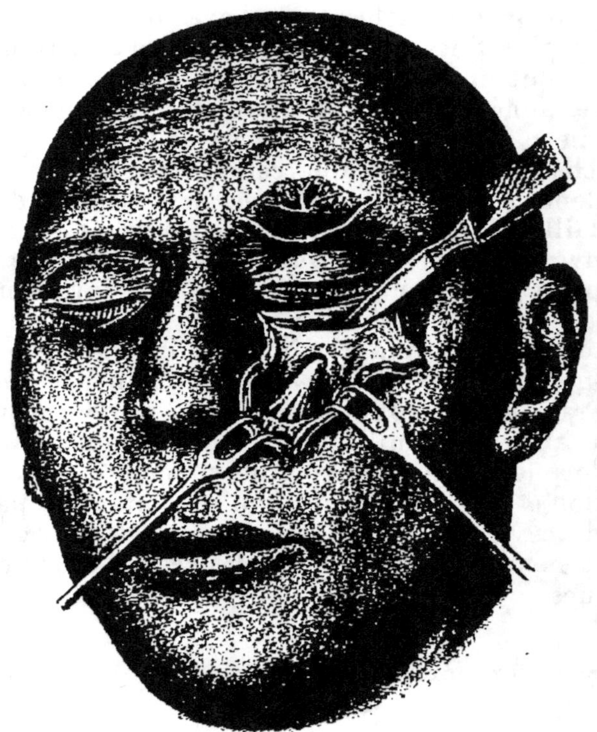

Fig. 87. — Découverte de la 1re et 2e branches du trijumeau.

tache une autre, longue également de 3 centimètres et se dirigeant verticalement en bas. On obtient ainsi une incision en T délimitant deux lambeaux que l'on récline. On met ainsi le nerf à nu à son émergence du trou sous-orbitaire. Il importe de n'inciser que parallèlement au trajet nerveux, afin de ne pas sectionner de ramification. Le nerf étant bien isolé, on incise le périoste de l'orbite et en le décollant on met à nu la paroi inférieure de l'orbite. On découvre alors le nerf qui se dirige obliquement en arrière et au dehors sous une lamelle osseuse transparente que l'on sectionne avec la pointe du bistouri ; et du même coup on sectionne le nerf aussi loin en arrière que possible. On

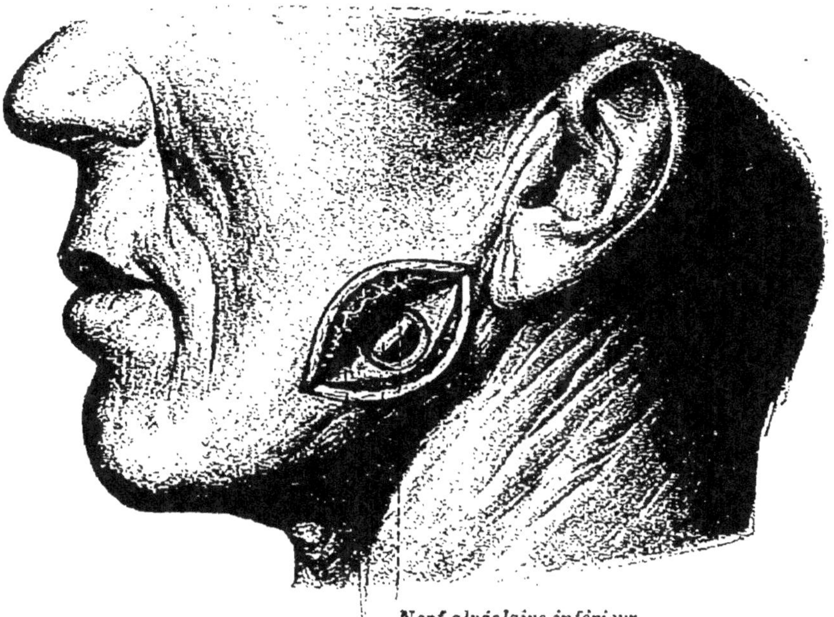

Fig. 88. — Découverte de la 3e branche du trijumeau.

attire le bout périphérique par le trou sous-orbitaire, on le saisit avec la pince de Thiersch et on achève l'extraction périphérique comme nous l'avons indiqué ci-dessus (fig. 87).

Extraction périphérique de la troisième branche du trijumeau.

Le nerf dentaire inférieur pénètre dans le maxillaire inférieur par la face interne de la branche montante, environ en son milieu, donne naissance à des rameaux pour

les dents et ressort à la face antérieure du corps du maxillaire sous le nom du mentonnier. Pour le mettre à nu, le
mieux est de tracer une incision oblique, longue de 3 centimètres, qui passe au niveau de l'angle de la mâchoire
par le milieu du corps du maxillaire (fig. 88). On divise
la peau et le muscle et on décolle le périoste. A l'aide du
trépan, on enlève une rondelle osseuse de la paroi antérieure du maxillaire. Le nerf ainsi mis à nu est attiré au
dehors à l'aide d'un crochet et extrait suivant le procédé de Thiersch.

Mentionnons les méthodes dans lesquelles on saisit et
on extrait le nerf dentaire inférieur à l'endroit où il pénètre dans le corps du maxillaire. En position de Rose
on circonscrit l'angle du maxillaire par une incision
arquée ; on décolle le muscle ptérygoïdien interne de
l'os et on découvre l'entrée du nerf dans l'os en réclinant la parotide avec le nerf facial. Si l'on poursuit le nerf
dentaire inférieur dans la direction de la base du crâne,
on parvient à l'isoler en amont de l'endroit où le nerf
lingual s'en détache, et l'on peut alors extraire les deux
nerfs en même temps à l'aide d'une seule incision.

La névrectomie peut porter sur des segments beaucoup
plus étendus si l'on sectionne les nerfs près de la base du
crâne à leur émergence des trous grand rond et ovale.

Extraction des deuxième et troisième branches du trijumeau à la base du crâne, par le procédé ostéoplastique de Braun-Lossen.

Incision cutanée suivant un angle aigu dont un côté
part du rebord externe de l'orbite à un centimètre au-dessus de la commissure externe de l'œil et se dirige obliquement en bas et en avant, tandis que l'autre branche réunit
l'extrémité supérieure de la première incision à la base
de l'apophyse zygomatique du temporal (fig. 89). On récline ce lambeau cutané et on sectionne l'arcade zygomatique aux endroits marqués par un trait interrompu sur
la figure 89. On peut alors rabattre et écarter la totalité du
lambeau ostéo-cutané. On obtient ainsi une bonne voie
d'accès à la base du crâne, et après une dissection pru-
dente de la fosse sphéno-maxillaire et la section du bord
intérieur du muscle temporal, on met à nu et on extrait

la deuxième branche du trijumeau près du trou grand
rond, et la troisième branche du trijumeau près du trou
ovale. Pour obtenir un jour meilleur, Krause résèque
l'apophyse coronoïde du maxillaire inférieur.

Il existe encore une série d'autres méthodes dont on
trouvera le détail dans la monographie de Krause inti-
tulée : *Die Neuralgie des Trigeminus* (Leipzig, 1896).

En cas de récidive, on peut comme dernière ressource
pratiquer la résection intra-crânienne du ganglion de

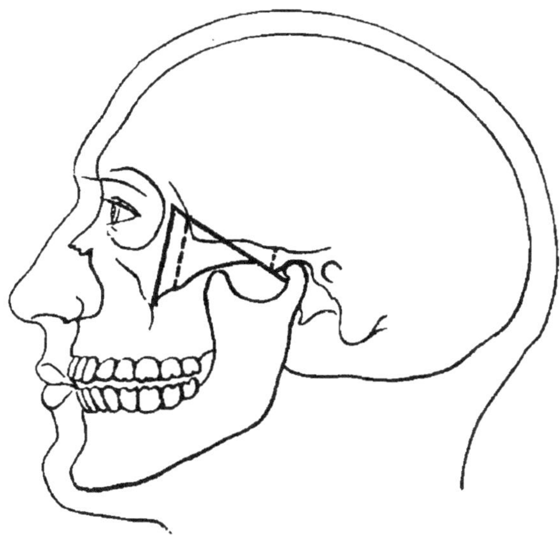

Fig. 89. — Résection temporaire de l'os malaire par le procédé
de Braun, modifié par Lossen.

Gasser. Voici le manuel opératoire préconisé par Krause :
on trace un lambeau cutané demi-circulaire dont la base,
large de 3 cm. 1/2, correspond au bord supérieur de
l'arcade zygomatique, et on utilise le lambeau ostéo-cutané
de Wagner (voir fig. 13). Avec la pince-gouge on attaque
le bord inférieur de la solution de continuité osseuse et
on en résèque autant qu'il est nécessaire pour arriver à la
base du crâne. En décollant la dure-mère, on aperçoit
alors l'artère méningée moyenne qui s'étend du trou petit
rond, on isole l'artère, et on la sectionne entre deux ligatures. On continue à décoller la dure-mère en avant, on la
refoule en haut avec le cerveau et on découvre, en s'éclai-

Planche XIII. — Découverte du ganglion de Gasser.

rant à l'aide d'un photophore ou d'un miroir de Clar, le ganglion de Gasser avec les trois branches nerveuses auxquelles il donne naissance (planche XIII). On saisit le trijumeau avec une pince de Krause, on sectionne les deuxième et troisième branches du trijumeau près de leur orifice crânien, et on extrait le ganglion par un mouvement de torsion de la pince. Dans ces conditions, on entraîne généralement un segment du trijumeau ainsi que la première branche du nerf rompue au niveau de son insertion au ganglion. Le nerf ophtalmique, en effet, ne doit pas être disséqué en raison de la proximité des nerfs pathétique et moteur oculaire commun ainsi que de celle du sinus caverneux. Il faut aussi panser l'œil du côté opéré, à cause de la cornée qui, devenue insensible s'enflamme aisément.

Cette opération est dangereuse à cause de l'hémorragie et des lésions du cerveau et des nerfs qui peuvent survenir. Aussi ne doit-elle être entreprise que par un chirurgien expérimenté.

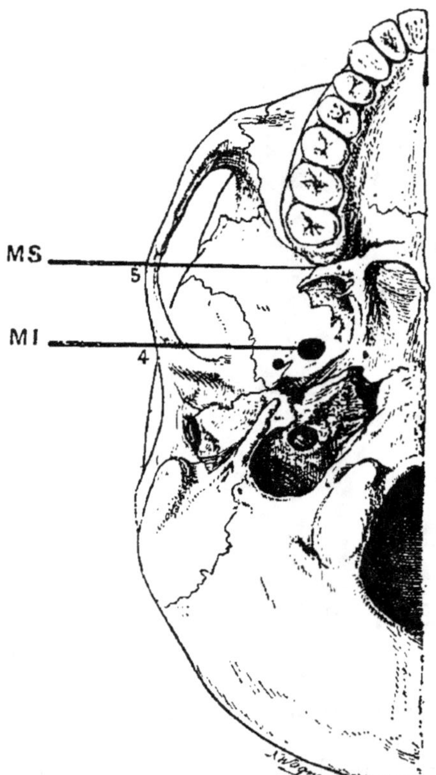

Fig. 90. — Injections à la base du crâne (Lévy).

[Il est une méthode qui date de Bartholow et de 1873 et que Schlœsser remit en honneur en 1906, au Congrès d'Heidelberg, en la modifiant. C'est celle des *injections profondes*. Bartholow employa le chloroforme, Benett l'acide osmique ; Schlœsser fit des injections profondes péri-névritiques avec de l'alcool à 30° et les combina avec des injections des troncs nerveux eux-mêmes à leur sortie de la base du crâne. Cette méthode, qui a donné de bons résultats, fut introduite en France par Ostwalt et perfectionnée par Baudoin et Fernand Lévy à la Salpétrière (fig. 90 et 91).

Lévy et Baudoin injectent 1 à 2 centimètres cubes d'alcool cocaïné ou non à titres progressivement croissants de

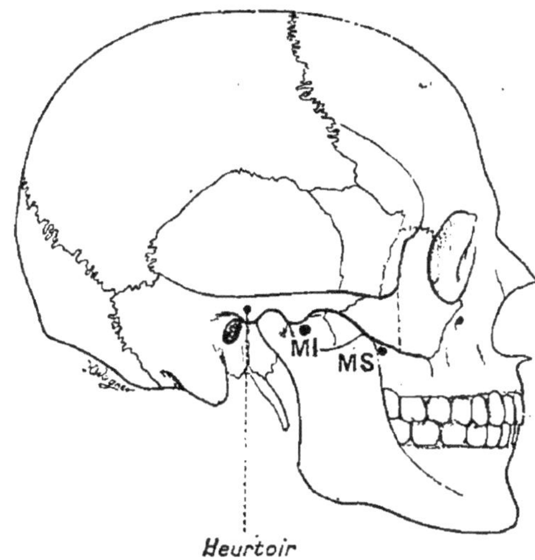

Fig. 91. — Injections à la base du crâne (Lévy).

70° à 90°, puis ajoutent quatre gouttes de chloroforme par centimètre cube. Ils espacent 6 à 8 injections tous les trois ou quatre jours. L'aiguille employée est une aiguille-mandrin spéciale. Les points de repère osseux sont tous fournis par l'arcade zygomatique.

1° Pour le nerf maxillaire inférieur, il faut enfoncer l'aiguille au ras du bord inférieur de l'arcade, à 2 cm. 5 en avant du heurtoir de Farabeuf (racine transverse du zygoma) et jusqu'à 4 cm. de profondeur.

2° Pour le nerf maxillaire supérieur, au ras de l'arcade, à 1/2 centimètre en arrière du point où une ligne prolongeant verticalement en bas le bord postérieur de l'apophyse orbitaire de l'os molaire rencontre le bord inférieur du zygoma. S'arrêter à 5 cm. de profondeur.

3º Pour le nerf ophtalmique (frontal et lacrymal seuls, le nasal n'étant pas accessible au milieu des rameaux moteurs qui l'entourent), enfoncer l'aiguille à 40 millimètres le long de la paroi externe de l'orbite au niveau de l'extrémité inférieure de l'apophyse orbitaire externe du frontal (1).

La *résection du sympathique cervical* est à l'heure actuelle à peu près abandonnée en France comme opération curatrice de la névralgie trifaciale; ses résultats, quand on en observe, sont essentiellement temporaires.]

(1) Voy. Levy et Baudoin, *Traitement des névralgies,* Paris. 1909 *(Actualités médicales).*

IV. CHIRURGIE DU NEZ, DU PHARYNX NASAL ET DU SINUS FRONTAL

Au sujet des **vices de conformation du nez**, nous avons donné (art. 2, p. 65) les principaux détails relatifs aux divisions congénitales. Nous allons maintenant décrire une autre malformation qui intéresse le chirurgien et qui a pour cause un trouble du développement extra-utérin : la déviation de la cloison nasale. Les formes légères de cette affection sont tellement fréquentes qu'on ne saurait guère les considérer comme pathologiques, d'autant plus que généralement elles ne donnent lieu à aucune gêne fonctionnelle. Il en va tout autrement lorsque la déviation est très prononcée. Chez les adolescents de quatorze à dix-huit ans, la cloison du nez subit parfois une croissance plus rapide que les os voisins, et il en résulte que, fixée à ces extrémités par l'ethmoïde et par la voûte palatine, elle s'incurve en S. Plus importante que la déformation extérieure du nez (fig. 92) est l'obstruction nasale. La déviation du septum a, en effet, pour conséquence une obstruction plus ou moins prononcée des fosses nasales avec gêne respiratoire consécutive. Si l'on examine les narines d'un pareil malade, on constate que l'extrémité inférieure de la cloison fait une saillie dans une des fosses nasales qu'elle obstrue presque complètement (fig. 93). A part la difformité extérieure, cette affection oblige le malade de respirer presque exclusivement par la bouche, d'où fréquence des catarrhes des voies respiratoires. Une légère tuméfaction de la pituitaire détermine une obstruction totale, même dans le cas d'une déviation médiocre, et comme les sécrétions nasales se drainent difficilement, les catarrhes sont plus tenaces que d'habitude.

Pour le *traitement*, on dispose d'un certain nombre de

procédés opératoires (1). On peut restaurer la perméabilité des fosses nasales avec une pince emporte-pièce à l'aide de

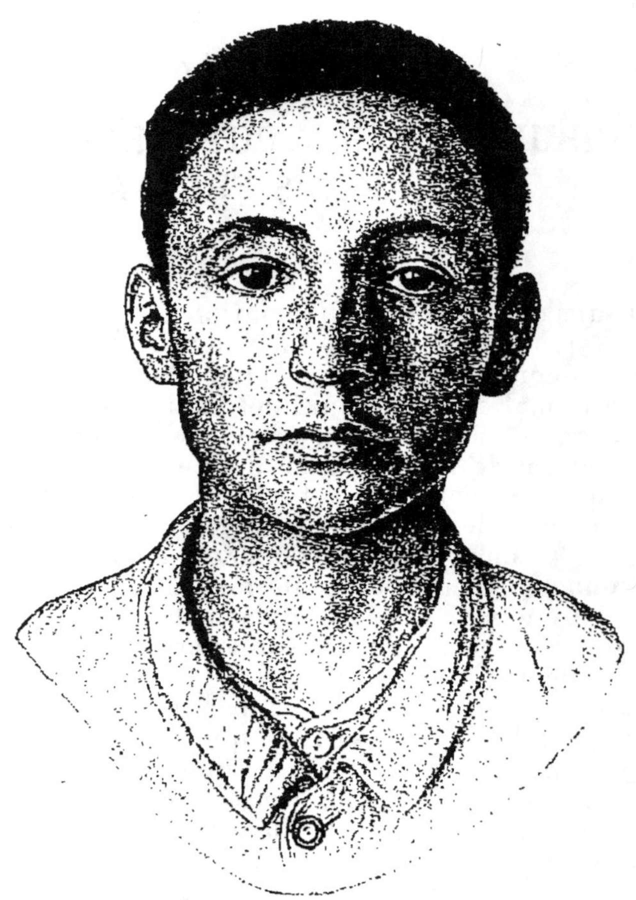

Fig. 92. — Déviation de la cloison nasale.

(1) On peut ranger ces procédés en trois grands groupes : 1º la *section* (au bistouri, à la scie, au septotome, à la pince emporte-pièce, à la gouge, avec la fraise électrique) ; 2º la *résection*, sous-périchondrique ou sous-périostée ; 3º la *mobilisation* comprenant le redressement de la cloison cartilagineuse et du septum osseux. Le procédé de choix est la section à la scie de Bosworth ; dans certains cas favorables, on peut employer le rabot (de Carnalt Jones par exemple). Jusqu'à présent, les procédés sous-périostés n'ont pu s'acclimater en France. (F. M.)

laquelle on résèque une rondelle d'un centimètre de diamètre au milieu de la cloison. On obtient le même résultat par un autre procédé également recommandable et qui consiste à inciser la muqueuse et le périoste à la limite de la muqueuse et de la peau près de l'extrémité inférieure de la cloison, à les décoller des deux côtés et à réséquer avec de forts ciseaux un fragment triangulaire de la charpente septale.

Le procédé de Kœnig est préférable aux précédents en

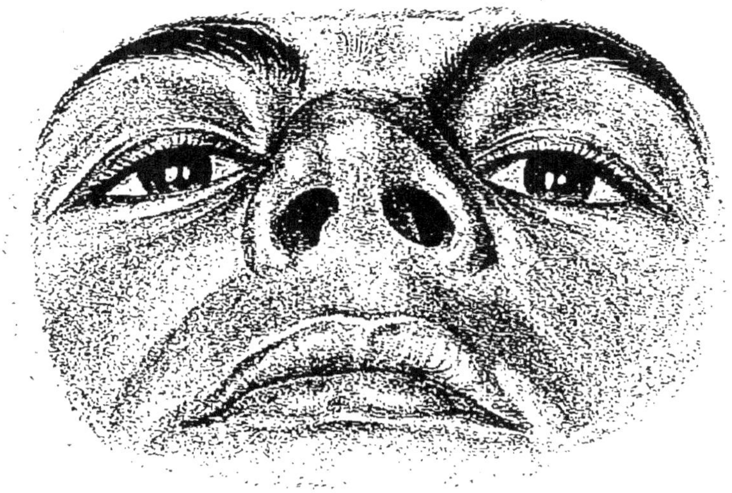

Fig. 93. — Obstruction de la fosse nasale gauche par une déviation de la cloison.

ce qu'il rétablit à peu près l'état normal et rend les deux fosses nasales également perméables sans laisser de cicatrice extérieure. La lèvre supérieure est attirée en haut par un crochet et, au niveau de l'épine nasale, on incise la muqueuse transversalement jusqu'à l'os sur une longueur de deux centimètres. On décolle le périoste et la muqueuse le plus loin possible, des deux côtés de la cloison, et, avec un ciseau étroit ou une scie cultellaire, on excise un coin de la base du septum. L'hémorragie est relativement peu abondante. La cloison étant ainsi mobilisée, on introduit un doigt dans chacune des fosses nasales et on rectifie la cloison. On tamponne les deux fosses nasales à la gaze iodoformée (1) pendant une huitaine de jours et on en assure ensuite la perméabilité à l'aide de tubes en caoutchouc ou mieux en celluloïd, qu'on laisse pendant quatre semaines jusqu'à guérison complète.

Dans le chapitre relatif aux *lésions traumatiques des os de la face* (p. 84 et suivantes), nous avons déjà parlé des fractures du nez et nous avons indiqué en détail le traitement de l'épistaxis. Nous avons également traité des destructions du nez consécutives aux *inflammations chroniques*, syphilis et tuberculose (p. 96 et 99). Ajoutons que la *morve*, le *rhinosclérome* et la *lèpre* peuvent également donner lieu à des infiltrations inflammatoires chroniques du nez ; mais ces lésions sont très rares dans nos pays.

Il existe encore une autre forme chronique de l'inflammation nasale ; elle porte le nom de **punaisie** ou **ozène**. Cette affection est caractérisée par un écoulement purulent d'une odeur tellement repoussante qu'elle oblige les malades à fuir toute société humaine. Parfois l'ozène n'est qu'un épiphénomène au cours d'une autre inflammation chronique et reconnaît pour cause la présence d'un séquestre, notamment dans la *syphilis du nez* (2). Les *suppurations des cavités annexes* — sinus maxillaire, frontal, sphénoïdal — peuvent également donner naissance à l'ozène (3). Dans ce cas, on peut enfoncer par la narine une petite curette dans le méat moyen et assurer ainsi le drainage du pus par le nez. Mais il existe aussi un *ozène primitif* caractérisé par une rhinite chronique avec atrophie considérable de la pituitaire ; dans des cas

(1) La gaze aseptique suffit ; il est inutile de recourir à la gaze iodoformée Par contre, on aura avantage à imbiber cette gaze d'huile de vaseline stérilisée ; on évitera ainsi qu'elle n'adhère à la muqueuse et l'extraction, toujours pénible, est moins douloureuse. (F. M.)

(2) Ce n'est alors pas de l'ozène vrai ; dans la rhinite atrophique fétide, l'haleine a une odeur douceâtre et nauséeuse, rappelant celle de la punaise écrasée, d'où le nom de punaisie qui a été donné à l'ozène. Dans la syphilis nasale au contraire, il y a une cacosmie plus pénétrante, franchement cadavérique. (F. M.)

(3) Il y a plutôt coexistence que relation de cause à effet ; certains auteurs avaient cru pouvoir admettre que l'ozène a pour cause une sinusite suppurée. Il est actuellement démontré que cette opinion est mal fondée : il existe de nombreux cas de punaisie sans lésion concomitante des cavités annexes du nez. (F. M.)

rares, l'hypertrophie de la muqueuse remplace l'atrophie.

Le *traitement* est efficace quand il s'agit d'un ozène secondaire (1) : il suffira de traiter la lésion causale pour faire disparaître l'ozène. Dans la forme primitive on rencontre au contraire les plus grandes difficultés. On a eu recours à des curettages et à la turbinotomie ; mais les meilleurs résultats s'obtiennent par le tamponnement peu serré de la fosse nasale à l'aide de tampons d'ouate enduits de vaseline ichtyolée (2).

On observe assez souvent des **corps étrangers** que les enfants s'introduisent dans le nez en jouant, notamment des noyaux de fruit, des boutons, des pois et des haricots. Les haricots gonflent rapidement et sont d'autant plus difficiles à retirer qu'ils ont plus longtemps séjourné dans la fosse nasale. On rencontre aussi quelquefois ces corps étrangers chez l'adulte, où ils déterminent l'obstruction de la fosse nasale et à la longue donnent lieu à des suppurations profuses. Chez l'adulte, l'anesthésie générale est inutile ; il suffit de badigeonner la muqueuse avec une solution de cocaïne à 4 0/0. Par contre, il faut endormir les enfants indociles. Dans l'extraction d'un corps étranger de consistance molle, on évitera les instruments tranchants ou écrasants. On ne se servira ni de pince à dents de souris ni de pince à pansement. On utilisera une forte sonde, recourbée à son extrémité, que l'on introduira sous le contrôle de la vue, à l'aide d'un spéculum nasi ; on cherchera à accrocher le corps étranger par sa face profonde et à l'amener progressivement à la narine par des tractions prudentes. Il serait très maladroit de chercher à refouler le corps étranger en arrière dans la cavité pharyngée. On ne réussirait ainsi qu'à l'enclaver plus solidement. En cas d'échec, on aura recours à la rhinotomie ; incision le long du dos du nez, ouverture de la fosse nasale obstruée et extraction du corps étranger. Avec une bonne asepsie et une suture soignée on obtient une cicatrice linéaire presque invisible.

(1) C'est-à-dire quand on se trouve en présence d'une rhinite purulente, pseudo-ozéneuse. (F. M.)

(2) On obtient des résultats de tout procédé qui congestionne la pituitaire. C'est pourquoi la sérothérapie antidiphtérique peut se montrer efficace. Tous ces résultats sont d'ailleurs éphémères, même la réfection des cornets à l'aide d'injections prothétiques de paraffine qu'on a préconisées tout récemment. (F. M.)

Parmi les **tumeurs du nez**, celles de la face extérieure du nez ont été mentionnées à propos des tumeurs de la face (p. 106 et 110). Nous ne parlerons ici que des néoplasmes des fosses nasales. Nous commencerons par les tumeurs bénignes dont les plus importantes sont les polypes muqueux.

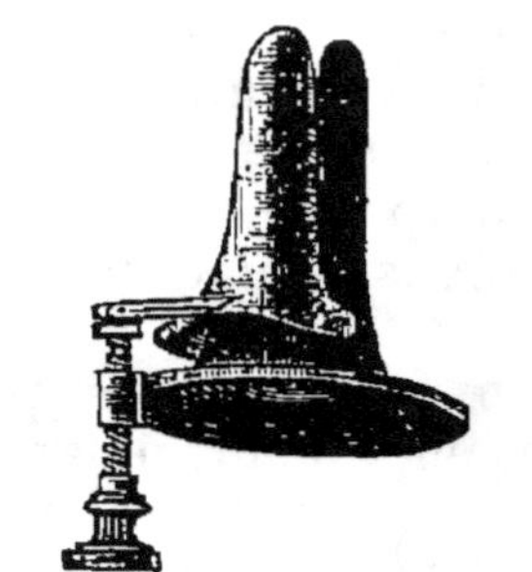

Fig. 94. — Spéculum nasi.

On tend à admettre actuellement que ce ne sont pas là des néoplasmes au sens propre du mot, mais qu'il s'agit du produit d'une inflammation chronique. Ce sont des tumeurs pédiculées, généralement insérées sur la paroi nasale externe (1), offrant un aspect opalescent, souvent associées en grappe de raisin. La meilleure comparaison est celle d'une muqueuse œdématiée. Les accidents auxquels les polypes muqueux donnent lieu consistent principalement dans l'obstruction d'une ou des deux fosses nasales avec ses conséquences, respiration buccale, catarrhes fréquents et rhinites. A ce propos, notons que les affections des fosses nasales, surtout les polypes et les gros cornets, s'accompagnent parfois d'asthme ou de migraine.

L'examen du nez comprend l'inspection extérieure, la rhinoscopie antérieure et postérieure, l'examen digital du pharynx nasal. Avant de procéder à l'examen direct des cavités nasales, on étu-

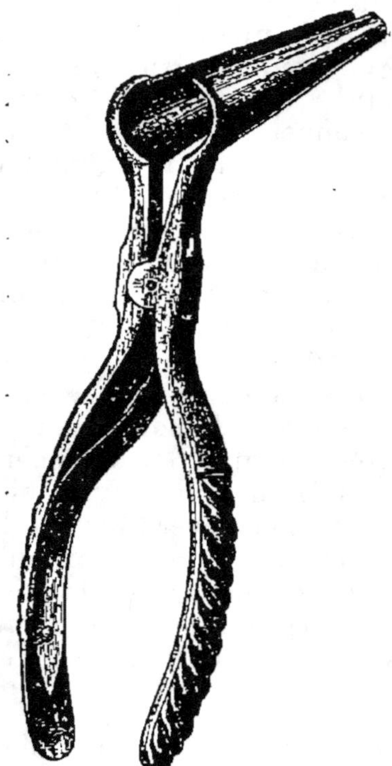

Fig. 95. — Spéculum nasi.

(1) Sur le cornet moyen. (F. M.)

diera la perméabilité nasale en faisant respirer le malade
par une narine, tandis que l'autre est obturée. Pour la
rhinoscopie antérieure, on se sert d'un spéculum nasi

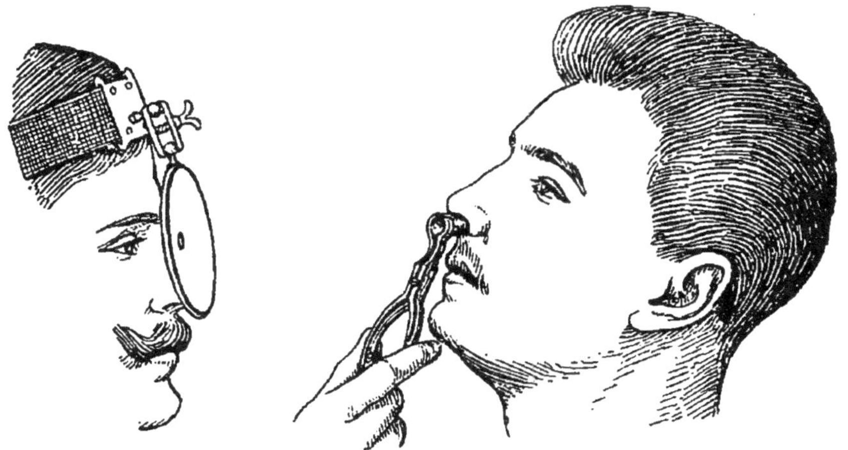

Fig. 96. — Rhinoscopie antérieure.

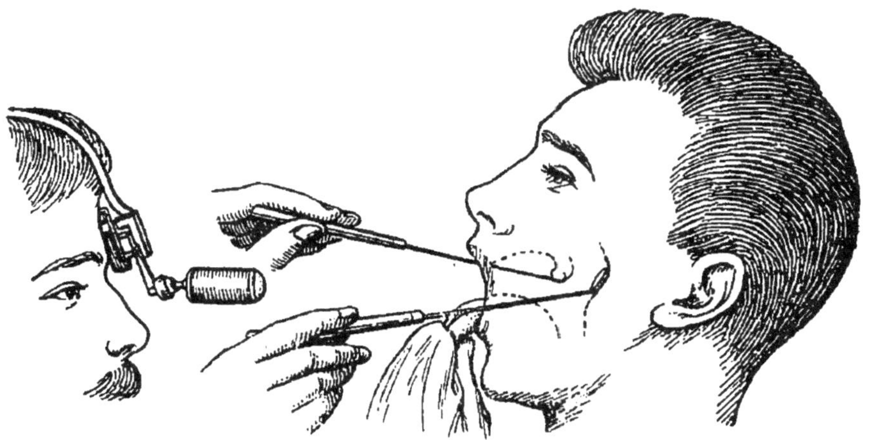

Fig. 97. — Rhinoscopie postérieure.

(fig. 94 et 95) et on éclaire l'intérieur du nez à l'aide
d'un photophore ou d'un miroir frontal (fig. 96). Pendant l'examen de l'une des fosses nasales, on ferme l'autre narine avec le doigt et on fait respirer le malade
afin de chasser en avant les polypes profonds. La *rhinos-*

copie postérieure (fig. 97) n'est possible chez un sujet nerveux qu'après badigeonnage de la muqueuse pharyngée avec une solution de cocaïne à 4 0/0 (1). Le malade tenant sa langue avec un linge (2), on introduit un petit miroir laryngoscopique derrière la luette. On fait articuler un *a* ou un *i* (3) en vue de faire relever le voile et on projette un faisceau lumineux sur le miroir. On peut alors examiner les choanes, le vomer et une partie des cornets inférieurs et moyens. Lorsque la luette gêne malgré qu'on fasse articuler un son, on l'attirera hors du champ visuel avec un crochet aigu.

L'exploration digitale du pharynx nasal suppose une certaine habitude pour qu'on puisse pratiquer assez vite et sans brutalité cet examen très désagréable pour le malade et que néanmoins l'exploration renseigne complètement sur l'état de la région. Chez l'enfant et chez l'adulte nerveux, on place un bouchon entre les arcades dentaires au niveau des molaires afin de se garantir contre une morsure ; on introduit l'index au fond de la bouche jusqu'à la paroi pharyngée, et contournant rapidement le voile du palais, on examine la cavité rhinopharyngée, les choanes, la base du crâne, la paroi pharyngée postérieure et la région des deux amygdales pharyngées. Ainsi on pourra constater si un néoplasme des fosses nasales fait saillie en arrière par les choanes ou si une tumeur du pharynx nasal empiétant sur les choanes est la cause de l'obstruction nasale (4).

(1) Entre des mains exercées, il est absolument exceptionnel qu'il faille recourir à une pareille cocaïnisation pour un simple examen. Une solution à 1 0/0 serait d'ailleurs bien assez forte. Il ne faut pas oublier non plus que chez les sujets nerveux la cocaïne agit mal. (F. M.)

(2) Il est préférable de déprimer soi-même la langue du malade à l'aide d'un abaisse-langue. (F. M.)

(3) Le voile du palais se relève et ferme le pharynx nasal quand on fait articuler la voyelle i ; impossible dans ces conditions d'examiner le cavum. Pour que le voile s'abaisse et permette la rhinoscopie postérieure, on fera compter le malade. (F. M.)

(4) L'examen digital du pharynx nasal est une manœuvre brutale, tellement pénible pour le malade que beaucoup denfants une fois qu'on a eu recours chez eux à ce genre d'examen, ne se laissent plus que difficilement approcher par le médecin. Cette manœuvre est d'ailleurs parfaitement inutile dans l'immense majorité des cas.

L'ablation des polypes du nez se pratique avec l'anse du serre-nœud ou polypotome (fig. 98). Un polype sessile, non pédiculé, se saisit avec une pince à polype (pince à pansement munie de mors fenêtrés) et s'arrache à l'aide de mouvements de torsion. Grâce à l'écrasement et à la torsion, l'hémorrhagie est généralement insignifiante et s'arrête rapidement après le tamponnement du nez à la gaze iodoformée (1). Lorsque la fosse nasale est bourrée de polypes si nombreux qu'ils dépassent en arrière la choane, une légère anesthésie rendra service ; en outre, on se trouvera bien d'introduire un doigt dans le nasopharynx par la bouche (2) et de refouler les polypes en avant (3).

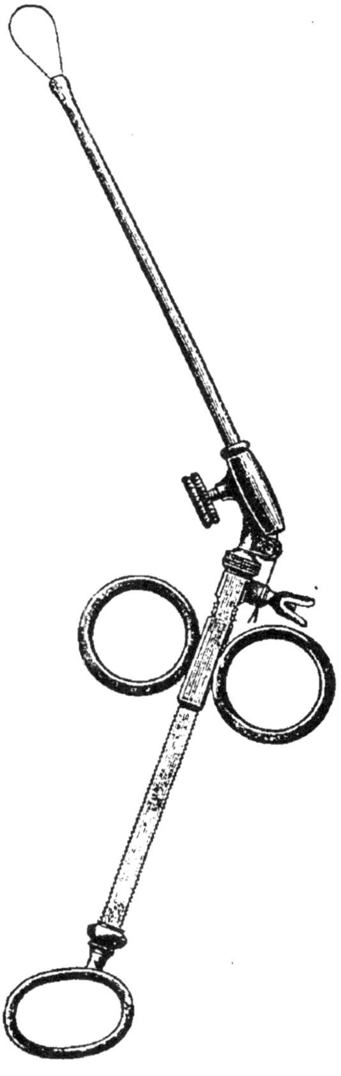

car la rhinoscopie antérieure permet presque toujours l'exploration du cavum ; il suffit de badigeonner la pituitaire avec un mélange de cocaïne et d'adrénaline pour rendre accessibles à la vue les végétations de l'arrière-nez. (F. M.)

(1) Ce tamponnement est inutile ; il n'a que des inconvénients. Car il est très gênant pour le malade et il favorise les infections nasales (sinusites, etc.). (F. M.)

(2) On ne doit jamais opérer dans les fosses nasales sans le contrôle de la vue. L'introduction du doigt est une complication superflue. (F. M.)

(3) Les polypes viennent tout seuls si on fait souffler par le côté que l'on opère, tandis que d'un doigt on aplatit l'aile du nez de l'autre côté. (F. M.)

Fig. 98. — Serre-nœud.

La pince qui extrait les polypes entre finalement en contact avec le doigt (1), on a alors les plus grandes chances d'avoir fait une opération radicale. On se rappellera d'ailleurs que le cancer du maxillaire supérieur envahit de bonne heure la fosse nasale et peut alors être confondu avec des polypes muqueux (Voir plus loin).

Les *tumeurs malignes*, sarcomes et épithéliomas, sont rarement primitives dans les fosses nasales. Plus souvent, elles envahissent les fosses nasales, consécutivement, par exemple, à un cancer du maxillaire supérieur. Les progrès rapides, la déformation du nez, la fréquence des hémorrhagies, les adénopathies angulo-maxillaires ne tarderont pas à éveiller les soupçons. Il n'en est pas moins relativement fréquent que ces tumeurs soient considérées comme des polypes et soumises comme telles à plusieurs séances d'ablation, jusqu'à ce que les rechutes successives et rapides révèlent leur nature maligne. D'autres fois, la néoplasie cancéreuse affecte l'aspect d'un ulcère de la muqueuse qui gagne en surface et en profondeur malgré de multiples cautérisations au nitrate d'argent. Si l'on a des doutes sur la nature de la lésion, on en prélèvera un fragment aux fins d'examen histologique.

L'exérèse d'un cancer des fosses nasales nécessite un jour considérable. On l'obtient en fendant le nez sur la ligne médiane comme pour les corps étrangers enclavés (p. 133) ou en pratiquant la *résection temporaire de la totalité du nez* à l'aide d'une incision angulaire préconisée par V. von Bruns et comprenant la peau, le cartilage et l'os au niveau de la racine du nez et du sillon naso-labial, ainsi que la lèvre supérieure au-dessous de la narine.

LES AUTOPLASTIES DU NEZ (2)

Les autoplasties du nez sont indiquées dans *l'ensellure nasale* (page 99 et figures 99 et 100), dans les *pertes de substances du nez* consécutives à des inflammations chro-

---

(1) Il est facile de se rendre compte par la vue si le curage est complet. (F. M.)

(2) [Voir *La Rhinoplastie*, par Ch. Nélaton et Ombrédanne, Collection du Traité de Médecine Opératoire et de Thérapeutique Chirurgicale de Berger et d'Hartmann. — *Nouveau Traité de Chirurgie*, fascic. 15, par Morestin.]

niques (tuberculose, syphilis) ou à des opérations pour
tumeurs malignes ou à des lésions traumatiques graves.
Contre l'ensellure nasale on avait autrefois recours à des
opérations autoplastiques complexes dans le but de reconstituer une charpente osseuse et rendre au nez une forme à
peu près normale. Le procédé de Kœnig comprenait trois
temps : 1° section transversale de la peau au niveau de
l'effondrement et écartement des lèvres de la plaie dans le
sens longitudinal du nez; 2° formation d'un étroit lambeau
ostéocutané frontal d'après Muller-Kœnig (fig. 15), lambeau dont la base était située immédiatement au-dessus de
la racine du nez. Renversement du lambeau qui vient se
placer dans la perte de substance créée pendant le premier
temps, la face cruentée en dehors. Fixation à l'aide de
points de suture ; 3° formation d'un deuxième lambeau à l'aide de la peau du front juxtaposée au précédent
lambeau ; torsion du lambeau ; la face cruentée appliquée contre celle du premier lambeau ; fixation à l'aide
de quelques points de suture. On comble les pertes de
substance dues à la formation des lambeaux par des
greffes de Thiersch.

Ce procédé a été modifié et perfectionné de différentes
manières. Actuellement les injections prothétiques de paraffine par le procédé de Gersuny fournissent un moyen
plus simple et plus efficace (1) pour corriger les difformités nasales. Gersuny avait primitivement utilisé les injections de paraffine contre l'incontinence d'urine. Chez
des femmes dont le sphincter urétral fonctionnait mal, il
injectait autour du sphincter de la paraffine stérilisée qui
formait un mur résistant et empêchait l'émission involon-
taire de l'urine. Cette méthode ne tarda pas à être appliquée
à différents autres usages et eut un succès particulier pour
la correction de l'ensellure nasale. Au début, on se servait
d'une variété dure de paraffine fondant à 50° ; ultérieurement, Gersuny montra qu'on obtenait les mêmes résultats
avec une paraffine molle, fusible à 42°, voire avec un mélange de paraffine et de vaseline. Les injections de paraffine ne sont pas exemptes de dangers; on évitera ces dangers en s'astreignant à une technique rigoureuse. C'est
ainsi que la pénétration de la paraffine dans une veine

____

(1) Mais parfois dangereux ; on a même observé des cas de mort
subite. (F. M.)

peut déterminer des embolies capillaires du poumon avec troubles graves de la respiration. D'ailleurs on a publié quelques cas de thrombose de la veine ophtalmique avec cécité consécutive. On a même observé une embolie de l'artère centrale de la rétine à la suite d'injections prothétiques de paraffine qui avaient été pratiquées pour ensellure nasale chez un sujet qui présentait vraisemblablement un *foramen ovale* persistant de la cloison du cœur.

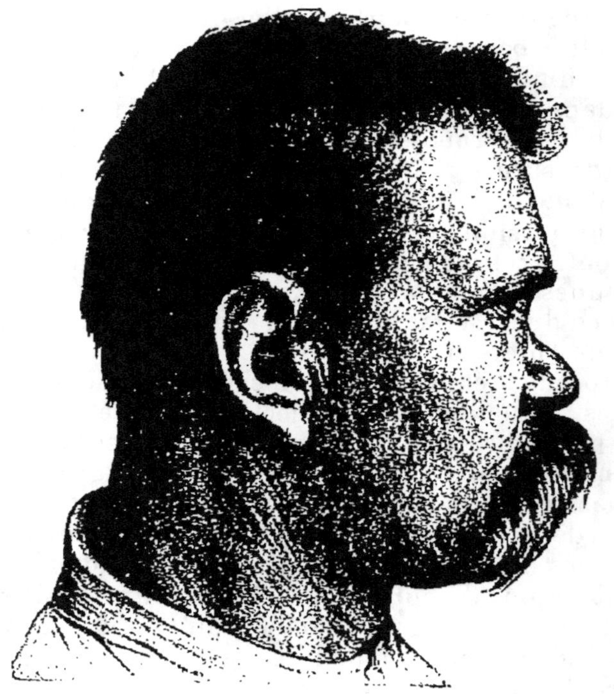

Fig. 99. — Ensellure nasale d'origine syphilitique.

D'autre part, la paraffine à point de fusion élevé s'injecte parfois trop chaude, d'où mortification parfois des tissus. On n'est pas d'accord sur la préférence à accorder aux différentes variétés de paraffine, suivant que leur point de fusion est plus ou moins élevé. Voici les précautions qu'il est indispensable de prendre : 1° on enfoncera tout d'abord une canule fine dans le tissu sous-cutané. Il s'écoulera du sang par la canule si on a piqué une veine ; 2° la tempé-

rature de la paraffine ne dépassera pas 55°; 3° pendant
l'injection et jusqu'à ce que la paraffine soit prise, un
aide exercera une pression énergique autour du point où
se pratique l'injection afin d'éviter la pénétration de la
paraffine dans la circulation sanguine.

Autre difficulté : la paraffine peut fuser au loin et il faudra une certaine expérience de la méthode pour éviter tous
les écueils.

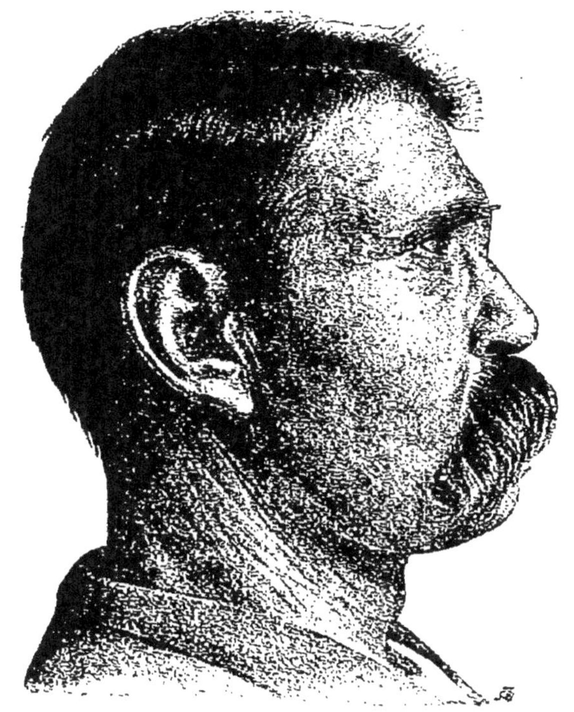

Fig. 100. — Correction de l'ensellure nasale par les injections
prothétiques de paraffine.

On a imaginé une série de seringues permettant de maintenir la paraffine assez chaude pour qu'elle reste liquide
pendant les manipulations et pour que la canule ne se bouche pas. La paraffine introduite dans le tissu sous-cutané
ne tarde pas à s'enkyster et forme un bloc dur qui persiste
indéfiniment si l'asepsie a été bien observée.

La figure 99 montre une ensellure nasale qui a été cor-

rigée par des injections prothétiques de paraffine ; le résultat se voit sur la figure 100.

De petites *pertes de substance du nez* peuvent être répa-

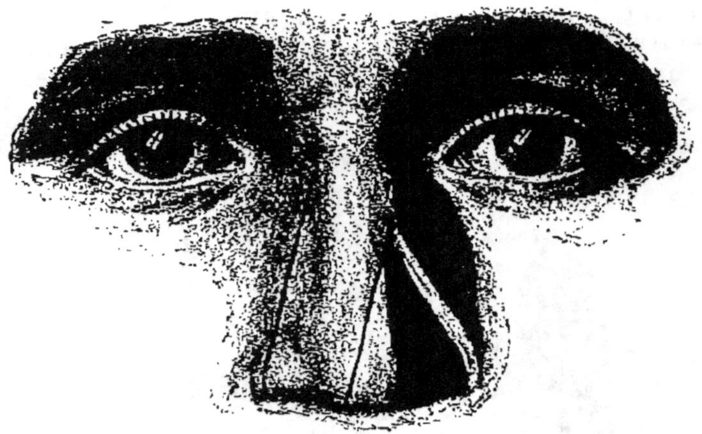

Fig. 101. — Réparation autoplastique d'une perte de substance
de l'aile du nez.

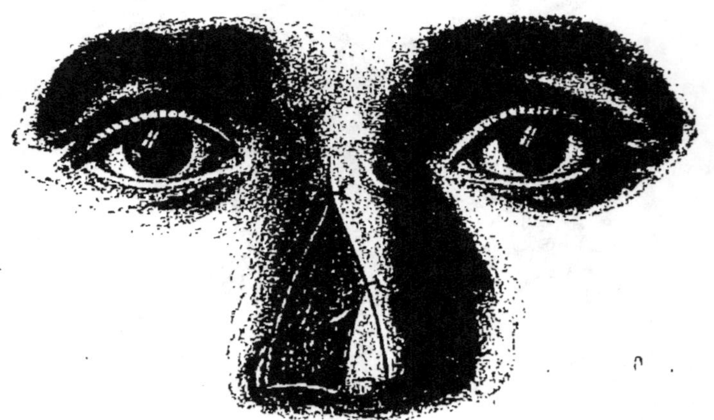

Fig. 102. — Réparation autoplastique d'une perte
de substance de l'aile du nez.

réés par des lambeaux cutanés taillés dans le voisinage,
notamment dans la joue. L'aile du nez peut être réparée
avec avantage à l'aide d'un lambeau prélevé sur l'autre
côté du nez (fig. 101 et 102). La surface cruentée qui résulte

de la taille du lambeau peut être comblée dans la même
séance à l'aide de greffes de Thiersch. Pour la reconstitution
de la totalité du nez, il est avantageux que la cloison soit
partiellement conservée. On peut alors se contenter de
lambeaux cutanés auxquels la cloison sert de soutènement.
Le procédé du lambeau frontal était déjà pratiqué par les
anciens chirurgiens indiens qui avaient eu amplement

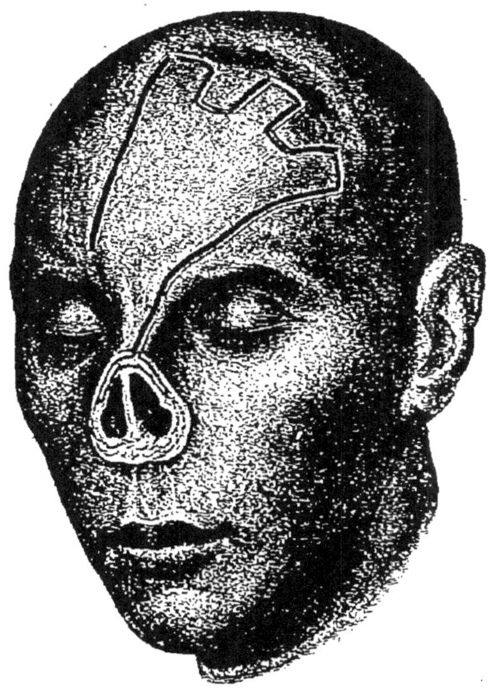

Fig. 103. — Rhinoplastie, méthode indienne.

l'occasion de développer la technique de cette opération
pour réparer les conséquences de la section du nez pratiquée
dans un but pénal. La figure 103 montre la situation et la
forme d'un lambeau taillé d'après la méthode indienne.
Des trois prolongements dont ce lambeau est muni à sa
périphérie, deux servent à reconstituer les ailes du nez,
celui du milieu à la formation de la sous-cloison. Sur la
figure 104, on voit le lambeau suturé. Des points de suture
et des greffes permettent de combler la brèche frontale ;
enfin on introduit des tubes en caoutchouc dans les narines

afin de les maintenir béantes jusqu'à épidermisation complète de leur face interne.

Un autre procédé donne de bons résultats si le septum est partiellement conservé ; il a l'avantage de ne pas laisser de cicatrices au front ni à la joue. C'est la méthode italienne perfectionnée par Tagliacozza. Elle consiste à tailler un lambeau pédiculé dans la peau du bras. On donne à

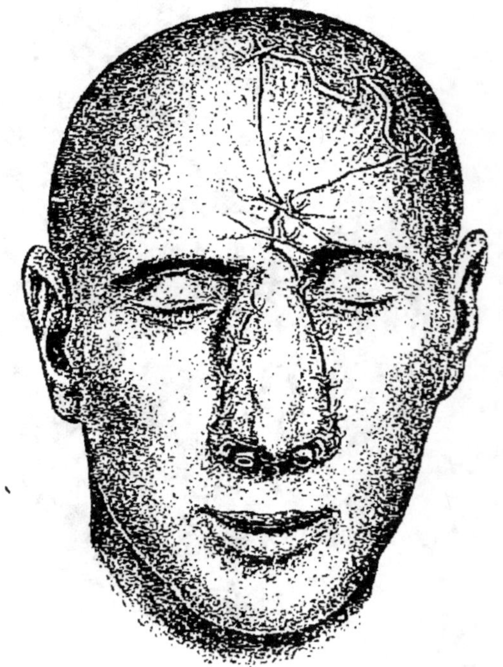

Fig. 104. — Rhinoplastie, méthode indienne.

cet effet au bras la position indiquée par la figure 105 et on l'y maintient à l'aide d'un appareil plâtré pendant douze ou quinze jours. On peut alors sectionner le pédicule du lambeau. Cette méthode est naturellement fort pénible pour le malade.

Lorsque le nez fait complètement défaut ainsi que la cloison nasale, on ne peut recourir qu'à des procédés qui, à l'instar de celui de Kœnig, utilisent un lambeau ostéo-cutané pour reconstituer la charpente du nez.

Il va de soi que, dans toutes ces opérations, on tiendra

compte des règles générales que nous avons posées (page 115) au sujet de la nutrition des lambeaux, de la largeur du pédicule, de la rétraction élastique des tissus, etc.

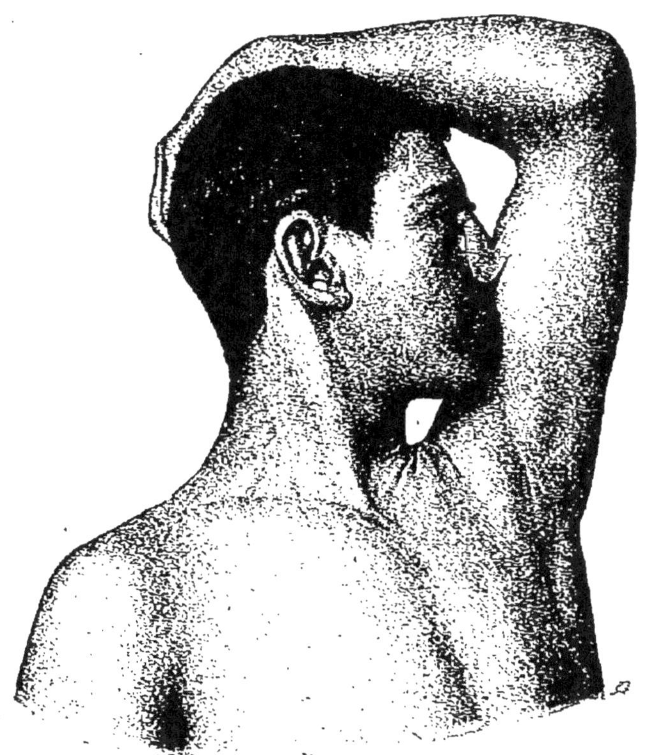

Fig. 105. — Rhinoplastie, méthode indienne.

LES TUMEURS DU PHARYNX NASAL

Parmi les tumeurs du pharynx nasal qui présentent un intérêt chirurgical, on peut citer les *végétations adénoïdes* et les *fibromes ou fibrosarcomes de la base du crâne* qui font saillie dans le rhinopharynx.

L'*hypertrophie de l'amygdale pharyngée* est très fréquemment associée à des végétations adénoïdes de tout le voisinage de cet organe et notamment de la paroi postérieure du pharynx. Elle s'observe exclusivement pendant l'enfance et la période de croissance détermine une série de troubles sérieux dont la cause n'a été reconnue que récemment. Par suite, en effet, de l'obstruction des choanes

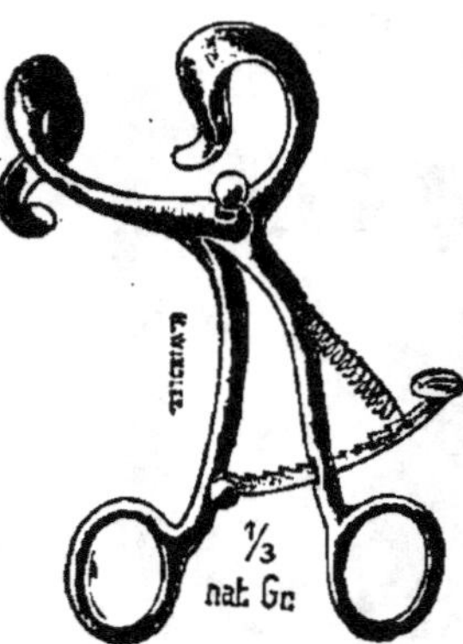

et de la trompe d'Eustache, la respiration nasale est gênée ; les enfants dorment la bouche béante, d'où inflammations fréquentes des amygdales palatines et des voies respiratoires supérieures. En outre, il y a rétention des sécrétions tubaires, l'audition est diminuée et il existe une prédisposition aux otites moyennes. Souvent l'éveil n'est donné aux parents que parce que l'enfant ne fait pas de progrès à l'école et qu'on s'y plaint de son inattention et de sa paresse. L'interrogatoire du médecin établira alors que l'enfant dort la bouche ouverte et par l'exploration

Fig. 106. — Ouvre-bouche de Doyen.

digitale du pharynx nasal (1), telle qu'elle a été décrite ci-dessus, on constatera la présence de végétations adé-

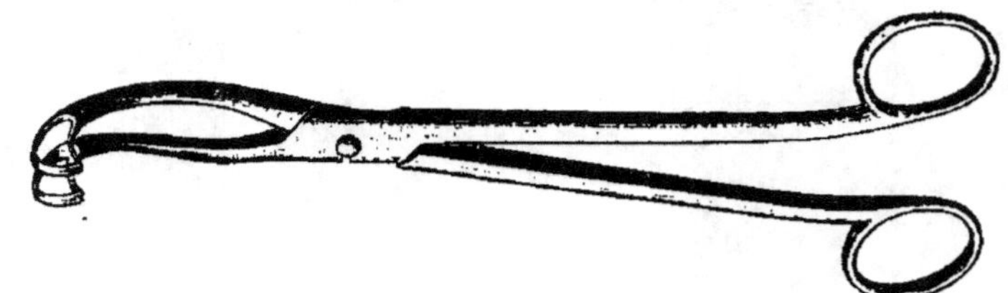

Fig. 107. — Pince à végétations de Jurasz.

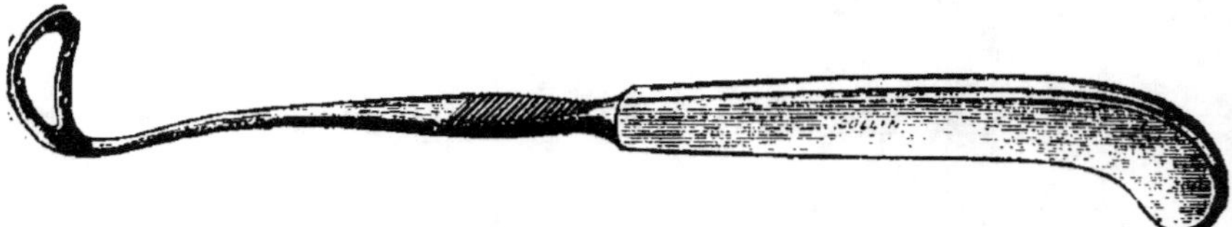

Fig. 108. — Curette à végétations de Beckmann.

noïdes, dont il conviendra de pratiquer l'ablation sans tarder. Je ne vais pas énumérer ici tous les instruments spé-

(1) Nous avons déjà dit que cette manœuvre est proscrite et qu'on peut toujours lui substituer avec avantage la rhinoscopie antérieure. (F. M.)

ciaux dont l'emploi a été préconisé pour cette opération ;
je me contenterai de décrire le manuel que j'ai souvent eu
l'occasion d'apprécier : le tronc étant dans une position
presque verticale (1), on anesthésie le petit malade sans
toutefois pousser la narcose trop profondément. On place
l'ouvre-bouche de Doyen (2) (fig. 106) ; de la main
gauche, on déprime la langue avec une spatule coudée à
angle droit ; rapidement, on introduit la pince nasopharyngienne de Jurasz (fig. 107) derrière le voile du palais et
on sectionne les végétations. Pour enlever les parties qui

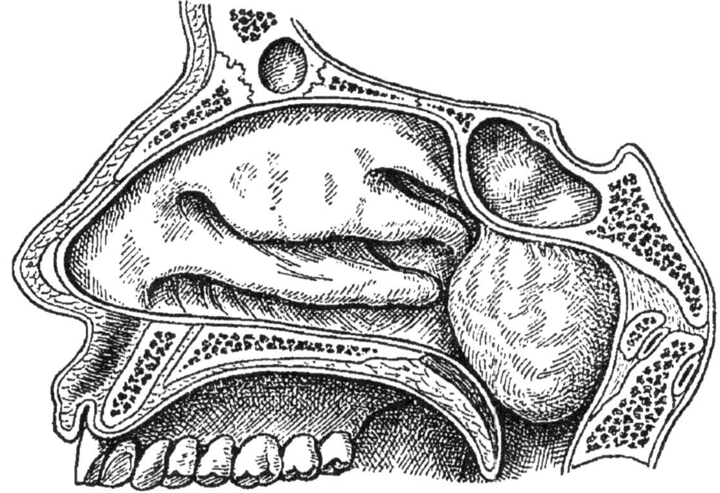

Fig. 109. — Polype naso-pharyngien.

auraient pu échapper à la pince, on introduit le couteau
annulaire de Beckmann (fig. 108) derrière le voile du palais et on curette l'endroit en quelques mouvements pratiqués de haut en bas. L'hémorragie est généralement
insignifiante.

Les fibromes et fibrosarcomes de la base du crâne ou
polypes nasopharyngiens ne s'observent guère non plus
que pendant le jeune âge ; généralement, ils rétrocèdent
spontanément quand la croissance est achevée après la

(1) Il vaut mieux asseoir le malade sur une chaise. S'il s'agit
d'un jeune enfant, un aide le prendra sur les genoux. (F. M.)

(2) L'ouvre-bouche à demeure est inutile si l'on anesthésie au
bromure d'éthyle. (F. M.)

vingt et unième année. On en pourrait conclure qu'il est préférable de ne pas toucher à ces tumeurs. Mais cela n'est pas toujours possible ; car les troubles et les complications sont assez graves pour nécessiter d'urgence l'exérèse du néoplasme. La figure 109 représente schématiquement une pareille tumeur ; on y voit qu'avec les progrès de la tumeur, les choanes vont être complètement obstruées.

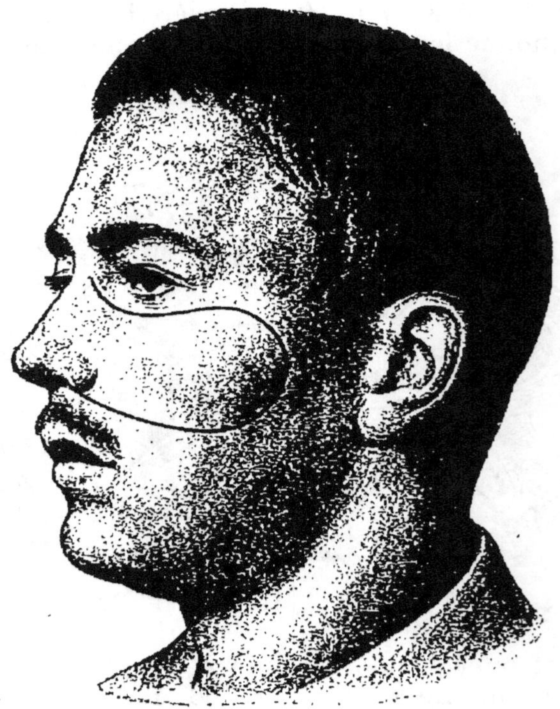

Fig. 110. — Résection temporaire du maxillaire supérieur par le procédé de von Langenbeck.

Aussi les premiers symptômes sont-ils la gêne respiratoire et le son nasonné de la voix. La tumeur peut ensuite pénétrer dans les sinus maxillaires, voire déterminer l'atrophie de l'os adjacent. Outre l'obstruction nasale et la prédisposition aux inflammations des voies respiratoires, d'autres complications, plus rares encore, guettent le malade. Car ces tumeurs sont souvent le siège d'hémorragies, parfois même assez abondantes pour mettre la vie du malade en danger.

L'*ablation* d'un polype nasopharyngien, s'il est pédiculé, consiste dans la section du pédicule à l'aide de l'anse galvanique introduite par le nez ou par la bouche. Il faut s'attendre à une hémorragie assez abondante et introduire rapidement un tampon de gaze iodoformée et le maintenir pendant dix minutes appliqué contre la base du crâne. Ce tampon peut rester en place pendant plusieurs jours. Lorsqu'on se trouve en présence de tumeurs volumineuses saignant beaucoup ou de récidives, il est utile d'obtenir un jour suffisant. A cet effet on peut, par la bouche, fendre sur la ligne médiane le revêtement muco-périosté de la voûte palatine que l'on trépane dans une étendue de quatre centimètres sur deux et demi (Gussenbaur) ou, mieux encore, faire une résection temporaire du maxillaire supérieur (von Langenbeck). Incision courbe des parties molles jusqu'à l'os (fig. 110). Tout d'abord, on introduit une scie cultellaire dans le canal ptérygo-palatin et on scie le maxillaire supérieur au-dessus du rebord alvéolaire parallèlement à la voûte palatine. Puis on sectionne l'arcade zygomatique à l'aide d'une scie de Gigli que l'on a introduite par la fente susorbitaire. On fracture le pont osseux qui réunit encore le maxillaire supérieur avec les os frontal et nasal en luxant le maxillaire supérieur que l'on rabat en dedans. On obtient ainsi une voie d'accès satisfaisante dans la cavité nasopharyngienne et on peut extirper des tumeurs volumineuses sous le contrôle de la vue. On termine en remettant le maxillaire dans sa situation normale et en faisant une suture soignée de la peau.

CHIRURGIE DU SINUS FRONTAL

Les *lésions traumatiques du sinus frontal* rentrent dans la catégorie des fractures de la voûte crânienne que nous avons déjà étudiées aux pages 9 et suivantes. Comme symptôme particulier, on peut mentionner l'emphysème des paupières et du globe oculaire, consécutif à la pénétration de l'air dans le tissu cellulaire sous-cutané et dans l'orbite. Il en résulte une tuméfaction brusque et considérable des

---

(1) On préfère actuellement réserver la pince à végétations pour les nourrissons et se servir uniquement d'un des nombreux modèles de curettes dérivés de celui de Gottstein. (F. M.)

paupières et de l'exophtalmie (fig. 111). Le malade et son entourage sont généralement effrayés par cette défiguration subite ; un pansement compressif suffit à tout faire rentrer dans l'ordre.

Les *sinusites frontales suppurées* sont plus fréquentes qu'on ne l'admet communément. On sait que le sinus frontal communique avec la fosse nasale par un conduit

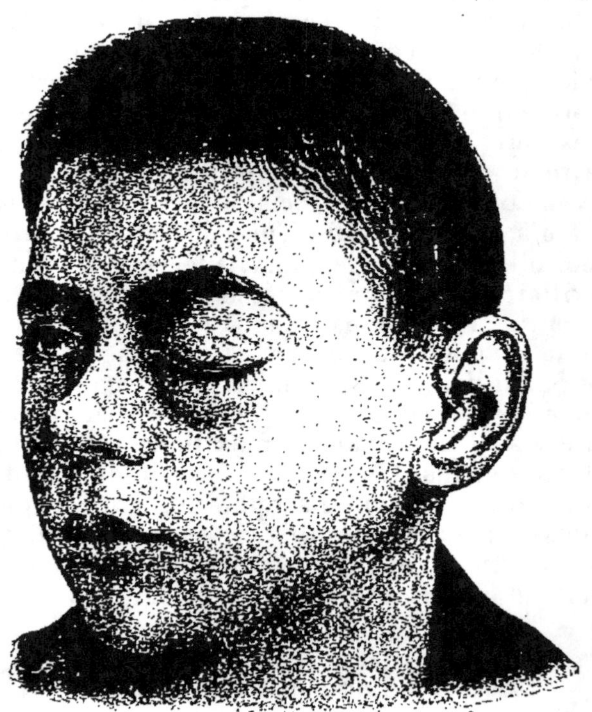

Fig. 111. — Emphysème des paupières gauches, consécutif à une fracture du sinus frontal.

qui débouche au-dessous du cornet moyen. Aussi les inflammations de la pituitaire se propagent-elles facilement au sinus frontal. Ceci explique les violentes douleurs qu'éprouvent bien des personnes au niveau des sinus frontaux dès qu'elles ont un coryza un peu fort. Tant que le drainage est assuré, la muqueuse sinusienne peut retourner à l'état normal ; mais quand les sécrétions s'écoulent difficilement, il se produit des rétentions dans le sinus frontal. Parfois ces rétentions sont incomplètes, et de temps en temps le pus s'évacue par le nez; d'autres fois l'occlusion du canal fronto-nasal est complète, et il en résulte un empyème du sinus frontal. L'affection passe à la chronicité, persiste pendant des semaines et des mois et détermine de violentes douleurs spontanées et à la pression. *L'éclairage des sinus frontaux* permet de confirmer le diagnostic. L'appareil représenté par la figure 112 renferme une petite lampe électrique à incandescence protégée par une pièce cylindrique en caoutchouc durci. Si l'on applique cet appareil au-dessus de l'angle interne de l'œil en le dirigeant en haut et en dedans et qu'on opère dans une chambre noire, le sinus frontal s'éclaire et on reconnaît ses limites. Si l'antre est rempli de pus ou qu'il renferme une tumeur, il reste obscur, contrairement au côté normal.

La stagnation du pus sinusien aboutit à un refoulement des parois osseuses vers le globe oculaire ou vers l'extérieur. L'os peut se perforer et quand la perforation siège sur la paroi postérieure de l'antre, on doit redouter une méningite. Parfois, notamment dans les cas d'occlusion incomplète, on obtient la guérison par un cathétérisme prudent du canal naso-frontal (1) et des lavages réguliers avec des liquides antiseptiques anodins (per-

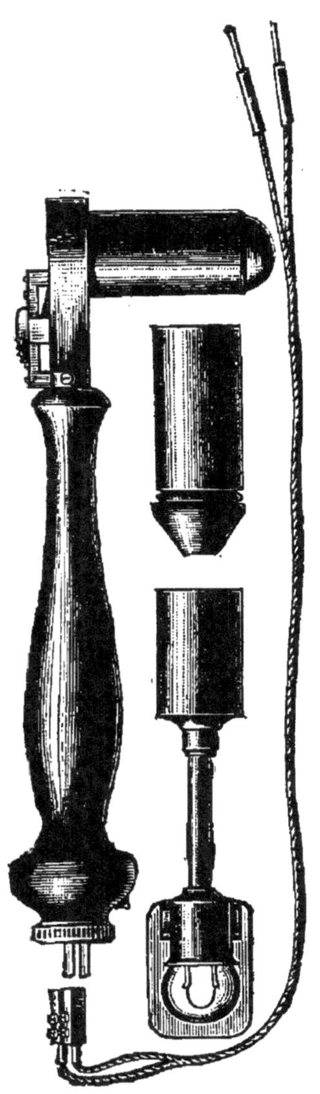

Fig. 112. — Lampe pour l'éclairage des sinus maxillaires et frontaux.

(1) En France, le cathétérisme du canal naso-frontal, jugé inefficace, souvent impossible et toujours dangereux, n'est jamais pratiqué. (F. M.)

Planche XIV. — Eclairage de sinus frontal dans la chambre noire.

---

manganate de potasse ou acétate d'albumine). D'autres fois la guérison ne s'obtient qu'au prixd'une intervention chirurgicale. Jadis on a essayé d'établir une communication entre le sinus frontal et la fosse nasale en ponctionnant l'antre par le nez à l'aide d'un trocart. Ces tentatives dangereuses ont été abandonnées à bon droit à cause des lésions des cellules ethmoïdales qui les compliquent trop souvent. Mieux vaut trépaner le sinus frontal par le procédé de Kuhnt (1). Ces cavités présentent d'ailleurs des dimensions très variables d'un sujet à l'autre ; la mince cloison qui les sépare n'est pas rigoureusement médiane, elle est généralement déjetée d'un côté ou de l'autre. En outre, les cellules ethmoïdales font souvent une saillie notable dans l'intérieur de l'antre. On fait une incision curviligne au niveau du sourcil rasé dont la repousse cachera plus tard la cicatrice. Avec une gouge étroite, on creuse un petit orifice dans la paroi antérieure du sinus et on la résèque en totalité à l'aide de la pince-gouge. On supprime ainsi tous les culs-de-sac de la cavité sinusienne et on termine par un curettage complet de la muqueuse et une suture soignée de la peau. Il est bon de laisser un petit drain au début.

Pour que le malade soit aussi peu défiguré que possible, on peut avoir recours à un procédé ostéoplastique. Kocher, par exemple, résèque la paroi antérieure du sinus frontal avec une pince coupante sans détacher le périoste. On se contente de fracturer le lambeau à sa base pour pouvoir le remettre en place ultérieurement.

Les *tumeurs du sinus frontal* qu'on a l'occasion d'observer sont constituées par des *polypes muqueux, des ostéomes, des carcinomes et des sarcomes*. Ces néoplasmes donnent lieu à une douleur antrale et, suivant leur nature, elles aboutissent plus ou moins vite à un gonflement de la région sinusienne. Le diagnostic exact n'est le plus souvent possible qu'après trépanation.

(1) Cette opération laisse une défiguration du visage fort déplaisante. Le procédé d'Ogston-Luc donne d'excellents résultats. (F. M.)

V. CHIRURGIE DES MAXILLAIRES

Parmi les *vices de conformation* des dents et des maxillaires on observe fréquemment des anomalies dentaires, que les dents ne correspondent pas exactement à celles de l'autre mâchoire, qu'elles soient implantées obliquement ou qu'elles n'aient pas fait éruption au point habituel. Toutes ces anomalies ont peu d'intérêt au point de vue chirurgical. Plus importants sont les troubles fonctionnels qui résultent d'anomalies de développement intéressant la totalité de la mâchoire. Lorsque le maxillaire inférieur présente un développement exagéré par rapport au maxillaire supérieur (*prognathisme*) les arcades dentaires n'entrent pas en contact entre elles et la mastication est plus ou moins gênée. J'ai vu un pareil cas chez un jeune homme de dix-huit ans chez lequel les dernières molaires étaient seules à entrer en contact entre elles. Une telle disposition est loin d'être indifférente pour la digestion et peut nécessiter la résection d'un fragment du maxillaire inférieur.

Le pendant de cette lésion est constitué par l'atrophie du maxillaire inférieur. Cette lésion peut être congénitale ; elle s'observe aussi quand on a réséqué les articulations temporo-maxillaires ou que les limites épiphysaires sont détruites par une inflammation, par exemple. Le menton est alors fuyant et la face rappelle celle d'un batracien. On observe une difformité analogue lorsque le maxillaire supérieur prend un développement exagéré.

LÉSIONS TRAUMATIQUES DES MAXILLAIRES

Les fractures du maxillaire supérieur peuvent porter sur le bord alvéolaire ou sur le corps de l'os. Les fractures du bord alvéolaire résultent parfois d'une avulsion dentaire

lorsque le davier a saisi l'alvéole au lieu de la dent. Plus
souvent la fracture a pour cause un coup violent porté sur
la face ; dans un cas, j'ai vu un coup de pied de cheval
détacher en bloc la moitié du bord alvéolaire de la mâchoire supérieure. Le corps du maxillaire supérieur est
maintenu si solidement aux organes voisins qu'il faut une
violence directe extrême pour en produire la fracture. Tels
sont les explosions dans les carrières, les coups de pied de
cheval. Le traitement comporte le nettoyage des plaies extérieures et surtout la désinfection de la bouche par des
lavages qui empêcheront l'inflammation de la plaie.

Les **fractures du maxillaire inférieur** peuvent inté-

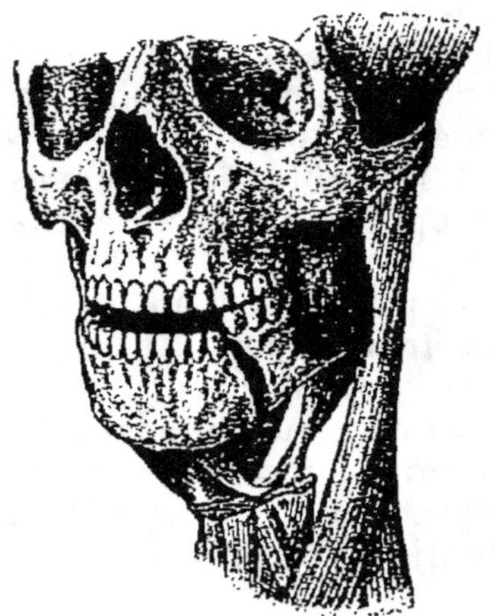

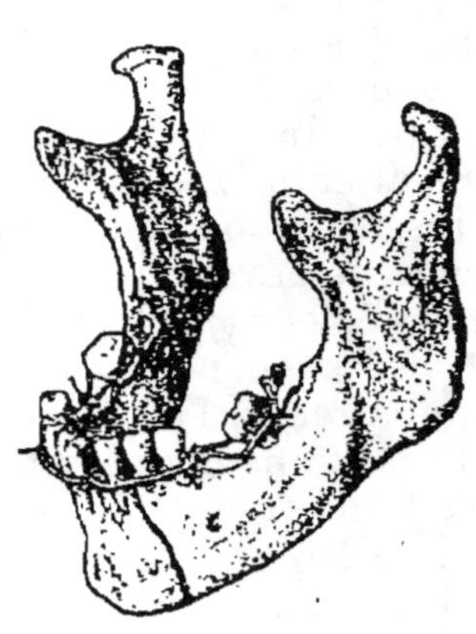

Fig. 113. — Fracture du maxillaire inférieur (Anger).

Fig. 114. — Gouttière métallique
pour fractures du maxillaire
inférieur.

resser le bord alvéolaire, le corps, les branches montantes
et les apophyses. La fracture la plus fréquente s'observe
au niveau du corps de l'os en dedans ou en dehors de la
dent canine. Les causes de ces fractures sont directes (coup)
ou indirectes (compression), les muscles masséter et temporal attirent le fragment postérieur en haut et l'appliquent
contre l'arcade dentaire supérieure, tandis que l'autre fragment se porte en bas sous l'action des muscles cervicaux
(mylo-hyoïdien, sterno-hyoïdien, thyro-hyoïdien)
(fig. 113).

Le *traitement* a pour objet la contention des fragments

en bonne position, sans entrave trop considérable des mouvements de la mâchoire inférieure. Comme bandage, on a employé la fronde du menton ; mais actuellement on donne la préférence à des appareils empruntés à l'art dentaire. La figure 114 montre le mode d'application d'un appareil de contention agissant'par l'intermédiaire des dents. Un fort fil d'argent suit exactement le contour des dents ; il est maintenu en place par une série de ligatures que l'on place entre les dents ou plutôt au niveau des points où les dents sont tombées. Si l'on n'a pas l'habitude de ces appareils, il vaut mieux charger un dentiste de les confectionner. Il est mauvais de ne placer les ligatures métalliques que sur les dents voisines de la fracture parce que ce procédé ébranle les dents et les fait tomber.

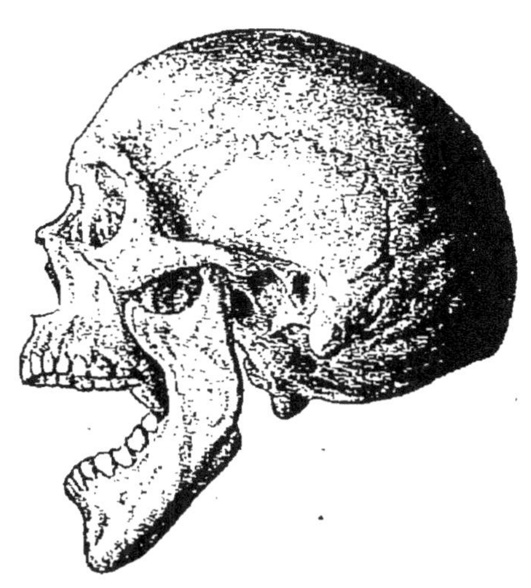

Fig. 115. — Luxation temporo-maxillaire en avant.

Ajoutons que dans un certain nombre de faits on peut avec avantage avoir recours à la *suture osseuse*, notamment lorsque les lésions étendues des parties molles ont mis les fragments à nu. A cet effet, on perfore le maxillaire de chaque côté du trait de fracture et on passe un solide fil d'argent ou de bronze d'aluminium.

[Mahé a démontré de façon très nette, dans sa thèse inaugurale, que seuls la gouttière simple, les appareils de Kingsley, de Martin et de Gunning (fig. 116 et 117) donnaient de bons résultats. En effet la fracture du maxillaire inférieur présente par le fait de *l'articulé des dents* (mode d'engrènement des dents de la mâchoire supérieure et de la mâchoire inférieure) des conditions toutes spéciales nécessitant des procédés thérapeutiques minutieux. La guérison opératoire de ces fractures n'est pas suffisante, le rétablissement fonctionnel aussi parfait que possible doit être recherché. La suture osseuse, qui est absolument indiquée, et s'impose quand le maxillaire fracturé est totalement dépourvu de dents, donne, dans les cas contraires, le plus souvent un résultat opératoire parfait, mais le résultat fonctionnel est beaucoup moins bon, le chirurgien ne possédant aucun moyen *de rétablir* l'articulé des dents, condition nécessaire *au rétablissement* d'une bonne mastication. Le traitement prothétique par les appareils présente donc le maximum d'avantages. Dans les cas complexes, où une bonne consolidation ne peut être légitimement espérée, il faut réséquer hardiment tout ce qui n'est pas susceptible de réparation parfaite, puis avoir recours à la

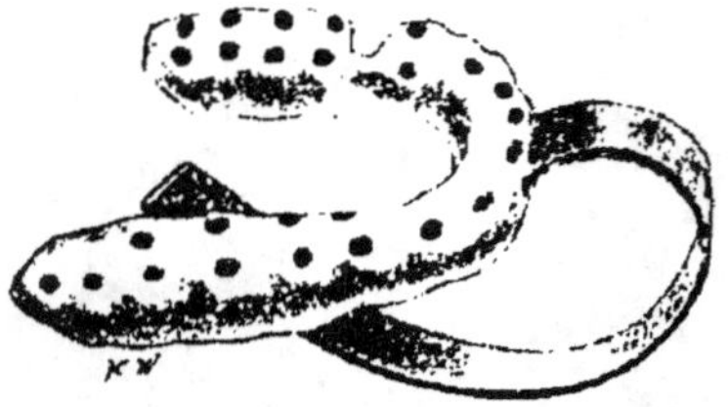

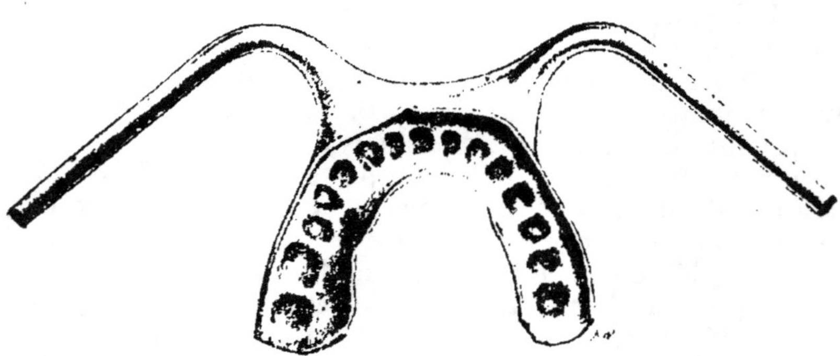

Fig. 116. —Appareil de Martin.

méthode de M. Martin qui assure, en tous les cas, au malade, à défaut de l'intégrité de l'organe, l'intégrité de la fonction.]

Les soins de la bouche et des dents ont toujours une importance considérable.

Au sujet des *fractures du bord alvéolaire* on pourra se

Fig. 117. — Appareil de Kingsley.

reporter à ce que nous avons dit à propos de ces fractures au niveau du maxillaire supérieur.

La fracture *de la branche montante* ne donne généralement pas lieu à un déplacement considérable. On la reconnaît à la gêne fonctionnelle qu'éprouve le malade en ouvrant et en fermant la bouche, à la sensibilité provoquée par la pression et à la crépitation.

La fracture isolée de l'*apophyse coronoïde* mérite une mention particulière en tant qu'exemple typique d'une fracture par arrachement (par contraction du muscle temporal).

Quant à la *fracture du condyle*, elle s'accompagne d'une douleur localisée violente et de crépitation dans les mouvements de la mâchoire, et ces deux signes se constatent en un point situé immédiatement en avant du méat auditif, là où le doigt perçoit normalement les mouvements du condyle quand on ouvre et qu'on ferme la bouche. Dans les fractures citées en dernier lieu, on se contente d'appliquer un chevestre double qui limite les mouvements de la mâchoire et on prescrit une alimentation liquide pour les premiers temps.

A l'occasion d'un écartement exagéré des mâchoires par exemple dans un bâillement, le *maxillaire inférieur* peut subir une **luxation bilatérale** *en avant* (1), le condyle glissant en avant et s'accrochant à la racine transverse de l'apophyse zygomatique. Il en résulte l'impossibilité de fermer la bouche (fig. 115), et le malade ne peut émettre que des sons inintelligibles.

Dans la *luxation unilatérale du maxillaire inférieur* en avant on note la béance spasmodique de la bouche, et le menton est dévié du côté sain.

Pour la réduction de la luxation bilatérale, on fait asseoir le malade devant soi et avec les deux pouces introduits dans la bouche, on exerce une pression énergique sur les molaires inférieures, d'abord en bas, puis en arrière (fig. 118).

[Tillaux recommandait, pour éviter la morsure par le malade des doigts du chirurgien au moment où la réduction se produit et où la bouche se ferme brusquement, d'appliquer les pouces contre le bord antérieur et la base des apophyses coronoïdes.]

Parfois la tension des muscles, notamment du temporal,

(1) Les quelques lignes consacrées par S. aux luxations de la mâchoire inférieure étant véritablement trop insuffisantes, consulter l'article de Morestin dans le *Nouveau Traité de Chirurgie* de Le Dentu et Delbet, fascicule 15, Paris, Baillière.

est telle qu'on échoue. On peut néanmoins réussir alors en procédant séparément pour chaque côté.

Une fois la réduction obtenue, on aura soin de faire porter au malade une fronde afin d'éviter la reproduction de la luxation.

La *luxation en arrière du maxillaire inférieur* est tout à fait exceptionnelle. Elle succède à un accrochement du condyle en arrière de la cavité glénoïde au tubercule tympanique qui n'est guère bien développé que chez la femme. Il en résulte que les arcades dentaires sont serrées l'une contre l'autre et que le malade ne

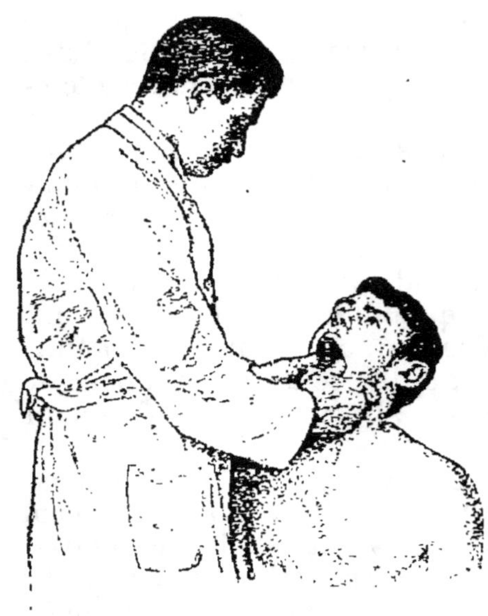

Fig. 118. — Procédé de réduction de la luxation temporo-maxillaire.

peut ouvrir la bouche. Pour réduire cette luxation, on repoussera d'abord le maxillaire en bas, on l'attirera ensuite en avant.

MALADIES INFLAMMATOIRES DES MACHOIRES

Les inflammations des mâchoires peuvent prendre naissance au niveau de la *muqueuse*, de la *pulpe dentaire*, du *périoste* ou de l'*os* ; elles peuvent intéresser les *cavités annexes* du maxillaire supérieur, notamment l'*antre d'Highmore*.

La *gingivite* reconnaît des causes variables. Le plus souvent, elle a pour origine des dents malades ou une inflammation du maxillaire. Elle succède aussi à une brûlure par des acides ou des alcalis, à une intoxication (stomatite mercurielle, saturnisme) ; enfin, elle survient au cours d'une maladie générale, telle que le scorbut ou la maladie de Möller-Barlow. La gencive est alors tuméfiée, rouge, irritable et douloureuse ; parfois on trouve du pus au niveau du collet de la dent et, principalement dans le scorbut, les hémorrhagies gingivales sont fréquentes. Chez les saturnins on trouve un liseré grisâtre, large d'un ou de deux millimètres au niveau du collet dentaire.

Le *traitement* de la gingivite consiste tout d'abord dans

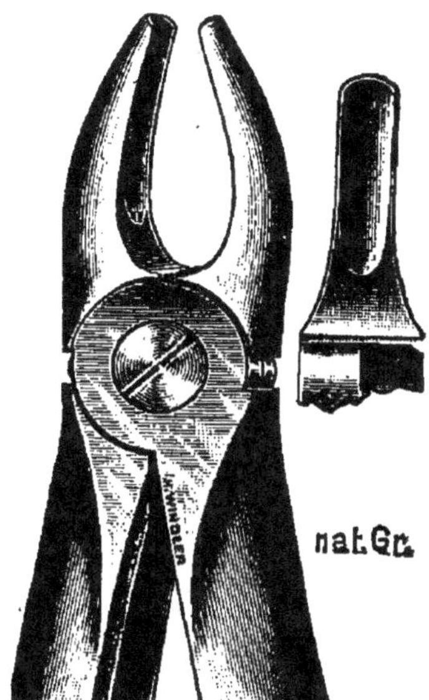

Fig. 119. — Davier pour les incisives et les canines supérieures.

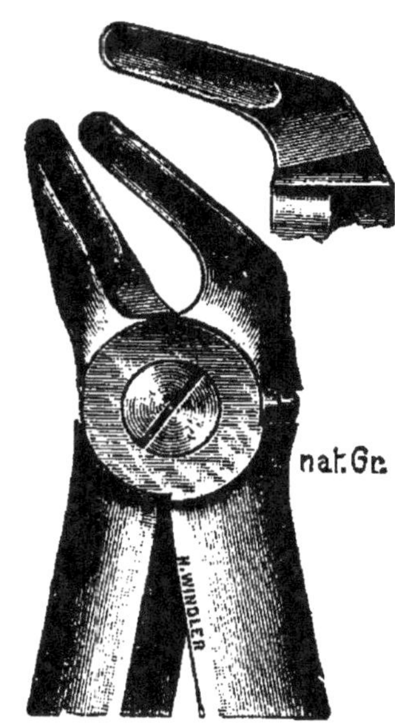

Fig. 120. — Davier pour les incisives, les canines, et les petites molaires inférieures.

la suppression de la lésion causale. On extrait les dents cariées ; on incise les abcès périostiques, et, dans les intoxications saturnines ou hydrargyriques, on soustrait le malade à l'influence du poison. On peut d'ailleurs combattre la gingivite par des lavages à l'aide de liquides antiseptiques et astringents, de préférence avec une solution faible d'acétate d'alumine. Le chlorate de potasse doit être proscrit à cause de ses propriétés toxiques.

Nous ne mentionnerons ici la *carie dentaire* que parce qu'elle peut nécessiter l'avulsion de la dent si la couronne est entièrement détruite ou que l'inflammation a gagné la pulpe, la racine où l'os. Nous n'insisterons pas sur les affections dentaires qui sont du ressort de l'odontologie. Nous nous contenterons d'indiquer brièvement la *technique de l'avulsion dentaire* ; car cette opération constitue le premier temps de certaines interventions telles que la résection du maxillaire supérieur ou inférieur. Afin de bien saisir la dent à extraire, on fait légèrement pencher en arrière la tête du malade, qui est assis ; on l'immobilise en

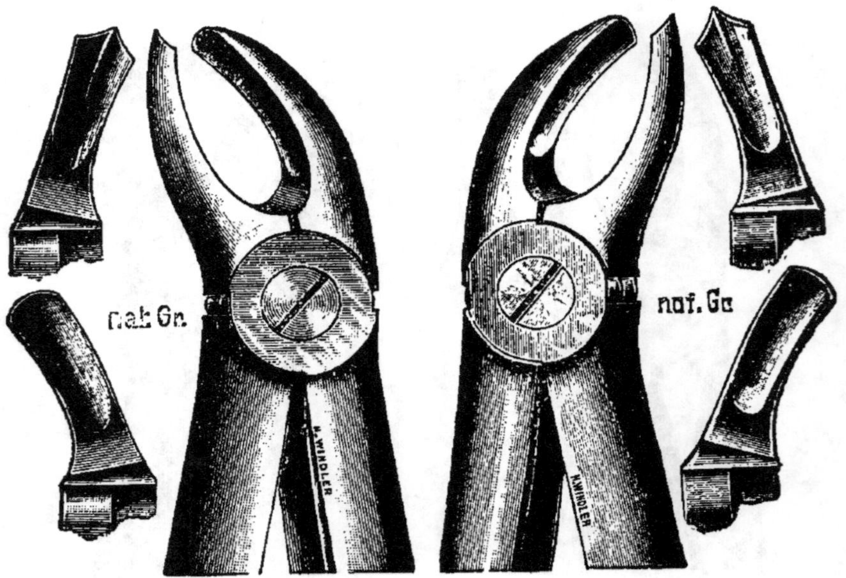

Fig. 121. — Davier pour les grosses molaires supérieures droites.

Fig. 122. — Davier pour les grosses molaires supérieures gauches.

l'entourant du bras gauche. On saisit la dent avec un davier approprié au niveau du collet, tout en refoulant la gencive afin de pouvoir saisir la dent aussi profondément que possible. On mobilise la dent à l'aide de légers mouvements latéraux ; il faut agir avec beaucoup de prudence quand il s'agit d'une molaire qui présente plusieurs racines. Finalement on luxe la dent et on l'extrait d'un mouvement énergique. Il va de soi qu'il faut préalablement stériliser le davier par l'ébullition, comme tout autre instrument chirurgical, et désinfecter le champ opératoire, la dent.

Quant à savoir si l'on peut pratiquer une avulsion den-

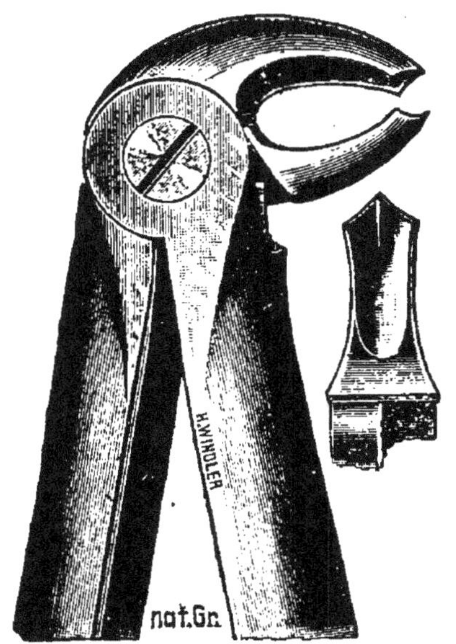

Fig. 123. — Davier pour les grosses molaires inférieures.

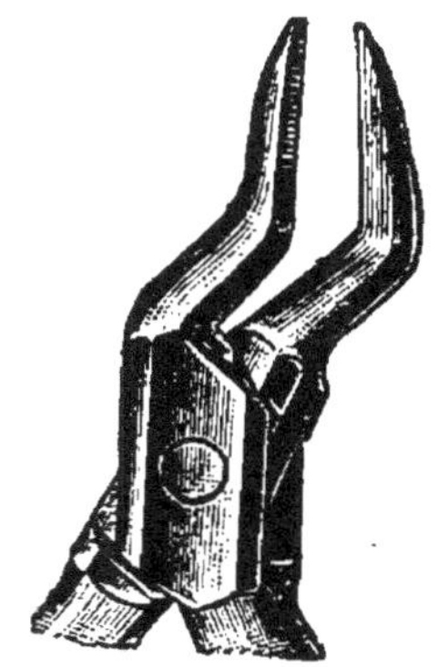

Fig. 124. — Davier en baïonnette pour les racines supérieures.

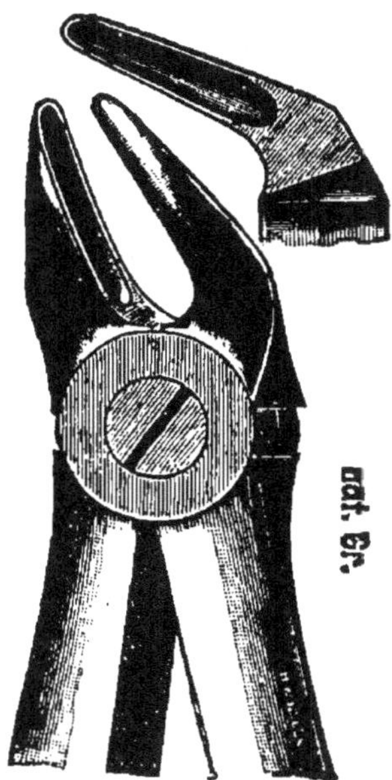

Fig. 125. — Davier pour les racines inférieures.

taire au cours d'une périostite alvéolo-dentaire aiguë ou d'un abcès périosté, cela dépend de l'état général du malade. Car il ne faut pas perdre de vue qu'à la suite de l'extraction, un foyer local de suppuration peut donner lieu à une septicémie généralisée. Si l'on a affaire à un malade débile et affaibli, il est préférable de laisser passer la phase aiguë malgré la violence des douleurs. D'autres fois, on n'a pas intérêt à temporiser ; bien au contraire, grâce à l'extraction de la dent, la guérison survient bien plus rapidement. Il est bon d'avoir un davier spécial pour chaque dent ; les daviers universels qui s'appliqueraient indifféremment à toutes les dents, ne remplissent leur but que fort imparfaitement.

Les figures 119 à 125 que nous donnons représentent les formes le plus communément usitées. La clef dont on se servait beaucoup autrefois n'est plus en usage de nos jours.

Si par mégarde on avait arraché une dent saine, il faudrait la remettre immédiatement en place, et souvent elle se consolidera parfaitement à la suite de cette greffe immédiate.

Pour les racines profondément situées, on peut avoir recours à des leviers. On se sert d'un pied de biche (fig. 126) ou d'un extracteur (fig. 127), dont on introduit la pointe entre la racine et l'alvéole et on peut alors facilement faire sauter la racine.

Il est rare d'observer des hémorragies assez abondantes pour menacer la vie du malade à la suite d'une avulsion dentaire. On les combat par un tamponnement à la gaze iodoformée, la compression digitale prolongée ; le cas échéant, on applique le thermocautère. Dans les cas rebelles, on remplace la gaze iodoformée par de l'ouate au perchlorure de fer ou par du penghavar djambi (p. 85).

Le pus qui se forme au cours d'une périodontite s'accumule souvent dans un kyste gros comme un petit pois et appendu à la racine. D'autres fois, il perfore l'alvéole et entretient une petite fistule dentaire. Parfois il décolle le périoste après avoir perforé l'alvéole, et il se forme un *abcès dentaire* dénommé *parulis*. Enfin, surtout au niveau du maxillaire inférieur, le pus peut faire issue à la peau, le plus souvent au niveau du bord du maxillaire. Dans tous ces cas, il s'agit de la nécrose d'une racine

qu'il suffit d'extraire pour assurer la guérison rapide ;
quand il y a des abcès, il faut naturellement les inciser.

Parmi les *lésions inflammatoires des maxillaires*,
l'*ostéomyélite aiguë* et la *nécrose phosphorée* s'observent de préférence au maxillaire inférieur, tandis que la tuberculose
et la syphilis se localisent principalement
sur le maxillaire supérieur.

L'*ostéomyélite aiguë* du maxillaire inférieur est une affection du jeune âge ; elle
débute brusquement par une fièvre élevée ; la joue enfle et devient douloureuse,
spontanément et à la pression. Un abcès
périosté ne tarde pas à se former et à che-
miner vers l'extérieur. Souvent l'ostéomyélite du maxillaire inférieur n'est pas
la seule localisation de la maladie ; elle
s'établit insidieusement alors
qu'il existe déjà des abcès
ostéomyélitiques dans d'autres régions. La cause en est
le plus souvent le staphylocoque pyogène doré, agent
pathogène habituel de l'ostéomyélite aiguë qui a cheminé
par la voie sanguine. Ces
métastases succèdent aussi à
d'autres maladies infectieuses et sont alors dues au streptocoque, au bacille d'Eberth
ou à d'autres germes. Au début, on se contentera d'inciser l'abcès extérieurement ;
on trouvera alors le périoste
décollé sur une plus ou
moins grande étendue. S'il
se forme ultérieurement un
séquestre, on percevra sur la

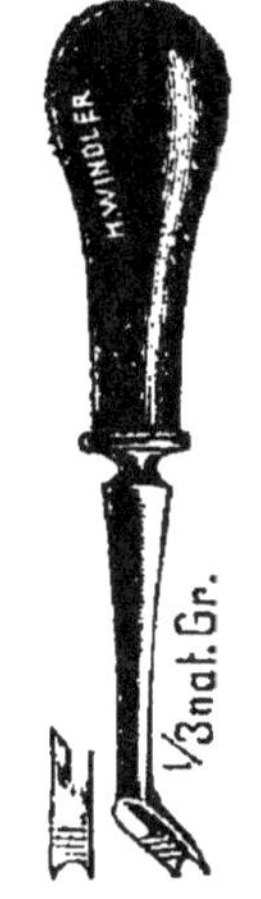

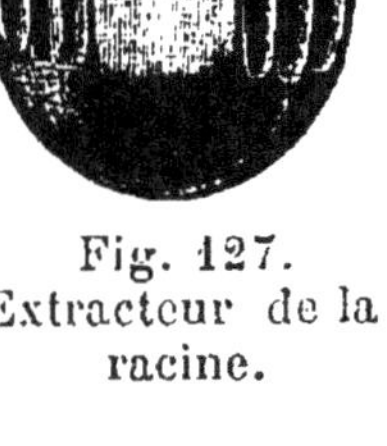

Fig. 126.
Pied de
biche.

Fig. 127.
Extracteur de la
racine.

face externe ou interne du corps du maxillaire un épaississement de l'os, et par la fistule qui subsiste au niveau
de l'incision, la sonde reconnaîtra de l'os dénudé. Pour
extraire le séquestre, il faut attendre que l'os nécrosé se
soit bien délimité ; alors seulement la gaine formée par

l'os nouveau aura suffisamment consolidé le maxillaire. Cela demande de un à deux mois selon la dimension du séquestre.

La *tuberculose de la mâchoire supérieure* a pour sège de prédilection le bord orbitaire inférieur des jeunessujets. Lentement et progressivement, on voit se développer au-dessous de la paupière inférieure, très souvent au cours d'une tuberculose osseuse généralisée, un petit abcès au fond duquel on trouve après incision une carie du bord de l'orbite. La guérison survient rapidement après curettage de l'os et des fongosités tuberculeuses. [M. Terrier et nous-même avons observé récemment deux cas de tuberculose de l'os malaire chez des vieillards dont l'un était porteur d'autres lésions tuberculeuses éloignées (spina-ventosa multiples à la main gauche). Dans l'autre cas, il paraissait s'agir au contraire d'une tuberculose osseuse isolée. Nous avons pratiqué dans ces deux cas la résection subtotale sous-périostée de l'os malaire, puis la suture des insertions zygomatiques du masséter ainsi devenues flottantes à un lambeau de mêmes dimensions de l'aponévrose temporale. Nous avons eu dans ces deux cas deux guérisons opératoires et fonctionnelles sans aucune atrophie du côté du masséter ainsi traité et réinséré à nouveau.]

La *syphilis de la mâchoire supérieure* est presque toujours en continuité directe avec la même affection de la charpente nasale ; elle donne lieu à des lésions caractéristiques de la voûte palatine. A ce niveau se produit une perforation par suite de l'expulsion spontanée ou de l'extraction chirurgicale de séquestres, de sorte qu'une sonde introduite par la bouche pénètre dans les fosses nasales. Outre le traitement antisyphilitique et l'asepsie de la bouche et des fosses nasales, le rôle du chirurgien se borne à extraire les séquestres.

L'actinomycose du maxillaire inférieur constitue la localisation habituelle de la maladie dans la race bovine. Chez l'homme, cette variété est très rare. Comme chez le bœuf, elle se traduit par une difformité et un épaississement de l'os qui se trouve en rapport avec la surface cutanée par de nombreuses fistules. La marche est très lente ; le diagnostic résulte de la constatation des grains d'actinomyces que nous avons décrits et figurés plus loin. L'actinomycose s'observe bien plus fréquemment dans les parties molles du cou qu'au niveau du maxillaire. Le *traitement* consiste dans la mise à nu et le curettage des masses granuleuses. Il est bon d'administrer à l'intérieur simultanément de un à trois grammes d'iodure de potassium par jour.

La *nécrose phosphorée* des maxillaires est l'apanage des personnes exposées à une action nocive prolongée des vapeurs de phosphore. C'est pourquoi elle s'observait autrefois chez les ouvriers en allumettes au phosphore. Celles-ci sont actuellement remplacées d'une manière très générale par les allumettes suédoises et les dangers de la fabrication sont bien diminués grâce aux prescriptions d'hygiène des autorités, encore que ces dangers n'aient pas complètement disparu, notamment dans les régions où les allumettes sont fabriquées à domicile.

Lorsque les vapeurs agissent en présence d'une *carie dentaire*, il se produit un épaississement périosté de l'os avec formation d'ostéophytes au niveau de la dent malade. Puis il survient des suppurations périostées qui aboutissent à des nécroses étendues, parfois totales, au niveau du maxillaire inférieur (fig. 128). Quelquefois la phase initiale d'épaississement et de suppuration fait défaut et les nécroses s'établissent d'emblée. Si l'on ne soustrait pas immédiatement le malade à sa profession dangereuse, l'inflammation peut gagner la base du crâne et aboutir à la mort par méningite.

Ceci étant, on conçoit que le *traitement* de cette affection soit essentiellement une question de *prophylaxie*. Les soins de la bouche et des dents doivent être imposés à tous les ouvriers de cette industrie ; les dents cariées seront plombées ou extraites. Aux premiers signes d'inflammation qui se déclareront du côté de la bouche ou du maxillaire, l'ouvrier sera mis au repos jusqu'à guérison complète. Il en est de même, à plus forte raison, si les nécroses sont déjà formées ; il faut alors extraire les séquestres autant que possible par la bouche, en ménageant l'os nouveau et le périoste comme dans toute ostéomyélite. Dans les cas très graves, on ne pourra enrayer les progrès de l'inflammation que par l'ablation totale du maxillaire inférieur ablation qui se pratiquera de préférence par un procédé sous-périosté.

Les *arthrites temporo-maxillaires* sont assez rares ; elles peuvent succéder à d'autres inflammations aiguës. C'est ainsi qu'on observe parfois la suppuration de cette articulation au cours d'une infection purulente généralisée, ou à l'occasion d'une suppuration de voisinage, de la parotide par exemple ou de la branche montante du maxillaire inférieur. Au cours de la *blennorrhagie*, l'articulation temporo-maxillaire peut être également touchée ; mais il s'agit alors généralement d'un empâtement sans suppuration. Parmi les inflammations *chroniques*, on peut citer l'*arthrite déformante* qui aboutit, pour cette articulation comme pour celle des membres, à une atrophie de l'épiphyse et à des épaississements sur le pourtour de l'articulation. Lorsque l'arthrite déformante est unilatérale, elle détermine une déviation de la mâchoire, analogue à celle de la luxation unilatérale. La *tuberculose* de l'articulation temporo-maxillaire est extrêmement rare.

Les *signes* de l'arthrite temporo-maxillaire *aiguë* consistent tout d'abord dans des douleurs violentes qui surviennent dès qu'on essaye de faire des mouvements ou qu'on exerce une pression en avant du tragus sur le condyle. En outre on note une tuméfaction péri-articulaire et, en cas de suppuration, une fièvre élevée. L'endolorissement a pour conséquence une immobilisation de la mâchoire pouvant simuler une ankylose. Quand on soupçonne la nature blennorrhagique de la région, on recherchera l'uréthrite spécifique. Dans le *rhumatisme déformant*, la maladie dure des années, les douleurs sont moins marquées et les troubles fonctionnels qui surviennent à la longue reconnaissent pour cause les progrès des ostéophytes. On constatera ces lésions par la *radiographie*. A l'encontre de cette affection souvent bilatérale et propre à l'âge sénile, l'arthrite *tuberculeuse* appartient en propre au jeune âge et ne constitue guère qu'un épisode au cours d'une tuberculose osseuse à foyers multiples.

L'ankylose temporo-maxillaire et l'impossibilité consécutive d'ouvrir la bouche est désignée sous le nom de *constriction des mâchoires*. Cette affection peut avoir d'autres causes encore, extrinsèques ou intrinsèques par rapport à la mâchoire : telles sont les constrictions musculaires consécutives aux inflammations et aux tumeurs de la région des grosses molaires, de la base de la langue, des amygdales, du voile du palais et du pharynx. Disparaissant en même temps que l'inflammation aiguë qui lui a donné naissance, la constriction des mâchoires peut devenir permanente quand elle est causée par des lésions cicatricielles périarticulaires. Les cas les plus graves s'observent à la suite de la *myosite ossifiante* où une grande partie des muscles masticateurs est transformée en tissu osseux. A la suite d'une arthrite ou d'une fracture grave, l'articulation peut être détruite et la constriction des mâchoires revêt alors la forme d'une ankylose fibreuse ou osseuse.

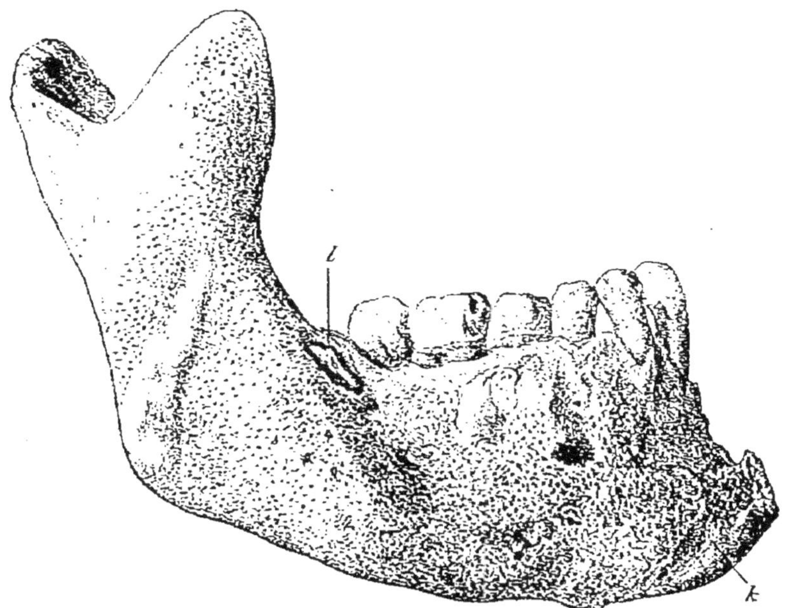

Fig. 128. — Nécrose phosphorée.

Le *traitement* de l'arthrite temporo-maxillaire consiste dans la mise au repos avec application d'un chevestre et badigeonnage de la région à la teinture d'iode. Dans le cas de suppuration, une incision assurera l'évacuation du pus ; on fera une incision horizontale immédiatement en avant du tragus, en prenant garde de blesser le nerf facial. Lorsqu'il existe des troubles fonctionnels permanents par suite d'ankylose osseuse ou cicatricielle, dans la tuberculose grave et la déviation de la mâchoire par arthrite déformante unilatérale, on obtient de bons résultats de la *résection du condyle*. Une incision en T permet de décou-

Planche XV.— Eclairage des deux sinus maxillaires par la bouche
dans la chambre noire.

vrir l'articulation ; le trait horizontal longe le bord inférieur de l'arcade zygomatique et va jusqu'à l'os, le vertical
ne divise que la peau. On détache les muscles en commençant par en haut, et on les récline en bas en même
temps que le facial. On met alors le condyle à nu et on le
détache d'un trait de ciseau, en ayant toujours soin de se
tenir très près de l'os afin de ne pas blesser l'artère maxillaire interne qui est située immédiatement en arrière.

Lorsque la constriction est due à des cicatrices extra-
articulaires, il faut instituer un traitement post-
opératoire qui consistera dans l'introduction
dans la bouche de coins en bois munis de cré-
maillère sur les côtés (fig. 129).

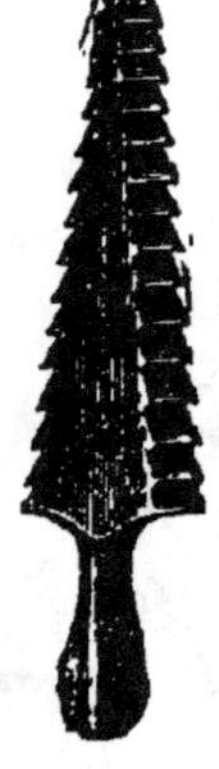

Fig. 129.
Ouvre-
bouche
en bois.

L'empyème du sinus maxillaire succède à
des inflammations du nez et de la bouche qui
se propagent par continuité à la muqueuse de
l'antre d'Highmore (1). Les sinusites légères accompagnent tout coryza un peu fort. Elles se traduisent par une douleur violente au niveau d'un
ou des deux maxillaires supérieurs; ces accidents disparaissent spontanément en même
temps que le coryza. Parfois cependant, une
sinusite maxillaire suppurée subsiste, principalement à la suite d'une avulsion dentaire, en particulier de la canine, et il se développe une affection aussi pénible que longue à guérir. Le malade est tourmenté par des douleurs permanentes, lancinantes, souvent intolérables ; le pus
qui s'accumule dans l'antre ne s'évacue que rarement
et qu'imparfaitement par l'orifice naturel que ce sinus
présente au niveau du méat moyen ; de plus il prend une
odeur repoussante à cause de la rétention. D'habitude les
malades déclarent spontanément que l'inclinaison de la
tête facilite l'écoulement du pus qui n'a lieu que par une
seule narine; ils vous mettent ainsi sur la piste du diagnostic. Dans les cas graves, la paroi antérieure du sinus
s'amincit et devient dépressible; on obtient alors par la

(1) Voy. *Nouveau Traité de Chirurgie.*

pression à son niveau un bruit caractéristique dénommé *crépitation parcheminée*. Pour confirmer le diagnostic, on peut utiliser avec avantage l'éclairage du sinus. On introduit à cet effet dans la bouche du malade (pl.XV) un instrument muni d'une petite lampe à incandescence (fig. 112). Dans la chambre noire, les deux sinus maxillaires se dessinent alors très nettement. L'antre qui renferme du pus s'éclaire moins bien que celui du côté opposé, normal, ou même pas du tout. Parfois, c'est un *corps étranger* qui est la cause de la sinusite.

L'hydropisie de l'antre d'Highmore, admise par certains auteurs, serait, pour König, simulée par des mucocèles ou des kystes dentaires qui pénètrent secondairement dans le sinus, ou par des épanchements séreux au cours du cancer. La paroi antérieure bombe alors en avant, s'amincit, devient dépressible, et l'os finit par se résorber complètement.

Le *traitement* de l'empyème du sinus maxillaire commencera par l'extraction des dents malades s'il en existe. Au cas où la guérison tarde à se produire, il faut procéder à l'évacuation et au drainage du pus. On peut obtenir ce résultat de différentes manières. Le plus simple est de ponctionner le sinus par l'alvéole, à l'aide d'un trocart ; il en résulte un orifice qu'on maintiendra béant à l'aide d'un drain métallique. Cette voie permet de pratiquer des lavages du sinus. Von Mikulicz a préconisé un instrument à courbure latérale et à pointe terminale, à l'aide duquel

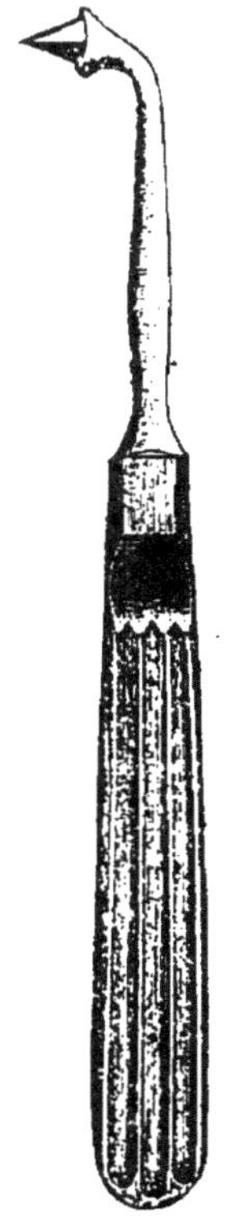

Fig. 130. — Trocart de Von Mickulicz pour la ponction du sinus maxillaire.

(fig. 130) on peut perforer la mince paroi du sinus par le nez au niveau du méat moyen et établir ainsi une large communication avec la fosse nasale. On peut aussi combiner les deux procédés en vue de faciliter les lavages. Enfin, on peut, après réclinaison de la lèvre supérieure. inciser la muqueuse, trépaner la paroi antérieure du sinus et en réséquer une grande partie à l'aide de la pince-gouge.

Planche XVI. — Epulis fibromateuse.

LES TUMEURS DU MAXILLAIRE SUPÉRIEUR

Parmi les *tumeurs bénignes*, nous citerons tout d'abord les *polypes muqueux* qui se rencontrent dans le sinus maxillaire aussi bien que dans les fosses nasales. Ils y donnent assez rarement lieu à des signes cliniques. On les enlève par le curettage après incision de la muqueuse et résection partielle de la paroi antérieure de l'antre. Nous avons ensuite à mentionner les *tumeurs, solides ou kystiques, qui ont pour point de départ des germes dentaires*; elles sont d'ailleurs beaucoup plus fréquentes au maxillaire inférieur et seront décrites en détail dans le chapitre suivant. Hildebrand a publié un cas d'un enfant où la dilatation des deux maxillaires supérieurs était due à l'accumulation d'environ 200 dents irrégulièrement disposées. Enfin, on observe encore à ce niveau les tumeurs bénignes de la série connective, *fibromes, enchondromes* et *ostéomes* qui prennent naissance sur le corps du maxillaire supérieur ou dans le périoste. L'exérèse de ces néoplasmes comprend l'ablation au ras de l'insertion.

Relativement bénignes sont également les tumeurs qui ont pour point de départ le rebord alvéolaire, *fibrosarcomes et sarcomes gigantocellulaires* (pl. XVIII), encore désignés sous le nom d'*épulis*. Généralement sessiles, rarement pédiculés, ces néoplasmes s'insèrent sur le rebord alvéolaire ; ils ne s'accroissent que lentement et ne donnent guère lieu à des métastases. Il est rare d'observer des épulis purement fibreuses, analogues à celle qui est figurée sur la planche XVI. Dans ce dernier cas, la tumeur avait entièrement enveloppé une incisive.

Pour l'*ablation des épulis*, on commence par extraire les dents intéressées. Puis on circonscrit la tumeur par une incision en tissu sain, on la mobilise à l'aide d'une rugine et on achève de la détacher par quelques coups de maillet. Pendant les premiers jours, on applique un petit tampon de gaze iodoformée. Bien plus fréquentes et plus graves sont les *tumeurs malignes du maxillaire supérieur*. Généralement ce sont des *carcinomes*, plus rarement des *sarcomes*.

Le *carcinome du maxillaire supérieur* a souvent pour
point de départ la muqueuse du sinus. Souvent l'antre se
remplit silencieusement de masses cancéreuses ; celles-ci
envahissent peu à peu la fosse nasale voisine et y sont pris
pour des « polypes du nez ». A plusieurs reprises, j'ai vu
des malades qui avaient ainsi été soumis pendant des mois
à un traitement médical ; à peine enlevés, les « polypes »
repullulaient avec une rapidité inquiétante, et ce n'est qu'en

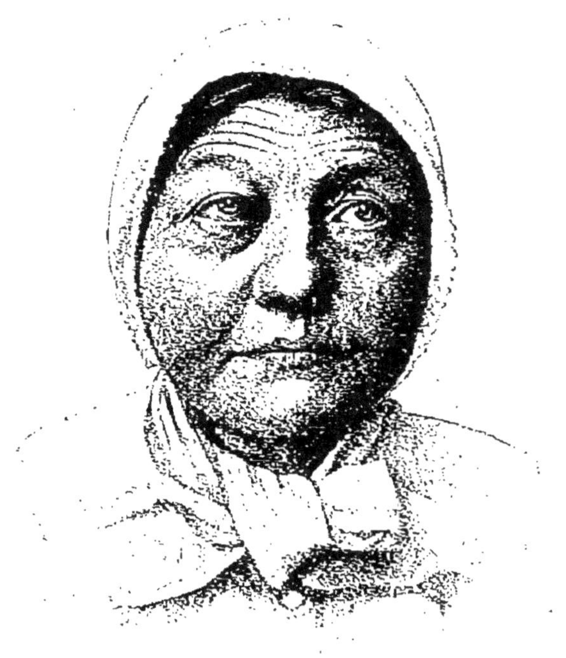

Fig. 131. — Carcinome du maxillaire supérieur du côté droit.

présence des progrès de la tumeur que le diagnostic finis-
sait par s'imposer ; mais alors il était trop tard pour une
opération radicale. Un des meilleurs signes initiaux du
cancer, c'est le gonflement de la joue avec effacement du
sillon naso-labial, gonflement léger dû au bombement de
la paroi antérieure du sinus maxillaire (fig. 131). Nous
avons déjà dit que, peu à peu, la fosse nasale se remplissait
de masses cancéreuses ; la tumeur progresse d'ailleurs

aussi en bas, en haut et en arrière : en bas, elle perfore la voûte palatine et refoule la muqueuse dans la cavité buccale (fig. 132); en haut, elle fait irruption dans l'orbite et détermine la saillie du globe oculaire en haut et en avant (fig. 133); en arrière, elle s'étend vers la base du crâne, condition qui exclut toute possibilité opératoire. Enfin, si la mort ne survient pas, ces néoplasmes peuvent

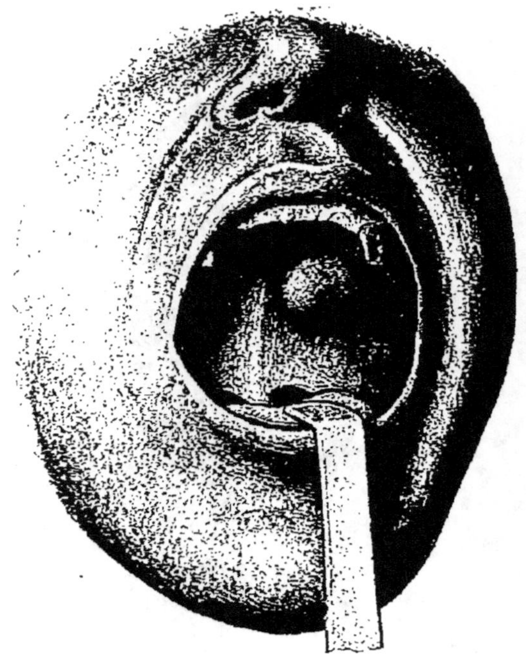

Fig. 132. — Carcinome du maxillaire supérieur perforant la voûte palatine.

aboutir à de volumineuses tumeurs occupant la totalité de la joue et faisant une saillie considérable (fig. 134).

Lorsqu'on a quelques doutes sur la nature des polypes du nez, on peut assurer le diagnostic par l'examen histologique d'un fragment de la tumeur. Si l'on constate une saillie à la voûte palatine, on la ponctionnera avec une aiguille fine et l'on se rendra compte si l'os est détruit à ce niveau. Souvent la maladie évolue sans donner lieu à aucune douleur. D'autres fois, elle s'accompagne de violentes névralgies dans le territoire du trijumeau.

Les remarques que nous venons de présenter au sujet des carcinomes du maxillaire supérieur s'appliquent également aux *sarcomes* à cellules nombreuses. Cette variété de tumeur est beaucoup plus rare que le carcinome, mais en clinique elle n'en diffère guère.

Lorsque l'étude des signes a fait porter le diagnostic de tumeur maligne du maxillaire supérieur, on ne peut espérer la guérison que de l'ablation précoce de la *totalité*

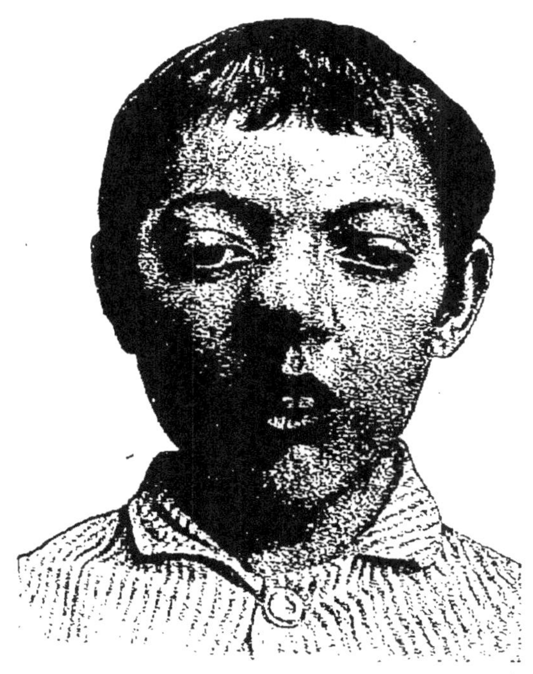

Fig. 133. — Carcinome du maxillaire supérieur.

du maxillaire supérieur. Nous trouvons les éléments du pronostic de la résection du maxillaire supérieur dans un travail élaboré par Martens à la clinique de König à Gœttingue. D'après cette statistique, l'opération dont il s'agit comporterait une *mortalité* d'environ 30 °/₀, tandis que dans 28,5 °/₀ des cas, la guérison a persisté trois ans ou plus.

Les dangers inhérents à la *résection du maxillaire supérieur* ont beaucoup diminué depuis les progrès de la technique. L'écoulement du sang dans la trachée au cours de l'intervention et l'aspiration des sécrétions sanieuses de la vaste plaie opératoire causaient des pneumonies auxquelles succombaient de nombreux malades. Suivant le conseil de Trendelenburg, on pratique actuellement une *trachéotomie* temporaire préalable, et on supprime tout risque d'aspiration par l'emploi d'une *canule-tampon* indiquée par le même auteur (fig. 135). Cette canule est munie d'un ballon en caoutchouc que l'on peut insuffler à volonté. D'autre part, le *tamponnement serré de toute la*

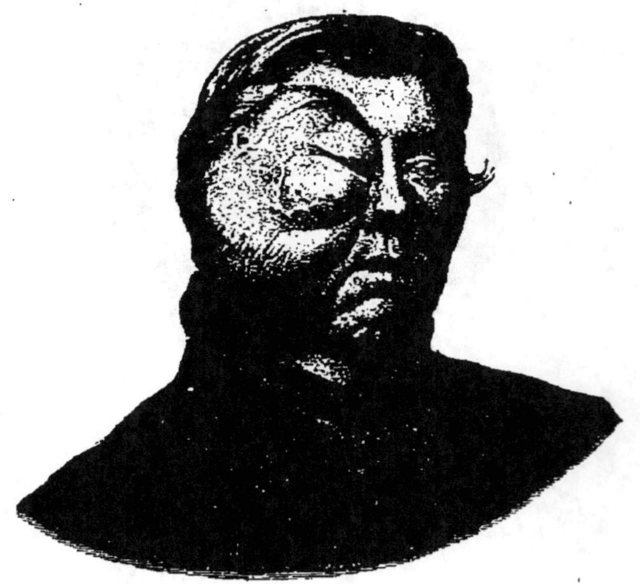

Fig. 134. — Carcinome du maxillaire supérieur.

plaie opératoire à la gaze iodoformée prévient la fermentation des sécrétions de la plaie. En vue de réduire la *perte de sang*, on peut *lier la carotide externe*. D'autres moyens contribuent encore à améliorer les résultats. C'est ainsi qu'on place le malade dans la position *assise* ; on donne une injection préalable de morphine et on ne pousse l'anesthésie que juste assez loin pour que la douleur soit abolie ; les réflexes sont alors conservés et s'il coule du sang dans la trachée, le malade peut l'expulser en toussant. Ces précautions ainsi que le tamponnement de la plaie suffisent dans la plupart des cas à assurer un bon résultat opératoire. Beaucoup de chirurgiens, en effet, n'ont plus recours à la trachéotomie préalable et à l'introduction de la canule-tampon que dans les tumeurs très étendues et très vasculaires. On évite aussi le plus souvent la ligature de la carotide externe, d'autant plus qu'en raison des collatérales de l'autre côté, cette ligature ne rend pas toujours les services qu'on en attend.

L'opération sur la « tête déclive » (fig. 55) permet d'éviter à coup sûr l'aspiration du sang ; mais elle doit être proscrite parce qu'elle augmente l'hémorrhagie veineuse.

La meilleure incision pour la *mise à nu du maxillaire supérieur* est celle de Dieffenbach-Fergusson. Elle respecte le nerf facial et se pratique au niveau des sillons naturels de la face, ce qui rend la cicatrice moins apparente. Outre cette incision, on a représenté celle de Velpeau et celle de von Langenbeck sur la figure 136. Après avoir disséqué et récliné le lambeau de Dieffenback-

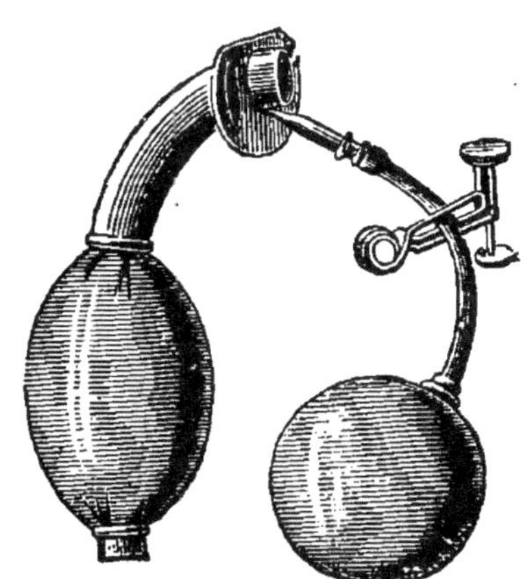

Fig. 135. — Canule-tampon de Trendelenburg.

Fergusson, on sectionne les différents points osseux. Le mieux est de suivre l'ordre que nous allons indiquer, afin de ne s'attaquer qu'en dernier lieu aux régions dans lesquelles on peut redouter l'aspiration du sang.

1° *Section de l'apophyse montante.* — On ouvre d'abord la fosse nasale en détachant le cartilage. Puis, à l'aide d'une forte aiguille courbe à ligature que l'on introduit dans la fosse nasale par l'os unguis, on passe un fil de soie attaché à une scie de Gigli et on divise l'apophyse. Un tampon provisoire empêche le sang de pénétrer dans le pharynx.

2° *Section de l'os malaire.* — On décolle le périoste de la paroi inférieure de l'orbite assez loin pour pouvoir passer par la fente orbitaire inférieure une grosse aiguille à ligature qu'on fait ressortir en dehors de l'os malaire.

Avec l'aiguille, on passe alors le fil de soie et la scie de Gigli et on sectionne l'arcade zygomatique.

3° *Section de la voûte palatine.* — Après avoir extrait l'incisive qui gêne, on introduit une scie cultellaire dans la fosse nasale et on scie la voûte palatine le long de la cloison nasale. Ce faisant, il faut éviter de traumatiser la paroi postérieure du pharynx avec l'extrémité de la scie. Si le revêtement muqueux est indemne et que la voûte palatine n'est pas encore envahie par la tumeur, on procédera comme pour l'opération du bec de lièvre (p. 79) : on tracera une incision le long de l'arcade dentaire et on décollera la muqueuse doublée du périoste.

4° *Section de l'union du maxillaire supérieur avec l'apophyse ptérygoïde du sphénoïde.* — La bouche étant grande ouverte, on applique un ciseau droit derrière la dernière molaire, et d'un coup sec, porté de bas en haut, on sectionne l'os.

La figure 137 montre les points au niveau desquels on divisera l'os, ainsi que les instruments dont il faut se servir à cet effet.

On saisit alors le maxillaire supérieur avec une pince et on le luxe. Avec des ciseaux, on divise les muscles et le voile du palais qui retiennent l'os, et on tamponne immédiatement la vaste cavité ainsi créée à la gaze. On retire ce tampon au bout de cinq minutes ; les petits vaisseaux ont déjà cessé de donner et il ne reste plus qu'à saisir et à lier ceux qui saignent encore. On place une mèche de gaze iodoformée sur la plaie et on en fait ressortir un des bouts par le nez. Si on a pu conserver un lambeau muco-périosté, on le réunit par des points de suture avec la muqueuse de la joue, et on termine l'opération par la suture du lambeau cutané. Au bout de quelques jours, on retire le tampon autant qu'on peut le faire sans effort et on le raccourcit d'autant ; le dernier fragment en est retiré du dixième au vingtième jour. Après l'opération, on prescrira une alimentation liquide à l'aide d'une tasse munie d'un bec et l'on veillera aux soins de la bouche.

Pour la *résection temporaire du maxillaire supérieur*, voir p. 149.

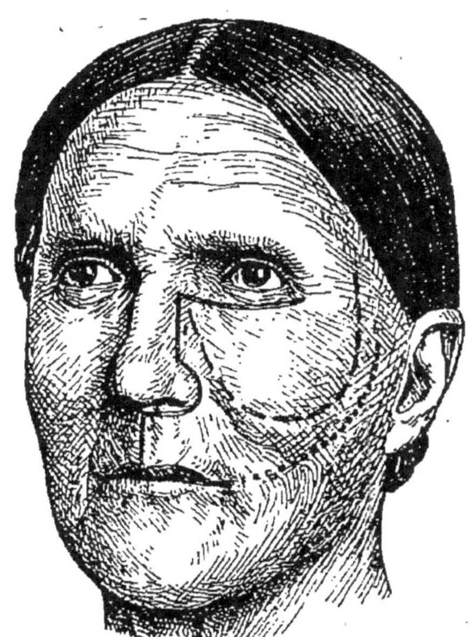

Fig. 136. — Incision de la résection du maxillaire supérieur.

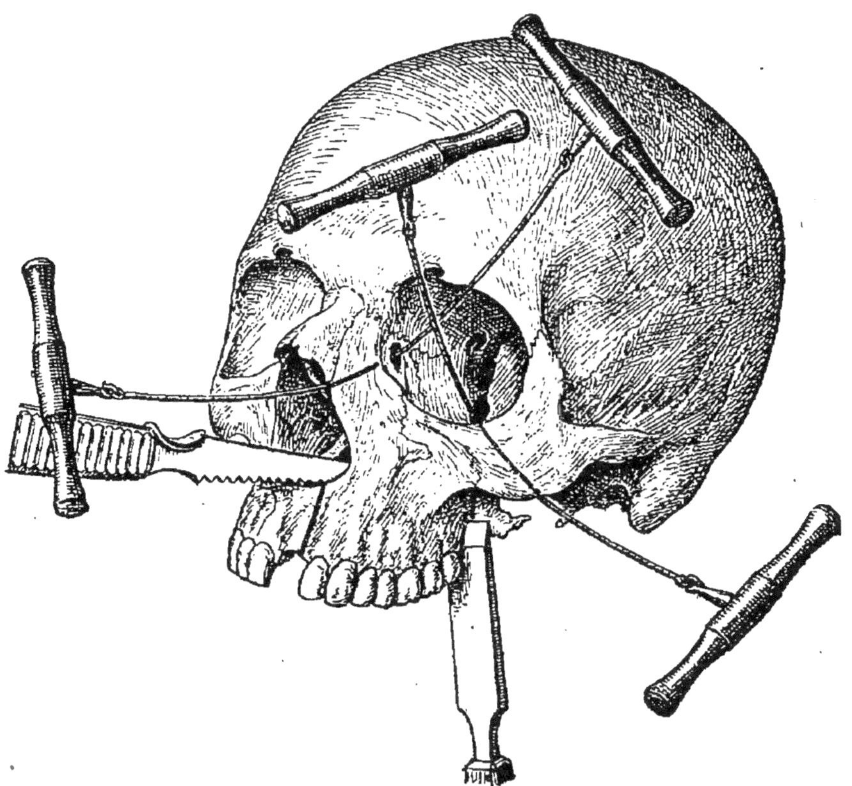

Fig. 137. — Section des points osseux dans la résection
du maxillaire supérieur.

Planche XVII. — Epulis du maxillaire supérieur : coupe microscopique ; sarcome giganto-cellulaire.

Planche XVIII. — Epulis du maxillaire supérieur.

LES TUMEURS DU MAXILLAIRE INFÉRIEUR

Les tumeurs bénignes que l'on observe à la *mâchoire inférieure* sont rarement des *fibromes* ; plus souvent ce sont des *enchondromes* et des *ostéomes*. Ces tumeurs s'accroissent très lentement ; celles de la dernière catégorie ont la consistance de la pierre et atteignent parfois un volume énorme. Quand on en pratique l'ablation, il faut chercher à conserver autant que possible le maxillaire inférieur.

Parfois on rencontre des *kystes uniloculaires* ayant des *germes dentaires* pour point de départ. Ils résultent d'un arrêt du développement et peuvent atteindre un développement considérable. Leur paroi est lisse, revêtue d'un épithélium stratifié et ces kystes peuvent renfermer une ou plusieurs dents. (Il existe d'ailleurs aussi des *kystes périostés* qui ont pour origine des tumeurs, fibromes, enchondromes et sarcomes.) Pour l'ablation de ces kystes, il vaudrait mieux opérer par la bouche ; mais le plus souvent, on est réduit à les attaquer par la joue ; on résèque la paroi antérieure de la tumeur, on supprime les culs-de-sac osseux et on recherche l'adhérence des parties molles sur le fond préalablement curetté et débarrassé des dents qui s'y trouvent implantées.

Les *germes dentaires* peuvent d'ailleurs être le point de départ de *tumeurs bénignes, centrales, épithéliales et solides* qui résultent d'un arrêt de développement de l'émail. Au microscope, on voit que ces tumeurs sont composées de cordons épithéliaux séparés par des tractus conjonctifs, formant des alvéoles, auxquels se joignent des groupes plus ou moins volumineux de cellules de l'émail. On peut aussi trouver au milieu de la tumeur de petits kystes tapissés d'épithélium et remplis de débris de cellules de l'émail. Si l'affection n'est pas trop avancée, on obtient la guérison par la trépanation et le curettage sans compromettre l'intégrité du maxillaire inférieur. Mais plus tard, le maxillaire est aminci et corrodé par la tumeur et la guérison n'est obtenue qu'au prix d'une résection.

Les notions que nous avons exposées au sujet de l'*épulis* du maxillaire supérieur, de sa bénignité relative et de son traitement, s'appliquent également au maxillaire inférieur où cette variété oncologique est assez fréquente (pl. XVII).

Parmi les *tumeurs malignes du maxillaire inférieur*, les *sarcomes* jouent le rôle principal. Ce sont généralement des tumeurs molles, spongieuses, à petites cellules. Lorsqu'elles prennent naissance dans la moelle osseuse, elles refoulent d'abord la corticale, puis la perforent et s'étendent dans la bouche, vers la joue et vers le cou. Les sarcomes d'origine périostée finissent également par envahir l'os et les parties molles, de sorte qu'à un stade avancé on ne peut plus distinguer les deux formes l'une de l'autre (voir fig. 138 et pl. XIX et XX).

Les *carcinomes* du maxillaire inférieur sont assez rares. Ils prennent naissance au niveau de la muqueuse ; ils peuvent aussi d'ailleurs avoir pour point de départ des groupes cellulaires qui persistent dans le centre de l'os par suite d'un arrêt du développement de l'organe de l'émail (voir ci-dessus).

Les *opérations* auxquelles on aura recours pour l'ablation des tumeurs malignes du maxillaire inférieur consistent en la résection d'un segment latéral ou médian du corps de l'os ou en la désarticulation de la branche montante. Le plus simple, c'est la *résection d'un segment latéral du corps* à l'aide d'une incision pratiquée sur le bord du maxillaire ; on met à nu la tumeur et on prolonge l'incision jusqu'à ce que de chaque côté on aperçoive l'os sain. On passe ensuite une scie de Gigli à l'aide d'une aiguille avec laquelle on contourne l'os d'aussi près que possible. Au besoin, on extrait une dent. Puis on scie le maxillaire. On sectionne de même l'os de l'autre côté et on détache la tumeur de ses connexions avec les parties molles au niveau du plancher de la bouche et du cou. Autant que possible, on s'efforcera de réunir la muqueuse au catgut ; pour le reste, on tamponne à la gaze iodoformée. Avant de suturer la peau, il est bon de fixer aux fragments une plaque métallique perforée qui corresponde

Planche XIX. — Sarcome du maxillaire inférieur chez une jeune
fille de quatorze ans.

Planche XX. — La malade de la planche XIX quatre semaines
plus tard.

---

aux dimensions de la perte de substance osseuse et qu'on
fixe à l'aide de fils d'argent. On évite ainsi des déformations désagréables et on facilite l'application par le dentiste d'une prothèse du maxillaire. Il est bon de forer l'os

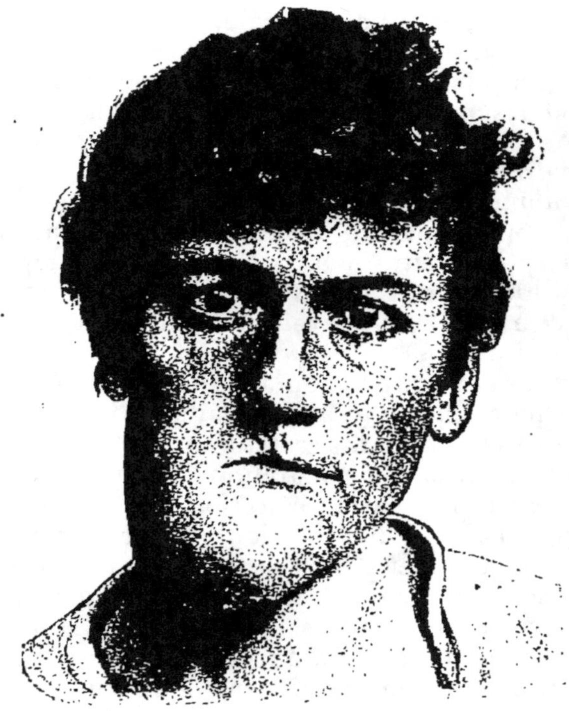

Fig. 138. — Sarcome du maxillaire supérieur.

avant de sectionner le maxillaire. On termine l'opération
par la suture cutanée et le drainage.

La *résection d'un segment médian du maxillaire inférieur* ne diffère de l'opération que nous venons de décrire
que parce qu'on désinsère les muscles génio-glosses et

qu'ainsi la langue, ayant perdu ses attaches antérieures, peut retomber et obturer l'entrée du larynx. C'est pourquoi ces malades peuvent être atteints d'asphyxie dans les premiers temps qui suivent l'opération. Afin de prévenir un pareil accident, on relie la base de la langue à la peau par quelques points de catgut et on passe par le milieu de la langue une boucle constituée avec un fort fil de soie, de sorte qu'on peut facilement attirer la langue en avant. La boucle peut se fixer à l'oreille du malade. Il est indispensable de veiller le malade nuit et jour dans les premiers jours qui suivent l'opération.

La *désarticulation de la branche montante du maxillaire* se pratique à l'aide d'une incision curviligne qui contourne l'angle de la mâchoire ; elle comporte dans un premier temps la section du corps de l'os suivant la technique que nous avons indiquée. Saisissant alors la branche montante avec une pince, on désinsère le muscle masséter en dehors, le muscle ptérygoïdien interne en dedans et, ayant abaissé la branche montante autant que possible, on détache avec une pince coupante l'apophyse coronoïde à laquelle adhère l'insertion du muscle temporal. Le maxillaire n'est plus retenu désormais que par l'articulation temporo-maxillaire et par le muscle ptérygoïdien externe qui s'insère sur le condyle. Quelques mouvements de rotation rendent ces parties accessibles et on les détache tout près de l'os. Tamponnement, suture et drainage comme ci-dessus.

Pour pratiquer la *résection totale du maxillaire inférieur*, par exemple dans un cas de *nécrose phosphorée*, on scie d'abord l'os sur la ligne médiane et on désarticule ensuite chaque moitié pour son compte comme nous venons de le décrire. Cette résection sera rigoureusement *sous-périostée* afin de permettre la néoformation osseuse.

VI. CHIRURGIE DE LA MUQUEUSE BUCCALE DE LA LANGUE ET DU PLANCHER DE LA BOUCHE

Dans les **stomatites**, on recherchera toujours une intoxication par le *plomb* ou par le *mercure*, afin de supprimer éventuellement la cause des accidents. D'autre part, les inflammations de la bouche peuvent être de nature érysipélateuse ; elles sont parfois très graves parce que l'œdème collatéral peut gagner le larynx et déterminer de l'œdème de la glotte avec phénomènes d'asphyxie. Nous avons déjà parlé du noma (page 93). La *syphilis* de la muqueuse buccale est en somme plutôt rare, mais elle peut survenir à toutes les périodes de la maladie, sous la forme de chancres durs, de papules, de pustules et de gommes, solides ou ulcérées. Les *ulcères tuberculeux* ne sont pas fréquents, ils sont généralement multiples et on en constate simultanément sur la langue (planche XXI) ; ils se distinguent par leur aspect en rhagade et en cratère. Les *abcès actinomycosiques* existent ici comme à la joue (page 99). Le traitement sera général comme dans la syphilis ; de plus on donnera des lavages de la bouche à l'aide de solutions astringentes et désinfectantes (permanganate de potasse ou acétate d'alumine). Les ulcères tuberculeux seront curettés, puis cautérisés au nitrate d'argent. Les abcès actinomycosiques seront incisés et curettés.

Les **tumeurs malignes**, carcinomes et sarcomes, de la muqueuse buccale, envahissent de bonne heure les amygdales et le pharynx et comportent en général un pronostic défavorable. On recherchera avec soin les métastases dans les ganglions lymphatiques les plus rapprochés, notamment dans la région parotidienne, puis au cou près de l'angle de la mâchoire, en avant et en arrière du muscle sternocléido-mastoïdien et les fosses sus et sous-claviculaire. Les tumeurs de la muqueuse géniale seront mises à nu par l'incision de la joue et seront extirpées en tissu sain. S'il résulte de cette exérèse une perte de substance de quelque étendue, on aura recours à des *autoplasties* afin de reconstituer la muqueuse excisée ; on s'exposerait sans cela infailliblement à une *constriction cicatricielle des mâchoires* (voir page 166) que les soins post-opératoires les plus assidus et une mobilisation fréquente ne sauraient prévenir. On dispose pour cela de différents procédés. Kraske traçait dans le voisinage un lambeau cutané dont le pédicule était à un centimètre du bord de la perte de substance ; il le retournait de manière que sa face épithéliale se trouvât dans la cavité buccale et le fixait par des sutures dans sa nouvelle position. La surface cruentée du lambeau était couverte séance tenante de greffes de Thiersch. Gussenbaur utilisait un lambeau replié sur lui-même comme celui qui est représenté sur la figure 86. Ysrael procédait par étapes successives. D'abord, il formait avec la peau du cou un lambeau longuet dont la base était située à l'angle de la mâchoire. Puis il le retournait de façon que la surface épithéliale regardât en dedans et fixait l'extrémité du lambeau dans la perte de substance. Dix-sept jours plus tard, il sectionnait le pédicule et repliait le lambeau de telle sorte que l'autre extrémité vînt, après curettage des bourgeons charnus, s'appliquer sur l'autre, qu'il avait précédemment fixé par des sutures. Dans un troisième temps, on reconstituait la commissure des lèvres (voir page 115) et on terminait en comblant la perforation que présentait encore la joue à la base du lambeau, à l'aide d'un avivement grâce auquel on pouvait suturer la partie interne du lambeau avec la muqueuse, la partie externe avec la peau de la joue.

Parmi les **vices de conformation de la langue**, les *échancrures* de la pointe et la *mélanotrichie* n'ont guère d'intérêt chirurgical. Jadis on parlait beaucoup du filet que l'on disait trop court et que pour cela on croyait utile de rompre. C'est de cette époque que date la forme actuelle de la sonde cannelée (fig. 139). On introduisait la sonde sous la pointe de la langue de telle manière que le frein pénétrât dans l'échancrure ; à l'aide de la plaquette on soulevait et on protégeait la langue tandis que d'un rapide coup de ciseau on sectionnait le frein. Actuellement on sait que cette opération n'est que bien rarement nécessaire. Lorsqu'elle sera indispensable, on rapprochera les ciseaux le plus possible du plancher de la bouche afin d'éviter l'artère ranine qui se dirige vers la pointe de la langue.

L'hypertrophie congénitale de la langue, dite macroglossie, est due à un lymphangiome ; elle est décrite à propos des tumeurs de la langue (p. 188).

Les **lésions traumatiques de la langue** succèdent le plus souvent à des morsures, par exemple dans un accès épileptique ou dans une chute sur la mâchoire inférieure. On observe aussi parfois des lésions par instruments piquants on tranchants. Il peut en résulter des hémorrhagies abondantes et des déchirures de la langue ; toutefois les plaies de la langue guérissent généralement sans complication. On extraira les corps étrangers qui auront pénétré dans la plaie ; on réunira les lèvres des déchirures à l'aide de points profonds de suture au catgut qui assureront également l'hémostase. Quand un vaisseau saigne abondamment, il faut parfois débrider et lier l'artère. Mais rarement on aura l'occasion de lier l'artère linguale au point d'élection (fig. 170).

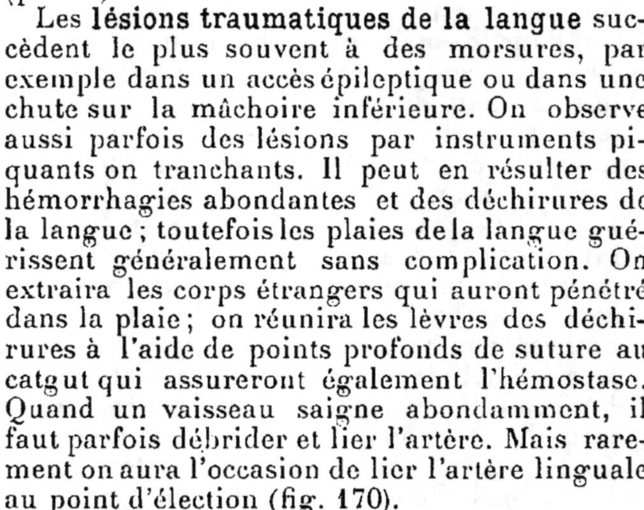

Fig. 139.
Sonde
cannelée.

GLOSSITES. — La *glossite simple* est caractérisée par une tuméfaction inflammatoire aiguë, non suppurée, de la langue. Cet organe est sensible, raide et immobile ; le langage, la mastication et la déglutition sont pénibles, et si la tuméfaction devient considérable, il peut exister de la dyspnée. Le plus souvent, il suffit d'un badigeonnage à la *teinture d'iode* pour enrayer les accidents inflammatoires. Dans les cas avancés où il y a de la dyspnée, les *scarifications multiples* de la langue donnent de bons résultats. Les *phlegmons* de la langue et du plancher buccal ne sont pas fréquents. Les accidents sont plus violents que dans la glossite simple ; la fièvre est élevée et l'inflammation se propage vers la profondeur ; il se développe au-dessous du menton une saillie dure, tendue et très sensible à la pression. Dans d'autres cas, l'inflammation gagne l'épiglotte et le larynx ; il en résulte de l'œdème de la glotte avec dyspnée violente, et il n'est pas rare de voir succomber les malades à une infection généralisée avant qu'on aitfait la *trachéotomie*. Le *traitement* sera essentiellement précoce ; il consistera en incisions par la bouche ou dans la région sous-maxillaire, suivant le siège et l'étendue de la suppuration. A la base de la langue, on observe souvent des *ulcérations* à contours irréguliers, dont le fond et les bords présentent une consistance molle et qui sont dues à des *dents* défectueuses, pourvues d'aspérités et d'arêtes aiguës. Un examen attentif montrera que l'ulcération superficielle correspond à une de ces dents, et il suffira de limer celle-ci pour guérir la lésion de la muqueuse. En tout cas, on évitera la confusion avec la syphilis et le cancer.

Les *abcès* de la langue sont généralement dus à l'*actinomycose* (p. 99). Souvent, on méconnaît leur nature réelle; car la plupart du temps une simple incision suffit pour en assurer la guérison, et on néglige de rechercher les grains caractéristiques dans le pus qui s'écoule. Si l'on s'imposait la règle d'examiner tout abcès de la langue à ce point de vue particulier, on ne tarderait pas à constater que l'actinomycose linguale est loin d'être rare. Il est bon de curetter l'abcès après l'incision et d'y introduire une mèche de gaze afin d'éviter que les parois se recollent trop rapidement.

[Il existe néanmoins, quoique excessivement rares, de véritables *abcès chauds* de la langue et Savariaud en a observé deux cas alors que nous étions son interne à l'hôpital Lariboisière. L'examen bactériologique fut pratiqué et ne révéla que des chaînettes de streptocoques et aucun anaérobie. Dans l'une de ces deux observations, il s'agissait d'une péri-amydalite linguale, mais ces abcès siègent d'ordinaire plus près de l'épiglotte et le mécanisme de l'introduction de l'agent pathogène dans le corps charnu de la langue n'est pas toujours d'une explication aussi aisée. (fig. 140].

La *Syphilis* linguale revêt le plus souvent la forme de *condylomes larges* du bord de la langue, lésions peu saillantes, d'un aspect grisâtre et d'une consistance assez dure. Parfois, on note simultanément des *plaques opalines* au niveau des amygdales. Le *chancre* de la langue est rare. Les *ulcérations syphilitiques* sont d'habitude multiples, se localisent sur le bord de la langue et présentent un fond sanieux, nécrosé, parfois cratériforme. L'*interrogatoire* et la constatation d'altérations spécifiques dans d'autres ré-

Planche XXI. — Tuberculose linguale, avec une coupe histologique.

---

gions faciliteront le diagnostic. Les ulcérations se distinguent des cancéreuses par leur multiplicité et surtout par l'absence d'induration des bords. On instituera le traitement antisyphilitique et on veillera sur les soins de la bouche.

Sous le nom de **leucoplasie linguale,** on désigne des taches blanches, formant des placards ou des lignes fines,

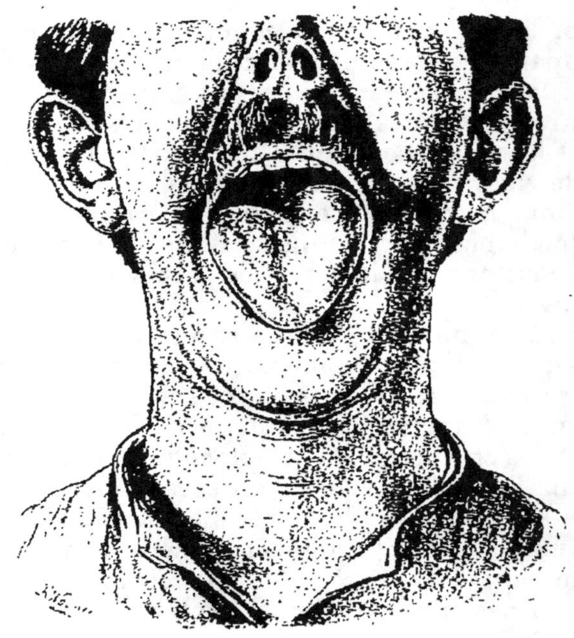

Fig. 140. — Abcès chaud de la langue (Savariaud).

faisant peu ou point saillie au-dessus du niveau de la langue ; elles s'observent sur le dos de la langue ainsi que sur ses bords et présentent une surface lisse, presque nacrée ; parfois on trouve un semis de taches blanches ponctiformes entourant une lésion centrale plus étendue. Au point de vue *histologique*, il s'agit d'un *épaississement de l'épithélium*, parfois avec infiltration leucocytaire du tissu sous-muqueux. L'*étiologie* de cette inflammation chronique n'est pas encore élucidée d'une manière définitive. La syphilis peut entrer en ligne de compte dans un certain nombre de cas (1), mais assurément non dans tous. L'affection est plus fréquente chez l'homme que chez la femme ; la *fumée de tabac* exerce peut-être une action irritante. La *marche* est lente. L'affection peut persister depuis des années sans que le malade ait conscience de son existence et s'en trouve incommodé. Parfois cependant il se produit sans cause apparente une poussée inflammatoire ; et les lésions s'ulcèrent à la surface. La leucoplasie ne serait pas une affection grave, n'était la cancérisation qu'elle subit parfois (pl. XXIII). Le *traitement* aura pour objectif principal d'éloigner toute nocivité et de combattre l'irritation locale. On interdira de fumer et de consommer des aliments acides ou fortement épicés et on recommandera l'hygiène buccale. On ne connaît ni médicaments internes ni topiques qui fassent disparaître la lésion. En général, il sera prudent d'éviter les applications qui ne sauraient avoir qu'une action irritante. Ce n'est qu'en cas d'inflammation ou d'ulcération qu'on interviendra d'une manière active ; le mieux est alors de pratiquer un *curettage* énergique avec application consécutive du thermocautère.

Les *ulcères tuberculeux de la langue* ne se rencontrent guère que lorsqu'il existe une tuberculose concomitante dans les autres organes, notamment à un stade avancé de la tuberculose pulmonaire et laryngée. Le plus souvent, ces lésions sont multiples. Elles n'ont pas de siège de prédilection, mais présentent un aspect caractéristique, en *rhagade*, avec des bords irréguliers, déchiquetés et taillés à pic, un fond lardacé (pl. XXI). Le traitement si l'on n'y renonce à cause de l'état général, consistera en un curettage énergique avec cautérisation consécutive du fond de l'ulcère.

Parmi les *tumeurs de la langue*, les bénignes sont l'exception. Les *lipomes*, les *fibromes*, plus encore les *enchondromes* et les *ostéomes*, constituent de véritables

---

(1) Pour Gaucher, la leucoplasie est essentiellement de nature syphilitique et comme la plaque leucoplasique précède fréquemment le cancer, on voit les conclusions légèrement hasardées auxquelles cet auteur arrive tout en s'en défendant.

Planche XXII. — Angiome de la langue avec prolifération
papillaire.

---

raretés. Le *lymphangiome* de la langue, que nous avons
décrit ci-dessus sous le nom de *macroglossie*, est caractérisé
par une hypertrophie en totalité de l'organe qui ne peut
se loger dans la bouche et pend plus ou moins au dehors.
Au microscope, on constate le plus souvent qu'il s'agit
d'un *lymphangiome caverneux*. Le *traitement* se proposera de détruire la tumeur avec la *pointe du thermocautère*. Lorsque les cautérisations ne suffisent pas, même
répétées à plusieurs reprises, on peut encore réduire la
langue par des *excisions* en coin avec suture consécutive.

Il existe encore une *macroglossie acquise*; celle-ci
n'est pas due à un lymphangiome, mais à des poussées
inflammatoires successives.

L'angiome de la langue peut être simple et s'accompagner parfois d'*excroissances papillaires* analogues à celles
qui sont figurées sur la planche XXII. On y rencontre également l'*angiome caverneux*, tumeur plus ou moins volumineuse, violet foncé et lisse, que l'on réduit par la
compression et qui se remplit à nouveau comme une
éponge aussitôt qu'on cesse la compression.

Contre l'angiome simple du genre des télangiectasies,
on aura recours aux *pointes de feu*. Si les angiomes,
simples ou caverneux, ont un siège favorable et sont bien
circonscrits et pas trop volumineux, on peut en tenter
l'ablation par la voie sanglante, mais il faut s'attendre
à une hémorrhagie assez abondante.

Parmi les tumeurs *malignes*, les *sarcomes* sont très
rares. Ils prennent naissance en plein tissu musculaire de
la langue, atteignent rapidement un très gros volume et
comportent un pronostic très défavorable.

La tumeur la plus fréquemment observée au niveau de
la langue, c'est le *carcinome;* on l'observe principalement
à un âge avancé, plus souvent chez l'homme que chez la
femme; elle a pour point de départ l'épithélium ou les
glandes de la muqueuse linguale, et il n'est pas rare
qu'elle se développe sur une plaque *leucoplasique*, ainsi
que nous l'avons signalé précédemment (planche XXIII).
Au début, on note un épaississement de la muqueuse ou
immédiatement sous-jacent à elle, faisant corps avec elle,

siégeant de préférence sur les bords de l'organe et présentant une consistance d'emblée assez dure. Souvent, les malades connaissent l'existence de cette induration, mais ne lui attribuent pas d'importance et ne consultent que lorsque la tumeur devient trop volumineuse ou s'ulcère, ce qui est généralement assez précoce. L'ulcère cancéreux affecte une forme assez irrégulière, le bord forme un léger bourrelet et est remarquablement induré. Souvent on peut constater que dans le fond de l'ulcère un bourgeon cancéreux plonge dans le tissu de la langue. Même alors que les végétations cancéreuses font encore défaut et que l'ulcère est tout à fait superficiel, l'induration des bords de la lésion éveillera l'idée du cancer. Les *ulcères syphilitiques et tuberculeux*, en effet, ont une consistance molle, sont multiples et les tuberculeux revêtent l'aspect de rhagades. Si l'on tient compte des caractères indiqués ci-dessus, on ne s'exposera pas à confondre le cancer de la langue avec un ulcère simple causé par une irritation dentaire. La tumeur s'étend progressivement et finalement, la totalité de l'organe peut être transformée en une masse néoplasique. Quand le cancer s'étend en bas et en arrière, il envahit le plancher de la bouche ou infiltre les piliers et l'amygdale. Tandis que la tumeur fait des progrès continus, certaines parties du cancer s'ulcèrent, de sorte qu'à la fin toute la bouche est remplie d'une masse néoplasique sanieuse. Les troubles subjectifs font alors beaucoup souffrir le malade. Au début, ils ne se manifestent que par une certaine gêne fonctionnelle pendant l'articulation des sons et la déglutition ; mais bientôt ces troubles augmentent d'intensité et se compliquent de douleurs lancinantes. Survienne l'odeur causée par l'ulcération et la putridité du néoplasme, et l'affection deviendra presque insupportable.

En même temps que la tumeur s'accroît, il se produit des *métastases* dans les groupes ganglionnaires voisins. Les ganglions sous-maxillaires sont les premiers envahis ; puis viennent ceux qui sont situés en avant, en arrière et au-dessous du muscle sterno-cléido-mastoïdien, enfin ceux du creux susclaviculaire.

A propos de la leucoplasie, nous avons déjà insisté sur le rôle des irritations chroniques (fumée de tabac, habitude de chiquer, aliments acides, caustiques) sur l'apparition du cancer. On évitera donc d'entretenir une irritation

Planche XXIII. — Leucoplasie concrétée de la langue avec une coupe histologique.

---

pareille par un traitement trop prolongé à l'aide de caustiques. Plus le diagnostic est précoce, plus on a de chances de guérison. Au moindre soupçon, on confirmera le diagnostic par l'examen microscopique d'un fragment de tissu excisé dans ce but, plutôt que de perdre du temps avec une thérapeutique inefficace.

Opération du cancer de la langue. — On assurera la

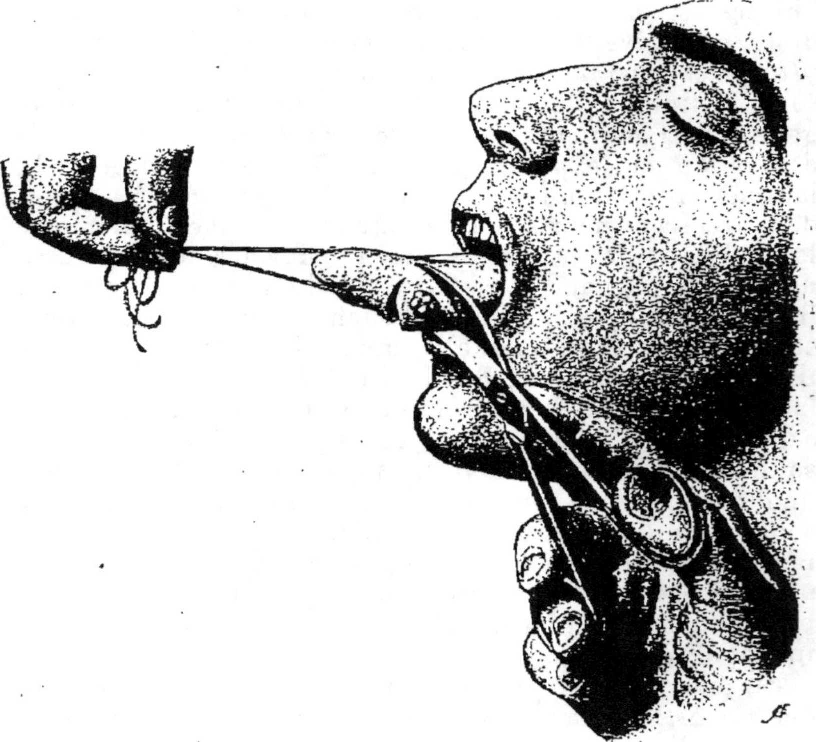

Fig. 141. — Ablation d'une tumeur à la langue.

désinfection du champ opératoire par le brossage des dents et par le nettoyage du pourtour du cancer à l'aide de tampons de gaze iodoformée trempés dans une solution phéniquée à 3 0/0. On fera une *excision cunéiforme* si la tumeur n'est pas trop volumineuse et s'y prête par son siège. Comme on le voit sur la figure 141, on attire la tumeur hors la bouche à l'aide d'un fil de soie passé par le milieu de la langue. Il est alors facile pendant l'intervention de saisir et de lier les vaisseaux qui donnent abondamment. Les petites hémorragies cessent dès qu'on suture la plaie par des points profonds. Lorsqu'on doit extirper simultanément des métastases ganglionnaires, il est préférable, à cause de l'asepsie, de commencer par les

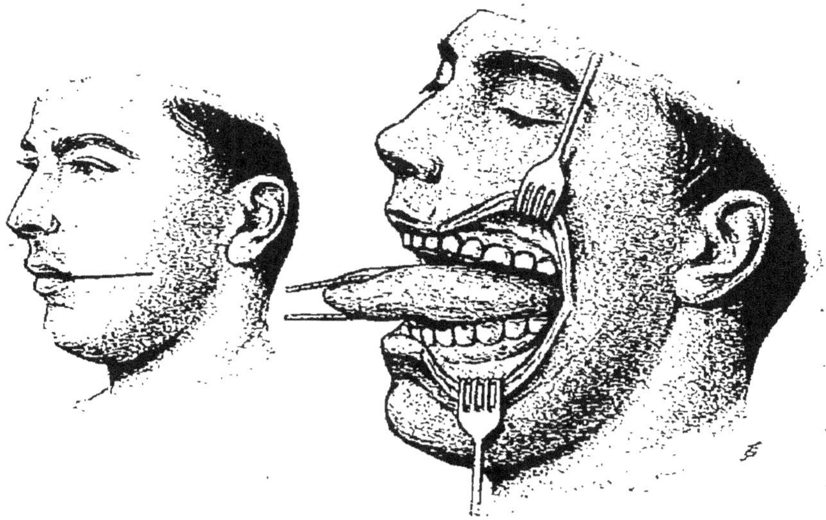

Fig. 142 et 143. — Incision temporaire de la joue.

adénopathies et de ne pratiquer qu'ensuite l'ablation de la tumeur de la langue.

Si le néoplasme siège vers la base de la langue, il faudra préalablement le rendre accessible, afin que l'on puisse surveiller et arrêter les hémorragies au cours de l'opération et éviter à coup sûr l'irruption du sang dans le larynx et la trachée. A cet effet, on a recours à des débridements tels que la section transversale de la joue représentée sur les figures 142 et 143.

Lorsqu'il s'agit de tumeurs volumineuses, ayant envahi les piliers et l'amygdale, on obtiendra le jour nécessaire à l'aide d'une *résection temporaire du maxillaire inférieur* d'après le procédé de von Langenbeck (fig. 144 et 145). On met le maxillaire à nu à l'aide d'une incision qui part de la commissure des lèvres et se dirige en bas, et on scie l'os à peu près au niveau de la première petite molaire. Il importe que le trait de scie soit obliquement dirigé de haut en bas et d'arrière en avant ; on évitera ainsi qu'après leur réunion les fragments ne se déplacent sous l'action des muscles masticateurs (masséter, ptérygoïdien interne et temporal) qui tendent à rapprocher du maxillaire supérieur le fragment en connexion avec l'articulation. Avant de scier l'os, on aura avantage à pratiquer les

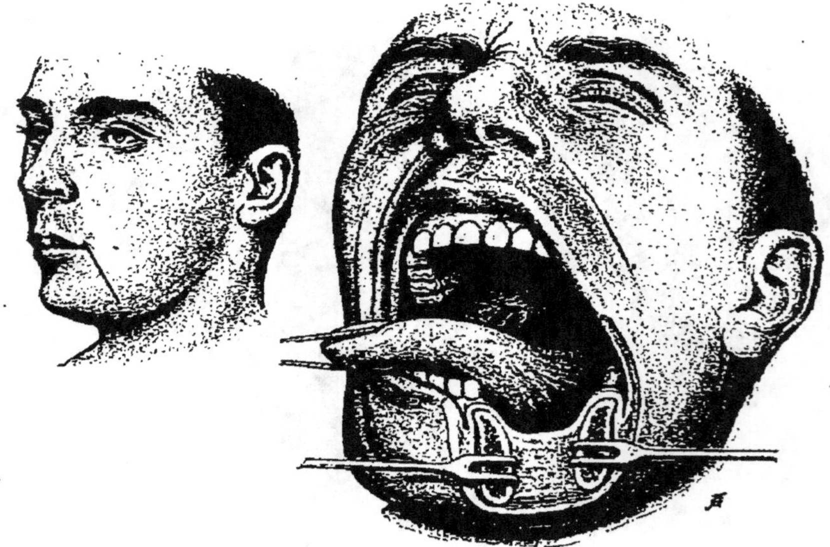

Fig. 144 et 145. — Résection temporaire du maxillaire inférieur.

perforations à travers lesquelles on passera le fil métallique de la suture osseuse. Aussitôt que le maxillaire est sectionné, on écarte les deux fragments avec de forts crochets. Si alors on divise le ventre postérieur du muscle digastrique, on obtient un jour suffisant pour pouvoir, au besoin, pratiquer l'ablation totale de la langue et extirper les masses cancéreuses qui auraient envahi le voisinage.

Afin de réduire au minimum les hémorragies qui peuvent survenir au cours de l'exérèse des tumeurs volumineuses de la langue, il est bon de pratiquer préalablement la *ligature de l'artère linguale au lieu d'élection*, d'un côté ou des deux (fig. 170). Si la tumeur s'étend jusqu'au voisinage de l'entrée du larynx et que l'écoulement de sang dans cet organe soit particulièrement à redouter, on pratiquera la *trachéotomie* préliminaire. Grâce à cette précaution, on pourra *tamponner* l'entrée du larynx par la bouche ou faire usage de la *canule-tampon* de Trendelenburg (fig. 114).

On peut également extirper les tumeurs de la langue par des incisions extérieures.

Billroth a préconisé une incision qui longe le milieu de l'arc maxillaire. On sectionne les muscles mylo-hyoïdiens, génio-hyoïdiens et génio-glosses, tout près de la face interne du maxillaire, on perfore la muqueuse du plancher de la bouche et on attire la langue au dehors. Nous avons déjà signalé les précautions à observer quand on sectionne les muscles génio-glosses.

Kocher trace une incision angulaire qui part du menton, descend vers le milieu de l'os hyoïde, se dirige horizontalement en arrière jusqu'au niveau du muscle sterno-cléido-mastoïdien, puis se relève et se termine au niveau du lobule de l'oreille. Après avoir récliné le lambeau cutané ainsi formé, on peut commencer par l'ablation des ganglions infiltrés ; puis on divise le muscle mylo-hyoïdien et la muqueuse du plancher buccal et on obtient ainsi un orifice par lequel on attire au dehors et on opère la langue. [Morestin emprunte la voie sus-hyoïdienne et carotidienne unilatérale et enlève le plancher de la bouche. Nous avons pu contrôler ses résultats qui sont excellents, pendant que nous étions son interne, à l'hôpital Cochin.

Poirier, dans un procédé mixte, combinait la voie buccale pour l'extirpation de la tumeur linguale, aux voies sus-hyoïdienne et carotidienne bilatérale pour l'ablation des ganglions qu'il voulait et faisait toujours bilatérale.

Quénu et Duval, de même que Kocher, pratiquent la section du maxillaire inférieur.

En général, la voie buccale est suffisante (Terrier et Gosset) ; la voie sus-hyoïdienne latérale est surtout indiquée pour les tumeurs de la base de la langue, pour celles qui occupent toute la langue et surtout dans les cas où le plancher de la bouche est déjà envahi.

La laryngectomie inter-crico-thyroïdienne comme temps préalable, surtout pratiquée par les chirurgiens anglais, et un moment en faveur en France, ne semble plus en très grande faveur à l'heure actuelle.

SULTAN. Chirurgie des régions.　　　　　I — 13

Planche XXIV. — Grenouillette.

M. Sébileau conseille la position inclinée de Rose pendant l'opération et même pendant la convalescence. La majorité des chirurgiens emploient la position horizontale.

Capette préconise enfin le traitement chirurgical par l'exérèse des diverses lésions précancéreuses et notamment de la leucoplasie.]

Il est étonnant de constater la rapidité avec laquelle les malades rapprennent à avaler et à émettre des sons intelligibles même après des exérèses très étendues de la langue, pourvu qu'il subsiste un petit moignon. On évitera les dangers d'une pneumonie par aspiration par des soins post-opératoires assidus. Pour faciliter l'expectoration, on veillera à ce que dans son lit le malade ait une position presque assise. Des lavages fréquents de la bouche avec des solutions de permanganate de potasse préviendront la putréfaction des sécrétions de la plaie ; on interdira l'alimentation solide pendant huit jours au moins, et même les aliments liquides ne seront autorisés qu'en petites quantités prises avec une tasse munie d'un bec. Il sera rarement nécessaire de recourir à la sonde œsophagienne. En cas de soif intense, on ordonnera des injections sous-cutanées de solution physiologique ou des injections rectales de 200 cc. de solution physiologique répétées toutes les quelques heures.

Les tumeurs du plancher buccal sont essentiellement représentées par des *kystes* qui peuvent d'ailleurs affecter une origine, un siège et une étendue très variables. C'est ainsi qu'on voit parfois de simples *kystes par rétention* dus à l'occlusion du conduit excréteur d'une des glandes muqueuses ou salivaires (glandes de Blandin-Nuhn, sous-maxillaire, sublinguale). La figure 146 représente un cas d'occlusion congénitale bilatérale du canal de Wharton. Un mucus limpide s'était accumulé dans les deux conduits excréteurs qui formaient sur le plancher de la bouche deux bourrelets ondulés. L'ablation des bouts saillants et l'incision des canaux assura la guérison. Des kystes par rétention, il y a lieu de séparer la *grenouillette*.

Sous ce nom, on désigne un kyste qui rappelle la peau abdominale de la grenouille par son aspect brillant et transparent. Ces kystes siègent en dehors du frein de la langue, et se présentent à côté de la langue sous la forme d'une saillie particulièrement apparente si l'on attire la langue du côté opposé(pl. XXIV). Ils renferment un mucus lactescent qui transparaît à travers la paroi très mince de la tumeur et la muqueuse buccale étirée. Le volume varie de celui d'une cerise à celui d'une noix, rarement plus. J'ai observé une grenouillette qui avait atteint les dimensions d'une poire et faisait d'autre part une saillie étendue au-dessous du bord du maxillaire jusqu'à l'angle de cet os.

D'après les recherches les plus récentes, la grenouillette

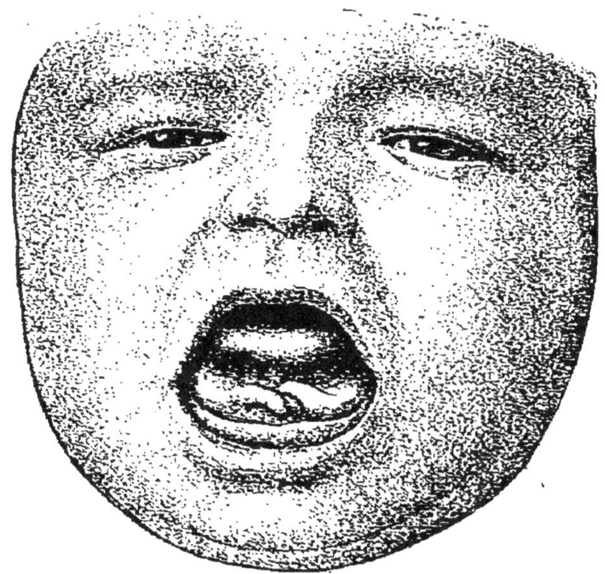

Fig. 146. — Kystes par rétraction consécutifs à l'occlusion des canaux de Wharton.

reconnaît pour point de départ une *inflammation chronique de la glande sublinguale* ; au cours de ces accidents inflammatoires, il se produit de petits kystes dans l'intérieur de la glande, et la confluence de ces petits kystes aboutit à la formation de la cavité de la grenouillette. Celle-ci est tapissée d'un épithélium cubique qui se continue avec le tissu conjonctif sous-jacent sans limite bien nette. A côté de cette pathogénie qui s'applique à la majorité des cas, on doit encore en admettre une autre en vertu de laquelle (Neumann) la grenouillette résulte d'un arrêt

Planche XXV. — Kyste dermoïde de la base de la langue.

Planche XXVI. — Le même en coupe longitudinale.

---

de développement de la partie moyenne du corps thyroïde qui est dénommée *conduit thyro-glosse*. Le kyste se développe alors aux dépens des débris de ce canal et sa paroi est revêtue d'un épithélium cylindrique stratifié, souvent vibratile et nettement délimité du tissu conjonctif. Si l'on a soin de racler la face interne du kyste et de le porter sous le microscope à l'état frais, on constatera souvent l'existence de cellules vibratiles qui dénoteront l'origine thyro-glosse de la tumeur.

Autrefois, on supposait que la grenouillette constituait un kyste par rétention dû à l'occlusion du canal excréteur de la glande sublinguale ou sous-maxillaire ; on sait maintenant que cette hypothèse est mal fondée.

D'autre part, von Recklinghausen attribuait un rôle étiologique à la glande de Blandin-Nuhn, et Teichmann admettait qu'une bourse séreuse enflammée de l'os hyoïde pouvait donner naissance à la tumeur dont il s'agit.

Le *traitement* de la grenouillette consistera dans l'incision du kyste par la bouche ; on décollera ensuite la muqueuse et on réséquera la paroi kystique avec des ciseaux courbes aussi loin que possible. On réunira ensuite les lèvres de la muqueuse au bord du kyste avec quelques points de suture au catgut. On terminera en curettant la paroi interne du kyste et on cautérisera avec un tampon de gaze imbibée d'une solution phéniquée à 3 0/0. Les jours suivants, on passera à plusieurs reprises l'extrémité d'une sonde entre les lèvres de la plaie pour empêcher qu'elles se recollent prématurément. On obtiendra ainsi le plus souvent une guérison rapide et définitive. En cas de récidive, on pratiquera l'ablation totale de la glande et du kyste à l'aide d'une incision cutanée au niveau du bord du maxillaire.

Les rapports qu'affecte le conduit thyro-glosse avec le développement de la partie moyenne du corps thyroïde [bien étudiés par His, et par Francis Münch, de Paris], expliquent les *thyroïdes accessoires* qui se rencontrent parfois sur le trajet de ce conduit, celui-ci (fig. 150) prend naissance au niveau du trou borgne de la langue et se dirige obliquement en bas et en avant vers le milieu de l'os hyoïde, à travers les muscles de la langue, puis, longeant la face antérieure du larynx, il gagne l'isthme thyroïdien. On n'oubliera donc pas qu'il existe à la base de la langue des *goitres* solides ou kystiques. Il faut d'ailleurs savoir que parfois ce thyroïde est le seul que possède le sujet et que par conséquent son ablation totale entraînerait la tétanie et la cachexie strumiprive.

Les *kystes dermoïdes du plancher buccal* occupent généralement le milieu de la base de la langue, forment une saillie globuleuse au niveau du frein de la langue et refoulent cet organe en haut et en arrière. Suivant la grandeur du kyste, la parole et la déglutition sont plus ou moins gênées. La planche XXV représente une pareille tumeur ; dans ce cas il s'agit d'une constatation occasionnelle chez un vieillard atteint d'une affection du cœur. Le malade étant mort peu de temps après son entrée à l'hôpital, j'ai pu recueillir la pièce (pl. XXVI) sur laquelle on se rend bien compte des rapports du kyste avec la langue et l'os hyoïde.

Le kyste a pour point de départ une inclusion épithéliale embryonnaire qui s'est constituée au moment de la formation de l'*aire mésobranchiale* (voir les kystes de la région cervicale moyenne, p. 234) et dont le développement peut donner lieu à un kyste à tout âge.

L'*extirpation* peut se pratiquer par la bouche, la langue étant maintenue à l'aide d'un fil passé par son milieu. L'hémorrhagie est insignifiante si après incision de la muqueuse buccale on décolle la paroi kystique à l'aide d'un instrument mousse. On termine en suturant la muqueuse à l'aide de quelques points de catgut.

VII. CHIRURGIE DU PHARYNX ET DES AMYGDALES

Les *pharyngites aiguës* ont un intérêt chirurgical particulier parce qu'elles peuvent se compliquer d'*érysipèle* et de *phlegmons* et consécutivement d'*œdème de la glotte* ; cette affection donne lieu à des accès subits et très graves d'*asphyxie* qui nécessitent la *trachéotomie* d'urgence.

Les *abcès rétropharyngiens* se développent entre la paroi postérieure du pharynx et la colonne vertébrale. Rarement aigus, ils reconnaissent dans la majorité des cas une origine tuberculeuse et sont causés par un *mal de Pott cervical* (chap. XIII).

[S. passe presque sous silence les *abcès chauds rétro-pharyngiens de l'enfance* qui sont des adéno-phlegmons aigus développés le plus souvent aux dépens des ganglions, de Gilette, ganglions pré-vertébraux *rétro-pharyngiens* ou plus rarement aux dépens des ganglions situés en dehors de la carotide, ganglions *latéro-pharyngiens*. Ces ganglions sont les aboutissants des lymphatiques des fosses nasales, du naso-pharynx, de la partie supérieure du bucco-pharynx et par conséquent, toute lésion de la muqueuse du revêtement de ces cavité peut leur donner naissance. Leur fréquence chez l'enfant, au cours d'une fièvre éruptive (rougeole, scarlatine ou d'une angine) est au moins aussi grande, sinon plus, que celle des abcès froids rétro-pharyngiens symptomatiques d'un mal de Pott cervical ou sous-occipital.]

[Tout abcès chaud *rétro-pharyngien* s'ouvrira par la bouche, par la voie buccale. Les abcès *latéro-pharyngiens*, au contraire, doivent s'ouvrir par l'extérieur ; on choisira comme voie d'abord externe soit l'incision de Burckhardt qui passe en avant du sterno-cleido-mastoïdien, soit celle de Watson-Cheyne qui passe en arrière de ce muscle.]

Il existe de la dysphagie dont le degré varie avec les dimensions de l'abcès et se complique finalement de dysarthrie et de dyspnée. Si l'on examine la bouche en déprimant la langue avec un abaisse-langue, on voit que la muqueuse de la paroi postérieure du pharynx est plus ou moins refoulée en avant ; les plis en sont effacés et la surface est souvent rouge foncé. En palpant la tuméfaction par la bouche, on constate de la fluctuation. Souvent d'ailleurs, la constriction des mâchoires rend cette palpation difficile.

Si l'abcès n'est pas trop volumineux, on peut l'inciser par la bouche ; l'incision sera petite parce que le pus s'écoule de suite en grande quantité et risque d'inonder les voies respiratoires, ce qui peut entraîner l'infection tuberculeuse du poumon ou même l'asphyxie immédiate. Lorsqu'on pratique l'incision sous anesthésie, chez l'enfant par exemple (1), on aura avantage à opérer en position de Rose (fig. 52). Chez l'adulte et dans les abcès volumineux, on incisera l'abcès par la voie externe, à l'aide d'une incision cutanée (2) qui suivra le bord antérieur du muscle sterno-cléido-mastoïdien et en dissociant les muscles cervicaux, ce qui permet de respecter les nerfs et les gros vaisseaux du cou.

L'*angine* simple constitue la forme la plus fréquente de l'*amygdalite*. Elle se caractérise par la tuméfaction et la rougeur d'une ou des deux amygdales palatines et s'accompagne généralement d'une fièvre élevée. Quand l'inflammation est très violente, les ganglions de l'angle de la mâchoire ne tardent pas à s'engorger. Les douleurs et la dysphagie sont souvent si peu marquées au début que les malades ne fournissent aucune indication sur le siège du mal, surtout s'il s'agit d'enfants. On prendra par conséquent pour habitude d'inspecter les amygdales chaque fois que l'on se trouvera en présence d'une fièvre à début brusque que rien n'explique. En général, tout rentre dans l'ordre au bout de peu de jours si l'on ordonne le repos au lit, des enveloppements humides du cou, et des gargarismes avec une solution étendue d'alun ; on évitera le chlorate de po-

---

(1) L'anesthésie est bien rarement utile. (F. M.)
(2) Il faut distinguer les abcès rétropharyngiens et les latéro-pharyngiens. Ceux-là seront *toujours* incisés par les voies naturelles, ceux-ci *toujours* par la voie cutanée. (F. M.)

tasse qui est un remède très populaire, mais qui exerce une action toxique sur le rein.

Bien que cette affection soit généralement inoffensive, elle mérite néanmoins une attention particulière. Car les germes infectieux pénètrent probablement assez souvent dans le torrent circulatoire à la faveur de l'amygdalite.En tout cas, c'est là une porte d'entrée éventuelle pour les germes de l'ostéomyélite aiguë, de certaines néphrites et peut-être aussi du rhumatisme polyarticulaire aigu.

L'*angine pultacée* se distingue de la précédente par l'apparition simultanée de bouchons jaunâtres de mucus et de fibrine qui sont gros comme une tête d'épingle,siègent dans les cryptes amygdaliennes et lui confèrent un aspect ponctué. La *marche* de l'affection et son *traitement* se confondent avec ceux de l'angine érythémateuse. Parfois à la suite d'amygdalites folliculaires à répétition, il se dépose des sels calcaires dans les bouchons de fibrine des cryptes, d'où formation de *calculs amygdaliens* ; ceux-ci donnent lieu à des sensations douloureuses (1) qui disparaissent aussitôt qu'on a supprimé la cause. L'*abcès amygdalien* siège en plein tissu amygdalien (2) ou à la périphérie de l'organe ; assez souvent on les rencontre à la limite de l'amygdale et du voile du palais. La tonsille et son voisinage sont rouges ; la région de l'abcès est tendue et saillante. Généralement il existe une fièvre élevée, la déglutition et tous les mouvements de la bouche sont difficiles et douloureux, et il manque rarement un certain degré de constriction des mâchoires.

Quand on *incise* l'abcès, il faut procéder avec prudence afin de ne pas faire d'échappée avec le bistouri si le malade s'agite. On se servira d'un bistouri étroit et pointu dont on entoure la lame d'une bande de sparadrap jusqu'à un centimètre de la pointe. L'incision a tendance à se recoller ; aussi aura-t-on soin de la maintenir béante en y introduisant une sonde ou une pince à pansement pendant les premiers jours (3). Les soins post-opératoires seront complétés par des lavages antiseptiques de la bouche.

La *diphtérie du pharynx et des amygdales* qui s'ap-

---

(1) Etudiées sous le nom de paresthésie pharyngée. (F. M.)
(2) C'est exceptionnel. (F. M.)
(3) Il est très commode d'ouvrir l'abcès de l'amygdale à l'aide du crochet mousse qui sert à disciser cet organe. (F. M.)

pelle le *croup* au larynx, est une maladie infectieuse aiguë, caractérisée par des dépôts *fibrineux* et causée par le bacille diphtérique de Löffler. Particulièrement fréquente dans le jeune âge, cette affection est très contagieuse. Elle débute par de la fièvre et de la dysphagie. Au début, on ne constate souvent à l'inspection de la bouche qu'une tuméfaction et une rougeur d'une ou des deux amygdales. Mais cette rougeur est si intense que même en l'absence de pseudo-membranes, elle fera soupçonner de la diphtérie. Il se forme des dépôts jaunâtres sur l'amygdale, les arcs palatins, la luette et la paroi postérieure du pharynx. Ces dépôts ont tendance à confluer, contrairement à ce qui s'observe dans l'angine pultacée où jamais il n'y a confluence des bouchons ni apparition des pseudo-membranes. Par la suite, la diphtérie peut gagner le larynx, la trachée et même les grandes et petites bronches. Celles-ci se remplissent de masses fibrineuses qui peuvent être expectorées sous la forme de moules ramifiés. On trouvera plus loin la description des signes de la diphtérie laryngée. Nous ne rappellerons ici que la *dyspnée* que l'on reconnaît au *cornage* et au *tirage* sus et sous-sternal. Chez un enfant atteint de diphtérie il ne faut jamais négliger de rechercher ces signes et d'explorer dans ce but le thorax et l'abdomen. La dyspnée a pour cause tantôt la tuméfaction inflammatoire des bandes ventriculaires et des cordes vocales et la sténose consécutive du larynx, tantôt des pseudo-membranes fibrineuses qui, partiellement détachées et flottant dans la trachée, déterminent l'occlusion passagère de la glotte pendant les accès de toux. Même en l'absence de dyspnée, il peut éclater une crise de suffocation qui se répète jusqu'à l'expulsion des masses fibrineuses. Si celle-ci n'avait pas lieu, elle pourrait aboutir à la mort par asphyxie, à moins qu'on ne pratique d'urgence la trachéotomie. La diphtérie pharyngée a une évolution très variable suivant la nature du terrain et suivant la virulence de la toxine spécifique. Dans les cas graves, on observe des *ulcérations*; dans d'autres, on constate d'emblée un état général infectieux grave qui reconnaît habituellement pour cause une infection mixte par le streptocoque et entraîne souvent la suppuration des ganglions cervicaux, des otites moyennes suppurées aiguës et des pneumonies infectieuses. Même après guérison, tout danger n'a pas disparu. Car il peut survenir une *paralysie diphtérique* dont la

forme la plus grave est la *paralysie des centres cardiaques.*
C'est ainsi que huit ou quinze jours après une diphtérie
normale (1), la paralysie du cœur peut déterminer une
syncope grave, parfois mortelle. La paralysie la plus fréquente est la *paralysie du voile du palais* : le malade
« avale de travers » et une partie des liquides pénètre dans
le larynx ou reflue par le nez. Plus rares sont les paralysies
des membres ou des nerfs sensoriels. En général, le *pronostic* des paralysies diphtériques est *favorable* ; au bout
de quelques semaines ou de quelques mois, la fonction
normale est restituée.

Le *traitement* de la diphtérie a fait des progrès considérables depuis la découverte du *sérum antidiphtérique.*
Depuis que ce mode thérapeutique est entré dans le domaine commun — cela date d'une dizaine d'années, — la
mortalité globale de la diphtérie a tellement diminué que
la sérothérapie s'est imposée même aux critiques les plus
sceptiques. Il serait étrange qu'il faille attribuer à une
simple coïncidence la chute de la mortalité qui s'est mani-
festée depuis l'introduction de la sérothérapie antidiphtérique. Plus le traitement est précoce, plus il est efficace.
Pour obtenir un effet curatif, on injecte 1.000 à 2.000 unités antitoxiques sous la peau de la face externe de la cuisse ;
rarement il est utile de répéter l'injection ou d'augmenter
la dose.

Sur des milliers d'injections parfaitement inoffensives
de sérum, quelques cas exceptionnels auraient donné lieu
à des accidents mortels. Mais ces accidents — peut-être dus
à une idiosyncrasie du malade à l'égard du sérum — ne
prouvent rien contre le principe de la méthode, pas plus
qu'un décès se produisant au cours d'une anesthésie générale ne ferait abandonner la pratique de la narcose.

La sérothérapie a détrôné tous les autres modes de traitement de la diphtérie : badigeonnages à la *teinture d'iode,*
au *perchlorure de fer,* à l'*acide citrique* ou avec d'autres
solutions. On assure simplement l'asepsie de la bouche
avec des gargarismes et des lavages pratiqués à l'aide d'une
solution étendue d'alun et on combattra l'inflammation
à l'aide de compresses froides appliquées autour du cou,

____

(1) En France, on attribue ces accidents à une lésion du pneumogastrique. (F. M.)

de préférence au moyen d'un sachet de glace d'une forme appropriée.

En cas de *suffocation*, la trachéotomie devient nécessaire. On place le malade dans le décubitus dorsal, les épaules soulevées par un coussin et la tête retombant en arrière (fig. 147). Incision rigoureusement médiane, allant du cartilage cricoïde à la fourchette du sternum. Après section de l'aponévrose, on sépare les muscles du cou avec

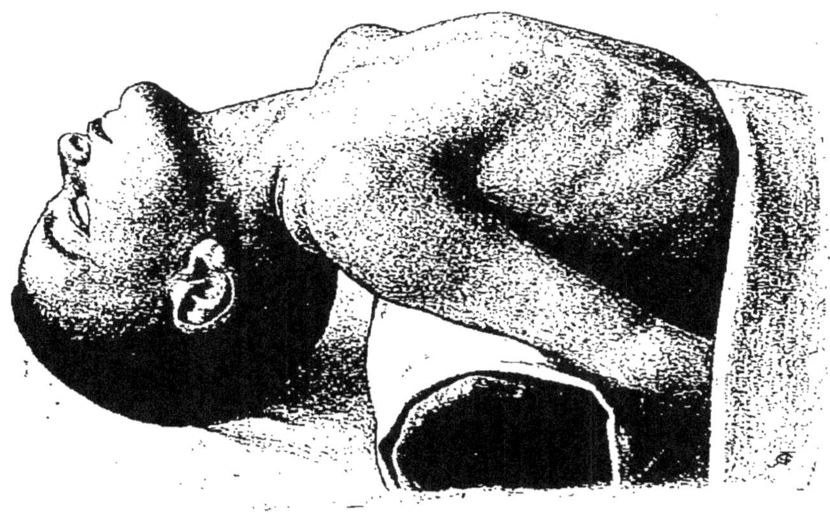

Fig. 147. — Position du malade dans la trachéotomie.

un instrument mousse. On saisit les veines et on les lie entre deux pinces. On incise alors l'aponévrose cervicale et on attire en haut le corps thyroïde avec un crochet mousse, si l'on pratique la *trachéotomie inférieure* que je considère comme l'opération de choix dans la diphtérie (1) (planche XXVII). En introduisant le doigt au fond de la plaie, on s'oriente rapidement sur la situation de la trachée que l'on reconnaît facilement aux anneaux cartilagineux et on la fixe à l'aide d'un petit crochet aigu. L'incision de la trachée aura un centimètre ou un centimètre et demi de long afin que la canule puisse être introduite sans

(1) La trachéotomie supérieure, portant sur les trois premiers anneaux de la trachée, est préférée en France. (F. M.)

Planche XXVII. — Trachéotomie inférieure.

___

difficulté. On écarte les lèvres de la plaie trachéale avec des crochets, et on enlève les dépôts fibrineux qui peuvent se trouver à ce niveau avec une pince ou avec une plume molle. La respiration une fois devenue libre, on procède à l'introduction de la canule que l'on fixe immédiatement avec un ruban.

On trouvera plus loin de plus amples renseignements sur la trachéotomie.

Dans les paralysies diphtériques, on cherchera à rétablir la fonction par la faradisation.

La diphtérie étant extrêmement contagieuse, on doit *isoler* complètement les personnes qui en sont atteintes. On fait une injection *préventive* de sérum aux personnes qui auront été en contact avec les malades, surtout si ce sont des enfants. La dose préventive variera de 200 à 600 unités antitoxiques suivant l'âge du sujet.

La *syphilis du pharynx et des amygdales* se manifeste sous la forme de plaques opalines au cours de la période secondaire de la maladie. Ces éléments se reconnaissent au dépôt grisâtre, opalescent, mince et transparent qui recouvre les deux amygdales d'une couche uniforme. La syphilis tertiaire se manifeste par des gommes des amygdales, de la voûte et du voile du palais et de la paroi postérieure du pharynx; généralement, on ne les voit que lorsqu'elles sont ulcérées. Elles se présentent alors comme des ulcères indolents, cratériformes, avec destruction de la luette et des amygdales. En présence d'anciennes cicatrices de la paroi postérieure du pharynx, des amygdales et des arcs palatins, de perte de substance du voile palatin et surtout de la luette, on devra toujours penser à la syphilis. En cas de doute, on recherchera des lésions analogues dans les autres régions.

Les ulcérations *tuberculeuses* sont rares: elles se comportent comme celles de la muqueuse buccale et linguale.

Chez les individus sujets aux amygdalites à rechute ou porteurs de végétations adénoïdes du pharynx nasal, il n'est pas rare de constater une *hypertrophie des amygdales*. Celles-ci peuvent devenir assez volumineuses pour se joindre sur la ligne médiane et constituer une gêne notable à la respiration. Même alors que cette hypertrophie n'est pas assez marquée pour gêner directement la respiration, il y a souvent lieu de pratiquer l'amygdalotomie, parce que les enfants dont il s'agit habituellement dans l'occurrence, sont prédisposés de ce fait à de fréquentes atteintes d'angines. On ne pratiquera jamais l'amygdalotomie qu'à froid. Comme le nom de l'opération l'indique, il ne s'agit pas d'une ablation totale de l'organe. On se contente d'exercer une traction sur l'organe avec un instrument approprié et de l'abraser au droit des piliers. L'opération est peu douloureuse et chez les personnes raisonnables, l'anesthésie est inutile ; chez les sujets nerveux, on badigeonne l'amygdale avec une solution de cocaïne (1). Ce n'est que chez les enfants indociles qu'on pourra être obligé de recourir à l'anesthésie générale qui n'aura d'ailleurs jamais besoin d'être bien profonde. Chez l'adulte on fera déprimer la langue par un aide avec un abaisse-langue, on attirera l'amygdale hors de sa loge avec une pince à érignes et on la sectionnera d'un coup rapide avec un bistouri boutonné et dont l'extrémité est seule tranchante (2) (fig. 148). Si on enlève

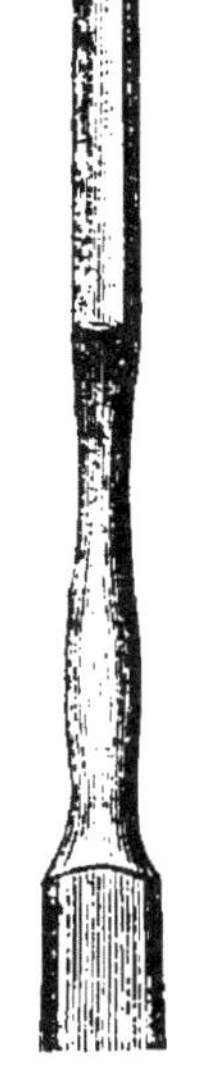

Fig. 148. Bistouri boutonné pour l'amygdalotomie.

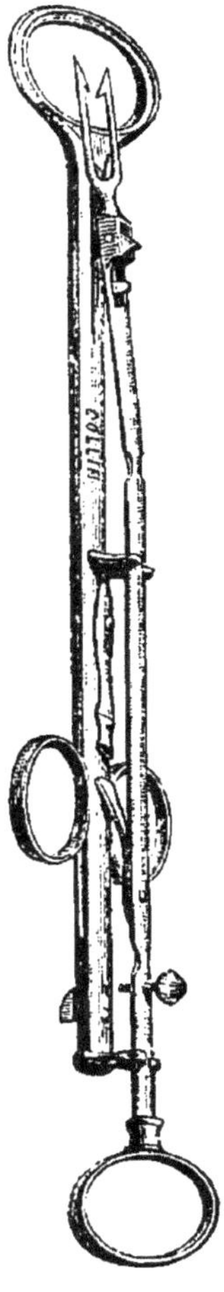

(1) La cocaïne, comme tous les anesthésiques, agit mal chez les sujets nerveux. (F. M.)

(2) L'amygdalotomie au bistouri est dangereuse chez l'adulte parce qu'elle expose à l'hémorrhagie. Parmi les différents procédés applicables à l'amygdalotomie, trois sont à retenir : 1° l'*amygdalotome* qui convient aux enfants ayant des amygdales pédiculées ; 2° l'*anse*

Fig. 149. Amygdalotome de Fabegestoch. Modèle Mathieu.

galvanocaustique que l'on peut employer chez l'enfant pour les amygdales pédiculées ou mi-enchâtonnées et chez l'adulte pour des amygdales pédiculées ; 3° le *morcellement* avec la pince emporteles deux amygdales dans la même séance, il est bon de commencer par la droite, parce que de son côté les manœuvres opératoires sont moins commodes et qu'au début le malade est généralement plus docile. Chez l'enfant, on peut se servir avec avantage d'un instrument ingénieux, dit *amygdalotome* (fig. 149). A l'aide de cet instrument, on peut d'une seule main saisir, attirer et sectionner l'amygdale ; de l'autre main demeurée libre, on déprime soi-même la langue. L'*hémorragie* consécutive à l'amygdalotomie est généralement insignifiante ; il suffit de prescrire pendant les premiers jours des lavages antiseptiques de la bouche avec des solutions froides (solution boriquée (1) à 1 0/0 et d'interdire les aliments solides . Exceptionnellement , il peut se produire une hémorragie abondante, difficile à arrêter par le tamponnement et la compression digitale à cause de son siège défavorable. Pour de pareils cas, von Mikulicz a préconisé l'emploi d'un compresseur (fig. 150) qui a la forme d'une paire de ciseaux ; une des branches est munie d'une pièce réniforme moulée sur la loge amygdalienne. On introduit cette branche dans la bouche et on applique la pièce réniforme sur la plaie, l'autre branche exerce extérieurement une contre-pression. A l'aide d'un mécanisme d'arrêt qui se trouve adapté aux manches de l'instrument ou avec un tube en caoutchouc dont on entoure les manches, on pratique aisément une compression

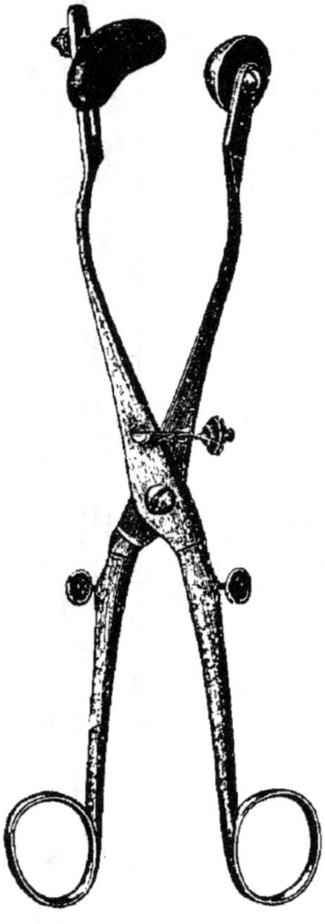

Fig. 150. — Compresseur de Von Mickulicz.

pièce de Ruault, qui est applicable à tout âge (enfants ou adultes) et à toutes les variétés d'amygdale. (F. M.)

(1) Pour la bouche, on se servira de préférence de solutions alcalines, de borate de soude, par exemple. (F. M.)

continue et prolongée ; pour obtenir l'hémostase, il suffit de quelques heures. Si l'on observe les préceptes que nous avons donnés pour l'amygdalotomie, on ne blessera jamais la carotide interne. Par contre, on est exposé à confondre l'hypertrophie amygdalienne avec un *anévrysme de la carotide interne* qui refoule une amygdale normale. En pareille occurrence, l'amygdalotomie peut déterminer une hémorrhagie foudroyante. C'est pourquoi on soumettra l'hypertrophie amygdalienne unilatérale à une palpation attentive (l'anévrisme s'accompagne de battements) et, le le cas échéant, on pratiquera une ponction capillaire exploratrice.

LES TUMEURS DU PALAIS, DU PHARYNX ET DES AMYGDALES

Les *tumeurs bénignes* de cette région sont *rares* ; on peut observer des *fibromes*, des *enchondromes*, des *ostéomes*, des *adénomes* et des *tumeurs adénomateuses mixtes*. La muqueuse pharyngée donne parfois naissance à des *polypes pédiculés* ; en outre, on rencontre dans le pharynx des *polypes pileux* qui ont pour point de départ un germe embryonnaire aberrant et qu'on reconnaît au microscope pour des tumeurs dermoïdes et des tératomes. En obstruant l'entrée du larynx, ces tumeurs peuvent déterminer des accès de suffocation. Nous avons cité et figuré ci-dessus des *tumeurs malignes* qui partent du maxillaire supérieur, envahissent la voûte du palais et font saillie dans la cavité buccale.

D'autre part, la muqueuse et le périoste de la voûte palatine peuvent donner naissance à des *sarcomes*, qui se développent d'abord vers la bouche, puis en haut et en arrière. Les *carcinomes primitifs* de la muqueuse palatine sont plus rares. Les tumeurs du palais s'opéreront de préférence en position de Rose (fig. 52).

Sur les *tumeurs du pharynx nasal*, nous avons dit le nécessaire antérieurement.

Les *tumeurs malignes* qui ont pour point de départ l'*amygdale* et la *paroi postérieure du pharynx* sont le plus souvent des *carcinomes*. Ceux-ci présentent une tendance à s'ulcérer aussi marquée que les cancers de la langue et de la muqueuse buccale en général. Ils ont au début l'aspect d'un petit épaississement nodulaire, atteignent en peu de mois un volume considérable, mais n'en donnent pas moins lieu à des troubles fonctionnels si peu importants que l'hypertrophie des ganglions cervicaux constitue le premier signe dont s'aperçoive le malade. Aussi constate-t-on souvent dès le premier examen qu'on se trouve en présence d'une tumeur inopérable. Dans les cas où la tumeur est bien circonscrite et ne présente pas d'adhérences avec le voisinage, où le siège, le volume et les adhérences des métastases ganglionnaires le permettent, on peut tenter l'exérèse chirurgicale avec quelques chances de succès [par la voie sus-hyoïdienne latérale et résection temporaire du maxillaire inférieur. L'*exérèse* est relativement facile, mais si l'on veut intervenir radicalement en faisant une ablation large, la *réparation* et la *restauration* de l'entonnoir pharyngé présentent parfois des difficultés presque insurmontables (Pierre Duval et Küss.] Les mêmes considérations s'appliquent au *sarcome* qui est beaucoup plus rare.

Notons qu'on observe également une hypertrophie considérable, *pseudo-néoplasique* des amygdales dans la *leucémie*, la *pseudoleucémie* et le *lymphosarcome* ; faute d'un examen suffisamment approfondi, on pourrait croire à un sarcome primitif de l'amygdale. Tout récemment, j'ai vu une malade qui présentait à droite une hypertrophie amygdalienne, du volume d'une petite pomme, de couleur violacée et d'origine leucémique. La multiplicité des adénopathies, l'hypertrophie considérable de la rate et surtout l'examen du sang firent porter le diagnostic de *leucémie*.

Pour opérer les *tumeurs de l'amygdale*, on aura recours à l'incision que nous avons préconisée ci-dessus pour les tumeurs de la base de la langue ; on obtiendra un jour suffisant par la *résection temporaire du maxillaire inférieur* dont on écartera les fragments. Pour énucléer la tumeur de sa loge, Kocher sectionne avec le couteau du thermocautère la muqueuse du pilier antérieur et du voile du palais et décolle ensuite la tumeur avec le doigt, de sorte qu'à la fin la tonsille ne se trouve plus retenue que par la muqueuse du pilier postérieur.

Le principal danger de l'opération réside dans la stagnation et la fermentation des sécrétions de la plaie qui peuvent donner lieu à une pneumonie par aspiration. C'est pourquoi il vaut mieux, d'après von Bergmann, suturer la muqueuse buccale à la plaie cutanée au-dessous du maxillaire réuni et établir ainsi une fistule pharyngée par laquelle se draineront les sécrétions dangereuses.

Les *cancers du pharynx* sont aussi faciles à enlever que les tumeurs de l'amygdale, si l'on pratique la résection temporaire du maxillaire inférieur. Mais dans les tumeurs profondes que l'on ne saurait atteindre par la voie buccale, il est préférable d'aborder le pharynx au-dessous de l'os hyoïde par une *pharyngotomie sous-hyoïdienne*. Par une incision longeant le bord inférieur de l'os hyoïde, on sectionne transversalement la peau, le peaucier du cou et les muscles sterno-hyoïdiens et thyro-hyoïdiens. Il est alors facile d'ouvrir le pharynx aussi près que possible de l'os hyoïde. Avec un crochet on attire l'épiglotte au dehors et on obtient ainsi une excellente voie d'accès aux replis aryténo-épiglottiques et aux parois latérales et postérieure du pharynx. Une incision latérale complémentaire permet de mettre à nu des tumeurs très volumineuses, voire la partie supérieure de l'œsophage. Il sera bon de pratiquer la trachéotomie préalable afin de tamponner l'entrée du larynx et d'éviter ainsi la pénétration du sang dans les voies respiratoires. On termine l'opération par le tamponnement de la plaie à la gaze iodoformée et par l'introduction d'une sonde œsophagienne qui permettra d'alimenter le malade pendant les premiers temps.

VIII. — CHIRURGIE DE L'OREILLE

L'*otologie* a fait au cours de ces dernières années des progrès tels qu'elle s'est constituée en une spécialité net-

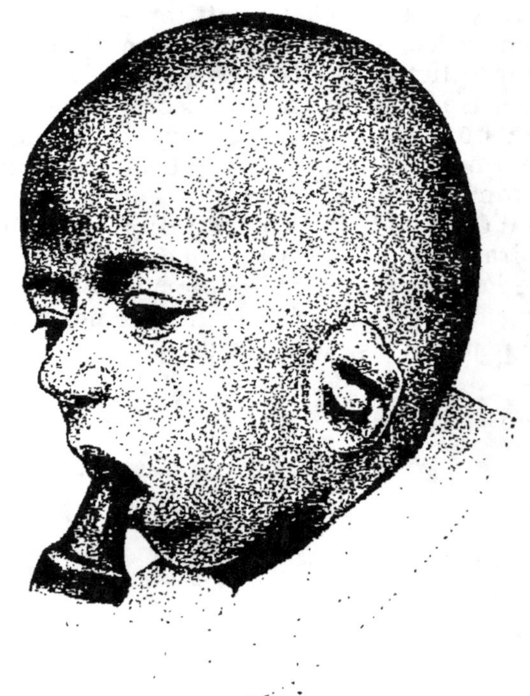

Fig. 151. — Vice de conformation de l'oreille.

tement délimitée: nous ne traiterons ici que des questions qui présentent de l'intérêt pour le chirurgien général.

Les **vices de conformation** *de l'oreille externe* revêtent des formes variées. Le *pavillon* de l'oreille peut faire en-

tièrement défaut : c'est là un cas extrême. Il peut n'être
que partiellement atrophié ou être mal conformé comme
dans les faits où il s'écarte de la tête. La malformation
caractérisée par le volume excessif des oreilles est désignée
sous le nom de *macrotie* ; les oreilles extrêmement petites
constituent la *microtie*. Le plus souvent, on rencontre des
appendices auriculaires, petits appendices cutanés, siégeant d'habitude au devant du tragus et renfermant des

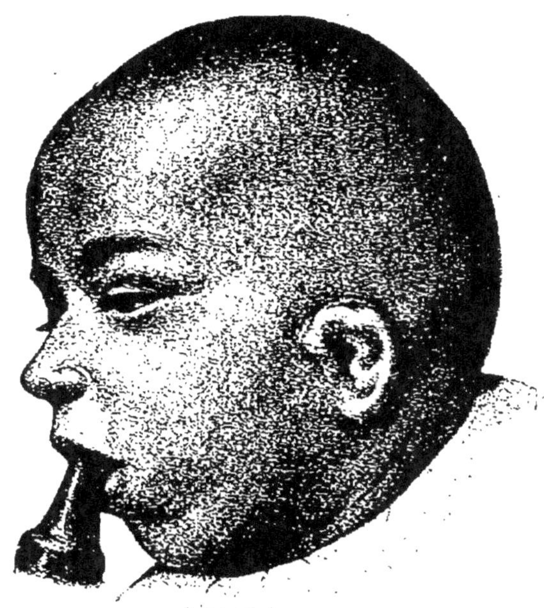

Fig. 152. — Vice de conformation de l'oreille.

fragments de cartilage (fig. 151 et 152). Mentionnons pour
terminer les *fistules branchiales* qui se trouvent près de
l'oreille et qui résultent d'un arrêt du développement de
la première gouttière branchiale, ainsi que les cas très
rares d'*atrésie du conduit auditif externe*.

En cas d'*absence totale de l'oreille*, on a eu recours à des
autoplasties ; mais les résultats obtenus sont peu satisfaisants à cause de la complexité des conditions anatomiques.
Quand les oreilles se détachent anormalement de la tête,
on peut corriger dans une certaine mesure l'aspect dis-
gracieux qui en résulte par l'excision d'un lambeau cutané

ovale dans le pli rétro-auriculaire et par la résection partielle du squelette cartilagineux du pavillon. Des pansements compressifs contribueront à assurer la permanence
du résultat opératoire (fig. 151 et 152).

LÉSIONS TRAUMATIQUES DE L'OREILLE

Nous n'avons pas à insister ici sur les *plaies par morsure et par instruments tranchants et piquants ;* car elles
se comportent et se traitent au niveau de l'oreille externe
comme dans toute autre région. Il faut coapter avec soin
les lèvres de la plaie afin d'éviter les cicatrices vicieuses et
les kéloïdes. Dans certains cas, on a obtenu un résultat
parfait en greffant une oreille entièrement détachée.

Si l'on n'obtient pas une réunion par première intention,
il peut s'établir une *périchrondrite* qui retarde considérablement la guérison.

Les *hémorrhagies sous-cutanées du pavillon de l'oreille,*
dénommées *hématomes,* s'observent communément chez
les aliénés où elles surviennent sans cause appréciable.
Suivant toute vraisemblance, elles reconnaissent pour origine de légers *traumatismes.*

Le pavillon de l'oreille est très exposé aux *gelures.* A un
premier degré ce sont des taches violacées, un peu saillantes. Il suffit de prescrire des onctions avec une pommade
qui renferme 1 gramme de chlorure de chaux pour 9 grammes de vaseline. Au deuxième degré, la peau forme des
ampoules plus ou moins grosses (le traitement consistera
en ponction de l'ampoule, désinfection et pansement sec) ;
au troisième degré, les parties les plus profondément atteintes se sphacèlent. On attendra, pour pratiquer l'ablation des parties nécrosées, que le mort se soit détaché du
vif.

La *rupture de la membrane du tympan* succède parfois
à de faux mouvements faits avec des objets introduits dans
le conduit que l'on veut débarrasser de la cire d'oreille qui
s'y accumule ou à cause de démangeaisons dont il est le
siège. Une *gifle* peut déterminer une rupture du tympan
en condensant brusquement l'air du conduit. Pour les ruptures du tympan dans les fractures de la base du crâne
voir plus haut. Les *signes* consistent dans une otorragie
insignifiante et dans des douleurs ; chez les sujets nerveux,

on peut noter, en outre, des nausées, des vomissements et une syncope. Le *traitement* consistera en un tamponnement du conduit auditif externe fait en vue de le mettre à l'abri des germes infectieux. S'il y a une réaction intense, on ordonnera le repos au lit pendant quelques jours.

Les *corps étrangers* du conduit auditif sont assez fréquents. Tantôt ce sont des haricots, des perles, etc., que les enfants s'introduisent en jouant, tantôt des pièces de pansement introduites dans un but thérapeutique, tantôt des insectes. Dans l'*extraction* d'un corps étranger, il faut avant tout éviter ce qui pourrait le chasser plus profondément. Des corps solides peuvent être rejetés spontanément quand on fait pencher et hocher la tête. Les corps étrangers de consistance molle et les insectes seront délogés à l'aide d'injections tièdes. En cas d'échec on introduira, à l'aide du speculum auris, *sous le contrôle de la vue*, un crochet mousse derrière le corps étranger et on l'attirera doucement au dehors. Les tentatives d'extraction avec la pince ont pour résultat habituel de chasser le corps du délit plus profondément. Quand toutes les tentatives ont échoué et que l'inflammation est déjà apparue, on désinsérera le pavillon par une incision curviligne et on le rabattra en avant. On décollera le conduit membraneux et on aura alors le corps étranger devant

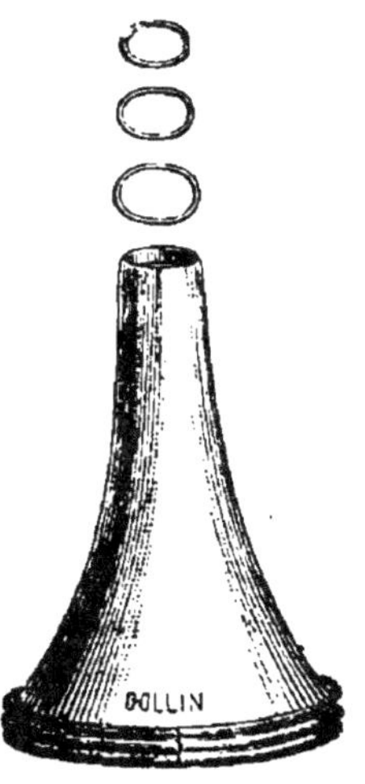

Fig. 153.
Speculum auris.

soi. Au besoin, on fera sauter une partie de la paroi postérieure du conduit avec une gouge étroite. On termine l'opération par la suture et le tamponnement du conduit auditif externe.

Les *lésions traumatiques de l'oreille interne* sont assez fréquentes dans les fractures de la base du crâne. Presque toute otorrhagie qui survient à la suite d'un traumatisme crânien et que n'explique pas une plaie du pavillon ou du conduit a pour cause une fracture, généralement une *fissure*, du rocher (fig. 14) avec rupture concomitante du tympan. Les autres signes et le traitement de ces fractures de la base du crâne ont déjà été discutés.

Les *détonations violentes* peuvent également déterminer des troubles graves de l'audition, de la céphalée et des troubles de l'équilibre, par hémorrhagie intra-labyrinthique.

Parmi les *otites externes aiguës*, il convient de citer en premier lieu les *furoncles du conduit*. Ceux-ci débutent par une violente douleur d'oreille, la peau du conduit se tuméfie et il existe généralement une fièvre élevée. On reconnaîtra facilement le siège du furoncle en se servant du miroir frontal ; l'incision précoce amènera rapidement la détente, puis la sédation des phénomènes douloureux.

L'eczéma de l'oreille succède souvent à des inflammations du voisinage ; il est parfois très tenace. Des crevasses pouvant occuper toute l'oreille et d'où suinte de la sérosité alternent avec des croûtes. Pour guérir l'eczéma il suffit de ramollir les croûtes avec de l'huile d'olive et d'enduire la région d'une pâte composée d'oxyde de zinc et d'huile d'olive.

Le *phlegmon* de l'oreille externe est rare. Il gagne l'oreille par propagation du voisinage et doit être incisé d'après les règles habituelles. Dans les cas graves, il se développe parfois une périostite suppurée du conduit auditif externe qui peut se propager aux cellules mastoïdiennes ou au sinus transverse (thrombose sinusienne suppurée), ce qui assombrit considérablement le pronostic.

La *tuberculose* de l'oreille externe survient habituellement au cours d'un lupus de la face. Il est une lésion qui mérite une mention particulière : c'est l'apparition au lobule de l'oreille d'un tubercule primitif, par greffe directe de bacilles tuberculeux au cours du percement du lobule pratiqué en vue du port de boucles d'oreille (fig. 55) mérite une mention particulière; parfois bilatéral, il résulte de l'emploi d'instruments non désinfectés. Le *traitement* est le même que dans le lupus de la face ; il a été indiqué précédemment.

LES TUMEURS DE L'OREILLE EXTERNE.

Parmi les *tumeurs bénignes l'angiome* vient en première ligne. Il peut revêtir à l'oreille les différentes formes que nous avons décrites à propos de la tête et de la face. C'est ainsi qu'à côté des *télangiectasies* on observe des *angiomes caverneux*, parfois même des *tumeurs cirsoïdes* qui peuvent franchir les limites de l'oreille et envahir la peau de la tête et de la face. Le *traitement* de ces tumeurs est le même que celui des angiomes de la tête et de la face.

Au nombre des tumeurs bénignes rares de l'oreille nous citerons le *lipome, le fibrome, l'enchondrome* ; les

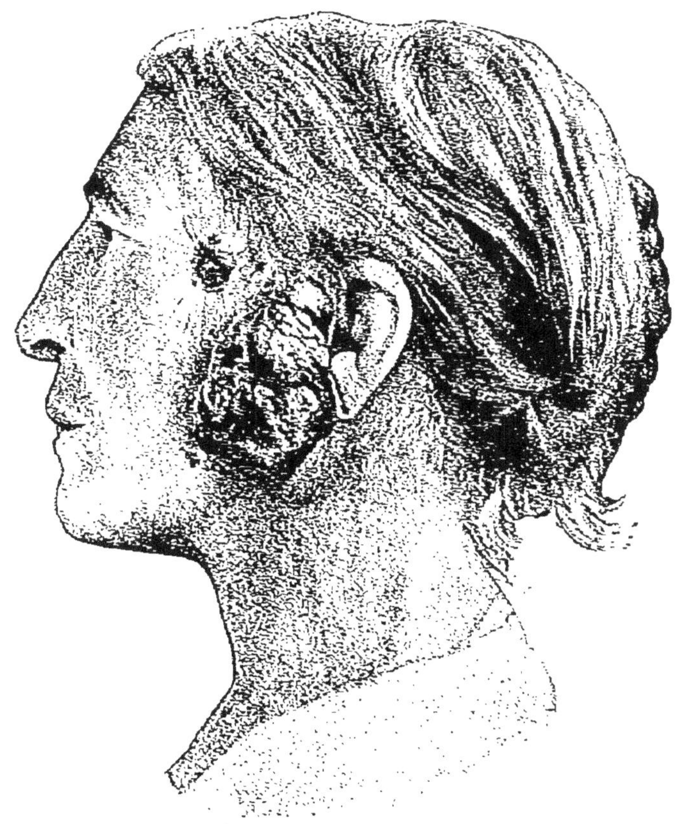

Fig. 154. — Carcinome de l'oreille et de la joue.

petits *kystes sébacés* et *dermoïdes* sont un peu plus fréquents.

La plupart des *tumeurs malignes de l'oreille* sont des *carcinomes* (fig. 154) ; généralement ils affectent la forme de *l'ulcère rongeant* que nous avons déjà étudié à propos des tumeurs de la tête et de la face. Ce sont des ulcères superficiels qui s'accroissent lentement, dont le fond rougeâtre est souvent couvert de croûtes et dont les bords sont irréguliers, déchiquetés, indurés et légèrement saillants. Cet état peut persister pendant de longues années ; l'ulcère, tout en s'étendant en superficie ne progresse pas vers la profondeur et ne cause pas de métastase, comme cela s'observe dans le carcinome. Pour des raisons inconnues, la tumeur peut changer brusquement de caractère et s'étendre en profondeur autant qu'en surface, en même temps qu'apparaissent des adénopathies au cou, à l'angle de la mâchoire, sur les deux bords du muscle sterno-cléïdo-mastoïdien et dans le creux sus-claviculaire. On a représenté sur la figure 154 un carcinome de l'oreille qui empiétait sur la joue et avait envahi la parotide.

Le sarcome est rare, mais non exceptionnel.

Il est impossible d'établir des règles fermes sur le meilleur mode d'*ablation* de ces tumeurs ; tout dépend de leur étendue en surface et en profondeur. Quand le néoplasme envahit la parotide, le nerf facial se trouve souvent englobé dans la masse de la tumeur. On ne doit pas hésiter à sacrifier ce nerf, fût-ce au prix d'une paralysie.

OTITE MOYENNE

Le pharynx communique avec la caisse du tympan par l'intermédiaire de la trompe d'Eustache. C'est pourquoi les pharyngites se propagent souvent à la caisse par la trompe. Cela explique que l'otite moyenne ait pour cause principale l'amygdalite et les végétations adénoïdes du pharynx nasal. L'otite moyenne peut d'ailleurs résulter d'une infection par voie sanguine et succéder à une pyrexie aiguë, telle que la rougeole, la scarlatine, la diphtérie, etc. Enfin les suppurations consécutives à une rupture du tympan peuvent également gagner la caisse. Les *signes de l'otite moyenne aiguë* sont la fièvre, l'otalgie, la céphalée et les névralgies dentaires ; chez l'enfant les convulsions ne sont pas rares. Au spéculum, on constate que la membrane est rouge et bombe.

La *marche* est très variable. Dans les cas simples, l'épanchement se résorbe spontanément. D'autres fois le pus perfore la membrane et s'écoule au dehors. Dans d'autres cas encore la suppuration s'étend et aboutit à une ostéite de l'apophyse mastoïde à laquelle peut succéder une suppuration extra-durale ou sous-durale (méningite), une thrombophlébite du sinus transverse ou un abcès du cerveau.

L'ostéite suppurée des cellules mastoïdiennes, la *mastoïdite suppurée*, se manifeste par de la fièvre et des douleurs rétro-auriculaires, surtout à la palpation et à la percussion de l'apophyse. Souvent l'inflammation gagne le périoste et la peau, qui s'œdématie, devient de plus en plus rouge, bombe et s'amincit jusqu'à ce qu'il s'établisse une fistule. La mastoïdite peut donner naissance à un phlegmon du cou ou à des accidents intra-crâniens. Mais chez l'enfant, on peut observer des phénomènes cérébraux (vomissements, obnubilation, convulsions) sans que les méninges ou le cerveau soient intéressés (1).

Il existe aussi une *mastoïdite primitive*, consécutive à une invasion métastatique de germes phlogogènes. C'est ainsi que l'ostéomyélite de l'apophyse mastoïde peut être due au staphylocoque, au streptocoque, au pneumocoque, ou encore la carie (d'origine tuberculeuse).

Si l'inflammation gagne la profondeur, des phénomènes cérébraux plus ou moins nettement accusés viennent se surajouter. Même les *suppurations extra-durales* peuvent déterminer de la céphalée, des nausées, des vomissements et une légère obnubilation. Quand le pus perfore la dure-mère et infecte la pie-mère, l'état général est bien plus gravement altéré. La *leptoméningite suppurée* peut rester circonscrite un certain temps ; mais généralement elle se généralise, se transforme en méningite cérébro-spinale et aboutit à la mort au milieu d'accidents tels que la fièvre, la céphalée, les nausées, la rigidité de la nuque, l'obnubilation, les convulsions et les paralysies.

Les méninges s'infectent le plus souvent par suite des progrès de l'inflammation qui s'étend de proche en proche; plus rarement les germes pathogènes se propagent par la voie lymphatique ou sanguine. Il en est de même pour l'*abcès du cerveau* qui siège le plus souvent dans le lobe temporal, au contact immédiat du foyer osseux, puis dans le cervelet. Les signes généraux de l'abcès du cerveau ont été indiqués à la page 36. Ajoutons que même très volumineux, les abcès du lobe temporal ne donnent guère lieu à des signes de localisation, tandis que les abcès du cervelet

(1) C'est le méningisme ; mais il n'est pas démontré qu'il ne s'agit pas là de méningite légère. (F. M.)

se reconnaissent aux vertiges, à l'ataxie et au nystagmus.

La thrombophlébite suppurée du sinus transverse se traduit par des phénomènes généraux du côté de l'encéphale, puis par un état *infectieux général*. Peu à peu le pus pénètre de la veine suppurée dans la circulation, et il en résulte des *frissons* avec une ascension thermique, souvent des bronchopneumonies, des abcès métastatiques. Parfois la trombose s'étend aux autres sinus ou à la veine jugulaire interne ; celle-ci se présente alors sous la forme d'un cordon épaissi et douloureux dans la région cervicale.

Pour le *traitement chirurgical* de l'otite moyenne suppurée aiguë on pourra recourir aux procédés suivants :

La *paracentèse du tympan* quand l'exsudat n'a pas tendance à se résorber et que la membrane bombe notablement. Sous le contrôle de la vue, on incise (1) la partie saillante de la membrane avec un bistouri très mince et très pointu, de préférence avec une aiguille à paracentèse coudée à angle droit. Le pus peut alors s'écouler librement. On met une mèche de gaze iodoformée dans le conduit et on applique un pansement sur l'oreille.

Trépanation de l'apophyse mastoïde dans la mastoïdite suppurée. Incision rétro-auriculaire au point où l'on suppose trouver le pus, à cause de l'aspect de la peau, de la présence de fluctuation, de l'existence d'une fistule ou de la localisation de la douleur. S'il existe une fistule dans l'os, on l'utilise (2) et on pénètre jusque dans l'antre (planche XXVIII, fig. 3) à l'aide d'une petite gouge ou d'une pince-gouge. On s'orientera exactement sur le siège du sinus transverse, du cerveau (planche XXVIII, fig. 6), et du nerf facial (fig. 155) pour éviter de blesser ces organes. Tamponnement à la gaze iodoformée. Pansement.

Par la même plaie on met à nu la *dure-mère* au niveau du lobe temporal (planche XXVIII, fig. 6, n° 16) ; à cet effet on fait sauter l'os prudemment, couche par couche, à l'endroit indiqué par la figure. Si l'on soupçonne un abcès du lobe temporal, on pourra immédiatement pratiquer une ponction capillaire exploratrice. Si l'on suppose qu'il existe un abcès dans le cervelet, on agrandira la

____

(1) Après anesthésie locale au liquide de Bonain, composé de parties égales de cocaïne, de menthol et de phénol (F. M.).

(2) En règle générale, il est préférable d'aller à l'antre sans se préoccuper tout d'abord des fistules (F. M.).

brèche osseuse en bas et en arrière jusqu'au delà du sinus transverse. Si la ponction ramène du pus, on incisera l'abcès avec un bistouri pointu et étroit, on agrandira la plaie avec une pince à pansement et on assurera le drainage à l'aide d'un tube approprié.

Sur la figure (planche XXVIII, fig. 6, n° 17), on reconnaît facilement l'endroit où il faut mettre à nu le sinus

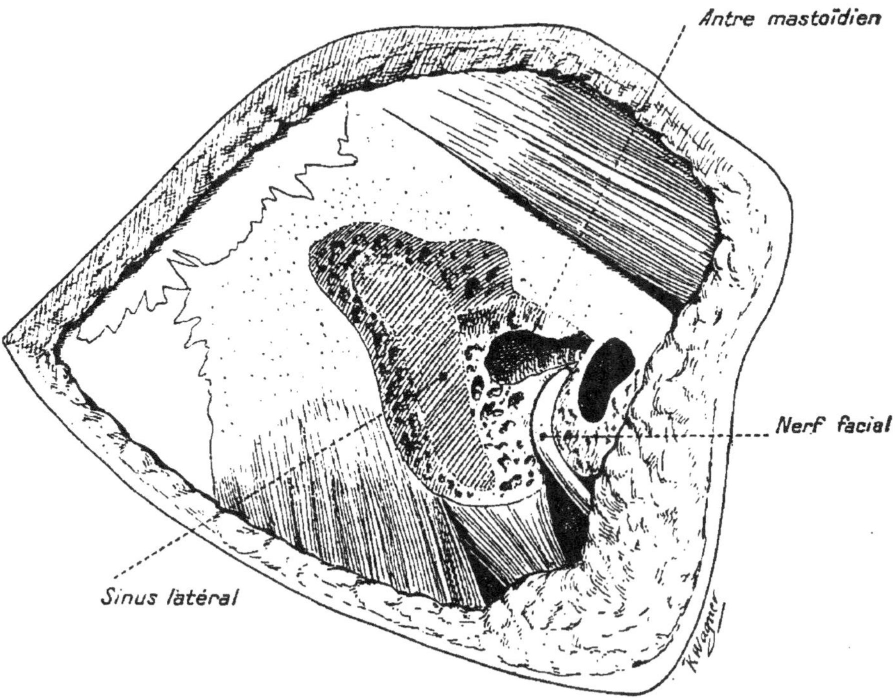

Fig. 155. — Rapports de l'antre avec le nerf facial et le sinus latéral
(Auvray, *Nouveau Traité de Chirurgie*).

transverse dans la *thrombophlébite suppurée*. On incisera largement le sinus et on évacuera le thrombus à l'aide d'une petite curette et l'on tamponnera la cavité à la gaze iodoformée. Dans les cas où la thrombose s'est propagée à la veine jugulaire interne, on peut enrayer la suppuration et obtenir la guérison par la ligature de la veine au-dessous du thrombus (1).

(1) Avec résection consécutive de la jugulaire (F. M.).

Planche XXVIII. — Opérations qui se pratiquent sur l'oreille.
(d'après Brühl).

Fig. I. — **Extraction d'un corps étranger.**

1º Conduit auditif osseux.

2º Mèche de gaze servant à ramener le pavillon de l'oreille en avant.

3º Corps étrangers du conduit auditif osseux.

4º Ligne temporale.

5º Fosse mastoïdienne (zone antrale).

6º Tendon du muscle sterno-cléido-mastoïdien.

Fig. II. — **Perforation de la paroi externe de l'apophyse mastoïde dans l'otite moyenne aiguë et dans la mastoïdite aiguë.**

1º Tendon du muscle sterno-cléido-mastoïdien.

2º Epine de Henle.

3º Ligne temporale.

4º Suture squamo-mastoïdienne.

5º Fistule de la fosse mastoïdienne (zone antrale).

6º Paroi postérieure du conduit auditif (partie membraneuse).

Fig. III. — **Trépanation de l'antre mastoïdien d'après Schwartze.**

1º Conduit auditif (partie membraneuse) attiré en avant.

2º Epine de Henle.

3º Ligne temporale.

4º Infundibulum osseux résultant de la trépanation de l'antre.

5º Suture squamo-mastoïdienne.

6º Tendon du muscle sterno-cléido-mastoïdien.

Fig. IV. — **Trépanation de l'apophyse mastoïdienne et résection de la paroi postérieure de la partie osseuse du conduit auditif.**

7º Mèche de gaze attirant en avant le pavillon et la partie membraneuse du conduit auditif.

8º Membrane du tympan avec le manche du marteau.

9º Attique.

10º Reliquat de la partie inférieure du conduit osseux.

11º Aditus.

Fig. V. — **Evidement pétro-mastoïdien.**

12º Canal de Fallope.

13º Caisse du tympan avec étrier.

14º Canal demi-circulaire.

15º Autoplastie du conduit membraneux d'après Körner.

Fig. VI. — **Découverte de la dure-mère, du lobe temporal et du sinus latéral : autoplastie du conduit d'après Pause et autoplastie rétro-auriculaire d'après Schwartze.**

16º Dure-mère.

17º Sinus latéral.

18º Lambeau du conduit d'après Pause.

19º Autoplastie rétro-auriculaire d'après Schwartze.

20º Reliquat de la partie antérieure de la ligne temporale.

21º Reliquat de la paroi postérieure du conduit.

Dans ces derniers temps, on a essayé le traitement de l'otite moyenne aiguë et de la mastoïdite par la stase hypérémique, suivant le procédé de Bier. A cet effet on se sert d'une bande en caoutchouc munie de crochets et d'œillets que l'on applique autour du cou au-dessous du larynx. On obtient ainsi une stase veineuse de l'extrémité céphalique qui est très supportable et qu'on prolonge pendant vingt heures. Cette méthode est de date trop récente pour qu'on puisse émettre un jugement définitif sur sa valeur.

L'otite moyenne suppurée chronique succède parfois à l'otite aiguë. Au début, elle se manifeste par des signes généralement négligés et par la persistance d'un écoulement peu abondant. Cet état est peu gênant pour le malade, mais il peut donner lieu à des phénomènes aigus quand il y a rétention de pus avec fièvre et douleurs consécutives. Parfois l'otite chronique est entretenue par la *carie des osselets* et du rocher. La *mastoïdite* peut également passer à la chronicité et persister des années avec des hauts et des bas. Cette affection se manifeste par une destruction de la membrane du tympan, un écoulement purulent de l'oreille, la formation de polypes et de granulations dans le conduit auditif externe (1), de la douleur mastoïdienne avec ascensions thermiques et gonflement apophysaire. En outre il peut se produire des *complications intra-crâniennes*. A la suite de l'otite moyenne suppurée chronique, on observe assez souvent des lésions désignées sous le nom de *cholestéatome*. Ce sont des lamelles stratifiées, blanchâtres, nacrées, mélangées à des squames d'épithélium stratifié et kératinisé. Dans ces cas, l'épithélium de la membrane du tympan ou du conduit auditif externe a envahi la caisse du tympan et l'apophyse mastoïde et l'irritation inflammatoire détermine une desquamation épithéliale dans ces cavités.

Très rarement le cholestéatome constitue une tumeur primitive qui a pour point de départ un germe épidermoïdal.

Lorsque l'otite moyenne suppurée chronique ne cède pas aux moyens habituels — lavages avec une solution de

_____

(1) Plutôt dans la caisse que dans le conduit où les fongosités sont beaucoup plus rares (F. M.).

lysol à 1 0/0 (1), nettoyage du conduit au porte-coton, ablation des granulations, — surtout lorsqu'il existe une ostéite chronique, on procédera à l'*évidement pétro-mastoïdien*. Cette opération a pour objet d'ouvrir l'antre mastoïdien et la caisse du tympan et de supprimer la paroi postérieure du conduit auditif, de sorte qu'il en résulte une cavité générale qui guérit par épidermisation.

Je reproduis la technique de cette opération d'après Brühl, à l'Atlas d'otologie duquel est empruntée la planche XXVIII.

1° *Décollement du pavillon et du conduit auditif* : incision demi-circulaire à un demi-centimètre en arrière de l'oreille, de la ligne temporale à la pointe de l'apophyse mastoïde, jusqu'à l'os. Décollement du périoste des deux côtés ; hémostase. On attire en avant la partie membraneuse du conduit auditif avec le pavillon, et on décolle le conduit de l'os jusqu'au niveau de la membrane du tympan où on le sectionne transversalement, mais sans blesser la paroi antérieure. On introduit dans le conduit une mèche de gaze qui permet d'attirer le conduit et le pavillon en avant autant qu'il est nécessaire pour qu'on aperçoive la caisse du tympan. On a alors sous les yeux la ligne temporale. l'épine susméatique, la fosse mastoïdienne, le tendon du muscle sterno-cléido-mastoïdien, toute la moitié antérieure de l'apophyse mastoïde, la suture pétro-écailleuse.

2° *Ouverture de l'antre*. Quand la corticale est intacte, on ouvre l'antre par la face externe de l'apophyse par le procédé de Schwartze, ainsi que cela se pratique dans la mastoïdite aiguë. Si la corticale présente des fistules on se guidera sur ces trajets.

3° *Résection de la partie osseuse de la paroi postérieure du conduit*. On détache l'os couche par couche au ciseau au-dessous de la ligne temporale, dans toute l'épaisseur de la paroi postérieure du conduit pour commencer. Lorsque l'étage moyen du crâne descend très bas, on peut à ce moment blesser la dure-mère ; mais on n'a pas à redouter de complications si l'on opère aseptiquement. A mesure qu'on pénètre plus profondément, on réduira la

____

(1) Faits par le malade, les lavages d'oreille sont dangereux. Mieux vaut faire instiller matin et soir dans le conduit quelques gouttes de glycérine phéniquée à 1 pour 20 (F. M.).

brèche de la paroi du conduit, parce que dans son épaisseur chemine le nerf facial. (Si le sinus se trouve situé en
avant de son siège habituel, on peut sans inconvénient le
mettreà nu d'emblée ; chez les sujets anémiques, l'ouverture du sinus peut s'accompagner d'une embolie gazeuse ;
en cas d'hémorrhagie abondante, on tamponnera à la gaze
iodoformée, au besoin on ajournera la fin de l'opération.)
On engagera une sonde dans l'aditus et on effondrera le
pont osseux qui subsiste entre l'antre et le conduit ou on
le réséquera avec une pince coupante. Une échappée bles-
serait le nerf facial, le canal demi-circulaire externe, le
vestibule.

4° *Ouverture de l'attique.* On introduit une sonde
courbe dans la logette et on fait sauter son mur. L'antre,
l'apophyse mastoïde, le conduit auditif, la caisse du tympan constituent désormais une vaste cavité subdivisée en
deux compartiments par une cloison basse qui représente
les restes de la paroi postérieure du conduit. On résèque
cette cloison de séparation autant que possible, tout en
surveillant les contractions de la face qui indiqueraient
une lésion du nerf facial.

5° *Curettage de la cavité*, sans violence, mais avec soin,
surtout au niveau de l'orifice tubaire. On égalisera la paroi
de cette cavité, de façon que la sonde n'accroche nulle
part.

6° *Autoplastie du conduit* : a. On pratique deux incisions parallèles au niveau des bords supérieur et inférieur
de la partie membraneuse de la paroi postérieure du conduit auditif, du bord libre à la cavité de la conque. On
obtient ainsi un lambeau que l'on débarrasse du cartilage
et qu'on récline en arrière (Körner), ou bien :

b. Incision de la paroi postérieure de la partie membraneuse du conduit auditif jusque dans la conque et incision perpendiculaire à la précédente et dirigée en bas,
d'où résulte un lambeau quadrangulaire que l'on récline
en bas (Stacke), ou bien :

c. Incision par le milieu de la paroi postérieure de la
partie membraneuse du conduit auditif jusque dans la
conque et incision perpendiculaire à la précédente, longue
d'un demi-centimètre et la dépassant en haut et en bas,
ce qui donne deux lambeaux quadrangulaires, un supérieur et un inférieur (Panse).

7° *Hémostase.*

8° *3 à 5 points de suture* au niveau de la plaie rétro-auriculaire.

9° *Tamponnement* peu serré du conduit auditif avec une mèche de gaze aseptique, ce qui permet de maintenir appliqué contre l'os le lambeau de Körner en arrière, celui de Stacke en bas, ceux de Panse en haut et en bas. Mèche de gaze dans l'angle inférieur de la plaie rétro-auriculaire.

10° Grand *pansement* de l'oreille.

———

IX. CHIRURGIE DE LA PAROTIDE

Les *lésions traumatiques de la parotide* sont assez souvent causées par des instruments piquants ou tranchants (coups de rapière). Il peut en résulter une *fistule salivaire* de la joue. Si la blessure n'intéresse qu'un petit nombre de lobules glandulaires, il ne s'écoule qu'une petite quantité de salive ; mais si le conduit de Sténon est touché, la totalité de la salive sécrétée s'épanchera par la fistule. Conformément aux données de la physiologie, on verra la salive s'échapper par la fistule principalement au moment des repas ; il suffit même de la vue, de l'odeur, voire de l'odeur des aliments pour que la salive s'écoule par la fistule sous la forme d'un jet.

Les *fistules salivaires* guérissent le plus souvent à la suite d'une simple cautérisation du trajet fistuleux au nitrate d'argent. [Il importe aussi, afin d'aider au rétablissement du cours normal de la salive, de pratiquer le cathétérisme répété avec la sonde de Bowmann du canal de Sténon (1).] On n'aura besoin de recourir à une opération que si le conduit excréteur sectionné a contracté des adhérences avec la plaie cutanée et que sa muqueuse se continue sans démarcation avec les téguments de la face. Parmi les nombreux procédés qui ont été préconisés en vue de rétablir l'écoulement de la salive parotidienne dans la cavité buccale, je ne mentionnerai que la méthode, simple et pratique, de Desault-Kaufmann : On enfonce un gros trocart par l'orifice de la fistule à travers toute l'épaisseur de la joue, et on maintient la béance de ce trajet à l'aide d'un drain placé de telle façon que la salive ne puisse s'écouler

(1) Voir G. Küss. Fistules parotidiennes ; fistules du canal de Sténon. *Marseille Médical*, janvier 1899, page 21, et *Journal de l'Anatomie*, 1899, page 246.

que dans la cavité buccale. Au bout de dix jours, on peut retirer le drain et activer l'occlusion de l'orifice fistuleux de la joue par la cautérisation ou par l'avivement avec suture consécutive.

La *parotidite* peut être épidémique et on la désigne alors sous le nom d'*oreillons*. Cette affection ne s'observe guère que chez les enfants avant la puberté. Il se développe, parfois des deux côtés, un gonflement notable de la parotide qui débute par de la fièvre et des douleurs, surtout pendant les mouvements de l'articulation temporo-maxillaire. La période d'état dure environ une semaine et se termine par un retour progressif à l'état normal. Le *traitement* consiste dans le repos au lit, des compresses humides et des lavages antiseptiques de la bouche.

La *parotidite suppurée* succède à une infection buccale ou survient au cours d'une maladie infectieuse aiguë (rougeole, scarlatine, etc.); [la *parotidite post-opératoire*, observée assez fréquemment après les grandes opérations abdominales relève également d'une infection généralisée ; certains auteurs incriminent pour l'expliquer l'anesthésie et le défaut de soins buccaux dans les jours qui suivent l'acte opératoire.] Assez fréquente au cours du diabète qui prédispose aux suppurations les plus variées, elle se caractérise par un gonflement notable de la parotide, de la fièvre et de violentes douleurs; elle aboutit à un *abcès de la parotide* que l'on diagnostique par la présence d'une *fluctuation* profonde. Si l'on n'incise pas l'abcès de bonne heure, la suppuration s'étend à la peau qui devient rouge et souvent elle gagne les espaces cellulaires qui séparent les muscles du cou ou qui se trouvent au-dessous de la base du crâne.

Souvent il se produit alors du sphacèle des aponévroses ou des lobes glandulaires suppurés. On assurera le drainage du pus par des *incisions* précoces, agrandies avec la pince à pansement ; on évitera de *blesser le nerf facial*.

De pareilles suppurations s'observent également, encore que plus rarement, au niveau de la *glande sous-maxillaire*. Ici on rencontre plus souvent des *phlegmons*, tout d'abord séparés de la glande par l'aponévrose qui est en rapport avec sa face inférieure. La tension du pus provoque de vives douleurs et une fièvre élevée; aussi cette partie du cou présente-t-elle une consistance ligneuse et une sensibilité extrême. On désigne cette variété de phlegmon par le terme d'*angine de Ludwig*, du nom de l'auteur qui en a donné une bonne description.

De vastes *incisions* pratiquées à l'endroit le plus douloureux et le plus saillant, et agrandies avec la pince à pansement assureront l'écoulement du pus ; si l'on intervient de manière précoce, on pourra prévenir la propagation du phlegmon à la région cervicale.

Les *tuberculomes* des glandes salivaires sont exceptionnels. Par contre, on note assez souvent dans la parotide et dans la sous-maxillaire des *ganglions tuberculeux* volumineux, partiellement enveloppés de tissu glandulaire. Ici comme dans les adénopathies cervicales tuberculeuses on peut observer la forme caséeuse ou la forme suppurée.

On pratiquera l'*ablation* des ganglions tuberculeux à l'aide d'une incision horizontale, parallèle au facial, de manière à ne pas couper ce nerf. On devra s'attendre à diviser quelques lobules parotidiens pour arriver sur le ganglion. Si la suppuration s'est déjà établie, il suffira le plus souvent d'un curettage avec application consécutive d'une *bouillie iodoformée* que l'on préparera en malaxant de l'iodoforme porphyrisé avec une solution phéniquée à 3 °/₀.

Les *calculs salivaires*, gros comme un pois ou un haricot, peuvent siéger dans le canal excréteur ou dans le parenchyme glandulaire. Ils reconnaissent différentes causes. Le plus souvent, ils succèdent à des *inflammations*, des bouchons de mucus ou des amas microbiens qui constituent le noyau de la concrétion et s'entourent de matières calcaires. Quelques auteurs ont incriminé des *parcelles de tartre* qui auraient pénétré dans le canal excréteur et autour desquelles se seraient formés des dépôts calcaires. Dans un cas, j'ai vu le noyau d'un calcul salivaire de la glande sous-maxillaire constitué par un grain d'actinomycose que l'on reconnut dans tous ses détails après dissolution des matières calcaires par l'action de l'acide chlorhydrique.

Les calculs salivaires peuvent déterminer une *rétention* plus ou moins notable *de salive* ; l'inflammation chronique qui en résulte rend la mastication et la parole très pénibles. On rencontre ces calculs plus souvent dans la glande sous-maxillaire que dans la parotide. On peut les constater par la palpation intrabuccale ; la palpation *bima-*

nuelle, pratiquée simultanément par la bouche et par l'extérieur, en rend la constatation aisée.

L'*extraction du calcul* est facile : il suffit d'une petite incision de la muqueuse au siège du calcul. On complète le traitement par des lavages antiseptiques de la bouche.

Von Mikulicz a décrit une affection rare, caractérisée par le *gonflement symétrique des glandes salivaires et lacrymales*. Les glandes lacrymales, parotides, sous-maxillaires et sublingales sont le siège d'une tuméfaction indolente, due à une prolifération lymphoïde, ainsi qu'on le reconnaît au microscope. Dans un cas décrit par von Mikulicz, l'infection se généralisa et il survint une péritonite à laquelle succomba le malade.

Les tentatives thérapeutiques ont jusqu'à l'heure actuelle donné peu de résultats ; on a essayé l'administration de l'arsenic à l'intérieur.

LES TUMEURS DE LA PAROTIDE

Les tumeurs des glandes salivaires sont *bénignes* pour la plupart ; elles ont pour origine un germe embryonnaire qui se développe à une époque plus avancée de la vie. La *parotide* est le siège habituel de ces tumeurs ; mais on les rencontre aussi dans les autres glandes salivaires. Ce sont des *tumeurs mixtes* qui renferment des éléments glandulaires et conjonctifs, du tissu muqueux et très souvent du cartilage. Parfois on rencontre ces différentes variétés histologiques réunies dans une même tumeur qui mérite alors le nom d'adénomyxochondrofibrome. Ces néoplasmes sont entourés d'une membrane conjonctive résistante qui ne présente que des connexions assez lâches avec le voisinage, et sont, par conséquent, faciles à énucléer. La surface est bosselée, la consistance ferme. Les tumeurs dont il s'agit ont une croissance très lente; elles peuvent néanmoins atteindre un volume considérable à la longue (fig. 156). La figure 157 montre une tumeur de la parotide au début.

Les tumeurs mixtes ne sont pas absolument inoffensives. Parfois, en effet, elles subissent une dégénérescence maligne et se transforment en sarcomes. En raison de la présence d'une capsule fibreuse résistante, l'*ablation* est très facile et s'opère par simple énucléation. Avec quelques précautions, on ne court pas le risque de blesser le facial.

Les *tumeurs malignes* de la parotide et de la sous-maxillaire sont représentées par des *endothéliomes* (cylin-

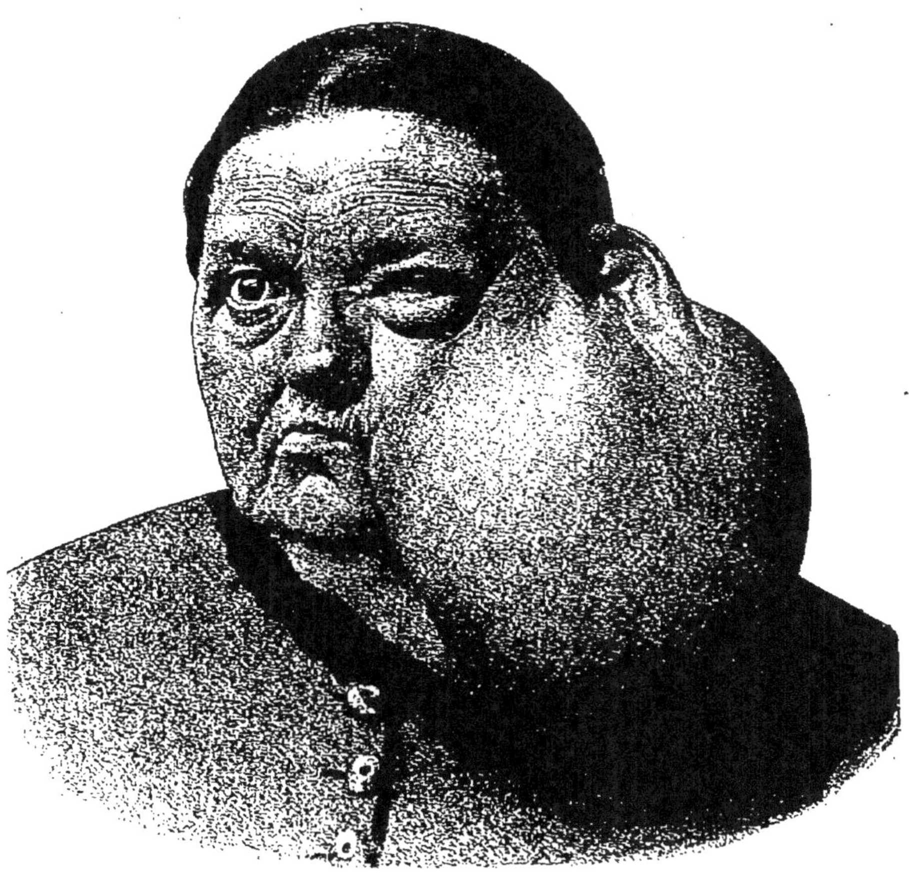

Fig. 156. — Tumeur mixte de la parotide.

dromes), des *sarcomes* et des *carcinomes*. Une partie de ces tumeurs a pour point de départ un germe embryonnaire ; car parfois la même tumeur renferme du tissu sarcomateux et carcinomateux, voire du cartilage. Les tumeurs malignes sont également enkystées au début. Plus elles renferment de tissu connectif et de cartilage, plus elles présentent une consistance ferme. Plus les cellules sont nombreuses, plus la consistance en est molle et plus leur malignité est grande. L'ablation totale de la tumeur, au cours de l'extirpation de la tumeur, n'est pas exempte de danger, à cause de la proximité des artères maxillaire interne et

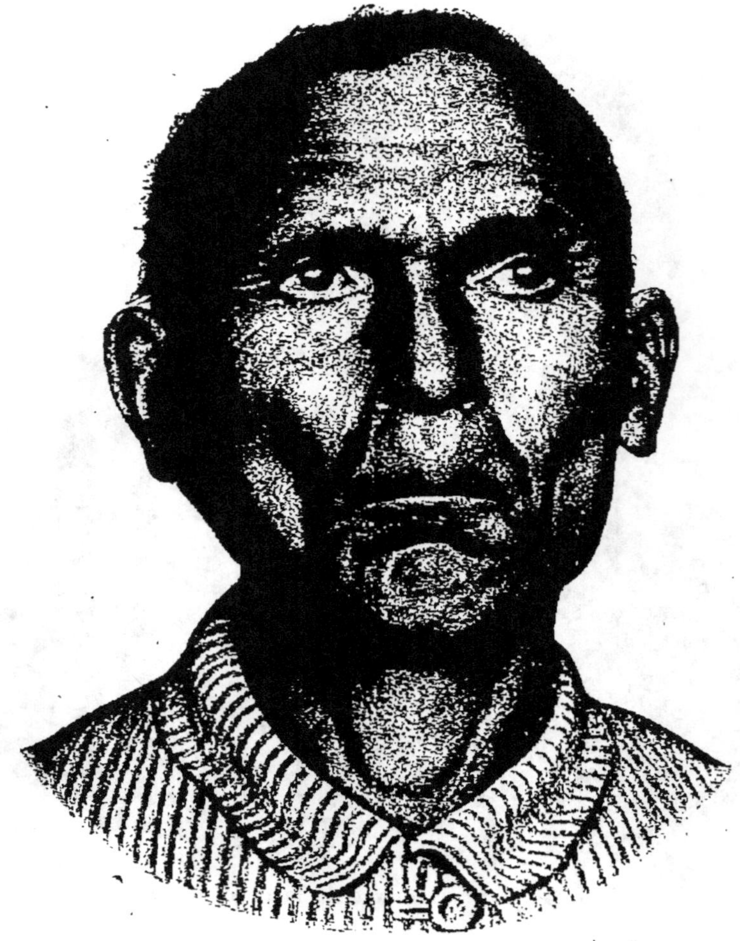

Fig. 157. — Tumeur mixte de la parotide droite.

carotide externe. Le nerf facial est généralement sacrifié d'avance, parce qu'il est englobé dans les masses néoplasiques. C'est pourquoi il importe de pratiquer l'ablation des tumeurs de la parotide d'aussi bonne heure que pos-

sible, alors qu'elle est encore enkystée. On enlèvera aussi
d'une manière précoce les tumeurs d'apparence bénigne
parce qu'elles subissent assez souvent la dégénérescence
cancéreuse.

L'ablation des tumeurs de la glande sous-maxillaire,
même l'ablation totale, est beaucoup plus facile à cause
des conditions anatomiques. On fait une incision horizontale, parallèle au bord du maxillaire, longue de 2 ou 3
centimètres ; on sectionne le peaucier et l'aponévrose et
on découvre la glande. On sectionne entre deux ligatures
l'artère faciale qui chemine en dehors de la langue, mais
on ménagera le nerf grand hypoglosse qui se trouve au-
dessous de la glande (voir fig. 170).

X. CHIRURGIE DU COU

VICES DE CONFORMATION DU COU

En premier lieu nous citerons les *fistules et kystes cervicaux* dus à un arrêt de développement. Pour en bien comprendre la pathogénie, il importe de rappeler quelques points d'embryologie normale. Chez un embryon de quatre semaines, on voit, de chaque côté du cou, quatre bour-

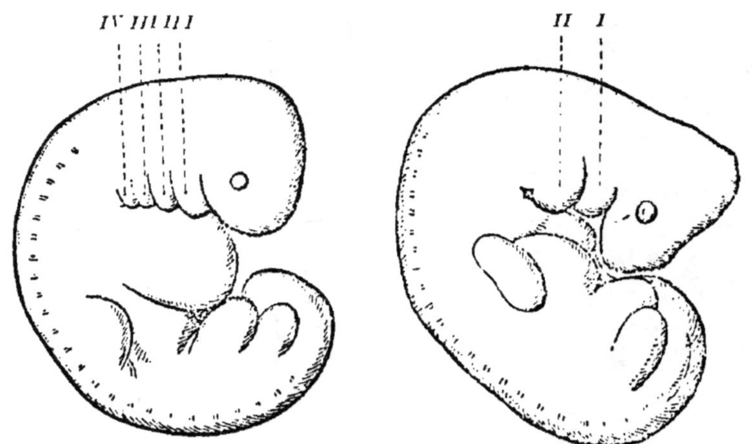

Fig. 158-159. — Embryon avec les arcs branchiaux.

relets *branchiaux* (fig. 158) dont les deux première paires se souderont ultérieurement sur la ligne médiane.

Au cours de la cinquième semaine de la vie intra-utérine, les deux premiers arcs branchiaux recouvrent (fig. 159) le troisième et le quatrième qui sont refoulés profondément dans le sinus cervical. L'espace qui sépare deux arcs branchiaux adjacents est normalement fermé par une membrane tapissée d'épithélium sur ses deux faces, in-

terne et externe ; il existe donc des sillons branchiaux ectodermiques, en de-
hors, et endodermi-
ques en dedans. Lors-
qu'il persiste des res-
tes de ces gouttières,
il en résulte des *fis-
tules* et des *kystes* dits
branchiaux en raison
de leur origine. On
les rencontre dans
une région de forme
triangulaire (fig. 163)
dont les limites sont
marquées par l'os
hyoïde, le lobule de
l'oreille et l'insertion
sternale du muscle
sterno-cléïdo-mastoï-
dien, le bord externe
du triangle corres-
pondant au bord pos-
térieur de ce muscle.
Assez souvent ces fis-
tules cervicales abou-
tissent d'autre part
dans la cavité pha-
ryngée, en particulier

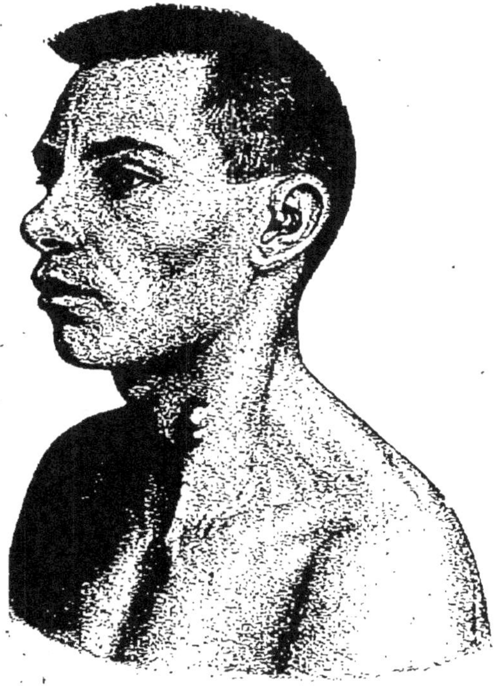

Fig. 160. — Appendices cartilagineux
du cou.

dans la loge sus-amygdalienne, ce
qui n'est possible que s'il y a
une anomalie de la mem-
brane interbranchiale.

Le revêtement interne des
fistules et des kystes branchiaux renferme, suivant
leur origine, des éléments
ectodermiques ou endoder-
miques, parfois les deux en
même temps.

A la persistance de restes
branchiaux sont également
dues les petites *tumeurs* congénitales, pédiculées, *renfer-*

Fig. 161. — Paroi cervicale
antérieure de l'embryon
(face profonde).

mant du cartilage, qu'on rencontre parfois au cou (fig.

SULTAN. Chirurgie des régions.   I. — 15.

160). Ces appendices peuvent également donner naissance à des *carcinomes branchiogènes*, tumeurs malignes solides de la vie extra-utérine (voir plus loin). La paroi cervicale antérieure ne résulte pas de la coalescence sur la ligne médiane des arcs branchiaux ; entre eux s'interpose en effet l'*aire mésobranchiale* (fig. 161) qui fournit la base

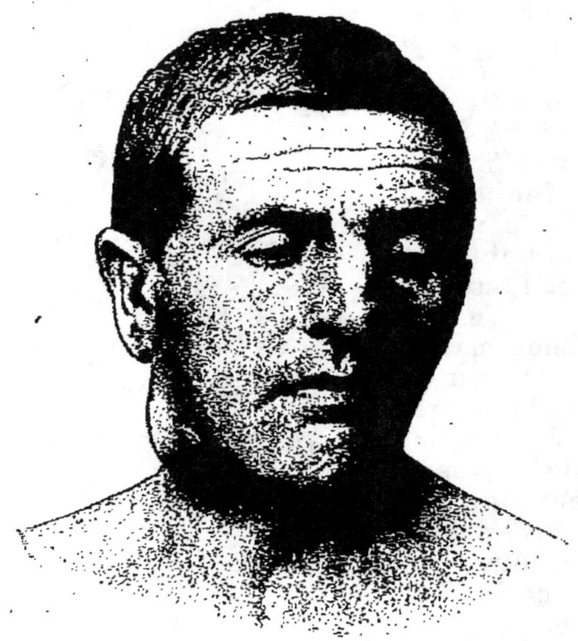

Fig. 162. — Kyste branchial.

de la langue et l'épiglotte. Des germes aberrants qui proviennent de l'aire mésobranchiale peuvent constituer le point de départ de *kystes dermoïdes médians du cou et de la base de la langue.*

Les fistules et kystes *médians* du cou (fig. 162) peuvent également être en rapport avec le développement du corps thyroïde. Cette glande a pour origine deux ébauches paires et une impaire. Cette dernière est constituée, ainsi que His l'a établi, par le cordon thyro-glosse qui part du trou borgne de la langue, se dirige vers l'os hyoïde, puis s'insinue entre les deux ébauches latérales, donne l'isthme thyroïdien (fig. 164). Tout le long de ce trajet, on peut

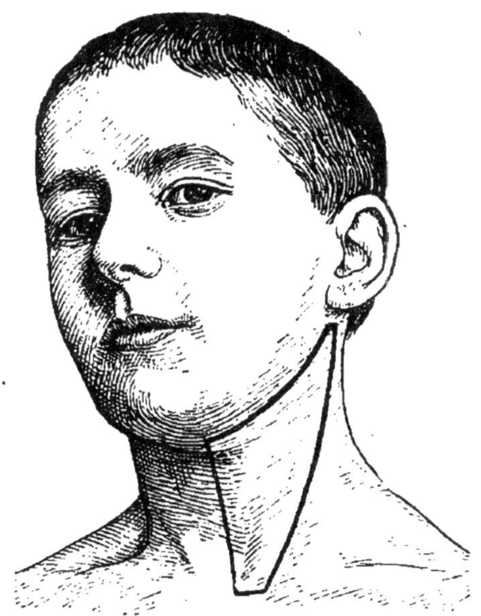

Fig. 163. — Zone dans laquelle se rencontrent les fistules
et les kystes branchiaux.

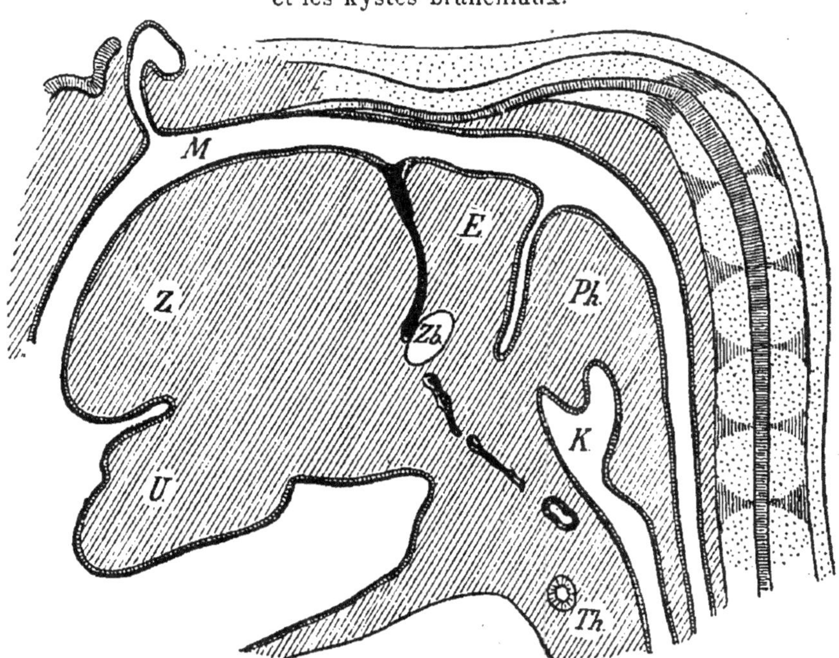

Fig. 164. — Conduit thyroglosse (His).

Conduit thyroglosse en rouge.

M = Cavité bucale, Z = Langue, U = Maxillaire inférieur, E = Epiglotte,
Zb = Os hyoïde, Ph = Pharynx, K = Larynx, Th = Ebauche thymique.

rencontrer des débris du conduit thyro-glosse et ces débris peuvent être le point de départ de kystes médians du cou et de la base de la langue. De là les fistules qui s'étendent de la ligne médiane du cou à l'os hyoïde et même jusqu'au *foramen cœcum*. L'hypothèse des auteurs anciens qui faisaient aboutir ces fistules en partie dans la *trachée* était mal fondée.

Conformément à leur formation aux dépens du conduit thyro-glosse, les fistules et les kystes médians du cou ont un revêtement endodermique ; ils sont tapissés de cellules cylindriques vibratiles ou non, et peuvent subir, comme la muqueuse buccale, une transformation en épithélium pavimenteux stratifié, mais sans jamais présenter les attributs de la peau.

Les *kystes cervicaux* ont pour contenu un liquide séreux, limpide, parfois muqueux ; d'autres fois ce contenu rappelle celui des kystes sébacés par l'abondance de l'épithélium desquamé et la présence de cristaux de cholestérine. Dans les kystes épidermoïdaux, on rencontre souvent aussi des poils. Les kystes cervicaux peuvent suppurer comme tout kyste sébacé ou autre.

Dans les kystes cervicaux, il n'y a de congénital que le germe épithélial ; le kyste proprement dit ne se développe que durant la vie extra-utérine, par prolifération épithéliale et par sécrétion du contenu liquide. Les fistules cervicales ne manifestent également leur présence qu'à une époque tardive ; il n'existe pas d'orifice externe au moment de la naissance ; celui-ci ne se produit que secondairement par perforation.

En résumé, *les fistules et kystes latéraux du cou proviennent des sillons branchiaux ; les médians, du conduit thyroglosse ;*

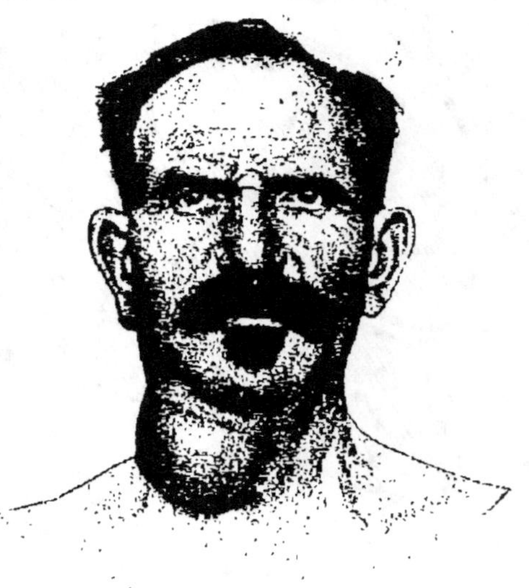

Fig. 165. — Kyste branchial.

les kystes dermoïdes de la ligne médiane et de la base de la langue, de l'aire mésobran- chiale.

Le siège des kystes branchiaux est indiqué par les figures 162, 165, celle des kystes médians du cou par les figures 166 et 167.

J'ajouterai que, dans quelques cas de fistule médiane du

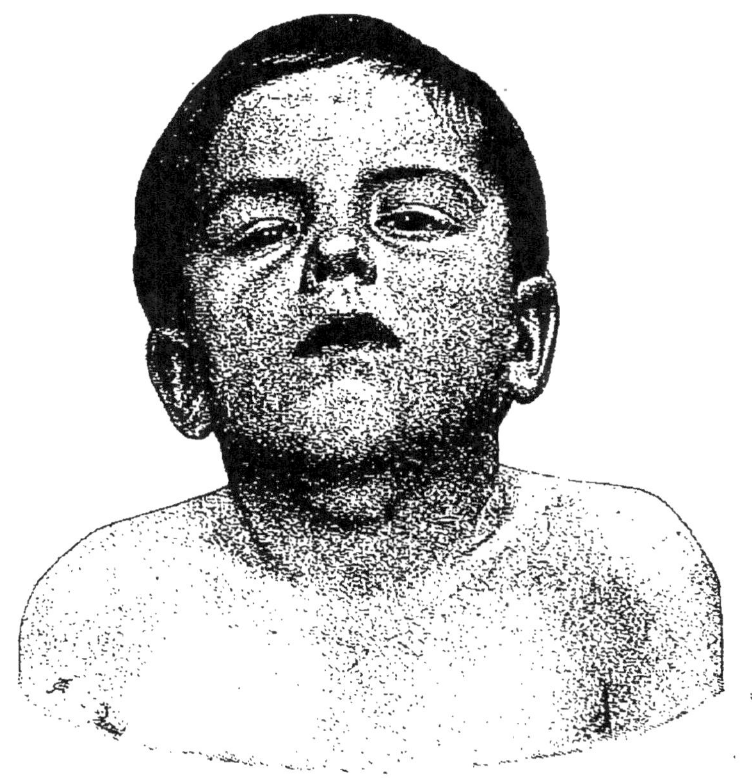

Fig. 166. — Kyste cervical médian.

cou, j'ai réussi, sous le contrôle du laryngoscope, à sonder la partie supérieure de la fistule par le *foramen cœcum*.

Le seul traitement qui convienne consiste dans l'ablation des kystes et des fistules. Les tentatives de ponction avec injection consécutive de teinture d'iode échouent toujours. La cautérisation des fistules préconisée jadis n'est pas praticable, parce que les trajets sont souvent si étroits et sinueux qu'ils ne sont perméables ni à la sonde ni au galvanocautère.

SULTAN. Chirurgie des régions.   I — 15..

Tandis que les kystes s'énucléent généralement sans difficulté, l'opération des fistules est rendue difficile parce que dans la profondeur la paroi est très mince, se déchire aisément et se distingue mal. Il faut donc poursuivre les

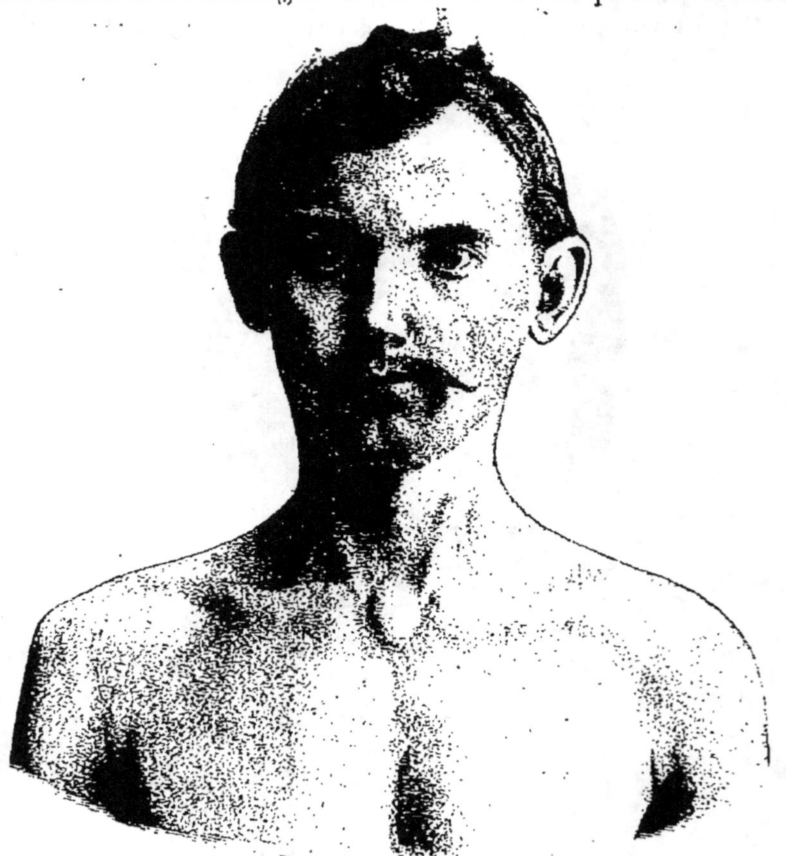

Fig. 167. — Kyste cervical médian.

trajets fistuleux avec le plus grand soin jusqu'à leur terminaison qui, pour les fistules latérales, se trouve dans la loge amygdalienne, pour les médianes, au niveau du *foramen cœcum*. Faute de prendre ces précautions, on s'exposera à une récidive à brève échéance. Les fistules médianes se prolongent souvent jusqu'au niveau de l'os hyoïde, parfois même elles le traversent de part en part, de sorte qu'il faut réséquer un segment de l'os pour enlever la fistule en totalité.

Les *kystes lymphatiques congénitaux du cou* (lymphangiomes) seraient dus à un arrêt du développement des
arcs branchiaux ; pour quelques auteurs, ce serait au contraire de véritables néoplasmes avec ou sans stase lymphatique Ces tumeurs sont molles, recouvertes de peau normale et mobile, se réduisant par la pression et se remplis-
sant ensuite de nouveau dès qu'on cesse la compression.
Petites au début, elles atteignent souvent après la naissance un volume con-
sidérable (fig. 168).
Leur structure est
caverneuse : elles se
composent d'innom-
brables logettes, sé-
parées l'une de l'autre
par de minces cloi-
sons, communiquant
entre elles et pouvant
confluer quand les
cloisons se rompent.
Elles renferment de
la lymphe limpide et
fluide. L'*ablation to-
tale* ne présente géné-
ralement pas de dif-
ficulté particulière .

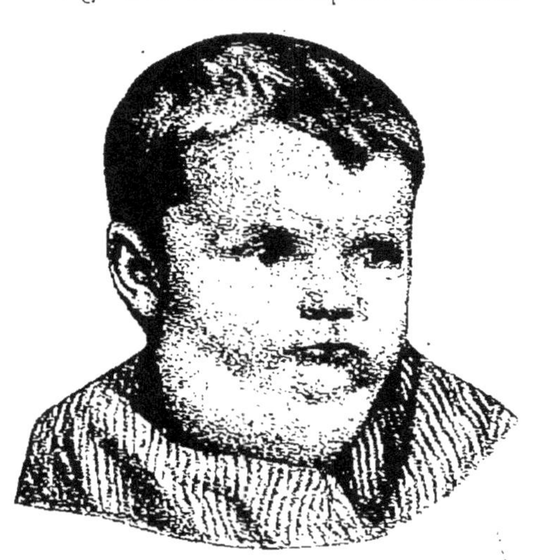

Fig. 168. — Lymphangiome congénital
du cou.

Parfois cependant la
tumeur adhère si in-
timement aux gros vaisseaux qu'il faut se contenter
d'une extirpation partielle et tamponner le reste, la cicatrisation se faisant par bourgeonnement. Lorsque l'enfant est en trop mauvais état pour qu'on puisse le soumettre à une anesthésie prolongée ou l'exposer à une perte
de sang, si minime soit-elle, on cherchera à détruire la
tumeur en y plongeant profondément et à plusieurs reprises
la pointe du thermocautère. Pour terminer, nous mentionnerons les *kystes hématiques congénitaux*. Ces tumeurs
constituent des kystes uniloculaires ou caverneux, remplis
de sang, pouvant communiquer avec les grosses veines du
cou ou être entièrement circonscrites. Dans les lymphangiomes caverneux, des traumatismes peuvent donner naissance à des épanchements sanguins ; on croit alors avoir
affaire à un kyste hématique, alors qu'en réalité, il,

s'agit d'un *lymphangiome avec hémorragie consécutive.*

Le *traitement* est celui des lymphangiomes.

Sous le nom de *torticolis*, on désigne la déviation latérale de la tête (fig. 169). Cette position vicieuse peut être

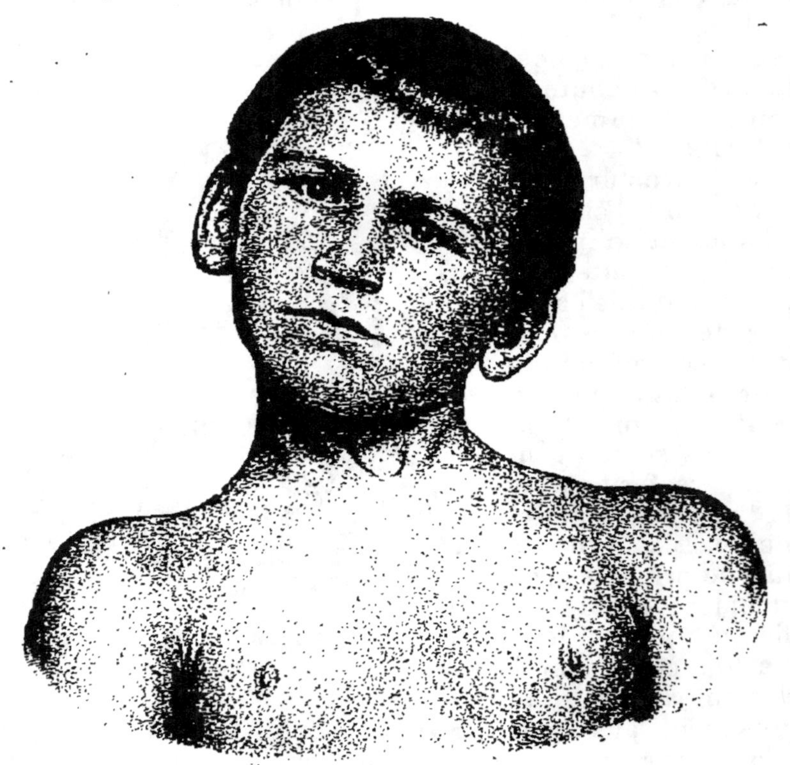

Fig. 169. — Torticolis.

congénitale ou ne se développer que dans les premiers mois qui suivent la naissance. Elle est causée par une rétraction des parties molles, en particulier du muscle sternocléido-mastoïdien. Il existe presque toujours un peu de l'hémiatrophie de la face concomitante. Consécutivement, on peut observer une scoliose de la colonne cervicale dont la concavité est dirigée du côté de la lésion et une courbure compensatrice et inverse de la colonne thoracique.

Comme *cause* de cette affection certains auteurs ont signalé une *insuffisance du liquide amniotique* qui aurait entraîné un développement asymétrique. On a incriminé l'accouchement, au cours duquel le muscle sterno-cléido-mastoïdien aurait été le siège de *ruptures* et d'*hémorragies* avec rétraction cicatricielle consécutive. Enfin von Mikulicz a fait jouer un rôle à une *myosite fibreuse interstitielle du muscle sterno-cléido-mastoïdien*, myosite qui s'étendrait progressivement à la totalité du muscle.

Chez de très jeunes enfants, alors que la déviation n'est pas trop marquée et se corrige aisément par le simple redressement manuel, on pourra tenter d'abord un traitement orthopédique, qui consistera en des mouvements méthodiques de la tête, l'application de glace autour du cou et l'extension de la tête à l'aide de la fronde de Glisson. Dans tous les autres cas, on pratiquera la *section chirurgicale* du muscle sterno-cléido-mastoïdien. Jadis on avait recours à la ténotomie sous-cutanée ; mais ce procédé, légitime avant l'antisepsie, n'est plus de mise aujourd'hui parce qu'il expose le chirurgien à laisser des faisceaux musculaires et aponévrotiques et à blesser des veines volumineuses. La *section* du muscle *à ciel ouvert* est actuellement le procédé normal : on fait une incision curviligne, convexe en bas, longue d'environ trois centimètres ; on met le muscle rétracté à nu à deux centimètres de son insertion et on le divise transversalement ; puis on lie soigneusement tous les vaisseaux intra-musculaires qui ont été sectionnés. Si alors on fait pencher la tête, on voit nettement se dessiner les faisceaux musculaires et aponévrotiques qui ont encore besoin d'être divisés. On termine l'opération par l'introduction d'un drain et la réunion de la peau. Le pansement comprendra la tête, le cou, le thorax et l'épaule, il sera appliqué de telle sorte que pendant les premiers temps il y ait hyper-compensation. Pendant quelques semaines on aura avantage à faire en outre l'extension de la tête à l'aide de la fronde de Glisson.

Partant de cette considération que la myosite fibreuse interstitielle considérée par lui comme la cause du torticolis affecte une marche progressive, von Mikulicz a préconisé l'ablation subtotale du muscle, dont on ne conserverait que la partie qui enveloppe le nerf spinal.

LÉSIONS TRAUMATIQUES DU COU.

Les **lésions traumatiques du cou** peuvent consister dans des contusions sous-cutanées ou dans des plaies pénétrantes. Elles sont très graves chaque fois que les gros vaisseaux du cou, le larynx, la trachée ou l'œsophage sont touchés. Pour les lésions du larynx, de la trachée et de l'œsophage, voir les chapitres consacrés spécialement à la chirurgie de ces organes.

Les *contusions sous-cutanées* du cou succèdent généralement à des violences considérables telles que la pendaison ou la strangulation. Le traitement consiste essentiellement dans la respiration artificielle. De violentes contusions peuvent entraîner des fractures ou des luxations au niveau de la colonne cervicale (voir chapitre XVIII). Rappelons également les *fractures*, assez rares, de *l'os hyoïde*. Ces fractures s'accompagnent de troubles parfois inquiétants de la respiration et de la déglutition. Elles peuvent siéger au niveau du corps ou de la grande corne de l'os. On les reconnaît à la douleur localisée au foyer de la fracture, au déplacement et à la mobilité anormale des fragments. L'exploration, bimanuelle de préférence, permettra généralement de déceler la crépitation.

Alors que la réduction de la fracture est généralement facile, la contention des fragments jusqu'à consolidation ne s'obtient qu'avec peine. On se contentera par conséquent de surveiller la respiration et la déglutition et de faciliter au besoin l'alimentation par l'emploi de la sonde œsophagienne. Dans les cas particulièrement graves, on pourrait, suivant le conseil de König, mettre le foyer de la fracture à nu et pratiquer la suture osseuse.

Les *plaies pénétrantes* sont dues à des instruments tranchants — dans les tentatives de suicide — ou à des instruments piquants et à des coups de feu. Elles tirent leur intérêt principal de la lésion simultanée des gros vaisseaux, des nerfs, du larynx et de l'œsophage. Dans les tentatives de suicide, il est commun que, soit ignorance de l'anatomie, soit faute d'énergie au dernier moment, la peau et les muscles superficiels soient seuls touchés ou que, le larynx étant ouvert, les gros vaisseaux aient néanmoins échappé à l'instrument tranchant.

Les *artères* qui peuvent être blessées sont principalement *la carotide primitive, la carotide externe, la carotide interne, la linguale et la sous-clavière*. La section complète d'une des grosses artères du cou entraîne souvent la mort par hémorragie avant qu'un médecin ait pu intervenir. Parfois cependant, dans les plaies latérales des artères, le jet de sang pénètre dans les espaces conjonctifs voisins et y forme un volumineux caillot qui peut dans certains cas obturer la perforation de l'artère. Cette évolution est favorisée par la chute rapide de la pression sanguine, chute consécutive à l'hémorragie. La guérison peut cependant ne pas être définitive s'il s'agit d'un des gros vaisseaux du cou. Au bout de quelques jours, en effet, quand l'action cardiaque redevient énergique, que la pression sanguine remonte, l'hémorragie se reproduit communément et ces alternatives se succèdent jusqu'à ce que la mort s'ensuive par hémorragie, si l'on néglige la ligature de l'artère intéressée. Quand la plaie suppure, la ligature ne met pas à l'abri des hémorragies. Car la suppuration s'étend au thrombus du bout central de l'artère ainsi qu'à la paroi artérielle; six à dix jours après la ligature, l'hémorragie reparaît et on est obligé de pratiquer de nouvelles ligatures plus centrales.

En règle générale, on débridera le foyer du traumatisme à l'aide d'une *grande incision* et d'une dissection couche par couche, tandis qu'un doigt introduit dans la plaie assurera provisoirement l'hémostase par la compression de l'artère. On recherchera tout d'abord la perforation de la paroi artérielle et on disséquera le vaisseau suffisamment pour pouvoir pratiquer la ligature en amont et en aval de la lésion. Dans les cas favorables, on procédera à la suture latérale de l'artère avec une aiguille et de la soie très fines, en comprenant toute l'épaisseur de la paroi artérielle dans les points de suture. Mais il n'est pas rare que tout le voisinage de la plaie soit inondé de sang au point qu'il soit impossible de s'orienter. On en est alors réduit à placer la ligature sur le tronc artériel afférent.

La *lésion des grosses veines du cou* est non moins grave que celle des artères. Au danger de la mort par hémorragie vient s'ajouter la possibilité de *l'aspiration de l'air*, surtout quand il s'agit des veines jugulaire interne et sous-clavière. La cavité thoracique est soumise à une pression négative ; dans les inspirations profondes l'air peut donc être aspiré dans le cœur droit, et cet accident s'accompagne d'un bruit caractéristique. Sans que la quantité d'air aspiré soit souvent bien considérable, cet air forme dans le ventricule de la mousse avec le sang, et il en résulte une insuffisance des valvules du cœur qui gêne la circulation du sang et détermine rapidement la mort. C'est pourquoi les hémorragies des veines cervicales doivent être traitées plus activement que dans d'autres régions, aux membres par exemple. Au cou l'emploi d'un pansement compressif est d'ailleurs inapplicable à cause des difficultés de la respiration et de la déglutition que détermine la compression de cette région. Aussi le procédé d'hémostase le plus sûr consiste-t-il dans la découverte et la ligature de la veine. On n'aura recours au tamponnement serré de la plaie que si l'orientation est rendue trop difficile par la profondeur de la plaie et l'infiltration sanguine des tissus. On favorisera l'action du tamponnement par l'emploi de certains adjuvants, tels sont les tampons imbibés de perchlorure de fer et les sachets de gaze remplis de penghavar-djambi.

Dans les plaies du cou, on observe parfois la lésion du canal thoracique. Ce conduit débouche au niveau de la quatrième vertèbre cervicale dans l'angle formé par l'union de la veine jugulaire interne gauche avec la veine sous-clavière gauche. Dernièrement, j'ai eu l'occasion de donner mes soins à un homme qui avait reçu un coup de couteau dans la nuque au niveau de la quatrième vertèbre cervicale. Il en était résulté une plaie longue d'un centimètre et demi, par laquelle de la lymphe lactescente s'écoula pendant plusieurs jours. Cet écoulement se tarit spontanément sous un pansement aseptique sans qu'à aucun moment le blessé ait présenté de troubles sérieux. On est également exposé à blesser le canal thoracique au cours des interventions pour tumeurs du cou. Un tamponnement serré suffit le plus souvent pour assurer la guérison. On a pratiqué un certain nombre de fois la double ligature du conduit sans qu'il en fût résulté aucun inconvénient grâce à l'abondance des collatérales.

La *lésion des troncs nerveux du cou* se traduit par des paralysies. La section ou l'écrasement du *plexus brachial* détermine une paralysie totale, motrice et sensitive, du membre supérieur; la section du nerf grand hypoglosse, une hémiplégie de la langue; celle du *nerf pneumogastrique*, des troubles de la déglution qui favorisent l'apparition d'une pneumonie par aspiration; la blessure du *nerf récurrent* (voir opération sur le goître, pl. XXXI) détermine la paralysie de la corde vocale du même côté et la raucité de la voix; la lésion du *nerf phrénique*, une hémiplégie du diaphragme; la section du sympathique, des troubles vaso-moteurs (rougeur d'un côté de la face et myosis). La section des nerfs pneumogastrique, récurrent, phrénique et sympathique est plus souvent chirurgicale qu'accidentelle. En pareille occurrence, la question du *traitement* ne se pose pas. D'autres fois, surtout dans la section partielle ou totale du plexus brachial, la suture nerveuse permettra le retour de la fonction, parfois après de longs mois.

La description de la découverte et de la ligature des principales artères du cou au lieu d'élection (fig. 170) fournira des indications utiles sur l'anatomie topographique des veines et des nerfs qui les accompagnent. *Artère carotide primitive*. — Incision oblique de 8 centimètres sur le bord antérieur du muscle sterno-cléido-mastoïdien au niveau du cartilage thyroïde. Après section des aponévroses cervicales et rétraction en dehors du muscle sterno-mastoïdien, le doigt repère au fond de la plaie le tubercule de Chassaignac de la dernière apophyse cervicale transverse. Ce point répond exactement à la carotide primitive. L'artère est en dedans, la veine jugulaire interne en dehors. Le grêle filet nerveux qui longe la face antérieure des vaisseaux est la branche descendante du nerf grand hypoglosse. En écartant les deux vaisseaux l'un de l'autre, on aperçoit le nerf pneumogastrique entre eux et derrière eux.

En prolongeant l'incision en haut de 2 centimètres, on tombe sur la bifurcation de l'artère en carotides *externe et interne*. L'artère carotide interne est généralement en dehors ; elle se distingue encore de la carotide externe par l'absence de collatérales, tandis que l'origine de l'*artère thyroïdienne supérieure* sur la carotide externe est nettement visible.

Artère linguale. — Incision curviligne de 6 centimètres sur le bord du maxillaire et mise à nu de la glande sous-maxillaire au bord inférieur de laquelle on sectionne l'aponévrose ; on peut alors récliner la glande en haut et l'écarter avec un crochet aigu. On découvre ensuite le ventre postérieur du muscle digastrique, la partie externe du muscle mylo-hyoïdien et le muscle hyoglosse en avant duquel cheminent le nerf grand hypoglosse et la veine linguale. En dissociant les fibres du muscle hyoglosse dans l'espace limité par le nerf grand hypoglosse, le ventre postérieur du muscle digastrique et le bord ex-

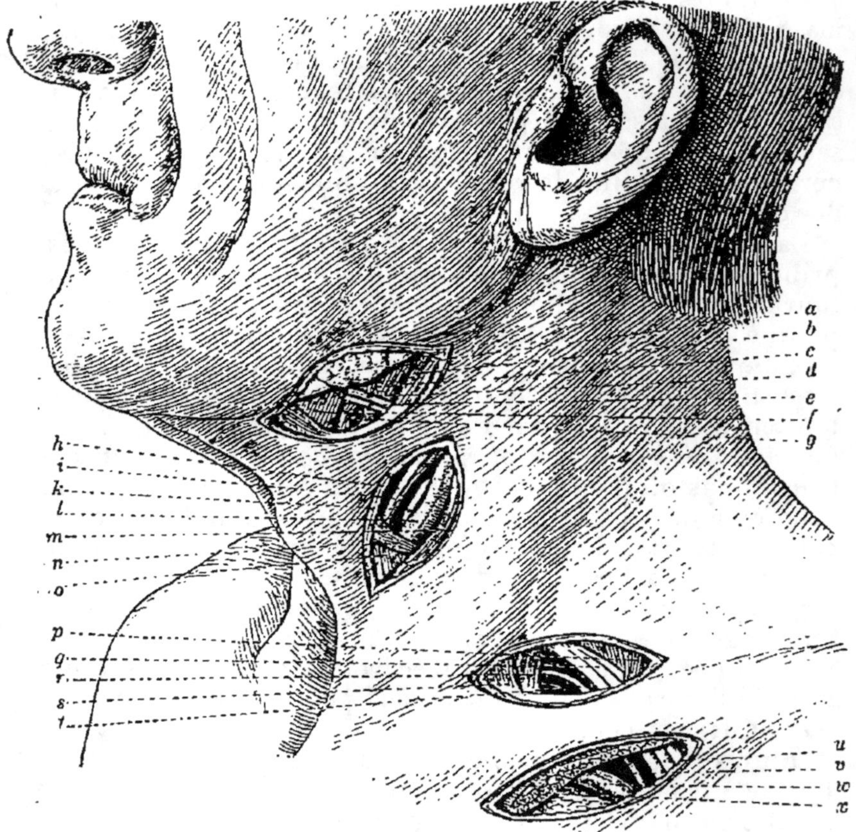

Fig. 170. — Rapports des vaisseaux du cou.

a. Glande sous-maxillaire.
b. Muscle digastrique.
c. Muscle hyo-glosse.
d. Veine linguale.
e. Nerf grand hypoglosse.
f. Muscle mylo-hyoïdien.
g. Artère linguale.
h. Artère carotide primitive.
i. Branche descendante de l'hypoglosse.
k. Nerf pneumogastrique.
l. Veine jugulaire interne.
m. Muscle sterno-cléido-mastoïdien.

n. Muscle omo-hyoïdien.
o. Muscle sterno-hyoïdien.
p. Muscle trapèze.
q. Plexus brachial.
r. Muscle scalène antérieur.
s. Muscle sterno-cléido-mastoïdien.
t. Artère sous-clavière.
u. Plexus brachial.
v. Artère sous-clavière.
w. Veine sous-clavière.
x. Muscle grand pectoral.

terne du muscle mylo-hyoïdien [triangle de Pirogoff], on tombe immédiatement sur l'artère linguale, on la charge sur l'aiguille et on la lie. [On ne pratique plus, du moins sur le vivant, la ligature de la linguale dans le triangle de Pirogoff, ni même dans celui de Béclard, en arrière du ventre postérieur du digastrique ; mais on la lie au niveau de sa crosse, à sa naissance sur la carotide externe, au niveau du triangle de Farabeuf ou de Guyon, en arrière du cérato-glosse, quand elle n'a donné encore aucune de ses branches. Il importe dans cette ligature de ne pas charger le nerf laryngé supérieur qui croise de haut en bas et d'arrière en avant la face interne de l'artère à ce niveau.]

Artère sous-clavière au-dessus de la clavicule. — Incision de huit à dix centimètres, à un travers de doigt au-dessus de la clavicule et parallèle à cet os, commençant au bord externe du muscle sterno-cléido-mastoïdien. Après section du peaucier et de l'aponévrose cervicale, on dissocie le tissu cellulaire et on aperçoit le plexus brachial. En dedans du plexus, entre lui et le bord du muscle scalène antérieur, on trouve assez profondément l'artère sous-clavière, au point précis où le doigt perçoit dans la profondeur le tubercule de la première côte, dit tubercule de Lisfranc. La veine sous-clavière est plus profondément située, elle n'est pas accessible par l'incision dont il s'agit.

Artère sous-clavière au-dessous de la clavicule. — Incision de 8 à 10 centimètres à un travers de doigt au-dessous de la clavicule et parallèlement à cet os, sectionnant transversalement le chef claviculaire du muscle grand pectoral. Si l'on attire en bas le bord supérieur du muscle petit pectoral, on aperçoit en dehors le plexus brachial, en dedans l'artère, et plus en dedans encore, la veine sous-clavière.

Dans les lésions par instruments piquants de la nuque, on observe parfois la blessure de l'*artère vertébrale*. Cette artère naît de la sous-clavière, pénètre au niveau du tubercule de Chassaignac dans le trou apophysaire de la sixième vertèbre cervicale, traverse la série de ces orifices et s'engage dans la cavité crânienne. En vue de découvrir et de lier ce vaisseau, on pratique une incision sur le bord postérieur du muscle sterno-cléido-mastoïdien et on refoule ce muscle en dedans avec la carotide et la veine jugulaire interne. Puis on incise le feuillet aponévrotique profond, on sépare les muscles scalène antérieur et long du cou et on atteint l'artère et la veine vertébrales au niveau du tubercule de Chassaignac.

INFLAMMATIONS DU COU

Les **inflammations du cou** aiguës et chroniques sont très fréquentes. Elles succèdent à des suppurations des dents, des maxillaires ou des glandes salivaires, ou bien elles ont leur point de départ dans la bouche, au niveau de dents défectueuses ou de petites lésions de la muqueuse et ont suivi les voies lymphatiques ou les espaces cellulaires. Elles se présentent sous la forme de phlegmons qui suivent les voies préformées du tissu conjonctif ou d'abcès circonscrit provenant le plus souvent de ganglions suppurés. Aussi la connaissance de ces voies préformées est-elle essentielle pour l'intelligence de la *propagation des phlegmons du cou*. D'après Merkel, ces espaces sont au nombre de cinq. On distingue :

1º L'espace rétro-viscéral ;
2º L'espace préviscéral ;
3º L'espace intra-aponévrotique sussternal ;
4º L'espace vasculaire ;
5º La capsule de la glande sous-maxillaire.

L'*espace rétro-viscéral* compris entre l'œsophage et la colonne vertébrale est rempli de tissu cellulaire lâche. Il commence en haut avec le pharynx à la base du crâne et descend jusqu'au diaphragme. Latéralement, il s'étend jusqu'au tissu connectif qui enveloppe le vaisseau vasculaire.

L'*espace préviscéral* sépare la face antérieure de la trachée des muscles hyoïdiens et s'étend latéralement jusqu'au paquet vasculaire. Il renferme par conséquent le larynx et la trachée et se continue derrière le sternum par le médiastin antérieur, de sorte qu'un phlegmon peut atteindre le diaphragme par cette voie aussi bien que par l'espace rétro-viscéral (Merkel).

Si l'on considère que les espaces préviscéral et rétroviscéral communiquent l'un avec l'autre ainsi qu'avec le tissu cellulaire sous-cutané, on comprendra que des suppurations superficielles du cou puissent gagner le thorax.

L'*espace sus-sternal* résulte du clivage de l'aponévrose cervicale à son extrémité inférieure au-dessus de l'isthme du corps thyroïde, et dans l'écartement des deux lames auxquelles cette aponévrose donne naissance vient s'insinuer la fourchette du sternum. Dans cet espace on trouve l'anastomose des veines jugulaires externes, du tissu adipeux et parfois quelques ganglions lymphatiques. La suppuration de cet espace s'accompagne rarement de fusées au loin. D'habitude, elle aboutit à la perforation de la peau.

L'espace vasculaire n'existe qu'autant que les éléments du faisceau vasculaire sont réunis par du tissu conjonctif lâche. La gaine vasculaire dont on parle encore si souvent n'existe pas à proprement parler. Le tissu péri-artériel est lâche, souple, ce qui est naturel à cause des pulsations du vaisseau ; la veine est plus solidement fixée, se laisse moins facilement refouler par les tumeurs et contracte volontiers des adhérences avec elles. Le pneumogastrique est situé en arrière de l'espace conjonctif qui renferme l'artère, et en dehors duquel il demeure toujours.

A sa *capsule| la glande sous-maxillaire* n'est reliée que par quelques trousseaux conjonctifs. La capsule ne représente qu'une partie du tissu conjonctif qui remplit tous les interstices entre les organes et qui s'est condensé en une membrane à la surface de cette glande. En dedans, cette cloison membraneuse fait défaut et plus on va profondément, plus le tissu conjonctif est lâche.

Les suppurations aiguës du cou revêtent un aspect clinique variable suivant qu'il s'agit d'un abcès circonscrit superficiel ou d'un phlegmon à marche progressive. *Les abcès superficiels aigus du cou* ont le plus souvent pour point de départ un ganglion suppuré ; mais ils peuvent également tirer leur origine d'une affection des racines dentaires, d'une périostite maxillaire ou de l'inflammation d'une glande salivaire. Malgré qu'ils s'accompagnent généralement d'une fièvre élevée, le pronostic est plutôt favorable. Car ces abcès, même non incisés, ne donnent guère de fusées au loin et s'ouvrent spontanément au dehors. Plus grave est *la suppuration de la loge de la glande sous-maxillaire*, appelée *angine de Ludwig*. Elle se traduit par une tuméfaction rouge de consistance ligneuse dans la région de la glande sous-maxillaire. Comme le pus est soumis à une pression élevée à cause de la rigidité de la capsule qui le bride, il y a une fièvre élevée, une vive souffrance et surtout de la dyspnée et de la dysphagie, parfois même des accidents d'infection généralisée.

Les plus graves sont les suppurations aiguës et profondes des espaces préviscéral et rétroviscéral, parce qu'elles ont tendance à se propager par les espaces interstitiels jusque dans le médiastin pour y donner lieu à de la médiastinite, de la péricardite et de la pleurésie purulentes. *Le pus de l'espace préviscéral et de l'espace vasculaire* (les suppurations de l'espace rétroviscéral seront envisagées plus loin séparément) est soumis à une pression élevée. Aussi observe-t-on souvent dans ces cas le sphacèle des aponévroses ainsi que de la pyohémie (frissons). Extérieurement on ne voit pas grand' chose, à moins que les suppurations profondes n'aient pour point de départ un phlegmon sous-cutané ; la tête est penchée du côté malade et le cou est très sensible à la pression au niveau du corps thyroïde et de la colonne vertébrale ; mais au début la peau ne présente ni gonflement ni rougeur. Qu'il existe à côté de ces signes locaux presque insignifiants une fièvre élevée, voire des frissons, que le malade ait de la peine à avaler et soit gêné pour respirer (œdème de la glotte et des replis aryténo-épiglottiques), alors on pourra affirmer un phlegmon profond du cou. Par la suite, le côté malade du cou deviendra le siège de l'empâtement. Comme cause de ces accidents, on découvrira soit une adénite suppurée, soit la propagation par continuité d'une suppuration du tissu cellulaire sous-cutané, du corps thyroïde ou de l'œsophage.

Le seul *traitement* qui entrera en ligne de compte consistera dans l'incision précoce du foyer de la suppuration en vue d'assurer le drainage du pus. Dans les abcès circonscrits, il suffira d'une petite incision au point culminant de la tuméfaction avec introduction d'un tube à drainage ; dans les inflammations phlegmoneuses et gangréneuses comme l'angine de Ludwig, il sera indispensable de débrider largement et de tamponner la plaie. Dans les suppurations profondes, l'intervention n'est pas toujours très facile et elle suppose des connaissances anatomiques étendues. Il n'est pas admissible, par crainte d'un accident opératoire, d'attendre que le pus se soit frayé un chemin jusqu'à la peau, car dans ces cas nous avons vu que le pus se dirigeait plus volontiers vers le médiastin que vers les téguments. A l'aide d'une grande incision pratiquée au point douloureux, on pénétrera vers la profondeur en procédant plan par plan et en assurant l'hémostase au fur et à mesure. On divisera les aponévroses avec le bistouri ; mais dans les interstices musculaires on ne se servira que de la pince à disséquer. Aussitôt qu'on aura atteint le foyer de suppuration, on en élargira la voie d'accès en introduisant une pince à pansement dont on écartera les branches ensuite. Parfois le pus est très profondément situé, ainsi que j'ai récemment pu m'en rendre compte. Dans le cas dont il s'agit il me fallut mobiliser le sommet du corps thyroïde pour trouver, dans l'angle formé par le corps thyroïde, la trachée et l'œsophage, un abcès rempli de lambeaux putrides et sphacélés. Les accidents inquiétants qui avaient existé jusqu'alors disparurent comme par enchantement. Après incision on tamponne la plaie et on panse à plat.

Les suppurations aiguës de l'espace *rétroviscéral* peuvent revêtir la forme d'un abcès rétropharyngien circonscrit ou d'un phlegmon diffus.

L'*abcès rétropharyngien aigu* résulte probablement de la suppuration de petits ganglions lymphatiques qui s'infectent soit directement par la voie lymphatique, le point de départ étant dans la bouche, par exemple aux amygdales, ou à la suite d'une maladie infectieuse aiguë, principalement la scarlatine, la grippe et la diphtérie. *Les signes* par lesquels se traduit cet abcès sont la fièvre élevée, l'obstruction nasale, la béance buccale, la voix nasonnée et surtout la dysphagie qui peut être assez intense pour empêcher complètement la déglutition. A l'inspection de la cavité buccale, on constate que la cavité postérieure du pharynx est rouge foncé et bombe; à la palpation, on reconnaît nettement la fluctuation. L'examen est d'ailleurs pénible; car l'ouverture de la bouche est le plus souvent très difficile et la palpation très douloureuse.

L'*incision* de l'abcès rétro-pharyngien aigu peut se faire par la bouche ou extérieurement par le cou. La voie buccale est bonne quand le pus est immédiatement sous-jacent à la muqueuse pharyngée et sur le point de s'évacuer dans la bouche. Mais elle n'est pas dépourvue de dangers ; car lorsque le pus est abondant, il peut inonder les voies respiratoires et déterminer une asphyxie subite. Il suffit d'ailleurs de quantités minimes de pus aspiré pour provoquer une pneumonie et un abcès du poumon. Aussi ne doit-on inciser l'abcès rétropharyngien *par la bouche* qu'en position de Rose et après avoir placé un ouvre-bouche.

Dans tous les autres cas il est préférable d'ouvrir la collection purulente par l'extérieur à l'aide d'une incision pratiquée le long du bord antérieur du muscle sterno-cléido-mastoïdien. On procédera comme pour un phlegmon profond du cou, couche par couche, en divisant les aponévroses, en pénétrant par les interstices musculaires jusqu'au foyer purulent dont on assurera le drainage.

L'*abcès rétropharyngien tuberculeux* est plus fréquent[?] que l'aigu. Dans la plupart des cas, c'est un abcès par congestion consécutif à une carie de la colonne cervicale. La marche est plus lente et on n'observe pas ces accidents aigus parfois dramatiques. Les signes sont d'ailleurs ceux de l'abcès aigu et le traitement est également le même.

Les *inflammations chroniques du cou* peuvent être d'origine *tuberculeuse, syphilitique* et *actinomycosique.*

La *tuberculose* du cou peut revêtir la forme du *lupus;* c'est alors un épi-phénomène au cours d'un lupus de la face. Bien plus fréquentes sont les *adénopathies cervicales tuberculeuses* que l'on rencontre de préférence chez des enfants âgés de trois à quinze ans. Souvent ces enfants ont un aspect spécial dit scrofuleux. Le nez est épaissi dans sa partie inférieure, les lèvres forment comme des bourrelets, il y a des croûtes aux narines, les lèvres et le bord des paupières sont sujets à des poussées eczémateuses. Le long du bord du maxillaire inférieur et sur les deux bords du muscle sterno-cléido-mastoïdien on sent des ganglions hypertrophiés, agglomérés en chapelet et constituant parfois de volumineux paquets. On reconnaît qu'il s'agit de ganglions lymphatiques à la surface bosselée qui prouve que la tumeur est formée par la réunion de plusieurs ganglions hypertrophiés. L'évolution clinique ultérieure dépend du genre d'altérations que la tuberculose produit dans les ganglions. Il importe d'en distinguer trois variétés : l'*inflammation granuleuse,* la *transformation caséeuse* et la *suppuration.* Il est intéressant de constater que ces différentes formes ne s'associent pas entre elles d'une manière quelconque et que le plus souvent une de ces variétés domine le tableau clinique. Qu'un ganglion par exemple soit caséeux, on pourra en conclure que les autres le sont également et il en est de même pour les formes granuleuse et suppurée.

Dans la variété *granuleuse,* les ganglions sont jaunâtres ou brunâtres sur la coupe, et on y distingue des granula-

tions peu saillantes ponctiformes ou au plus grosses comme
une tête d'épingle. Les paquets ganglionnaires ont une
consistance assez ferme, et comme ils ne suppurent jamais,
la confusion est possible avec un néoplasme. Sur la coupe
d'une glande *caséeuse* on distingue des foyers jaunâtres
nettement délimités, ayant l'aspect et la consistance d'un
fromage mou et qui résultent de la nécrose du tissu ganglionnaire, tandis que la *suppuration* des ganglions
aboutit à une collection, d'abord également intra-capsu-
laire, d'un pus fluide ou crémeux. Si dans cette dernière
variété on ne procède pas de bonne heure à l'ablation des
ganglions, l'inflammation franchit la capsule et s'étend
au voisinage; la peau s'amincit et rougit, et il s'établit
des fistules tuberculeuses ou des abcès au-dessus desquels
la peau se mortifie et se perfore spontanément.

Le *traitement* consiste dans l'ablation des ganglions
malades. Il convient de la pratiquer alors que la peau est
encore intacte. De cette manière la guérison s'obtient au
prix d'une simple cicatrice linéaire. Si l'on attend que la
peau soit envahie par l'inflammation, il se forme des ulcérations fongueuses qui laissent des cicatrices étendues et
vicieuses. Le curage des paquets ganglionnaires présente
parfois des difficultés considérables ; d'autres fois, notamment dans la forme granuleuse, l'opération est simple et
facile ; les adhérences font défaut, les ganglions s'énucléent sans peine de la coque fibreuse qui les entoure et ils
ne sont retenus que par un grêle pédicule vasculaire que
l'on sectionne après ligature.

Lorsqu'on a affaire à des ganglions caséeux ou suppurés
où l'inflammation a déjà franchi la capsule fibreuse, on
fera une incision étendue et plan par plan on s'avancera
vers la profondeur, d'autant plus prudemment qu'on se
rapproche des gros vaisseaux. De la carotide on décollera
les ganglions presque toujours sans l'aide d'un instrument
tranchant. Mais à la jugulaire interne ils adhèrent parfois
si intimement qu'on est obligé de faire une ligature latérale ou totale de la veine. Nous avons déjà insisté sur les
embolies gazeuses qui surviennent dans les hémorragies
des grosses veines du cou. Dans les cas très anciens, il faut
se contenter de faire le curettage des masses ganglionnaires.

Certains *nerfs* peuvent être blessés dans les opérations
sur les ganglions du cou. Tels sont la *branche descen-*

Planche XXIX. — Fig. 1. Pus de l'actinomycose. — Fig. 2. Actinomyces à un faible grossissement. — Fig. 3. Coupe transversale d'actinomyces. — Fig. 4. Actinomyces à un fort grossissement.

---

dante du nerf grand hypoglosse qui descend sur la face antérieure de la veine jugulaire interne, le *nerf spinal* qui perfore obliquement le muscle sterno-cléido-mastoïdien de haut en bas et de dedans en dehors, enfin un filet du *nerf facial* qui se détache du tronc devant le lobule de l'oreille, se dirige en bas vers la région sous-maxillaire et découvrant une courbe se relève pour aboutir à la commissure des lèvres. Il est presque impossible de ménager le dernier nerf quand on a affaire à des ganglions adhérents et suppurés. Dans l'expression mimique, la commissure des lèvres est alors quelque peu déformée, mais le plus souvent la mobilité normale se rétablit spontanément à la longue.

Les *inflammations syphilitiques* du cou se manifestent sous la forme d'exanthèmes, de papules, de pustules, d'ulcérations et d'adénopathies dures et indolentes de la nuque ; mais elles ne constituent qu'un épiphénomène de l'infection constitutionnelle. Au contraire, l'extrémité inférieure du *muscle sterno-cléido-mastoïdien* constitue un lieu d'élection des *gommes* solitaires. Une tumeur dure ou ramollie au centre, grosse comme une noisette ou un œuf de pigeon, siégeant à l'insertion du muscle sterno-cléido-mastoïdien, se développant lentement chez un sujet encore jeune, éveillera le soupçon de la syphilis même en l'absence de tout autre signe. Le *traitement antisyphilitique* confirmera le diagnostic.

L'actinomycose est une inflammation chronique causée par un champignon que l'on appelle actinomyces. Décrit pour la première fois par Bollinger chez les animaux (maxillaire inférieur du bœuf), cette maladie a été découverte chez l'homme par J. Israël, et Ponfick a démontré que dans les deux mémoires il s'agissait de la même maladie. Les localisations de l'actinomycose à la joue et à la langue ont déjà été décrites. Le poumon et le tube digestif (région iléo-cæcale) peuvent également être atteints ; mais c'est dans les *parties molles du cou* que s'observe le plus souvent la maladie dont il s'agit. L'actinomyces se fixe sur les épillets du blé et sur de nombreuses herbes et se transmet aux personnes qui ont l'habitude de prendre ces herbes en bouche, principalement les agriculteurs, les meuniers, etc. Le champignon pénètre à la faveur d'une carie dentaire ou d'une excoriation de la muqueuse jusque dans la région des ganglions cervicaux et y détermine une inflammation chronique, une infiltration ligneuse ou une suppuration avec décollements fistuleux de la peau. On reconnaît la maladie à la présence dans le pus de petits *grains verdâtres* ou *jaunâtres* gros comme une tête d'épingle et qui sont représentés en grandeur naturelle dans la figure 1 de la planche XXIX. Le centre du grain est formé par un enchevêtrement de mycélium qui présente à la périphérie des *renflements en massue* très caractéristiques. A un faible grossissement, on distingue la couleur verdâtre, l'aspect globuleux et la forte réfringence (pl. XXIX, fig. 2). A un plus fort grossissement, on voit les massues disposées comme les rayons d'une roue (pl. XXIX, fig. 4). La meilleure idée de la structure du grain s'obtient par l'examen d'une coupe (pl. XXIX, fig. 3).

L'évolution de l'actinomycose est variable. Tantôt il se constitue du tissu cicatriciel qui renferme par place des granulations ayant subi la dégénérescence graisseuse et présentant une couleur jaune paille, tantôt la maladie aboutit à des phlegmons profonds du cou.

Le *traitement* consistera dans le curettage des masses granuleuses jusque dans les trajets fistuleux. A l'intérieur, on ordonnera l'iodure de potassium dont on a parfois eu d'excellents résultats, à la dose de 1 à 5 grammes par jour.

LES TUMEURS DU COU.

Nous avons étudié un certain nombre de tumeurs du cou, du moins celles qui sont en rapport avec un arrêt du développement, comme par exemple les kystes branchiaux, à propos des vices de conformation. Les *tumeurs bénignes acquises du cou* comprennent les *angiomes* et les *lymphangiomes*, les *kystes hydatiques*, les *anévrismes*, les *lipomes*, les *fibromes*, et les *neurofibromes*.

L'angiome se présente au cou sous la forme de télangiectasies, de nœvi vasculaires ou d'angiomes caverneux. Ces tumeurs n'offrent rien de particulier au cou, de sorte qu'on peut se reporter à ce que nous avons déjà dit à propos des angiomes de la tête, de la face et de l'oreille.

Le lymphangiome acquis du cou est exceptionnel, contrairement au lymphangiome congénital qui est assez fréquent. Le hasard a voulu que j'eusse l'occasion d'opérer deux de ces tumeurs dans ces derniers temps. Elles avaient assez rapidement atteint un volume apréciable et siégeaient dans le creux susclaviculaire (fig. 171). Dans le cas qui n'a pas été figuré ici, le kyste s'étendait jusqu'au niveau du corps thyroïde et avait été considéré comme un goitre kystique. Les tumeurs dont il s'agit sont globuleuses, lisses, plus ou moins tendues, mobiles sous la peau. Elles ont la structure du lymphangiome caverneux et sont remplies d'un liquide limpide et lactescent.

Le *traitement* consiste dans l'ablation du kyste qui ne présente généralement pas de difficulté.

Les *kystes hydatiques* sont également rares au cou. Ils se développent dans les muscles et y forment des kystes qui se traduisent par les mêmes signes que les lymphangiomes. Mais ils ne sont pas aussi inoffensifs et aboutissent souvent à la corrosion des gros vaisseaux du cou. Lorsque ces tumeurs sont voisines du larynx, elles peuvent prêter à confusion avec le goitre kystique. Pour le diagnostic la ponction exploratrice est indispensable ; celle-ci ramènera un liquide limpide, non albumineux, dans lequel l'examen microscopique décèlera des crochets ou des lambeaux de membrane stratifiée. Le traitement consistera dans l'ablation totale du kyste. Les anciens procédés — ponction avec injection consécutive d'iode ou marsupialisation et drainage — sont actuellement abandonnés.

Les *anévrismes spontanés* du cou n'intéressent le chirurgien qu'au point de vue du diagnostic différentiel. Car les cas justiciables d'une intervention sont tout à fait exceptionnels. Les anévrismes ont pour cause *l'artériosclérose* de la paroi vasculaire ; ce sont des tumeurs élastiques, grosses comme une noix ou comme un pois, lisses et globuleuse, à la surface, affectées de battements et réductibles par compression ; elles sont annexées aux artères carotides externe, interne primitive, au tronc brachio-céphalique ou à l'artère sous-clavière. La figure 172 montre un anévrisme du tronc brachio-céphalique. Quand les anévrismes sont volumineux, la compression de la trachée et de l'œsophage ainsi que les troubles circulatoires du cerveau peuvent déterminer une gêne considérable.

Le meilleur *traitement*, c'est la *compression digitale*

exercée tous les jours pendant plusieurs heures sur l'artère afférente. On peut ainsi déterminer la coagulation du sang dans le sac anévrismal. Lorsque la tumeur affecte un siège favorable, on peut tenter la *ligature* de l'artère afférente ou mieux des *artères afférente et efférente* avec extirpation consécutive du sac. Dans l'anévrisme du tronc brachio-céphalique ou de l'artère sous-clavière, la ligature de l'artère efférente sera seule praticable ; parfois elle sera suffisante pour amener la guérison, le sang ne pouvant plus traverser le sac anévrismal, mais le succès sera bien moins certain que dans l'autre opération. Si l'on pratique la ligature de la carotide primitive, on devra prévoir les troubles les plus graves de la circulation encéphalique.

Sur les *anévrismes traumatiques* nous avons dit le nécessaire à la page 50.

Le *cou* et la *nuque* constituent le siège de prédilection des lipomes. Ils y sont uniques ou multiples ; souvent des tumeurs semblables se rencontrent également dans d'autres régions de l'organisme. On les nomme *lipomes*

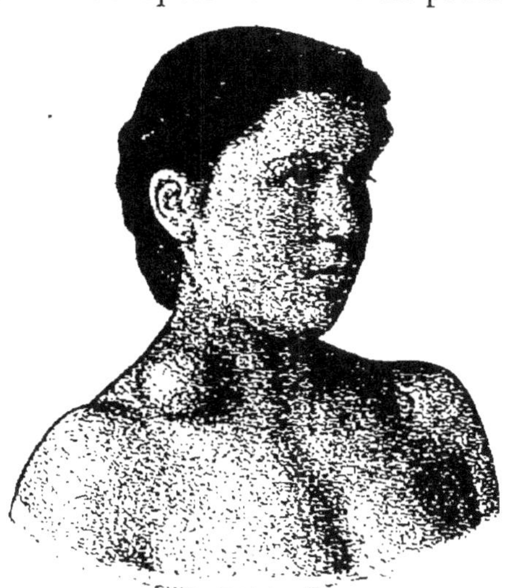

Fig. 174. — Lymphangiome acquis du cou.

symétriques lorsqu'ils se trouvent en des points rigoureusement correspondants des deux moitiés du corps. Leur croissance très lente, leur lobulation, leur consistance molle, leur mobilité sur les plans sous-jacents, la possibilité de former des plis cutanés avec la peau qui les recouvre, permettront de reconnaître leur siège sous-cutané, et de porter le diagnostic de lipome. Sur la figure 173 on voit un homme qui présente une collerette de lipomes cervicaux avec quelques tumeurs plus petites en avant de l'oreille gauche et au niveau du bras droit. Le lipome de la nuque représenté sur la figure 174 a atteint un volume excessif. Ce sac, que le malade portait depuis de longues années, finit par lui devenir intolérable par son poids. Les lipomes *sous-aponévrotiques* sont très rares. Les figures 175 et 176 montrent un cas de *lipomes symétriques*, les tumeurs

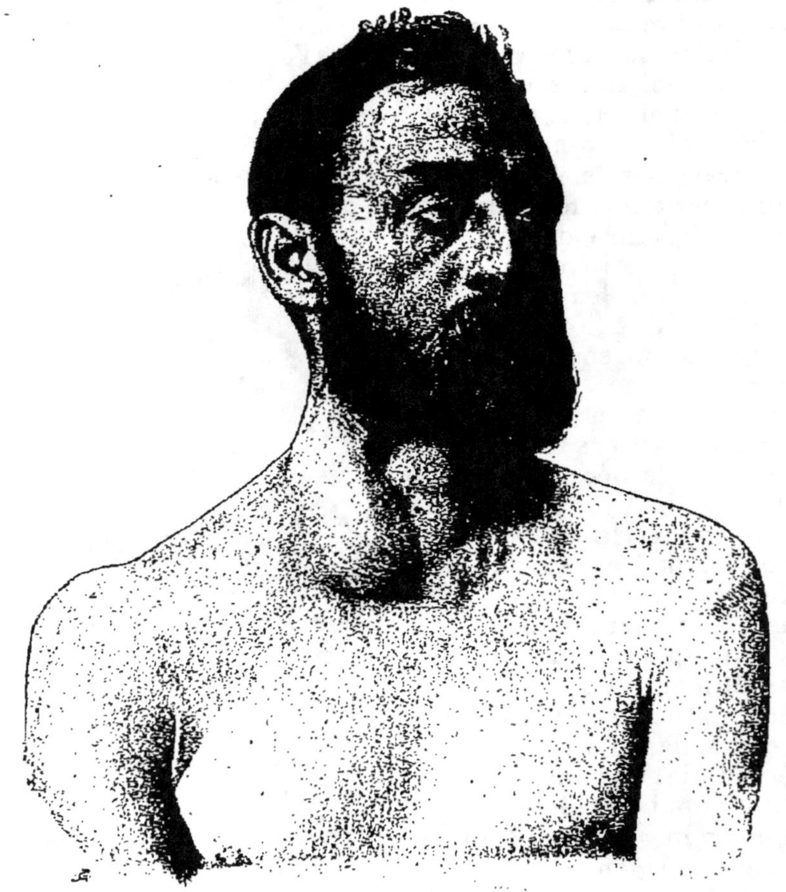

Fig. 172. — Anévrisme du tronc brachio-céphalique.

se trouvent sous le menton, à l'occiput, dans la nuque, sur les omoplates, en dehors de celles-ci, aux bras, des deux côtés de l'appendice xiphoïde, enfin au niveau des organes génitaux externes où elles figurent comme un deuxième scrotum qui recouvre la verge.

L'ablation est indiquée pour des raisons esthétiques et à cause des troubles inhérents à l'accroissement des tumeurs,

parfois aussi pour des douleurs qui viennent se surajouter.
La décortication des lipomes est généralement très facile,
et ne s'accompagne que d'une hémorragie insignifiante,
car ces tumeurs sont entourées d'habitude d'une mince
capsule conjonctive. Exceptionnellement le lipome est
diffus et se continue avec le tissu adipeux sous-cutané
voisin (1).

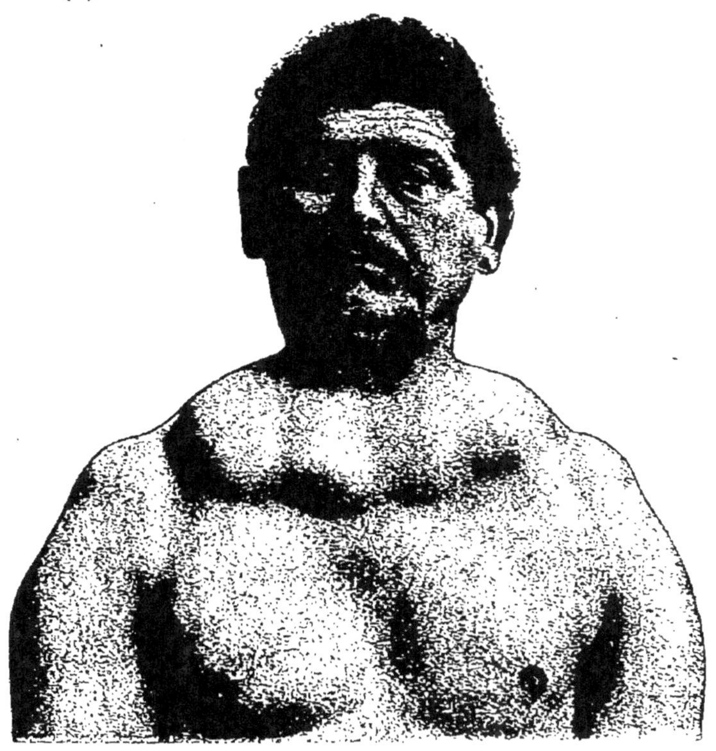

Fig. 173. — Lipomes multiples du cou.

Pour les *fibromes et les neuro-fibromes* du cou, voir la
description donnée à la page 53.

Parmi les *tumeurs malignes du cou*, les plus intéres-
santes sont celles des ganglions. En pratique il faut en
rapprocher les tumeurs leucémiques et pseudo-leucémiques qui ne sont pas des néoplasmes à proprement parler.
Abstraction faite des tumeurs ganglionnaires causées par

(1) Voir la note p. 265.

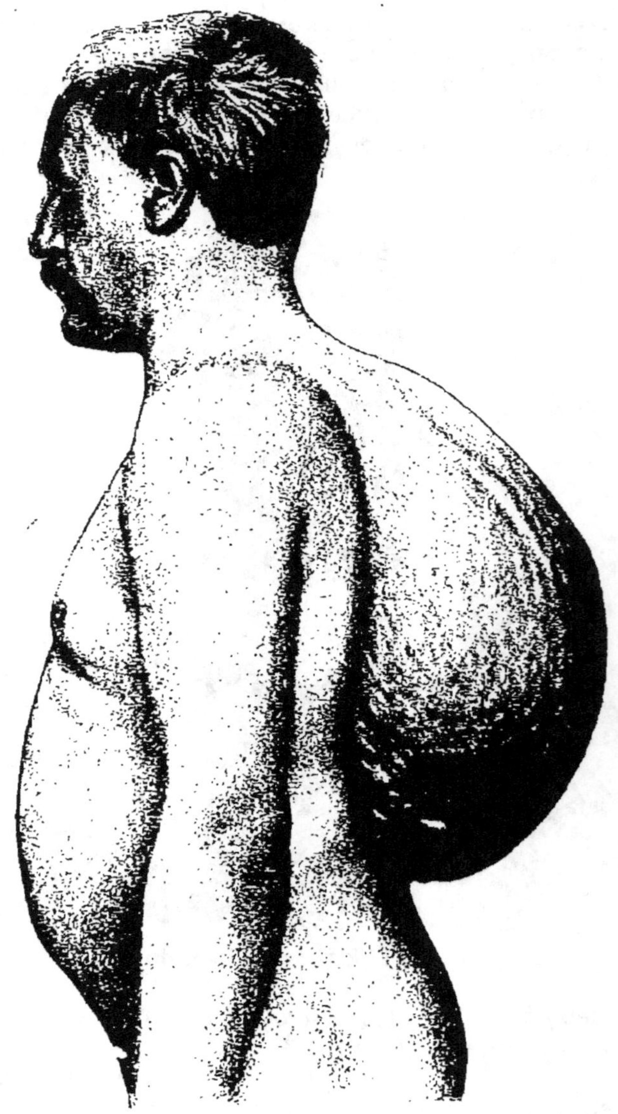

Fig. 174. — Lipome volumineux de la nuque.

la *leucémie*, il reste essentiellement deux groupes. Dans l'une de ces catégories rentrent les formes connues sous le nom de *pseudo-leucémie*, de *lymphomes malins* et de *maladie de Hodgkin*. Nous verrons tout à l'heure comment la clinique et l'histologie permettent de différencier ces trois formes. La deuxième catégorie comprend le *lympho-sarcome*.

A titre de comparaison, résumons les caractères principaux.

I. *Leucémie* : paquet ganglionnaire croissant assez rapidement, dans lequel on peut distinguer à la palpation les différents ganglions hypertrophiés ; adénopathies non seulement cervicales, mais aussi axillaires et inguinales. Splénomégalie ; douleurs osseuses, surtout à la percussion du sternum, causées par des altérations de la moelle osseuse. Modifications leucémiques du sang.

Evolution : accroissement de l'hypertrophie de la rate et des ganglions ; cachexie et issue fatale en deux ou trois ans.

La *thérapeutique* est impuissante. Les meilleurs résultats s'obtiennent par la radiothérapie ; mais il n'est pas démontré qu'ils soient permanents.

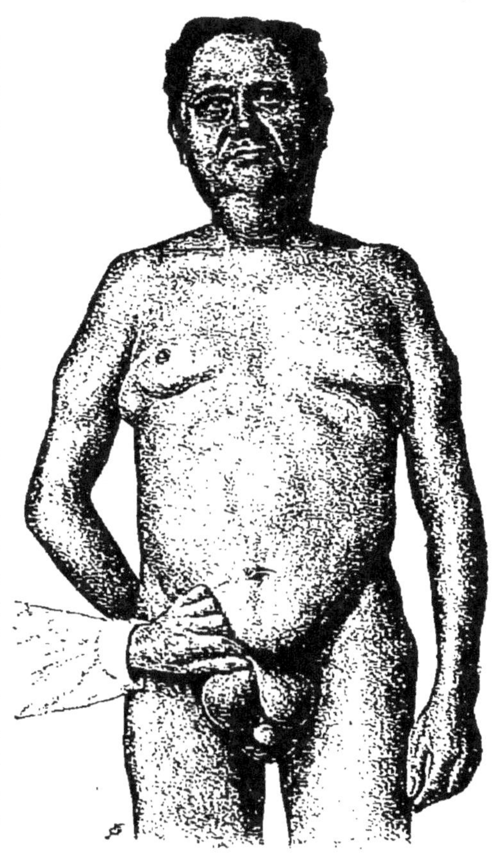

Fig. 175. — Lipomes symétriques.

II. 1° *Pseudo-leucémie* : formule hématologique normale, pas de douleurs osseuses ; pour le reste comme la leucémie. A l'examen microscopique des ganglions, on constate une simple hyperplasie lymphocytaire du tissu lymphatique, c'est-à-dire une prolifération des petits lymphocytes.

La marche est aussi défavorable que dans la leucémie.
Au point de vue *thérapeutique*, on essaiera l'administration de l'arsenic (à l'intérieur de la liqueur de Fowler ou
injection d'une solution d'atoxyl, en commençant par
0,04 d'atoxyl) et la radiothérapie.

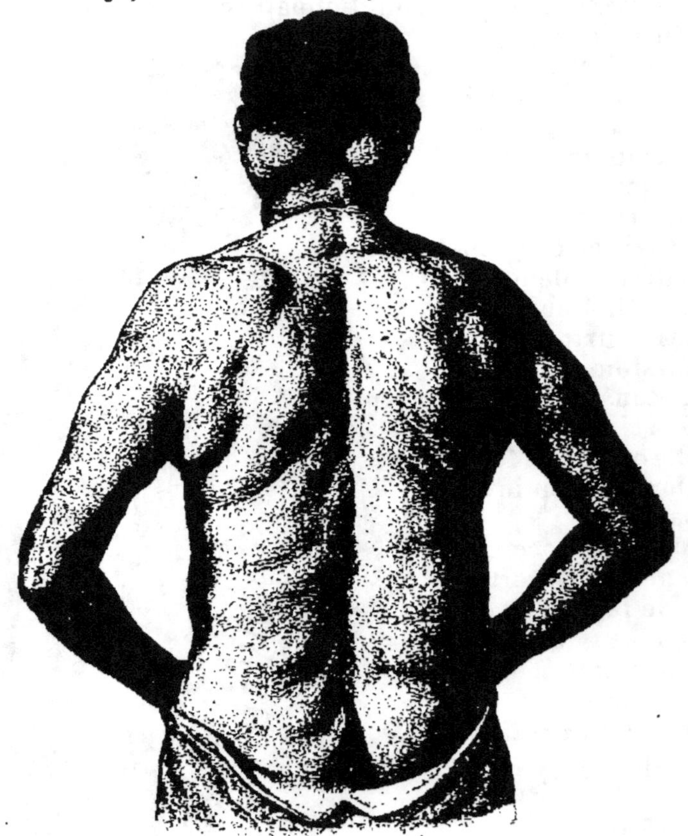

Fig. 176. — Lipomes symétriques.

2° *Lymphomes malins ou maladie de Hodgkin* : ne diffère pas en clinique de la pseudo-leucémie. Au microscope,
la structure normale des ganglions a disparu, on y trouve
un tissu néoplasique dont les éléments présentent une
grande variété (lymphocytes, cellules migratrices épithé-
lioïdales et géantes). La capsule ganglionnaire n'est jamais franchie.

L'*étiologie* de la maladie est inconnue. Probablement il

s'agit d'une infection bactérienne ou toxique. *Marche* et *traitement* comme dans la pseudo-leucémie.

III. *Lymphosarcome:* contrairement aux maladies précédentes, le lymphosarcome constitue au début une tumeur purement locale sans adénopathies généralisées ni splénomégalie. La capsule ganglionnaire se perfore rapidement et les différents ganglions fusionnent de bonne heure. La tumeur revêt un aspect homogène, lisse, et on y distingue difficilement les différents gangli-ons (fig. 177). Pour la même raison, il s'établit, à une époque relativement précoce, des adhérences, tant avec les vaisseaux profonds du cou qu'avec la peau ; finalement la masse néoplasique perfore les téguments et s'ulcère. Enfin surviennent, comme dans tout autre sarcome, les métastases qui précipitent l'issue fatale. Au microscope, le lymphosarcome se compose de gros éléments arrondis et mononucléés, dits grands lymphocytes.

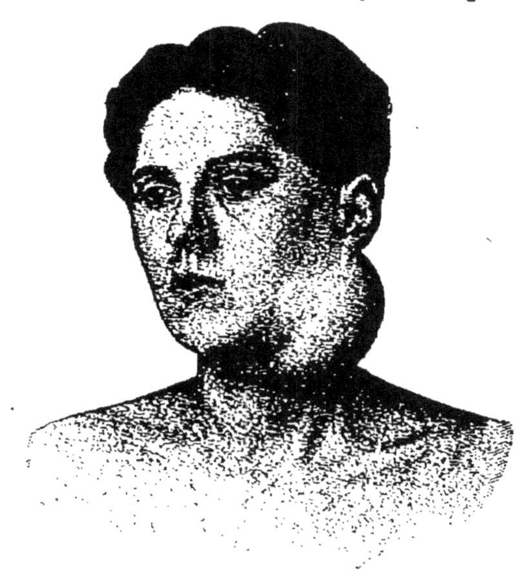

Fig. 177. — Lymphosarcome du cou.

Traitement : ablation de la tumeur avant l'apparition des adhérences. Si l'ablation totale n'est plus possible, à cause des adhérences et des métastases, on essaiera l'arsenic et les rayons X, comme dans la pseudo-leucémie.

Les *sarcomes du cou*, globo-cellulaires et fuso-cellulaires peuvent également avoir pour point de départ des éléments conjonctifs autres que le tissu lymphoïde, une des aponévroses cervicales par exemple.

Les *carcinomes primitifs du cou* sont rares. Ils prennent naissance au niveau de la peau, parfois sur un vieil ulcère, lupique ou syphilitique. La figure 65 (p. 98) représente un lupus cancérisé du cou. Mais il existe également des *carcinomes primitifs profonds du cou*. Au premier abord, cela paraîtra étrange, parce que normalement, il n'y a pas à ce niveau d'épithélium qui puisse donner naissance à un carcinome. En réalité, ces cancers ont pour cause un arrêt de développement semblable à celui que nous avons invoqué à propos des fistules et des kystes cervicaux décrits à la page 163. On les a aussi appelés *carcinomes branchiogènes* parce qu'ils proviennent de débris des arcs branchiaux. Ils sont situés sous l'aponévrose, dans l'espace limité par la ligne médiane, le bord du maxillaire et le muscle sterno-cléido-mastoïdien ; plus ou moins profondément enfouis dans les parties molles du cou, ils constituent des tumeurs dures et bosselées. Bien que l'ébauche soit congénitale, la dégénérescence cancéreuse ne survient guère qu'à un âge avancé. L'évolution de ces tumeurs présente d'ailleurs les mêmes caractères (rapidité, métastases) que les autres cancers.

Traitement : ablation en tissu sain.

Bien plus fréquents que les cancers branchiogènes sont les *métastases secondaires* des ganglions cervicaux. Les tumeurs primitives siègent à la face, au cuir chevelu, à la langue, dans la bouche et au pharynx, puis au larynx et à l'œsophage. Il convient de signaler spécialement l'adénopathie du creux sus-claviculaire gauche qui constitue assez souvent le signe initial d'une tumeur abdominale (estomac, reins) (fig. 178). Le côté gauche du cou est le siège

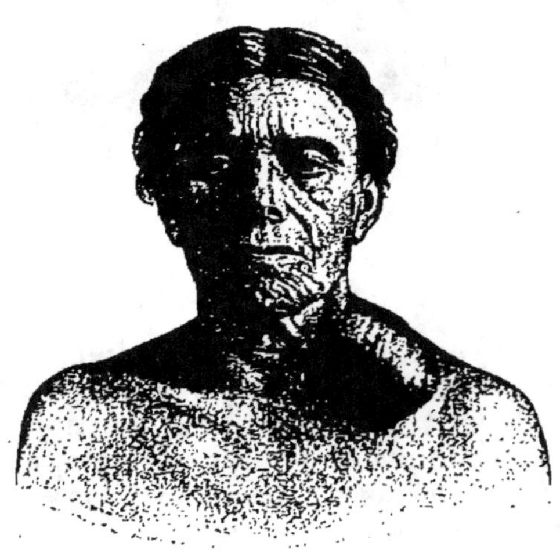

Fig. 178. — Sarcome métastatique des ganglions lymphatiques cervicaux du côté gauche dans un cas de tumeur primitive du bassin.

d'élection de ces lésions, à cause du trajet du canal thoracique.

En résumé, on basera le diagnostic différentiel des hypertrophies ganglionnaires (1) du cou sur les signes suivants :

Adénites tuberculeuses ; jeune âge, aspect scrofuleux, consistance molle des ganglions souvent suppurés et fistulisés.

Adénopathies syphilitiques : siège de prédilection à la nuque ; ganglions durs et indolents ; autres signes de syphilis ancienne ou actuelle ; gommes à l'insertion du muscle sterno-cléido-mastoïdien.

Ganglions leucémiques : hypertrophie ganglionnaire non limitée au cou, mais étendue à toutes les régions ; splénomégalie ; formule hématologique spéciale ; parfois douleur sternale provoquée par la pression.

Lymphomes pseudo-leucémiques et malins : comme pour la leucémie, mais *formule hématologique normale.*

Lymphosarcome : hypertrophie ganglionnaire isolée ; croissance rapide ; adhérence précoce à la peau et aux plans sous-jacents ; difficulté de distinguer les différents ganglions ; parfois ulcération ; absence d'une tumeur primitive par ailleurs.

Adénopathies cancéreuses métastatiques : paquets ganglionnaires durs et bosselés ; croissance rapide ; adhérence précoce à la peau et aux tissus sous-jacents ; tumeurs primitives de la tête, de la bouche, du pharynx, du larynx, de l'œsophage ou de l'abdomen.

Carcinomes branchiogènes : très rares ; tumeurs dures, bosselées, sous-aponévrotiques. Le diagnostic n'est possible que si l'on peut exclure toute autre tumeur primitive.

---

(1) [Launois et Beusaude ont décrit récemment (1904) une affection non encore décrite en France, caractérisée par la présence de tuméfactions lipomateuses diffuses disséminées symétriquement dans les différents points du corps, et, en particulier dans la région cervicale, où elles produisent des déformations caractéristiques, toujours semblables à elles-mêmes. Cette affection, dénommée par Launois *adéno-lépomatose symétrique à prédominance cervicale* se rapporte à des cas décrits précédemment par Verneuil sous le nom de *névromes plexiformes,* par Siredey sous le nom de *gangliite,* par Hayem sous celui de *lymphadénie à forme lipomateuse.* Il semble qu'il faille nettement, aujourd'hui, différencier cette maladie de la lymphadémie d'une part et des neuro-lipomes d'autre part et la rattacher à ce que Sultan décrit sous le nom de *lipomes symétriques,* p. 258]

XI. CHIRURGIE DU CORPS THYROIDE

Vices de conformation du corps thyroïde. — L'*absence congénitale du corps thyroïde* a été observée dans quelques cas rares ; elle détermine un *crétinisme* complet ; cet état peut également survenir à toute période de la vie avec une intensité variable, par suppression de la fonction thyroïdienne (après une opération, une inflammation, etc.). On peut en conclure que le corps thyroïde a pour fonction de neutraliser certains poisons qui s'accumulent dans l'organisme et on peut, par conséquent, remédier à la suppression fonctionnelle dans une certaine mesure par l'administration de substance thyroïdienne. Pour plus amples détails voir plus loin les chapitres consacrés à la *cachexie strumiprive* et au *myxœdème*.

Thyroïdite. — La thyroïdite aiguë peut succéder à une inflammation du voisinage consécutive à des traumatismes extérieurs ou à des suppurations des espaces préviscéral et rétroviscéral. Plus souvent elle est due à des *métastases* au cours d'une maladie infectieuse aiguë. Au début, on constate une fièvre élevée, souvent des frissons et il se développe rapidement une tuméfaction extrêmement douloureuse, généralement d'une seule moitié du thyroïde. La gravité des accidents (dysphagie et dyspnée) est variable ; elle dépend de la virulence des germes infectieux et de l'étendue de l'inflammation. On observe le même tableau symptomatique dans la suppuration métastatique subite d'un goitre kystique.

Le *traitement* consistera dans l'incision et le tamponnement.

La *thyroïdite chronique* est très rare.

La *tuberculose* revêt parfois la forme de granulations miliaires et n'est alors qu'une des multiples localisations

de la granulie. Pour le chirurgien, la tuberculose thyroïdienne n'a d'intérêt que s'il s'agit d'un tubercule solitaire.

Au cours de la *syphilis tertiaire* on peut également
observer des gommes isolées dans le corps thyroïde. Le
diagnostic différentiel de la tuberculose et de la syphilis
d'avec une tumeur au début est le plus souvent difficile et
nécessite l'examen microscopique d'une parcelle de la
lésion. Parfois on sera guidé vers le diagnostic exact par
la présence d'autres lésions tuberculeuses ou syphilitiques
ou bien l'efficacité de l'iodure de potassium permettra *a
posteriori* de conclure à la syphilis.

GOITRE

Sous le nom de goître on désigne une hypertrophie du
corps thyroïde qui peut affecter des formes très variées.
On distingue ces hypertrophies en *diffuses* et *circonscrites*.
Au point de vue histologique les hypertrophies diffuses
peuvent constituer des *hypertrophies* pures ou des *adénomes* ou encore être dues à une augmentation de la matière colloïde dans les follicules. Dans les hypertrophies
circonscrites, il s'agit de noyaux inclus dans du tissu
glandulaire normal et résultant également d'une hypertrophie, d'un adénome ou d'un accroissement de matière
colloïdale. Lorsque l'augmentation de la matière colloïdale
use et fait disparaître les cloisons qui séparent les follicules, on a affaire à un *goître kystique*. Parmi d'autres
métamorphoses régressives, nous citerons les *crétifications*
et les ossifications. Le goitre *vasculaire* est caractérisé par
le développement des vaisseaux. Toutes ces variétés anatomiques peuvent être associées dans le même goitre. A
l'âge de la puberté, on observe parfois des gonflements
modérés du corps thyroïde. Ils rétrocèdent d'habitude
spontanément.

L'étiologie du goitre n'est pas encore bien élucidée.
Nous savons seulement qu'il est endémique dans certains
pays à goitre ; dans d'autres contrées, on le rencontre à
l'état sporadique. On a incriminé le sol et surtout les eaux.
Mais la cause première, peut-être bactérienne, n'est pas
encore connue.

Diagnostic, signes et évolution : le diagnostic du goitre

Planche XXX. — Coupes histologiques de différents goitres.
Fig. 1. Goitre colloïde. — Fig. 2. Goitre adénomateux.
Fig. 3. Angiosarcome du thyroïde (récidive).

---

est généralement facile si l'on se remémore la situation
normale du corps thyroïde dont les deux lobes reposent
contre les faces latérales du larynx, réunies en avant des

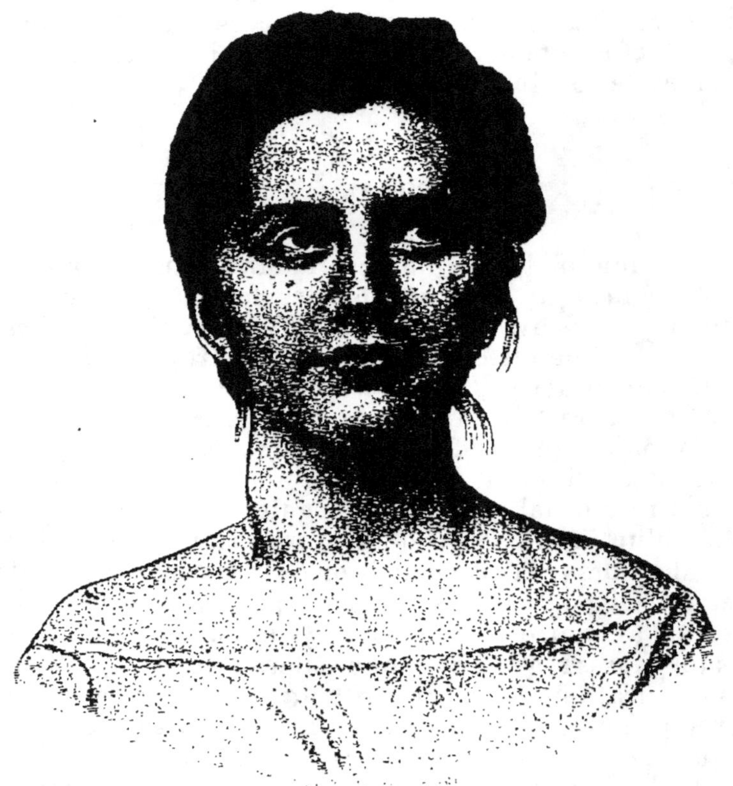

Fig. 179. — Goitre diffus du lobe droit du corps thyroïde.

premiers anneaux de la trachée par l'isthme qui offre une
direction transversale. On se rend le mieux compte de la
forme du goitre à l'aide d'une série de figures caractéristiques. C'est ainsi que nous voyons sur la figure 179 un
goitre colloïde qui occupe tout le lobe droit du corps thyroïde et présente une surface globuleuse et lisse. Le goitre
que montre la figure 180 se compose de deux volumineux

nodules, séparés par un sillon et occupant le lobe droit. Le goitre, principalement localisé au lobe gauche, de la figure 181 surplombe le sternum, tandis que celui de la figure 182 s'insinue en haut entre l'angle de la mâchoire

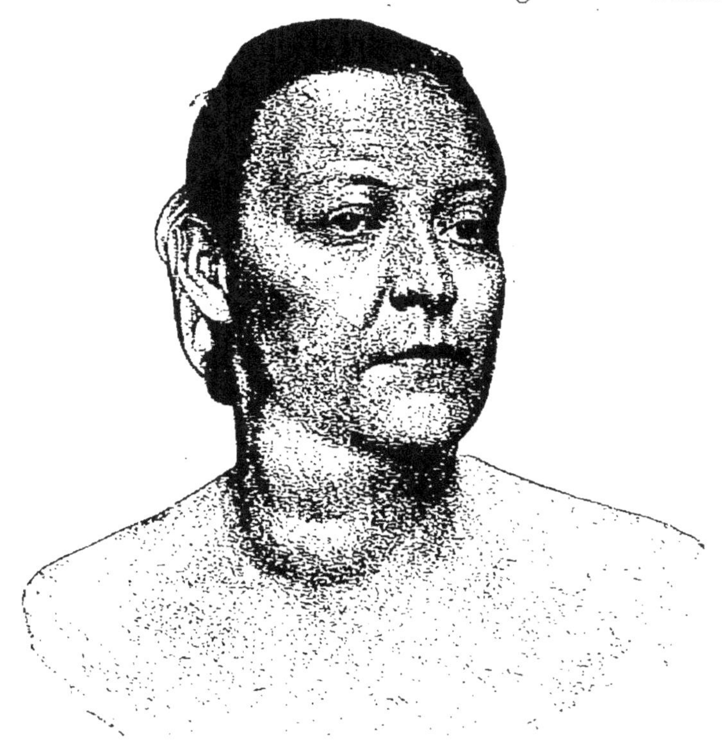

Fig. 180. — Goitre du côté droit composé de deux nodules.

et le muscle sterno-cléido-mastoïdien ; son aspect bosselé indique qu'il se compose d'une série de nodules. Il existe d'autre part des goitres qui se développent en bas sous le sternum. Le plus souvent il ne s'agit alors que du prolongement inférieur rétrosternal d'un *goitre plongeant* dont la plus grande partie est située au-dessus du sternum; mais il y a également des goitres si profondément situés que, dans toute leur étendue, le sternum les recouvre. On voit de volumineux goitres colloïdes bilatéraux sur la figure 183 où le côté droit prédomine, et sur la figure 184 où le côté gauche est plus développé. A cause des rapports

intimes du corps thyroïde et du larynx, le goitre suit tous
les mouvements du larynx. On s'en rend compte aisément
si l'on fait avaler une gorgée de liquide ; on voit alors le
goitre suivre le mouvement d'ascension du larynx. Les
progrès du goitre déterminent des phénomènes de *compression*. C'est ainsi que la carotide primitive, que l'on

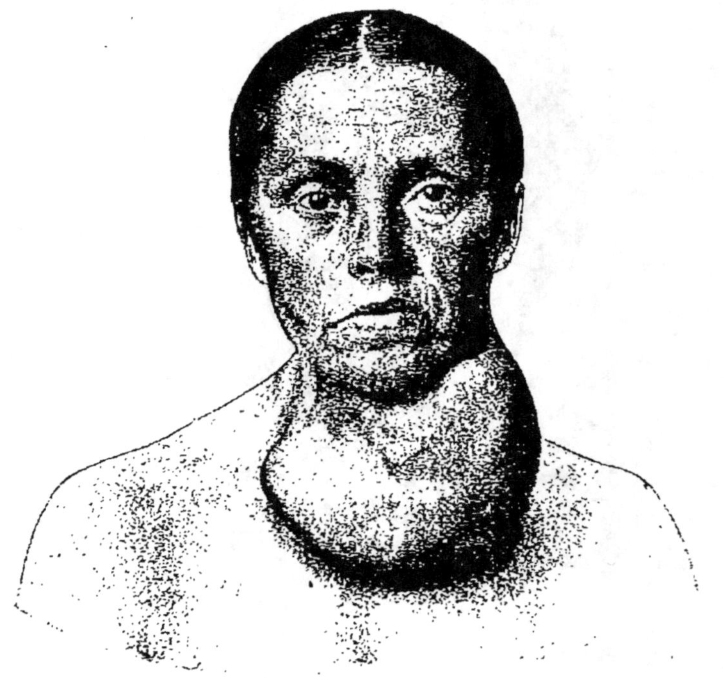

Fig. 181. — Volumineux goitre siégeant principalement à gauche.

sent normalement sous le bord antérieur du muscle sterno-
cléido-mastoïdien, est refoulée de bonne heure en arrière et
qu'on perçoit sa pulsation sur le bord postérieur du muscle. La compression des veines détermine des troubles
circulatoires, de la cyanose, des palpitations, des irrégu-
larités du pouls. De la plus grande importance est l'action
du goitre sur la trachée. Celle-ci peut être refoulée latéralement, même avec un goitre unilatéral, au point que sa
lumière en est considérablement rétrécie. Mais quand le
goitre est bilatéral et volumineux, la sténose devient
extrême et la trachée prend la forme d'un fourreau de

sabre (voir fig. 185). Il est évident qu'une pareille compression peut amener une dyspnée grave. Dès les premiers signes d'une gêne respiratoire, si les malades se plaignent d'être essoufflés en marchant rapidement ou en montant les escaliers, on devra intervenir et pratiquer l'ablation du goitre; car la trachée est intéressée. La permanence de cette compression détermine, outre la sténose de la trachée,

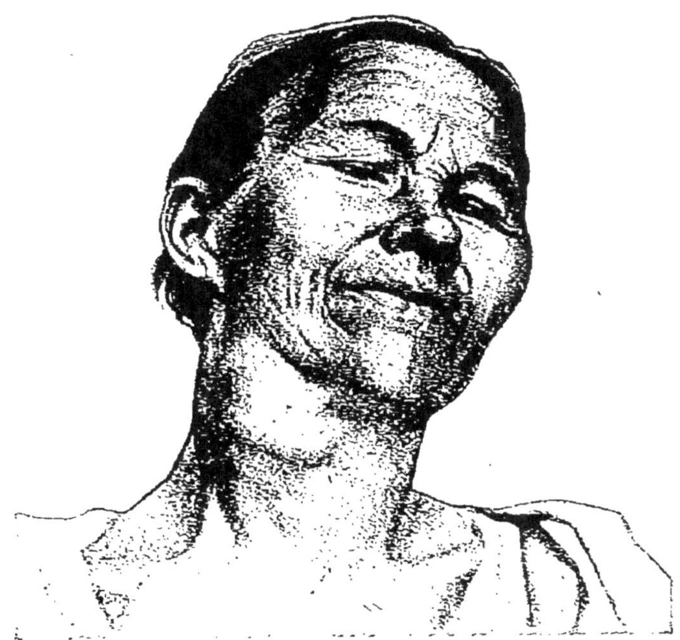

Fig. 182. — Goitre droit situé à l'angle de la mâchoire.

une altération des anneaux de ce conduit qui se ramollissent et perdent toute consistance. Il peut se produire alors brusquement une *coudure de la trachée* et l'asphyxie qui en résulte aboutit rapidement à la mort si on n'intervient pas immédiatement.

Plus rarement et seulement dans les cas où le goitre se développe en arrière, on observe la *compression du nerf récurrent ;* la paralysie unilatérale du nerf se traduit par de l'enrouement, la paralysie bilatérale par de l'aphonie complète. La dysphagie par compression de l'œsophage est exceptionnelle ; elle reconnaît pour cause un goitre à siège anormal.

La *consistance du goitre* est généralement élastique; parfois, notamment lorsqu'il y a des nodules isolés, des parties molles alternes avec des parties plus fermes. Dans le goitre kystique, on a la sensation d'une outre gonflée; la tension peut être tellement élevée qu'on ne perçoit plus la fluctuation. Dans les goitres anciens des vieillards, les crétifications et les ossifications se traduisent par des nodosités dures comme de l'os. D'ailleurs le goitre qui présente une consistance dure, qui se développe rapidement et adhère aux organes voisins est suspect; généralement il s'agit d'un cancer. L'accroissement du goitre est lent et dure des années; le goitre kystique

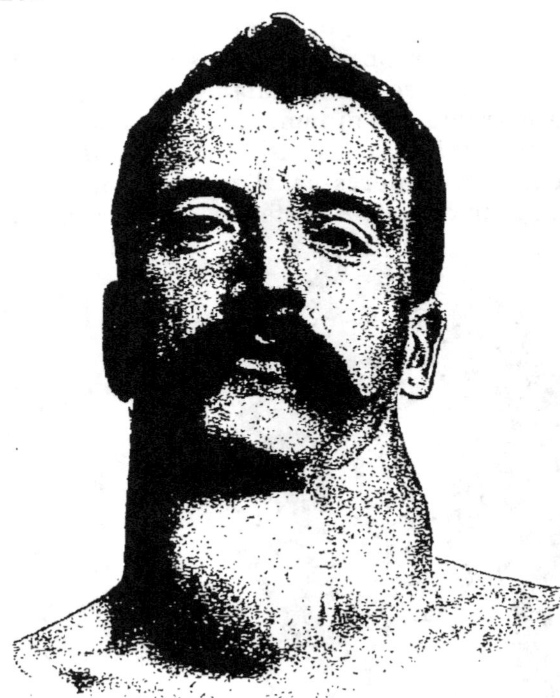

Fig. 183. — Goitre colloïde bilatéral.

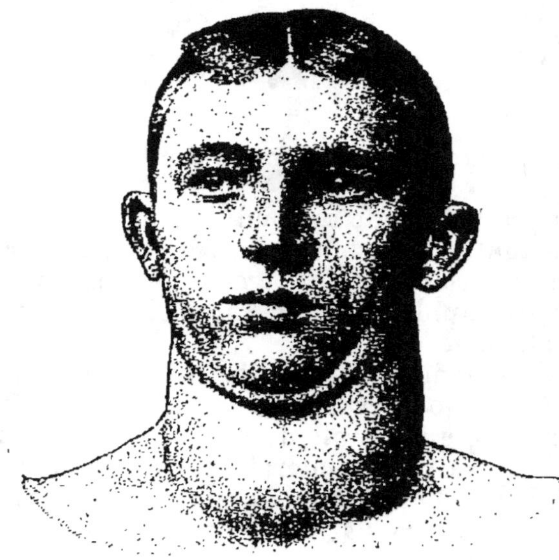

Fig. 184. — Goitre colloïde bilatéral.

se développe un peu plus rapidement ; un accroissement très rapide est dû à la dégénérescence maligne ou à des hémorragies et à des poussées inflammatoires.

Le goitre *rétrosternal* ou plongeant détermine une compression précoce de la trachée avec dyspnée consécutive. Au début, il suit encore les mouvements ascensionnels du larynx pendant la déglutition. Plus tard, surtout si la totalité du goitre est située en arrière du sternum, la tumeur demeure immobile, et on n'en peut déterminer le volume que par la matité que révèle la percussion au niveau du manche du sternum. Nous avons déjà dit que l'athyroïdie donne lieu à des phénomènes toxiques dont le *crétinisme*, la *cachexie strumiprive*, le *myxœdème* constituent l'expression clinique. Ces accidents surviennent non seulement dans l'atrophie congénitale, mais encore par suite de la destruction du parenchyme glandulaire, par exemple à la suite d'une inflammation et surtout de

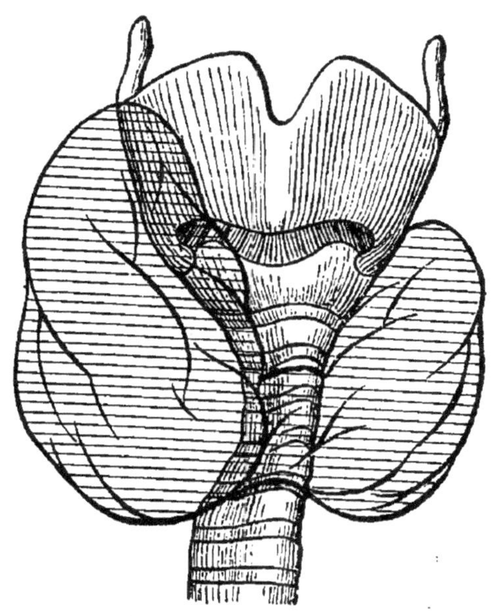

Fig. 185. — Compression de la trachée en lame de sabre par le goitre (schéma).

l'*ablation chirurgicale totale* du goitre. Il s'établit peu à peu de la paresse cérébrale qui peut aller jusqu'à l'idiotie complète et s'accompagner d'une perte progressive des forces. En même temps, il survient un œdème chronique, non dépressible, probablement par accumulation de mucine (*myxœdème*). Une autre conséquence peu fréquente de la strumectomie est l'apparition brusque d'une *tétanie* qui peut d'ailleurs également éclater même alors qu'on a laissé un fragment thyroïdien au moment de l'opération. Le nom indique l'analogie que présentent ces accidents avec le tétanos. Des convulsions se produisent sous la forme d'accès qui surviennent immédiatement ou quelques jours après l'ablation du goitre et durent plusieurs minutes. Les membres supérieurs, puis la face et les mollets en sont principalement le siège. Les bras prennent une attitude caractéristique, le coude est fléchi, et les mains se

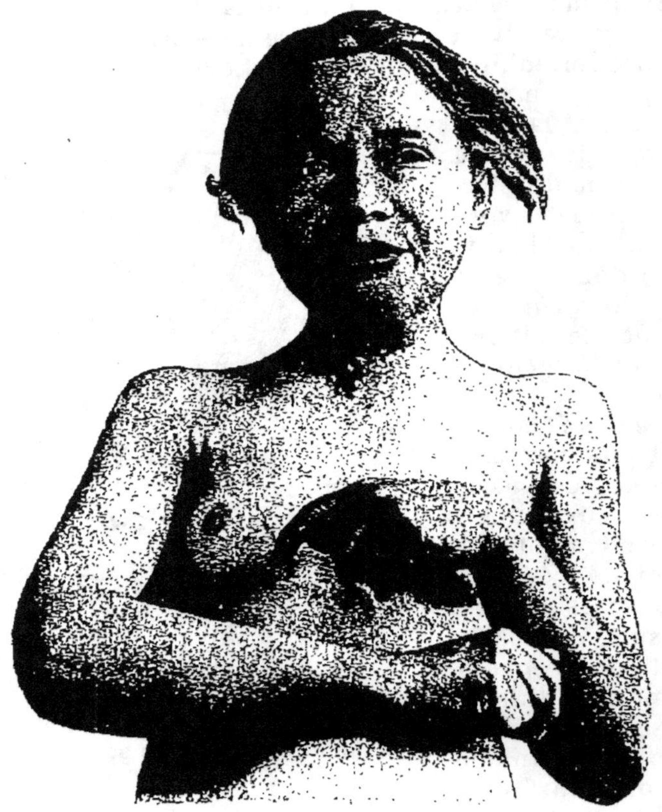

Fig. 186. — Tétanie consécutive à la thyroïdectomie partielle.

placent dans l'*attitude obstétricale*, c'est-à-dire que la paume de la main se creuse, le pouce est rentré, l'index est étendu et les autres doigts sont fléchis. Au cours de l'accès, on observe parfois des troubles de la parole, comme par exemple dans le cas représenté dans la figure 186. Ces convulsions se reproduisent également en dehors des accès quand on comprime les vaisseaux du bras (*signe de Trous-*

seau). S'ils sont légers, les accès disparaissent au bout de peu de jours sans laisser de trace ; d'autres fois, ils se généralisent, intéressent le diaphragme et aboutissent à la mort par suite des troubles de la respiration. Les dimensions du fragment de corps thyroïde qu'il convient de laisser pour éviter les accidents post-opératoires varient d'un sujet à l'autre. Parfois il suffira d'un fragment gros comme une cerise ; dans d'autres cas, il y a insuffisance fonctionnelle même alors qu'on a laissé des parties assez volumineuses (1).

Lorsque l'ablation totale de la glande n'entraîne pas de cachexie strumiprive, on doit admettre qu'il existe une *thyroïde accessoire* sur le trajet que parcourent les ébauches moyenne et latérale. Nous avons vu précédemment que le conduit *thyro-glosse* représentait le trajet parcouru par l'*ébauche moyenne*. Aussi trouve-t-on les *goitres accessoires* dans la langue et au niveau de l'os hyoïde ; dans la même catégorie rentrent les goitres rétrosternaux et intra-thoraciques, ainsi que ceux qui font irruption dans le larynx ou la trachée. Les goitres rétroclaviculaires et rétropharyngiens sont au contraire en rapport avec l'*ébauche latérale*. Parfois le goitre accessoire est relié par un cordon fibreux au corps thyroïde, ce qui facilite beaucoup le diagnostic.

Dans le *traitement* médicamenteux du goitre, *l'iode* joue un rôle important depuis que les recherches de Baumann ont montré que la substance active du corps thyroïde est un composé de l'iode. On peut administrer le médicament, soit à l'extérieur, sous la forme d'une pommade à l'iodure de potassium et de compresses imbibées d'une solution d'iodure de potassium, ou bien à l'intérieur, en donnant jusqu'à 3 grammes d'iodure de potassium par jour. Nous avons signalé ci-dessus qu'on a obtenu récemment de bons résultats en administrant le corps thyroïde sous la forme de glandes animales soumises à la cuisson ou de comprimés qu'on trouve dans le commerce. Mais ces médicaments n'auront quelques chances de succès que s'il s'agit de goitres parenchymateux chez de jeunes sujets. Dans les autres cas, notamment dans les

---

(1) [Ce qui importe ce n'est pas le volume du fragment thyroïdie·
laissé en place, mais bien sa valeur fonctionnelle, physiol····

Planche XXXI. — Thyroïdectomie (d'après Zuckerkandl).

---

dégénérescences, kystiques ou autres (crétification), on ne pourra attendre de guérison que d'une opération.

Parmi les procédés presque entièrement abandonnés, nous mentionnerons la *ligature des principales artères nourricières du corps thyroïde*. L'opération n'est pas facile et on y a renoncé parce que le résultat est trop incertain. Nous ne recommanderons pas non plus l'exothyropexie où l'on met le goitre à nu en vue de l'exposer à l'air libre. On supprimerait ainsi la compression de la trachée et le goitre luxé, protégé par un pansement aseptique, se ratatinerait à la longue. L'*opération* à laquelle on donne actuellement la préférence est *l'ablation partielle* du goitre. On fait une incision qui part de la partie supérieure du bord antérieur du muscle sterno-cléido-mastoïdien et, décrivant une courbe à concavité supérieure, contourne le bord inférieur du goitre. On attire en dehors les muscles omo-hyoïdiens, sterno-hyoïdiens et sterno-thyroïdiens, ou on les sectionne au niveau de leur insertion. Ainsi la tumeur se trouve mise à nu. Généralement, il est alors facile d'énucléer le goitre. On voit se tendre les veines accessoires qui pénètrent la tumeur par sa face antérieure ; on les divise entre deux pinces et on les lie. On découvre alors l'une après l'autre les artères et les veines thyroïdiennes supérieures et inférieures et on les lie également. En liant l'artère thyroïdienne inférieure, on accordera une attention spéciale au nerf récurrent qui est tout proche, afin de ne pas le blesser (voir pl. XXXI). Le plus sûr est de faire toutes les ligatures le plus près possible du corps thyroïde. Les veines sont généralement gonflées et la paroi est mince et se déchire facilement, Aussi doit-on toujours dans l'ablation d'un goitre s'attendre à d'abondantes hémorrhagies veineuses et à la possibilité d'une embolie gazeuse. D'autre part, les manipulations auxquelles on soumet le goitre au cours de l'intervention, peuvent entraîner l'écrasement de la trachée et si on ne réussit pas à combattre les accidents respiratoires qui s'ensuivent en déplaçant le goitre ou en exerçant une traction sur lui, on devra pratiquer la trachéotomie d'urgence. Pour la trachéotomie dans le goitre plongeant, on se reportera aux indications données à propos des tumeurs du médiastin (voir plus loin).

Si le goitre détermine une dyspnée intense, on se contentera de l'anesthésie locale. Il est intéressant de noter qu'une fois la peau bien insensibilisée, on peut opérer dans la profondeur sans causer de souffrance appréciable.

Dans un goitre unilatéral, on liera les vaisseaux principaux, on décollera le lobe thyroïdien et on sectionnera l'isthme après une application de la pince à écrasement de Kocher ; on suturera les muscles, on drainera la plaie et on réunira la peau. Dans le goitre bilatéral, on procédera de même de l'autre côté, mais en y laissant un fragment gros au moins comme un œuf de poule et pourvu de ses vaisseaux afférents, afin de prévenir l'apparition de la tétanie et de la cachexie strumiprive.

Quand on a affaire à des nodules fermes et isolés, on peut avoir recours à l'*énucléation*. A cet effet, on met le corps thyroïde à nu par l'incision indiquée ci-dessus ; on détermine le siège et les dimensions du nodule, on sectionne le tissu thyroïdien au bistouri et aussitôt qu'on atteint la surface lisse du nodule, il suffit de décortiquer le nodule ; l'hémorrhagie est généralement insignifiante. En cas de nodules multiples, on peut terminer l'opération sans sacrifier aucune partie de parenchyme normal.

Le traitement du *goitre kystique* consistait autrefois dans la ponction suivie de l'injection d'iode. Mais le résultat de cette intervention est incertain et souvent on observe des accidents graves d'intoxications. C'est pourquoi on a renoncé à ce procédé et on ne pratique plus guère que l'énucléation de la poche kystique.

Parmi les *tumeurs malignes* du corps thyroïde, nous mentionnerons le carcinome et le sarcome qui ne sont pas rares chez les porteurs d'un goitre ancien. La dégénérescence maligne débute par un nodule isolé qui s'accroît rapidement et se distingue par sa consistance plus ferme des autres parties du goitre, ou bien la tumeur subit en totalité un accroissement diffus. Les cas de la dernière catégorie offrent un diagnostic difficile ; on reconnaît leur malignité à leur accroissement rapide et aux adhérences précoces que la tumeur contracte avec la peau et les tissus sous-jacents. L'ulcération de la tumeur est rare ; elle ne s'observe guère que dans le sarcome. La figure 137 représente un carcinome du corps thyroïde, considéré comme inopérable à cause de son volume excessif et de ses nombreuses adhérences. Le seul traitement possible serait l'ablation qui n'est praticable qu'au début, avant l'apparition des adhérences.

Le *goitre malin* est ainsi désigné parce que, de même qu'une tumeur maligne, il aboutit à des métastases thyroïdiennes dans d'autres organes, notamment dans les os

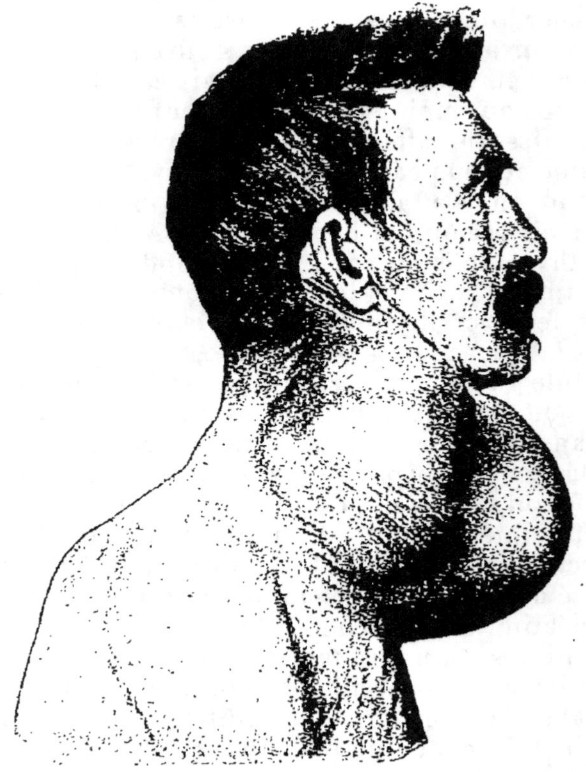

Fig. 187. — Carcinome du corps thyroïde.

et dans les poumons. Il est remarquable que le microscope ne décèle dans ces métastases aucun caractère de dégénérescence maligne; on dirait une coupe d'un goitre colloïde ordinaire. Parfois d'ailleurs le corps thyroïde lui-même n'est aucunement hypertrophié. On ignore si ces métastases doivent être considérées comme des germes

embryonnaires aberrants ou si elles sont l'analogue des
métastases cancéreuses.

A titre de tumeur rare du corps thyroïde, on peut citer
le *kyste hydatique*. Au premier abord, celui-ci ne se distingue pas du goitre kystique ; on n'en portera le diagnostic

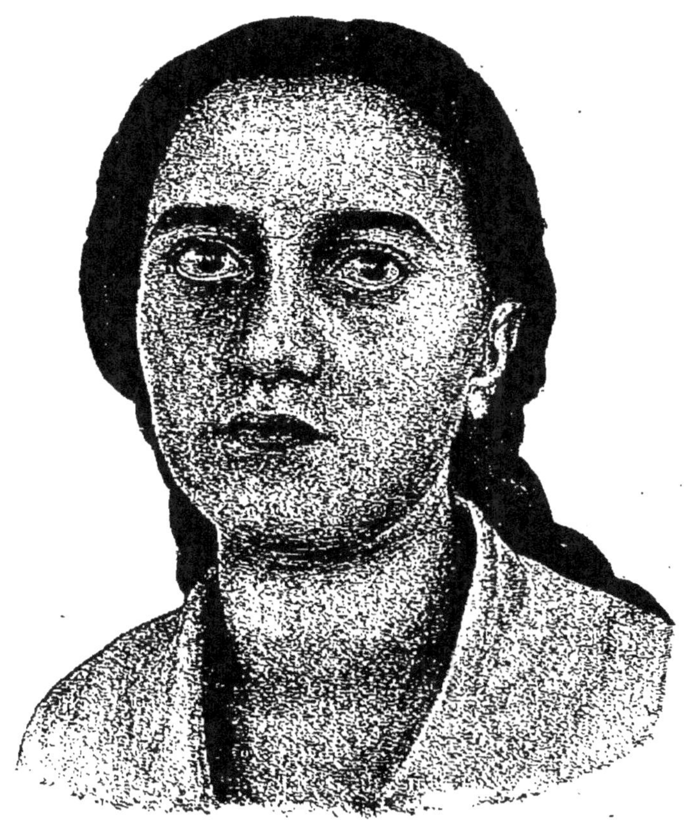

Fig. 188. — Goitre exophtalmique.

qu'en s'appuyant sur l'examen du liquide recueilli par la
ponction exploratrice.

Traitement : ablation de la poche kystique.

Le goitre exophtalmique répond à un syndrome dont
les signes cardinaux sont le *goitre*, l'*exophtalmie* et les
palpitations. Ces signes ne sont pas toujours également
marqués ; mais le plus souvent, ils se compliquent d'un

certain nombre de troubles nerveux que l'on pourrait attribuer à l'hystérie (fig 188).

L'*étiologie* de cette maladie est inconnue. Pour les uns, ce serait essentiellement une affection du sympathique cervical, tandis que Möbius l'attribue à une hypersécrétion thyroïdienne. Les deux théories ont été le point de départ d'interventions chirurgicales. On a fait la *résection du sympathique cervical* et l'*ablation partielle du corps thyroïde*. La résection du sympathique a donné des résultats douteux. Mais il est incontestable que la thyroïdectomie a à son actif un nombre assez considérable d'améliorations et même de guérisons. Cette opération n'est d'ailleurs pas dépourvue de dangers. Les sujets atteints de goitres exophtalmiques — presque toujours ce sont des femmes — présentent une résistance diminuée et la syncope post-opératoire est fréquente (1).

On devrait toujours instituer d'abord un *traitement interne :* changement d'air, séjour à la montagne, régime non irritant, administration d'eaux et de médicaments à base arsenicale et ferrugineuse. Quelques auteurs ont également obtenu de bons résultats de la radiothérapie.

Depuis quelque temps a surgi la *chirurgie du thymus.* Nous savons depuis Waldeyer que le thymus ne disparaît pas complètement avec les progrès de l'âge, comme on le croyait autrefois.

Il subsiste sous la forme d'un amas adipeux dans lequel on retrouve constamment des débris de la glande.

A l'autopsie d'enfants qui avaient succombé brusquement à un accès d'asphyxie, on a constaté l'existence d'une *hyperplasie du thymus;* on admet que cette glande a déterminé l'asphyxie par la compression de la trachée et des gros vaisseaux. Depuis lors l'intervention chirurgicale a amené la guérison dans plusieurs cas où l'on avait soupçonné l'hyperplasie du thymus dès les premiers accidents de suffocation. Rehn a pratiqué le déplacement de la glande, König son extirpation partielle et Ehrhardt son ablation totale.

(1) La syncope sur la table d'opération, dès la première bouffée de vapeurs anesthésiques, est également fréquente et nous nous rappelons avoir vu ainsi mourir sur la table d'opération, alors que nous étions l'interne de M. Peyrot, à l'hôpital Lariboisière, une jeune femme de 23 ans tout au début d'une anesthésie chloroformique fort bien menée.

XII. CHIRURGIE DU LARYNX ET DE LA TRACHÉE

Lésions traumatiques. — Les *fractures sous-cutanées du larynx et de la trachée* succèdent à des contusions graves (écrasements, strangulations). La fracture peut porter sur le cartilage thyroïde, le cartilage cricoïde et un certain nombre d'anneaux de la trachée. Les premiers signes que l'on observe sont des troubles de la parole et de la déglutition et parfois de la gêne respiratoire. Dans les cas graves l'expectoration spumeuse et sanguinolente indiquera la déchirure de la muqueuse. Les hémorragies de la muqueuse revêtent parfois un caractère inquiétant, surtout à cause de l'aspiration du sang. L'emphysème sous-cutané est également à redouter. Celui-ci donne lieu à un gonflement étendu de la peau déterminant une sensation caractéristique de crépitation. A cela viennent s'ajouter les signes de la fracture ; on obtient à la pression une douleur typique, parfois on sent extérieurement le déplacement des cartilages et la pression détermine de la crépitation. Aussitôt qu'on aura porté le diagnostic de fractures du larynx ou de la trachée, on pratiquera la trachéotomie au-dessous de la fracture même en l'absence d'une gêne respiratoire inquiétante. Car la scène peut changer d'un moment à l'autre ; les progrès de l'emphysème sous-cutané rendront ultérieurement l'intervention beaucoup plus difficile, et il n'est pas rare de voir survenir des accidents inflammatoires qui peuvent aboutir à *l'œdème de la glotte* et à l'*asphyxie immédiate*. Si on ne parvient pas à réduire la fracture, il peut se constituer une sténose qui rendra difficile ou même impossible le décanulage. Dans certains cas, on peut combattre la sténose par la dilatation progressive pratiquée avec des bougies ; dans d'autres cas, il s'établit des brides cicatricielles, parfois même des membranes entières qui obstruent la lumière du larynx et de la trachée et pour l'ablation desquelles des autoplasties compliquées sont nécessaires.

Les *lésions traumatiques* du larynx et de la trachée *par instruments piquants et tranchants* s'observent principalement à la suite de tentatives de suicide. La totalité de la trachée peut être sectionnée transversalement. Comme dans les fractures sous-cutanées, il s'écoule une expectoration spumeuse et sanguinolente ; la respiration est gênée, la parole et la déglutition sont difficiles. Les dangers de l'aspiration du sang, de l'emphysème sous-cutané et de l'œdème inflammatoire de la glotte rendent la trachéotomie nécessaire. Dans la plupart des cas, on pratiquera immédiatement la suture des voies respiratoires.

On *décanulera* au bout de deux ou trois jours, dès que le danger de l'inflammation et de l'œdème aura disparu. On s'assurera de la perméabilité des voies respiratoires à l'aide d'une canule fenêtrée. Le tube externe de cette canule présente une fenêtre ovale au sommet de la convexité, de sorte que l'air passe directement dans le larynx si on bouche l'orifice de la canule après avoir retiré le tube intérieur. On ne retirera la canule définitivement que quand on aura reconnu que le passage demeure libre pendant un laps de temps suffisamment long.

Corps étrangers. — *L'obstruction de l'entrée du larynx* peut déterminer une asphyxie subite, par exemple pendant la déglutition d'un bol alimentaire trop volumineux. Sans signes prémonitoires l'individu, en train de prendre son repas, tombe à la renverse comme mort. Généralement le bol alimentaire — souvent il s'agit de viande — est engagé d'une part dans l'œsophage, tandis que l'autre bout, le plus gros, obstrue l'entrée du larynx. Parfois une inspiration énergique n'aura d'autre effet que d'enclaver le corps étranger plus profondément dans le larynx et de rendre l'occlusion hermétique (König). Si un membre de la famille a suffisamment de présence d'esprit, il peut introduire immédiatement un doigt au fond du pharynx, retirer le morceau de viande et écarter ainsi le danger. Souvent les personnes présentes sont tellement impressionnées que l'idée ne leur vient pas qu'il puisse s'agir d'un obstacle mécanique ; elles s'imaginent avoir affaire à une attaque d'apoplexie et quand le médecin arrive, le malade a succombé à l'asphyxie. Ce ne sont pas toujours des aliments qui causent ces accidents ; d'autres corps étrangers, tels que des dentiers, des chiques de tabac, etc. peuvent également y donner lieu.

L'aspiration des corps étrangers dans le larynx et la trachée est particulièrement fréquente chez l'enfant qui s'introduit un objet dans la bouche en jouant et l'aspire brusquement dans un éclat de rire ou un accès de frayeur. Il en est de même pendant le repas ; il s'agit alors de fragments d'os ou de noyaux de fruit, surtout de prunes. Le corps étranger peut s'arrêter dans le larynx au-dessus des cordes vocales, s'enclaver au niveau de la glotte ou être flottant ou fixé dans la trachée ou dans une bronche. Dans les deux premiers cas, il y a urgence, car la dyspnée est si intense qu'il est impossible de transporter le malade bien loin. Les accidents sont moins dramatiques quand le corps étranger a franchi la glotte et va et vient dans la trachée et les bronches. Le malade déclare d'habitude lui-même avoir « avalé de travers ». Il présente des accès de toux violents qui vont jusqu'à la suffocation. A l'auscultation, on entend des deux côtés, surtout au niveau des grandes bronches, des râles sibilants et ronflants, parfois un bruit de choc dû au corps étranger. Si celui-ci est enclavé, dans une bronche, il en résulte de l'atélectasie avec silence respiratoire consécutif.

A moins d'urgence extrême, si le malade est raisonnable et pas trop jeune, il est bon de commencer par soumettre son larynx à un examen laryngoscopique afin d'établir si la glotte et l'espace susglottique sont libres. Lorsqu'on ne découvre pas le corps étranger par la laryngoscopie et qu'on n'a pas de preuves de sa présence dans la trachée ou dans les bronches, on aura recours à la radiographie. Il va de soi qu'un résultat négatif n'a aucune valeur ; car certains corps étrangers ne se projettent pas sur l'écran.

Au point de vue du *traitement*, on évitera de perdre du temps, même dans les cas où l'urgence ne s'impose pas. Car des accès de toux peuvent chasser le corps étranger dans la glotte et causer la mort immédiate. Cet accident peut également survenir, lorsque, suivant une pratique naguère très fréquemment appliquée, on renverse et on secoue le corps du malade. Les méthodes endolaryngées (1)

____

(1) [C'est la bronchoscopie et l'extraction sous le contrôle de la vue des corps étrangers trachéaux ou bronchiques grâce au bron-

ne conviennent pas à l'extraction des corps étrangers des voies respiratoires dans la pratique générale. Elles nécessitent des instruments spéciaux et exigent un entraînement que possède seul le spécialiste. Le meilleur mode de traitement est la trachéotomie dont on trouvera plus loin la technique détaillée. L'incision de la trachée faite immédiatement au-dessous du larynx permettra l'extraction du corps étranger, qu'il soit enclavé dans le larynx ou flotte librement dans la trachée. Dans ce dernier cas, un accès de toux, dès l'ouverture de la trachée, peut faire rejeter le corps étranger au dehors ou du moins le projeter dans le voisinage de la plaie où on le saisira avec une pince. Au besoin, on provoquera les accès de toux par l'introduction d'une plume d'oie dans la trachée. Rarement le corps étranger sera assez solidement fixé dans le larynx pour que la taille laryngée devienne nécessaire pour effectuer l'extraction.

Chez un malade auquel on a extrait un corps étranger du larynx, il est bon de laisser une canule à trachéotomie à demeure pendant un ou deux jours dans le cas où il se produirait de l'œdème de la glotte. Mais si le corps étranger siégeait dans la trachée, on peut suturer immédiatement la plaie de la trachéotomie au catgut.

On a publié quelques faits dans lesquels, malgré la trachéotomie, il fut impossible tout d'abord d'extraire le corps étranger de la trachée, mais où celui-ci fut rejeté, par la plaie dans les premiers jours qui suivirent. Pour faciliter cette expulsion spontanée, on avait supprimé la canule et abouché la plaie trachéale à celle de la peau (1). L'extraction d'un corps étranger d'une bronche présente généralement les plus grandes difficultés. Dans ces cas, il n'y a guère de danger immédiat ; on pratiquera une trachéotomie basse et on tentera de saisir et d'extraire le corps étranger par la plaie à l'aide de pinces ayant la courbure voulue.

Laryngite et trachéite. — Le rôle le plus important revient à la *diphtérie du larynx et de la trachée* qui succède le plus souvent à des lésions analogues du pharynx. Chez un fébricitant, on constate, au niveau des amygdales, des

choscope. On connaît les travaux de Guisez notamment en France, sur la bronchoscopie ; mais il s'agit là évidemment d'un procédé de spécialiste et non d'un procédé de chirurgie d'urgence.]

(1) C'est la laryngostomie (F. M.).

arcs palatins et de la luette, une rougeur intense ou des dépôts fibrineux, jaunâtres, confluents. La participation du larynx se reconnaît à la dyspnée due à ce que le larynx et la trachée sont tapissés de pseudo-membranes qui peuvent se continuer jusque dans les ramifications bronchiques les plus fines. Dans le cas le plus favorable, ces pseudo-membranes sont rejetées en partie ou en totalité dans un accès de toux sous la forme d'un moule dendritique. A propos de la diphtérie pharyngée (p. 200), on a vu que la dyspnée ne résultait pas de l'accroissement progressif des pseudo-membranes, mais qu'elle pouvait se déclarer brusquement au moment où des lambeaux détachés ou flottants de ces membranes venaient obstruer la glotte. On jugera du degré de la dyspnée par le cornage et surtout par le *tirage* (dépressions respiratoires du thorax et de l'abdomen). Quand on décide la trachéotomie à cause de la dyspnée, il faut bien se rendre compte que l'opération n'agira que contre la gêne respiratoire et qu'elle n'assurera pas la guérison de la maladie. On ne négligera donc aucune mesure thérapeutique pouvant exercer une action favorable sur la diphtérie (injections de sérum, inhalations, compresses glacées, gargarismes avec une solution étendue d'alun).

Il est rare que la trachéotomie ne supprime la dyspnée que passagèrement ou point du tout. Cela tient alors à ce que la maladie a gagné les petites bronches ou à ce que la diphtérie s'est compliquée d'une pneumonie.

L'œdème de la glotte, qui survient lorsque des inflamtions du voisinage se propagent au larynx, a été signalé à plusieurs reprises, notamment à propos des inflammations de la bouche et de la gorge. Il peut également succéder à des accidents inflammatoires du larynx parmi lesquels nous citerons principalement les *ulcérations tuberculeuses et syphilitiques*, ainsi que la *périchondrite du larynx*.

Pour combattre la gêne respiratoire qui résulte de ces lésions inflammatoires, nous disposons de deux moyens thérapeutiques, la *trachéotomie* et le *tubage de O'D'wyer* (1). Le tubage a également été employé en Allemagne, mais il n'y est pas d'un usage courant comme à l'étranger, en Amérique par exemple (2).

---

(1) Bouchut a été le créateur de la méthode du tubage (F. M.).
(2) Et notamment en France (F. M.).

Nous décrirons la technique de la trachéotomie plus loin, en même temps que les opérations qui se pratiquent sur le larynx et la trachée. Mais nous décrirons de suite le *tubage* en suivant les indications données par Zuckerkandl dans sa Médecine opératoire.

« Les instruments primitifs de O'Dwyer sont restés les meilleurs malgré toutes les modifications qu'on a prétendu y apporter. Ils se composent 1º d'un *ouvre-bouche* (fig. 189) ; 2º d'une série de *tubes métalliques* (1) de grandeurs variables (fig. 190 et 191). Chaque tube présente à son extrémité supérieure un bord analogue à celui d'un chapeau et destiné à s'intercaler entre les deux aryté-

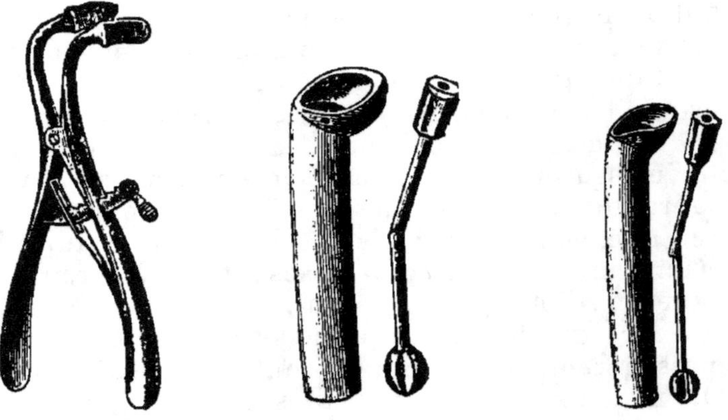

Fig. 189, 190 et 191. — Instrumentation d'O'Dwyer pour le tubage.

noïdes. Cette tête présente à sa gauche un orifice destiné à un fil de sûreté. Chaque tube est muni d'un mandrin destiné à faciliter l'introduction du tube ; 3º d'un *introducteur* ou intubateur (fig. 192) qui se fixe sur le mandrin. A chaque tube correspond un mandrin spécial. Un système

(1) En France, le tube de Froin tend de plus en plus à remplacer le tube d'O'Dwyer (modèle Collin). Le tube de Froin est percé à son extrémité trachéale de deux œillères symétriques et latéralisées de façon à conserver un véritable éperon médian. Cette disposition rend plus difficile l'obstruction du tube par une fausse membrane. Celle-ci est, en effet, déviée, latéralisée par l'éperon et une œillère reste libre assurant la ventilation trachéo-pulmonaire.

de déclanchement constitué par un levier permet de retirer le mandrin du tube ; 4° d'un *extracteur* (fig. 193). L'extrémité de cet instrument, qui ressemble à l'introducteur, s'engage dans l'intérieur du tube, adhère à ses parois et permet de le retirer.

Voici comment on procède : une infirmière prend l'enfant sur les genoux et immobilise ses jambes entre les siennes, tandis qu'elle fixe de la main droite la tête et de la main gauche les mains de l'enfant. Un aide assujettit solidement l'ouvre-bouche. L'opérateur introduit l'index gauche dans le fond de la bouche et va à la recherche de

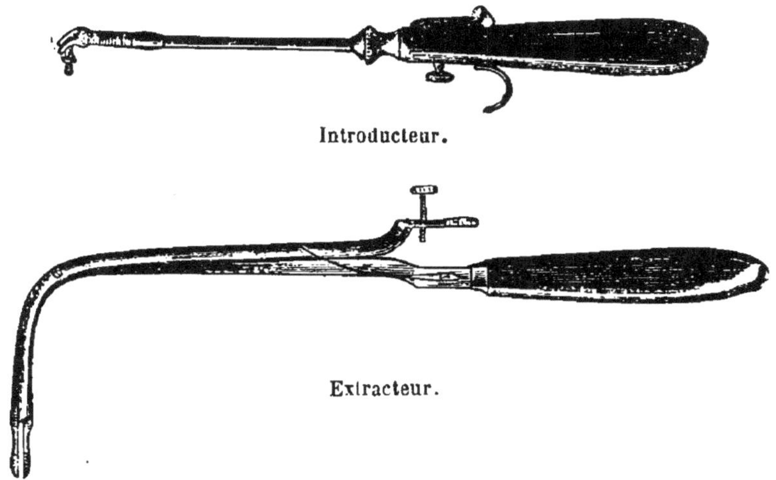

Fig. 192 et 193. — Instrumentration d'O'Dwyer pour le tubage.

l'épiglotte qu'il relève ; puis il introduit l'intubateur armé de son tube et le fait glisser le long de son doigt, en inclinant l'introducteur de manière que le tube soit horizontal et très exactement dans la ligne médiane. Il suffit de relever légèrement le manche de l'introducteur pour que l'extrémité inférieure du tube s'engage dans le larynx.

Une fois qu'on s'est assuré que le tube a bien pénétré dans le larynx, on le sépare de l'introducteur (soit avec le doigt de la main gauche, soit en faisant jouer le déclancheur) et avec l'index de la main gauche, on effectue sa pénétration complète dans le larynx.

Le *détubage* s'exécute suivant un procédé analogue.

Sous le contrôle de l'index gauche, on introduit l'extracteur fermé dans l'orifice du tube. Par une pression sur la partie supérieure de l'instrument, on écate ses mors et on retire le tube sans violence. [Le détubage se fait surtout, en France par le procédé de l'énucléation digitale de Bayeux.]

Dans la plupart des cas, l'ouvre-bouche est inutile ; on protégera simplement l'index gauche par un doigtier métallique.

On ne laissera pas le tube trop longtemps en place, de crainte de déterminer des ulcérations.

TUMEURS DU LARYNX

La plupart des *tumeurs* laryngées sont des tumeurs *bénignes*, ce sont essentiellement des fibromes et des papillomes. Les *fibromes* ont pour point de départ la couche sous-muqueuse et sont par conséquent sessiles. Leur dimension varie de celle d'une tête d'épingle à celle d'un pois. Ils siègent de préférence sur les cordes vocales. Au laryngoscope, ils se présentent comme des saillies hémisphériques, lisses et jaunàtres. Ces tumeurs sont presque toujours uniques. Chez les chanteurs, on observe parfois sur les cordes vocales de tout petits fibromes (*laryngite nodulaire, nodules des chanteurs*). Ces nodules gênent et souvent rendent impossible l'émission de la voix.

Les *papillomes* ont un aspect verruqueux. Ils sont en partie pédiculés et flottants. Par leur surface en choux-fleurs ils rappellent les condylomes aigus. Fréquemment multiples, ils siègent sur la muqueuse vocale ainsi que sur la muqueuse sus et sous-glottique.

On rencontre parfois des *lipomes*, des *angiomes*, des *enchondromes* et des *kystes par rétention*. Nous avons mentionné le *goitre intra-trachéal*.

Parmi les *tumeurs malignes*, le carcinome est bien plus fréquent que le sarcome. Le *carcinome* prend généralement naissance sur les cordes vocales, mais les autres parties de la muqueuse peuvent également lui donner naissance. Il n'est pas rare qu'il résulte de la dégénérescence maligne d'un papillome bénin. Il s'ulcère aussi rapidement que le carcinome cutané. Il tend à obstruer l'intérieur du larynx, parfois même il envahit la paroi et l'on sent extérieurement comme une carapace. On recherchera les métastases dans les ganglions lymphatiques situés au-dessous du bord du maxillaire, en avant et en arrière du muscle sterno-cléido-mastoïdien et dans les régions sus et sous-claviculaire.

Le *sarcome* du larynx est beaucoup plus rare. Comme le carcinome, il forme des tumeurs volumineuses à croissance rapide.

On rencontre dans la trachée les mêmes tumeurs que dans le larynx.

Le premier *signe* et le plus important des tumeurs endolaryngées, c'est l'enrouement qui peut aller jusqu'à l'aphonie complète. Les tumeurs bénignes sont rarement assez volumineuses pour déterminer des troubles de la respiration. Toutefois de petites tumeurs pédiculées peuvent s'enclaver dans la glotte et provoquer de violents accès de suffocation. Dans les tumeurs malignes que leur accroissement rapide suffit à rendre suspectes, la respiration est beaucoup plus communément gênée. D'ailleurs l'ulcération de la tumeur donne lieu à une sécrétion abondante et fétide.

Pour se renseigner exactement sur l'aspect, le siège et l'étendue de la lésion, on aura recours à l'*examen laryngoscopique*.

Dans la majorité des cas l'*ablation* des tumeurs bénignes peut s'effectuer par les voies naturelles. Guidé par le laryngoscope, on saisira et on enlèvera la tumeur avec des pinces appropriées. Ces manœuvres exigent d'ailleurs une habileté spéciale. Rarement on aura recours à la taille du larynx (*laryngofissure*) dans les tumeurs bénignes.

L'ablation des *tumeurs malignes* nécessite la *laryngotomie* ou la *laryngectomie partielle* ou *totale*. Les interventions endolaryngées sont contre-indiquées; car elles sont insuffisantes pour assurer l'éradication de la lésion. Elles ne sont autorisées qu'en vue de prélever un fragment de la tumeur aux fins d'un examen microscopique.

Technique de la trachéotomie. — On commencera par donner au malade une position convenable en plaçant sous les épaules un coussin ou un billot (fig. 135). La trachée se trouve alors repoussée en avant et rendue mieux accessible. Faute de prendre cette précaution, on s'exposerait à des difficultés considérables, surtout chez les enfants qui ont le cou court et gras. On peut inciser la trachée au niveau des anneaux supérieurs (*trachéotomie supérieure*), au niveau des anneaux situés en arrière de l'isthme thyroïdien que l'on sectionne (*trachéotomie moyenne*), enfin au-dessous de l'isthme (*trachéotomie inférieure*) (pl. XXVII). La *trachéotomie moyenne* est rarement indiquée ; on ne la pratiquera guère qu'au cours de la thyroïdectomie. La *crico-trachéotomie* comporte la section du cartilage cricoïde et des premiers anneaux trachéaux (fig. 181). Il n'y a pas de règles fixes en vertu desquelles on doive donner la préférence à la *trachéotomie supérieure* ou à l'*inférieure*. En général, on pratiquera la *trachéotomie supérieure* ou la *crico-trachéotomie* en cas d'urgence extrême, dans l'œdème de la glotte (1) et en présence de corps étrangers enclavés dans la glotte. La trachéotomie inférieure est préférable dans la diphtérie (2) parce qu'elle permet d'opérer sur une partie de la trachée que l'on peut espérer non envahie par les membranes. Elle est également indiquée en vue de l'extraction d'un corps étranger mobile dans la trachée ou les bronches ou enclavé dans une bronche. Enfin on y aura recours dans les cas d'obstacles particulièrement profonds (goitre plongeant, tumeur du médiastin, etc.) et on utilisera alors des canules longues comme celles de König (voir plus loin : tumeurs du médiastin).

Quand on pratique la trachéotomie, il est deux règles capitales que l'on ne devra jamais négliger. Tout d'abord, on fera une incision très longue, rigoureusement médiane, partant du bord inférieur du cartilage thyroïde et descendant jusqu'à la fourchette du sternum. Ensuite on soignera particulièrement l'hémostase au cours de l'opération ; toute veine que l'on rencontrera sera sectionnée entre deux pinces et liée, faute de quoi le sang provenant des veines gonflées du fait de la gêne respiratoire inonde-

---

(1) L'œdème de la glotte à lui seul est une indication insuffisante pour la trachéotomie. Il est en effet très facile de le réduire à l'aide de pulvérisations faites avec un mélange à parties égales d'une solution de cocaïne à 1 pour 50 et d'une solution d'adrénaline à 1 pour 1000 (F. M.).

(2) En France, on fait toujours la trachéotomie supérieure dans la diphtérie. La trachéotomie basse est réservée à des cas tout à fait spéciaux (F. M.).

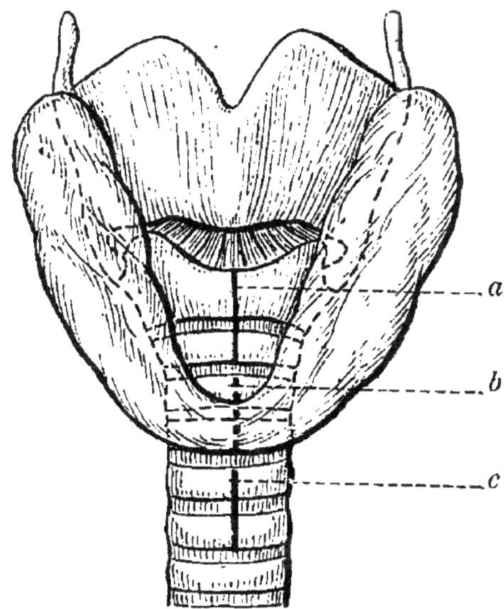

Fig. 181. — *a*, Crico-trachéotomie. — *b*, Trachéotomie moyenne.
c, Trachéotomie inférieure.

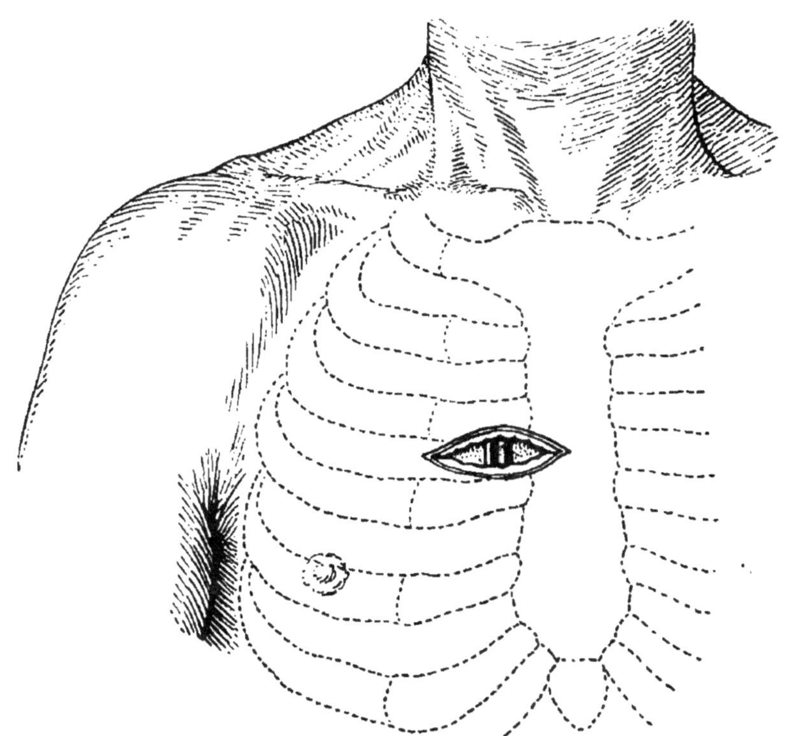

Fig. 182. — Rapports de l'artère mammaire interne.

rait constamment le champ opératoire et rendrait la découverte de la trachée particulièrement arduc.

Les canules dont on se sert actuellement sont constituées par deux tubes cylindriques en métal, légèrement convexes et s'emboîtant l'un dans l'autre. La canule externe porte une plaque sur les côtés de laquelle se fixent les cordons qui doivent être noués derrière le cou. Cette canule double a le grand avantage qu'en cas d'obstruction par des mucosités, des membranes diphtériques, etc., le nettoyage soit facile ; il suffit pour cela de retirer momentanément la canule interne.

Chez certains sujets, il se produit des ulcérations de la muqueuse au bord inférieur de la canule. Si celle-ci doit être conservée longtemps, on fera bien de faire porter alternativement des canules longues et des courtes.

Il existe également des canules d'un modèle spécial : telles que la *canule fenêtrée*, la *canule longue de Kœnig* et la *canule-tampon de Trendelenburg* que nous avons mentionnées précédemment (p. 175, fig. 135 ; p. 282, voir également le chapitre des tumeurs du médiastin). Il existe aussi des canules spéciales pour le traitement des sténoses siégeant au-dessus de la plaie trachéale. Ce sont des canules bifurquées dont la branche supérieure s'engage dans la partie sténosée, tandis que l'autre branche se trouve dans la trachée. Ce procédé permet de dilater progressivement le rétrécissement et d'autre part de boucher l'orifice de la canule et de rétablir la respiration par les voies naturelles.

Trachéotomie supérieure : position et incision cutanée comme ci-dessus. Incision au bistouri de l'aponévrose cervicale superficielle dans toute l'étendue de la plaie. On sépare les muscles sterno-hyoïdiens l'un de l'autre avec la pince à dissection et on les fait écarter par un aide. On place un crochet mousse sur l'isthme thyroïdien que l'on attire en bas et on voit alors se tendre une membrane fibreuse qui réunit le corps thyroïde à la trachée. On sectionne cette membrane transversalement et on la refoule en bas avec le corps thyroïde. On s'assure par le toucher que la trachée, facile à reconnaître à ses anneaux, n'a pas été écartée par un des crochets, mais occupe toujours bien la ligne médiane. On la fixe avec un crochet aigu, on l'attire en avant et on l'incise exactement sur la ligne médiane avec un bistouri pointu. On écarte les lèvres de la plaie trachéale avec deux petits crochets à fourches et on procède à l'introduction de la canule. A cet effet, on présente le bord de la canule obliquement devant la plaie et on l'engage dans la trachée par un léger mouvement de rotation. L'incision de la trachée ne sera pas trop courte, afin que les lèvres de cette plaie ne se recroquevillent pas au moment de l'introduction de la canule; ce serait là, d'après König, l'une des principales causes qui rendentle décanulage difficile. Léger tamponnement au-dessus et au-dessous de la canule. On termine l'opération en plaçant quelques points à chaque extrémité de la plaie cutanée et en nouant les cordons de la canule derrière le cou.

La *crico-trachéotomie* se fait par la même incision. Elle diffère seulement de l'opération précédente en ce que l'on prolonge l'incision et qu'on sectionne le cartilage cricoïde.

Pour la *trachéotomie inférieure*, voir les détails utiles à connaître à la page 203.

Aussitôt que l'obstacle qui a nécessité la trachéotomie est levé et qu'on n'a plus à redouter l'œdème collatéral consécutif, on retire la canule et l'on applique un petit pansement aseptique sur la plaie de la trachéotomie qui se cicatrise par seconde intention. Les malades doivent être surveillés nuit et jour dans les premiers temps ; car il peut se produire des accidents subits et la respiration être gênée à nouveau. Nous avons déjà signalé les cas où les lèvres de la plaie étaient recroquevillées. Plus souvent ce sont des bourgeons charnus de la plaie trachéale ou à l'intérieur de la trachée qui s'opposent au décanulage. Le curettage de ce bourgeon charnu suivi d'une légère cautérisation au nitrate d'argent amène généralement une guérison rapide. En cas de sténose par recroquevillement de la plaie trachéale, il suffira parfois d'agrandir l'incision. Il existe néanmoins des cas dans lesquels on ne réussit pas à retirer la canule sans qu'il se produise une dyspnée inquiétante et que le malade ne menace d'étouffer. Chez ces canulards, le *tubage* rend souvent d'excellents services.

La figure 183 montre un cas d'emphysème sous-cutané de la face, du cou et du thorax, comme on en observe parfois après la trachéotomie sans qu'il y ait lieu de s'en inquiéter autrement.

La **laryngotomie** ne se pratique qu'après une trachéotomie préalable. Sauf urgence, on opère en deux temps à plusieurs jours de distance. La taille du larynx comprend la section soit du cartilage thyroïde seul (*thyrotomie*) soit celle de la totalité du larynx. Dans ce cas, elle intéresse le

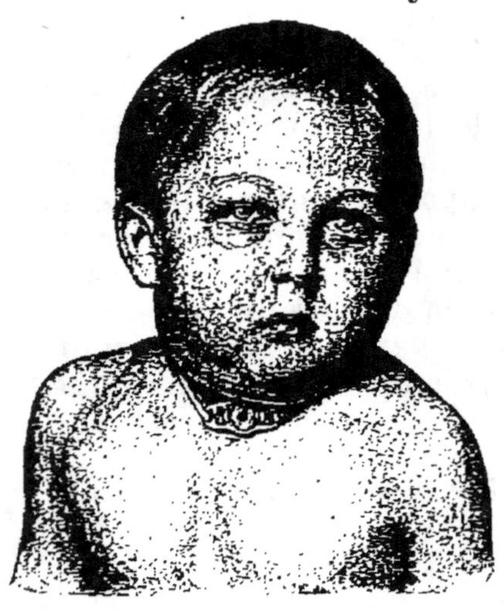

Fig. 183. — Emphysème sous-cutané consécutif à la trachéotomie.

cartilage thyroïde, le ligament crico-thyroïdien et le cartilage cricoïde et porte le nom de *laryngo-fissure*. Incision exactement médiane allant de l'os hyoïde au niveau des premiers anneaux trachéens. Après incision de l'aponévrose cervicale, on sépare les muscles sterno-hyoïdiens sur la ligne médiane et on met à nu la face antérieure du cartilage thyroïde. Avec une des branches d'une paire de ciseaux pointus, on perfore le ligament crico-thyroïdien et on sectionne le cartilage thyroïde exactement par la ligne médiane. Chez les gens âgés le cartilage est calcifié ou ossifié et on est obligé de le diviser avec un fort couteau ou des pinces de Liston. On écarte les lames du cartilage thyroïde avec des crochets aigus. Si l'on n'obtient pas ainsi un jour suffisant, on prolonge l'incision inférieurement sur le ligament crico-thyroïdien et le cartilage cricoïde. Pour que le sang ne coule pas dans la trachée, on fait usage de la canule-tampon de Trendelenburg ou l'on fait un tamponnement serré de la trachée au-dessus de la canule aussitôt l'ouverture du larynx.

Après ablation de la tumeur, extraction du corps étranger enclavé dans le larynx ou suppression de toute autre cause de sténose, on réunit les cartilages au catgut ; suture cutanée. On ne retire la canule trachéale que lorsqu'on n'a plus à redouter d'œdème collatéral.

Les *pertes de substance du larynx et de la trachée* succèdent à des lésions traumatiques, à de la périchondrite ou à des sténoses laryngées. On y remédie par des autoplasties, à l'aide de lambeaux pédiculés formés avec la peau ; ou l'on prend simple ou double ou comprenant la peau, le périoste et l'os. Les lambeaux ostéo-cutanés se prélèvent, suivant le siège de la perte de substance, sur le cartilage thyroïde, la clavicule et le sternum. Mangoldt a employé un procédé séduisant qui consiste à greffer près de la perte de substance dans une poche sous-cutanée un fragment de cartilage costal. Cette greffe sert à former un lambeau chondro-cutané pédiculé à l'aide duquel on comble la perte de substance.

La **laryngectomie** comporte, comme la laryngofissure, une trachéotomie préalable. On opérera en position de Rose (fig. 52) ou d'après Kocher en position déclive du tronc et du cou, afin que le sang et les sécrétions ne pénètrent pas dans les voies respiratoires profondes. Ces positions donnent plus de sécurité que la canule-tampon ou le tamponnement au-dessus de la canule. On évitera l'aspiration également en substituant l'anesthésie locale à l'anesthésie générale. Il est facile d'insensibiliser l'intérieur du larynx par des badigeonnages avec une solution de cocaïne à 10 0/0 (1). La *laryngectomie partielle* commence par la laryngotomie telle que nous l'avons décrite ci-dessus. On sacrifiera un morceau du larynx plus ou moins grand suivant les dimensions de la tumeur et l'étendue de l'infiltration néoplasique: Tamponnement de la plaie laryngée.

Si l'on doit enlever des parties de l'extrémité supérieure du larynx, notamment de l'épiglotte et des cartilages aryténoïdes, on obtiendra un jour suffisant par l'opération, déjà mentionnée à la page 209, de la *pharyngotomie sous-hyoïdienne.*

La *laryngectomie totale* ne sera souvent décidée que lorsque par la laryngofissure on se sera rendu un compte exact de l'étendue de la tumeur. Parfois cependant le tableau clinique sera assez net pour que d'emblée on entreprenne l'ablation totale sans s'arrêter à la taille du larynx. En tous cas, on fera la trachéotomie préalable. Incision en T dont la barre horizontale se trouve au niveau de l'os hyoïde et dont la barre verticale suivra la ligne médiane. On décolle les muscles qui n'adhèrent pas à la tumeur de la face antérieure du cartilage thyroïde et on sectionne les constricteurs du pharynx au niveau de leur insertion antérieure. Une fois que le larynx est suffi-

---

(1) Le titre de cette solution est beaucoup trop élevé ; 4 0/0 est un titre d'ordinaire suffisant.

samment libéré de ses connexions et complètement mobi-
lisé, on sectionne la trachée transversalement. Si alors on
relève le larynx et qu'on le fait basculer vers en haut, on
voit se tendre entre le pharynx et le larynx les moyens
d'union qui subsistent encore et qu'on sectionne aisément.
On divise ensuite la membrane hyo-thyroïdienne transversalement et on lie de chaque côté l'artère laryngée supérieure. On termine par la suture soignée de la paroi
pharyngée et l'abouchement de la trachée dans l'angle
inférieur de la plaie. Tamponnement de la plaie. Dans les
premiers temps, on alimente le malade à l'aide de la sonde
œsophagienne.

Il est surprenant de constater la voix intelligible avec
laquelle les malades apprennent à parler après une laryngectomie totale. Dans d'autres cas, on a recours aux *larynx
artificiels*. Le premier de ces instruments a été imaginé
par Gussenbauer ; depuis lors ils ont été perfectionnés par
von Beruns et plus récemment par Gluck.

XIII. CHIRURGIE DE L'ŒSOPHAGE.

Vices de conformation. — Pour comprendre la pathogénie des vices de conformation de l'œsophage, quelques
notions d'embryologie sont indispensables. Au début le
tube digestif se compose de trois segments, un cul-de-sac
à l'extrémité céphalique (fosse buccale), le tube digestif
proprement dit et un cul-de-sac à l'extrémité caudale.
La séparation est assurée par une membrane pharyngienne
et une membrane anale. De l'intestin primitif se différen-
cient les organes respiratoires par deux poches latérales
et ventrales qui seront les poumons. A ce stade, la trachée
n'existe pas encore ; elle ne se formera que plus tard et on
aura alors deux tubes, l'un antérieur qui est la trachée et
un postérieur qui est l'œsophage.

En cas d'arrêt du développement, on comprend donc
qu'entre la trachée et l'œsophage il ne subsiste pas seulement des fistules, mais de larges communications Le vice
de conformation le plus fréquent est représenté schématiquement sur la figure 184. On y voit l'œsophage supérieur
se terminer inférieurement en cul-de-sac, tandis que la
trachée communique librement avec l'œsophage inférieur.
Une pareille malformation est naturellement incompatible
avec la vie.

Les lésions traumatiques de l'œsophage sont rarement
dues à des violences externes à cause de la situation profonde de l'organe. Plus souvent, elles sont causées par des
corps étrangers qui sont déglutis et obstruent le passage
ou s'enfoncent dans la paroi et y déterminent de violentes
inflammations. Quand le corps étranger est avalé au moment du repas, il est constitué par un fragment d'os, une
arête de poisson, un morceau de viande trop gros, une
pièce dentaire ; chez l'enfant, c'est assez fréquemment un
noyau de pruneau. Chez l'enfant on trouve encore des

pièces de monnaie, des boutons, des épingles, chez les
aliénés des cailloux et d'autres objets : Nous avons déjà
montré comment des morceaux de viande volumineux
peuvent obstruer l'entrée du larynx. Dans l'œsophage le
corps étranger s'arrête de préférence au niveau des rétrécissements que présente normalement cet organe, derrière

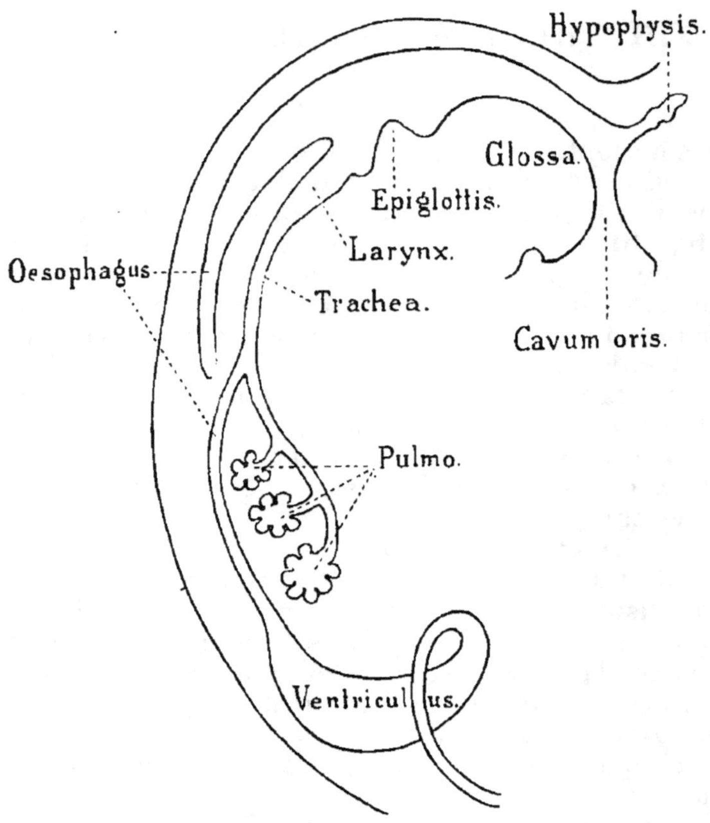

Fig. 184. — Vice de conformation de l'œsophage.

le larynx, derrière la bifurcation de la trachée et à la tra-
versée du diaphragme. En cas de sténose ou de tumeur
de l'œsophage, l'objet dégluti courra plus de risques d'être
arrêté au passage et de s'enclaver. Parfois on est consulté
par des malades qui ont avalé récemment un fragment
d'os ou une arête de poisson, qui souffrent à chaque déglutition et s'imaginent par conséquent que le corps étranger

est encore dans l'œsophage alors que l'examen le plus
attentif ne permet pas de le découvrir. En pareil cas, il
existe une petite plaie de la muqueuse qui est la cause de
la douleur et simule l'enclavement.

Les instruments dont on se sert pour le *diagnostic* et
l'*extraction des corps étrangers* consistent essentiellement
en des sondes œsophagiennes. S'il s'agit d'un petit fragment d'os, on se servira d'une sonde en baleine munie à
son extrémité inférieure d'une petite éponge. Avec cette
sonde on refoule le fragment d'os dans l'estomac ou, plus
fréquemment, il s'accroche à l'éponge et l'extraction
s'opère au moment du retrait de la sonde. Celle-ci porte
d'habitude à son autre extrémité un *panier* articulé avec
lequel on extrait les pièces de monnaie et les boutons
plats. Au moment de l'introduction le côté du panier qui
est tourné du côté du corps étranger s'applique contre la
sonde ; il s'en écarte aussitôt que l'obstacle est franchi et
quand on retire la sonde, le panier cueille au passage le
corps étranger. Pour extraire une arête de poisson, on
n'utilisera pas la sonde porte-éponge, de crainte d'enfoncer l'arête dans la paroi de l'œsophage. Il vaut mieux
employer l'extracteur : c'est une sonde portant à une de
ses extrémités un faisceau de soies qui prennent une position transversale à l'aide d'un dispositif commandé par
l'autre extrémité de la sonde. [Bien que S. ne les nomme
pas, tout le monde connaît le panier de De Graefe et le
parapluie de crin de Fergusson. Nous n'avons jamais vu,
tout au moins en France, de panier de De Graefe dont la tige
se terminât d'autre part par une éponge. Le parapluie
de Fergusson, au contraire, se termine toujours par une
petite éponge fixée à l'extrémité de sa tige.

Le crochet de Kirmisson, d'invention récente, est un
excellent instrument pour l'extraction des pièces de monnaie.]

Dans les cas douteux, surtout s'il s'agit d'un objet
solide, on confirmera le diagnostic par la radiographie.

Afin d'établir si l'œsophage est complètement obstrué
par le corps étranger dégluti, on pratiquera le cathétérisme. On usera de la plus grande prudence ; jamais on
n'essayera de vaincre un obstacle par la force, afin de ne
pas causer, surtout en cas d'inflammation, des accidents
graves, voire une perforation avec péritonite consécutive.
C'est pourquoi encore il vaut mieux s'abstenir d'employer

les sondes en baleine terminées par des olives en ivoire soudées [ou vissées], qui étaient jadis d'un usage courant ; on préférera les bougies œsophagiennes en gomme.

Lorsqu'on aura constaté par le cathétérisme l'occlusion de l'œsophage et reconnu le niveau où siège l'obstacle, on pourra souvent avec une pince œsophagienne saisir l'objet et l'extraire. Il faut être extrêmement prudent dans ces tentatives d'extraction afin de ne pas créer de nouvelles lésions, surtout si le corps étranger présente des bords tranchants. Si on n'arrive pas à saisir l'objet avec la pince œsophagienne ou qu'il est fixé au point de résister à la pince, on pratiquera l'*œsophagotomie externe*.

Dans ces derniers temps on a souvent eu recours à l'*œsophagoscopie*. Cette méthode (von Mikulicz, von Hacker) permet de constater *de visu* le siège du corps étranger et de l'extraire sous le contrôle de la vue. On peut même faciliter l'extraction par le morcellement, s'il s'agit par exemple d'une pièce dentaire. L'œsophagoscope consiste essentiellement en un tube en métal ; comme éclairage on se sert soit d'une lampe minuscule à incandescence, placée à l'intérieur du tube, soit d'un réflecteur. La pratique de l'œsophagoscopie exige une habileté spéciale pour n'être ni douloureuse ni dangereuse.

Une bonne partie des corps étrangers déglutis est rejetée par la bouche au cours des efforts de vomissements ou pénètre dans le tube gastro-intestinal et est expulsée avec les matières fécales. Le corps étranger qui demeure un certain temps enfoncé dans la paroi de l'œsophage, y détermine une violente inflammation. Ainsi se développent des abcès et des phlegmons des espaces préviscéral et rétroviscéral (p. 248) qui aboutissent à la médiastinite suppurée et à la mort si on n'enraye les accidents par des incisions cervicales ou l'ouverture du médiastin (voir plus loin).

Les **brûlures de l'œsophage** par des acides ou des alcalis sont dues à des accidents ou à des tentatives de suicide. Dans les cas légers, il se produit une desquamation épithéliale. Dans les cas graves, la muqueuse présente des altérations profondes. Souvent le liquide caustique franchira l'œsophage et continuera son action destructive dans l'estomac. La gravité des dégâts dépendra de la profondeur de la brûlure. Quand l'épithélium est seul atteint, la plaie se réparera rapidement. Mais si la mortification de la muqueuse et du tissu sous-muqueux est plus profonde, la guérison s'obtient après la chute des parties sphacélées, mais non sans laisser des rétrécissements cicatriciels; dans les cas graves, il se produit des phlegmons péri-œsophagiens. De même que les corps étrangers s'arrêtent de préférence au niveau des détroits physiologiques de l'œsophage (derrière le larynx, derrière la bifurcation de la trachée et au passage du diaphragme) les brûlures sont plus marquées en ces différents points.

Les signes d'un rétrécissement de l'œsophage au début consistent dans des troubles plus ou moins marqués de la déglutition. Tout d'abord les malades s'aperçoivent que les aliments solides ont quelque peine à passer; ils s'accumulent au-dessus de la sténose et sont ensuite vomis. Lorsque le rétrécissement devient plus prononcé, il ne laisse plus passer que des aliments mous, et finalement plus que des liquides. On peut voir le rétrécissement sur l'écran radioscopique en faisant avaler au malade un peu de bouillie bismuthée. En suivant les indications données à propos du cathétérisme de l'œsophage, on détermine avec une sonde œsophagienne en gomme le siège du rétrécissement et on cherche à engager dans la sténose des sondes à bouts coniques et à la dilater. Si la sonde ne passe pas facilement, il vaut mieux s'abstenir. En aucun cas, on n'emploiera de violence pour ne pas perforer la paroi de l'œsophage.

Quand la dilatation est impossible et que l'état général du malade souffre des difficultés de l'alimentation, il est urgent d'intervenir par une des voies suivantes :

1° *L'œsophagotomie interne*, dans laquelle on fait une encoche dans la sténose cicatricielle avec un instrument spécial par l'intérieur du conduit. Ce procédé sera exposé plus loin à propos des opérations qui se pratiquent sur l'œsophage ; il est peu recommandable (1).

2° *L'œsophagotomie externe*, dans laquelle on met à nu et on ouvre l'œsophage par l'extérieur. L'opération est indiquée quand le rétrécissement siège dans la partie supérieure de l'œsophage. Dans les cas favorables, on peut

_____

(1) Les travaux de l'École de Nancy, de Gross et de Sencert ont démontré, au contraire, l'excellence des résultats donnés par l'œsophagotomie interne pratiquée avec l'aide de l'œsophagoscope.

faire suivre l'œsophagotomie par la résection du rétrécis-sement.

3° La *gastrostomie* ou fistulisation de l'estomac, qui permet d'alimenter le malade et de faire la dilatation ré-trograde de la sténose en faisant le bougirage de l'œsophage de bas en haut par l'estomac (von Hacker). Grâce à la fistule stomacale, on peut également faire avec avantage le cathétérisme dit sans fin. C'est ainsi que j'ai eu l'occa-sion d'opérer un enfant porteur d'une brûlure de l'œso-phage. Il en était résulté un rétrécissement tel que le cathétérisme était complètement impossible et que même les liquides passaient à peine. Après de nombreux efforts, on peut faire déglutir à l'enfant un fil de soie à l'extrémité duquel était attachée une minuscule balle en argent. On pratiqua la gastrostomie et on attira le bout du fil au dehors par la fistule stomacale, tandis que l'autre bout sortait par la bouche. A l'aide de ce fil on en fit immédia-tement passer un plus gros, puis on fit passer des olives en ivoire perforées de bout en bout et que l'on fixait sur le fil par un nœud, ensuite on continua la dilatation à l'aide du tube conique de von Eiselsberg. Au bout de peu de semaines l'œsophage était redevenu perméable pour tous les aliments. L'état de l'enfant demeura excellent, même après la fermeture de la fistule stomacale.

Diverticules de l'œsophage. — Sous le nom de diver-ticules de l'œsophage on désigne une dilatation en cul-de-sac de la paroi de l'œsophage. On distingue des *diverticules par traction* et des *diverticules par pulsion*. Ainsi que le nom l'indique, le diverticule *par traction* résulte d'une rétraction, généralement inodulaire, d'une adénite para-œsophagienne. Dans le diverticule *par pulsion* la *force* agit de l'intérieur de l'œsophage en dehors. Par une déhis-cence de la musculeuse du conduit, la muqueuse et la sous-muqueuse sont refoulées en dehors en un point circonscrit ; parfois cependant la tunique musculeuse est conservée à la surface du diverticule (peut-être congénital). Aussitôt que le cul-de-sac est assez volumineux pour que les ali-ments puissent s'y accumuler, ceux-ci exercent une pres-sion telle que la déhiscence de la musculeuse et le volume du sac augmente d'année en année. Ainsi se développent des diverticules gros comme un poing qui sont comme sus-pendus entre l'œsophage et la colonne vertébrale. L'orifice du diverticule siège fréquemment à l'origine de l'œsophage.

Les *signes* du diverticule de l'œsophage dépendent de la quantité des aliments qui s'y accumulent, s'y décomposent et sont ensuite vomis. Parfois la fermentation des aliments détermine des inflammations de la paroi et du voisinage du diverticule. Quand les aliments pénètrent presque en totalité dans le diverticule, comme cela arrive parfois, il peut en résulter un état d'inanition très grave. Le diagnostic est basé sur la régurgitation des aliments ; de plus, on constate que la sonde pénètre aisément dans le diverticule et y est arrêtée ; enfin si l'on fait avaler au malade de la bouillie bismuthée, on peut établir par la radiographie le siège et l'étendue du cul-de-sac.

Le *traitement* aura pour objectif principal d'assurer l'alimentation du malade. Dans ce but, il faudra parfois recourir à des gavages réguliers par la sonde. Si le diverticule est accessible par le cou, on peut en tenter l'ablation avec suture consécutive de l'œsophage. On se sert à cet effet de la même incision que pour l'œsophagotomie externe et on détache le diverticule au niveau de son pédicule. Suture de la plaie œsophagienne ; tamponnement ; sonde œsophagienne à demeure pour l'alimentation du malade pendant les premiers temps.

Les **tumeurs** *bénignes* **de l'œsophage** sont très rares. On observe des *lipomes*, des *papillomes* et des *fibromes* ; ces derniers sont parfois pédiculés et flottent dans l'œsophage ou dans la bouche ; parfois même ils sortent par la bouche (voir les polypes pharyngiens, p. 147).

Parmi les *tumeurs malignes*, le *sarcome* est très rare, le *carcinome* relativement fréquent. En raison de la situation profonde de l'œsophage, les tumeurs auxquelles cet organe donne naissance peuvent végéter pendant longtemps avant de traduire leur présence par des signes appréciables pour le malade ou le médecin. Souvent on n'observe les premiers signes que lorsque la tumeur est devenue assez volumineuse pour obstruer partiellement la lumière du conduit et déterminer de la dysphagie. Quand il s'agit d'un squirrhe en virole dans lequel le cancer est en grande partie constitué de tissu conjonctif qui se rétracte comme une cicatrice, c'est moins le volume de la tumeur que la rétraction cicatricielle qui détermine la sténose. Dans les tumeurs malignes on observe les mêmes degrés de sténose que dans les rétrécissements cicatriciels, de sorte qu'au début la déglutition des aliments solides est seule gênée, tandis que plus tard même les liquides ne passent plus. Il n'est pas rare de voir subitement devenir perméable un rétrécissement cancéreux qui avait été entièrement imperméable pendant un certain laps de temps. Ces variations brusques tiennent à la régression de la tuméfaction inflammatoire du voisinage de la tumeur, ainsi qu'au sphacèle du néoplasme. Pour se renseigner sur le siège de la tumeur ou de tout autre obstacle à la déglutition, on pratiquera prudemment le cathétérisme avec une sonde œsophagienne en gomme. On sait que la distance qui sépare l'arcade dentaire du cardia est de 40 à 42 centimètres chez l'adulte. On peut ainsi calculer facilement à quel niveau de l'œsophage on se trouve. L'œsophagoscopie rend également d'excellents services pour le diagnostic précoce. Nous avons dit que la radiographie renseigne fort bien sur le siège du rétrécissement. Au cours de son évolution le carcinome peut envahir la trachée, une bronche, un poumon ou les gros vaisseaux. L'inanition, les métastases et les pneumonies intercurrentes hâtent l'échéance fatale.

La plupart des cancers de l'œsophage ont un siège si défavorable [rétro-aortico-trachéo-bronchique gauche] que le traitement ne saurait être que palliatif. Ce n'est que si la tumeur se trouve dans la portion cervicale de l'œsophage qu'on pourra songer à son ablation par la résection du conduit. Tant qu'on peut passer une sonde, le traitement palliatif consistera dans le cathétérisme méthodique qui permettra de dilater le rétrécissement et d'alimenter suffisamment le malade. Une fois que le cathétérisme n'est plus possible non plus, il reste comme dernière ressource la création d'une bouche œsophagienne au-dessous de la tumeur ou plutôt la gastrotomie pour empêcher les malades de mourir de faim. La cure radicale consiste dans la *résection de l'œsophage* praticable seulement dans la portion cervicale de l'œsophage.

1° *L'œsophagotomie interne* se pratique à l'aide d'un instrument spécial dit œsophagotome et constitué par un tube en métal à l'extrémité inférieure duquel une lame cachée peut sortir à volonté. Cet instrument ne saurait être employé dans le cas d'une tumeur; il est réservé aux sténoses cicatricielles; on l'introduit jusqu'au niveau du rétrécissement sur lequel on pratique une série d'encoches en faisant sortir et rentrer la lame tranchante en différents endroits. Les soins post-opératoires comportent la dilatation par les bougies. Ce procédé n'est pas chirurgical ; il est mauvais parce qu'on opère dans l'obscurité et qu'on s'expose à de graves hémorrhagies ; en outre, le traitement post-opératoire et les résultats sont incertains.

2° L'*œsophagotomie externe* débute par une longue incision sur le bord antérieur du muscle sterno-cléido-mastoïdien. On divise le muscle omo-hyoïdien, on écarte le muscle sterno-cléido-mastoïdien avec un crochet aigu en dehors, les muscles rubanés du cou en dedans. Respectant les gros vaisseaux du cou que l'on protège par un crochet mousse et que l'on attire en dehors, on avance vers la profondeur, on dissèque le bord postérieur du corps thyroïde pour pouvoir refouler son lobe postérieur et l'on découvre l'œsophage. On a soin d'y introduire avant l'opération une sonde en gomme que l'on reconnaîtra par le toucher au fond de la plaie. On passe deux fils de soie par la paroi de l'œsophage comme cela est représenté sur la planche XXXII et on le divise longitudinalement entre les deux anses. Il ne reste plus alors qu'à saisir le corps étranger avec une pince œsophagienne et à l'extraire, à dilater ou à inciser la sténose sous le contrôle de la vue (œsophagotomie combinée), ou à pratiquer l'ablation de la cicatrice ou de la tumeur par la résection de l'œsophage. On termine l'opération par la suture de cet organe et le tamponnement de la plaie externe. Les résultats de la résection, même dans cette portion cependant bien accessible de l'œsophage, ne sont guère encourageants.

La portion intra-thoracique de l'œsophage est demeurée jusqu'à présent entièrement inaccessible à l'intervention chirurgicale. Les tentatives faites dans cette voie ont échoué presque toujours à cause du pneumothorax qui est presque inévitable. Tout récemment Sauerbruch a imaginé un procédé ingénieux pour tourner la difficulté. Il s'est en effet proposé de supprimer la différence entre la pression négative de la cavité pleurale et celle de l'atmossphère, en opérant dans une chambre dont la pression est maintenue au-dessous de celle de l'atmosphère, sans toutefois que le chirurgien et ses aides en fussent incommodés. Le malade se trouve à l'intérieur de cette chambre pneumatique, sauf la tête qui en sort par un orifice spécialement aménagé pour éviter la communication entre l'extérieur et l'intérieur. Si l'on incise la plèvre dans ces

Planche XXXII. — Œsophagotomie externe.

conditions, on n'observe pas de pneumo-thorax. Le poumon ne se rétracte pas, mais présente des mouvements normaux d'ampliation. Le procédé de Sauerbruch est réversible, la tête du malade est alors renfermée dans un espace où existe une surpression (Brauer) (fig. 185). A l'heure actuelle cette méthode est encore trop récente pour donner des résultats pratiques ; mais on peut espérer que le perfectionnement de cette méthode rendra possibles les interventions sur les parties profondes de l'œsophage.

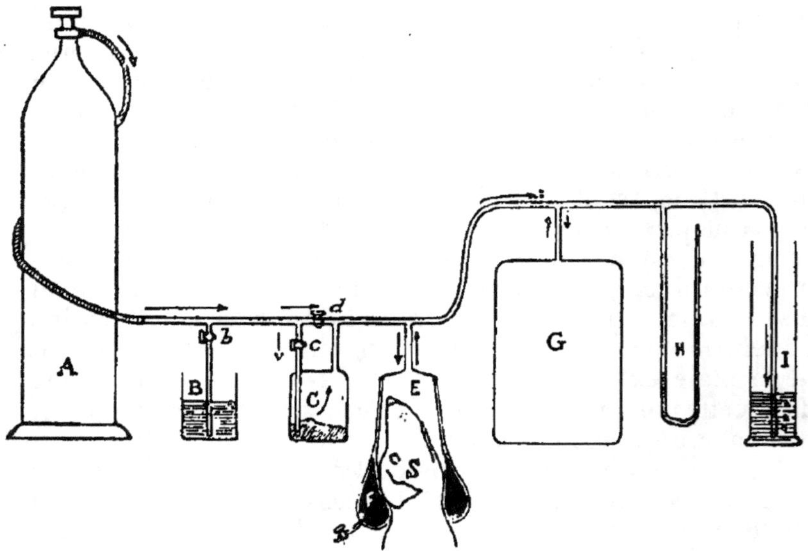

Fig. 185. — Dispositif schématique des appareils de narcose sous pression. Schéma du dispositif de Brauer employé pour les interventions intra-pleurales chez le chien.

A, Bonbonne d'oxygène (ou trompe à eau) donnant un courant de gaz continu ; B, régulateur permettant de diminuer l'intensité du courant, C, flacon renfermant un mélange narcotique ; E, masque hermétique ; G, cloche d'air ; H, manomètre de contrôle ; I, niveau d'eau servant à régler la pression ; S, tête du chien (1).

(1) Figure extraite de MAYER. Les Conditions nouvelles de la chirurgie intra-thoracique, in *Journal de Chirurgie*, juillet 1908, Paris, Masson et Cie.

[A l'heure actuelle, on peut dire que la chambre de Sauerbruch a vécu; à l'appareil de Brauer, compliqué, fragile et encombrant, ont succédé des appareils nouveaux d'un maniement plus facile. Ces appareils produisent l'hyperpression par résistance à l'expiration au lieu de faire inspirer de l'air comprimé. Vidal, Brat, Tiegel, Mayer et Denis, Greene en ont construit différents modèles.]

XIV. CHIRURGIE DE LA PAROI THORACIQUE

Les **vices de conformation** du thorax sont rares. Ils présentent d'ailleurs peu d'intérêt chirurgical. On rencontre :

1º Des *atrophies musculaires congénitales*, notamment au niveau du muscle grand pectoral qui peut manquer entièrement ou partiellement. En cas d'atrophie partielle, les troubles fonctionnels sont pour ainsi dire nuls (fig. 186).

2º Les *solutions de continuité congénitale du sternum* ; il s'agit soit d'une bifidité de l'appendice xiphoïde, soit d'un dédoublement du sternum, soit d'un arrêt du développement de cet os qui peut même faire entièrement défaut dans les cas extrêmes.

3º La dépression *infundibuliforme* de la partie inférieure du sternum (*poitrine en entonnoir* d'Ebstein).

4º La *hernie congénitale du poumon* qui fait saillie à chaque mouvement d'expiration par un espace intercostal ou par une solution de continuité de la paroi due à l'atrophie d'une côte.

Dans les **lésions traumatiques de la paroi thoracique**, on distingue les lésions *sous-cutanées* causées par une contusion et les *plaies pénétrantes*.

Les *contusions* violentes *du thorax* donnent lieu à un ensemble de signes dont le plus caractéristique est constitué par des ecchymoses ponctiformes de la face et du cou, rarement de la poitrine et du bras. C'est le *masque ecchymotique de la compression du tronc*. Ces hémorrhagies résultent de l'augmentation subite de la pression intra-thoracique qui détermine le reflux du sang dans les grosses veines. La pression dans les capillaires et les veinules devient alors telle que ces vaisseaux se rompent.

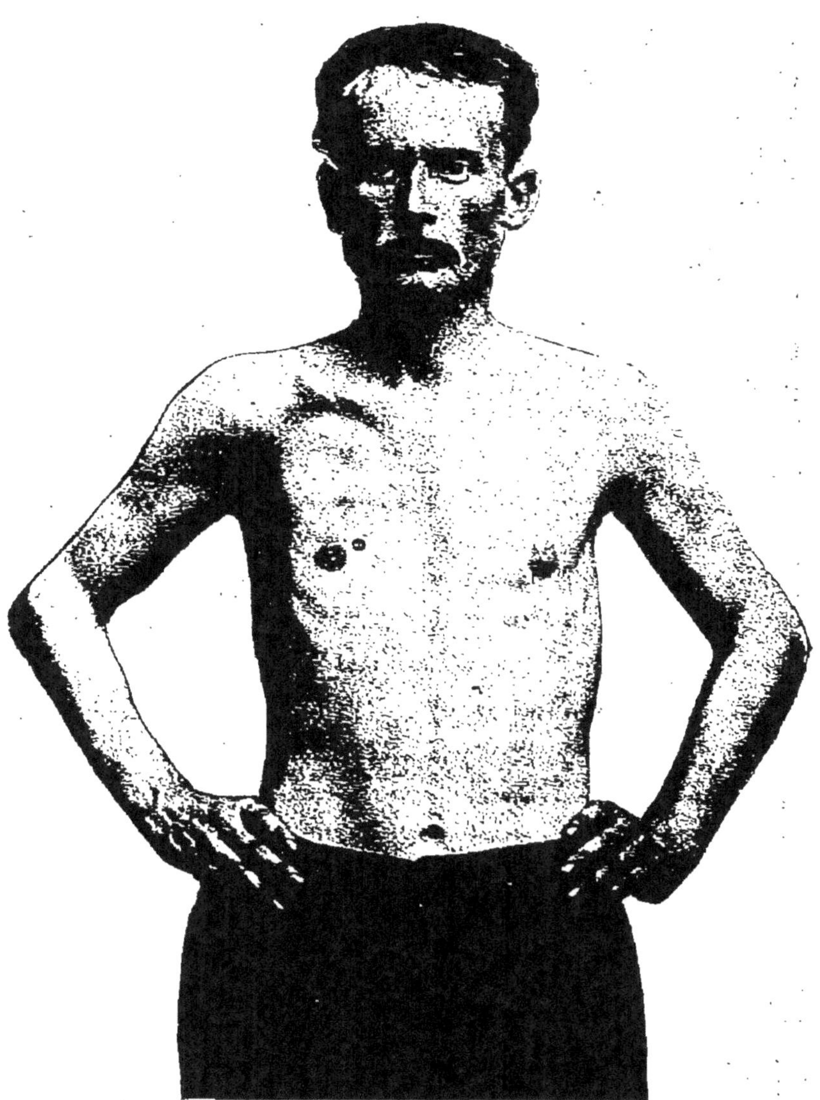

Fig. 186. — Absence congénitale du grand pectoral
(côté droit) cas de Fallot.

Planche XXXIII. — Masque ecchymotique dans la compression
du tronc.

Comme la veine jugulaire interne ne présente aucune
valvule et que dans la veine jugulaire externe, il n'y en
a que quelques-unes et que celles-ci sont insuffisantes,
l'ondée sanguine ne rencontre pas d'obstacle et c'est pourquoi les ecchymoses par compression s'observent principalement dans le territoire de ces veines. Parfois l'hyperpression est telle que les valvules des veines sous-clavière
et axillaire deviennent insuffisantes et que le piqueté hé-
morrhagique s'étend à la poitrine et aux bras. Cette quantité d'ecchymoses ponctiformes très rapprochées donne à la
face un aspect cyanotique gris-bleu. La zone hémorrha-
gique présente une limite nette à l'endroit où une contre-
pression a empêché la formation des ecchymoses ; le col
de la chemise suffit pour arrêter la stase (pl. XXXIII). La
face paraît bouffie et parfois il existe de l'exophtalmie.

Le pronostic serait favorable, n'étaient les lésions internes causées par la contusion. Les malades se remettent
très vite si on les maintient au lit et qu'on applique des
compresses froides sur la face et sur la tête ; les ecchymoses disparaissent au bout de peu de jours.

Les contusions graves du thorax causées par exemple
par les roues d'une voiture, par un éboulement, par un
ascenseur ou par un tamponnement entre deux wagons
peuvent donner lieu à des *lésions du poumon*, du *cœur*,
des *gros vaisseaux* et du *diaphragme*. Chez les enfants dont
le thorax est élastique, il peut exister des lésions internes
sans fracture concomitante des côtes ; [c'est ainsi que la
cage thoracique peut paraître intacte, alors que les poumons ont subi un véritable écrasement qui diminue ou
supprime chez eux leur fonction physiologique]. Pour les
lésions des poumons et du cœur, voir les chapitres consacrés à ces organes.

La *rupture des gros vaisseaux* se manifeste par une
anémie intense et une mort rapide par hémorragie. La
déchirure du diaphragme, si la lésion siège à gauche, se
traduit généralement par l'apparition brusque d'une
hernie traumatique de cet organe. Il ne s'agit toutefois
pas d'une véritable hernie, mais plutôt d'un *prolapsus* des
viscères abdominaux dans la cavité pleurale gauche à travers la déchirure du diaphragme. A droite, le foie s'oppose

à la production d'une hernie. Les signes de la hernie du
diaphragme sont : 1° le déplacement du cœur qui est refoulé
à droite ; 2° le tympanisme qui fait penser à un pneumothorax ; 3° les troubles abdominaux causés par l'extériori-
sation partielle de l'estomac et de l'intestin : nausées,
vomissements, coliques. Ces signes peuvent être notablement exagérés par l'étranglement d'une des parties her-
niées.

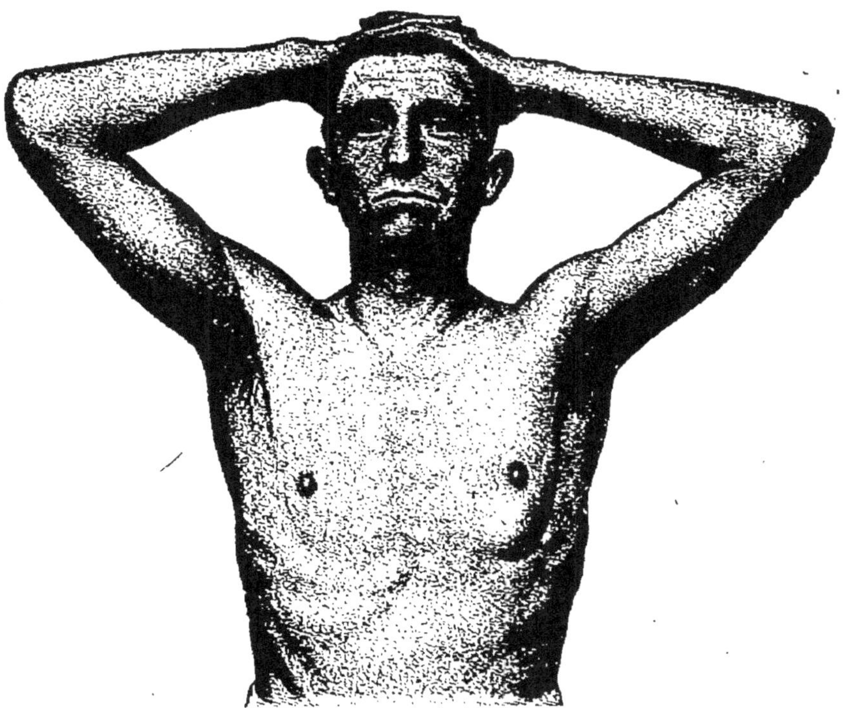

Fig. 187. — Hernie du poumon.

Dans la rupture du diaphragme, il faut procéder à la
réduction à ciel ouvert des viscères, de préférence par la
laparotomie.

Nous avons déjà signalé les hernies congénitales du
poumon. Mais il existe également des *hernies acquises du
poumon* qui résultent de la déchirure d'un espace intercostal avec intégrité de la peau. Les efforts et surtout la
toux s'accompagnent alors d'une saillie qui, dans le cas

représenté sur la figure 187, formait une tumeur du volume
d'un œuf de poule dans le cinquième espace intercostal
au-dessous du mamelon gauche (Bickel). Dans une expiration ordinaire (fig. 188), il se produisait un creux au
même endroit. Ces hernies ne donnent pas de troubles
particuliers ; il est facile d'en empêcher l'accroissement par
un bandage à pelote.

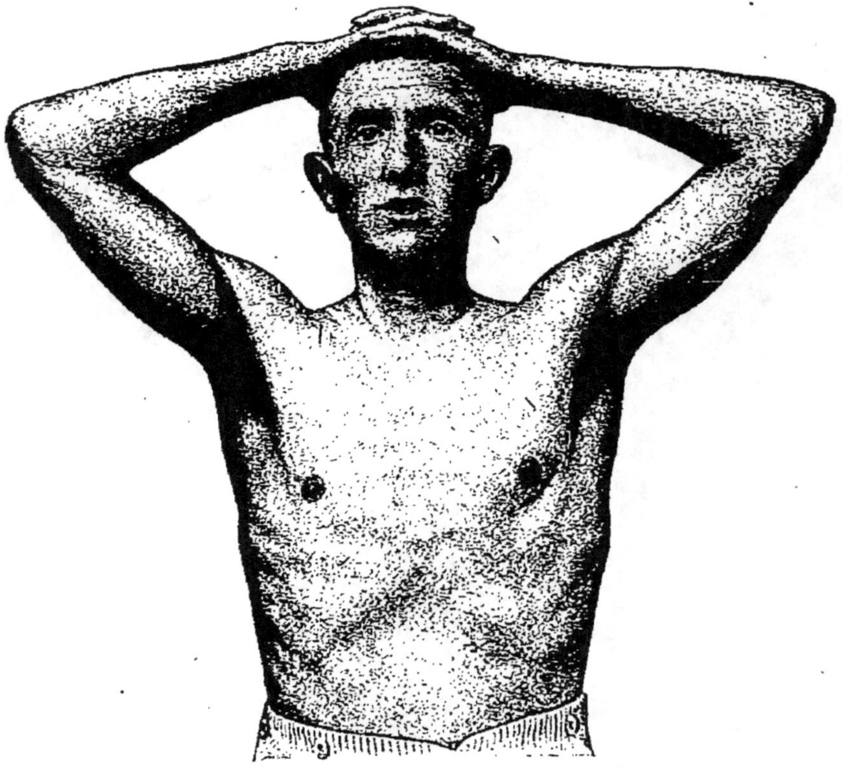

Fig. 188. — Hernie du poumon.

La fracture du sternum succède à des violences extérieures et à des efforts musculaires. Un coup porté sur le
sternum, le passage des roues d'une voiture, la chute d'un
lieu élevé sont les causes les plus habituelles. On peut y
ajouter les efforts musculaires excessifs avec hyperexten-
sion du tronc, par exemple dans les convulsions tétani-
ques ou les contorsions violentes des parturientes. Le foyer
de la fracture siège le plus souvent à la limite du manche

et du corps, le fragment supérieur chevauchant en avant
ou en arrière de l'inférieur. Le déplacement en arrière
peut causer de la gêne respiratoire par compression de la
trachée. Le *diagnostic* est facile à cause de la nature de
la lésion, de la souffrance qui accompagne la flexion et
l'extension du tronc, ainsi que du déplacement des fragments qui est facile à constater par la palpation. Le traitement consistera dans le repos au lit ; un coussin placé
sous les épaules contribuera à donner au fragment une
meilleure position.

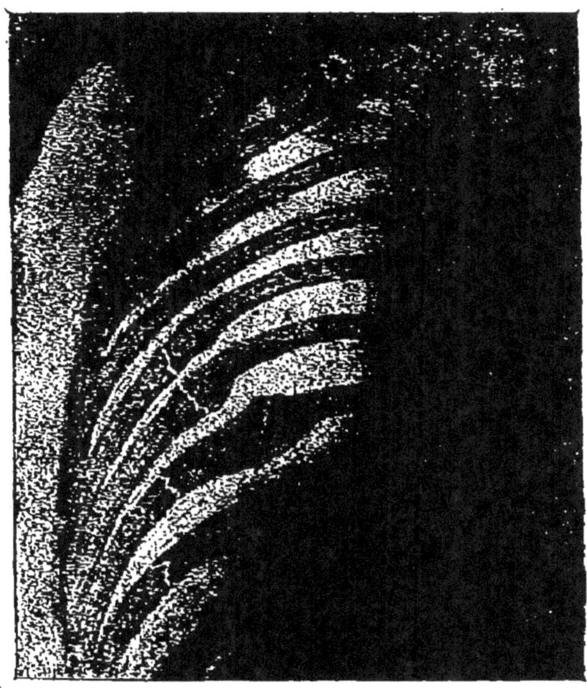

Fig. 189. — Fractures multiples des côtes.

Les *fractures de côtes* surviennent à la suite d'un coup
porté sur les côtes ou d'une compression du thorax. À
cause de l'hyperflexion des côtes qui se produit dans ces
cas, les fractures sont généralement multiples et la même
côte peut être brisée en deux endroits, près du sternum et
près de la colonne vertébrale (fig. 189).
Les *signes* dépendent tant de la fracture en elle-même

que des lésions accessoires. Les blessés accusent une douleur pongitive localisée au foyer de la fracture et exagérée par la respiration ; parfois l'ampliation respiratoire du thorax est diminuée du côté de la lésion. On attachera une grande importance à la douleur provoquée par la pression sur la côte, non seulement au foyer de la fracture, mais aussi en un point éloigné quelconque. La palpation d'une côte peut être impossible à l'endroit où des masses musculaires la recouvrent ; la douleur provoquée à distance est alors le seul signe direct de la fracture. Les parties latérales et antérieures du thorax sont mieux accessibles à la palpation, et on pourra généralement y constater le déplacement des fragments et y déceler de la crépitation osseuse. Très fréquemment, les fractures de côte se compliquent de lésions de la plèvre et du poumon, dues à ce

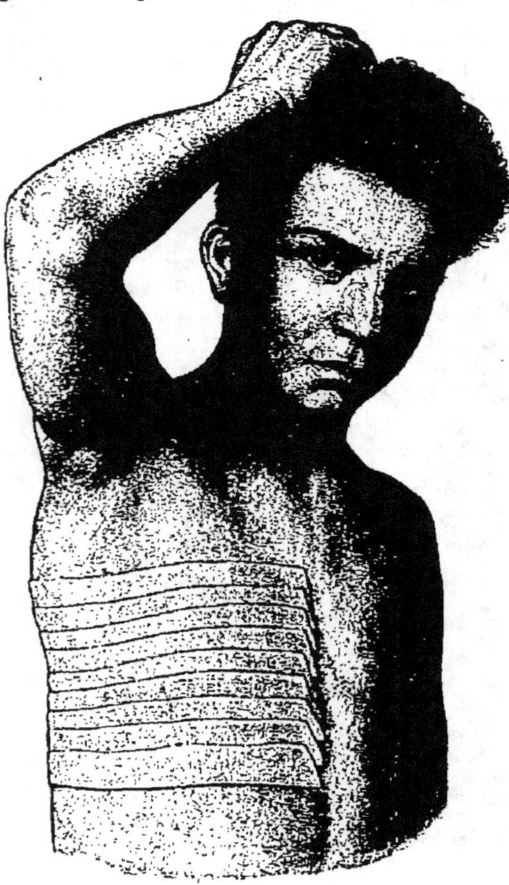

Fig. 190. — Appareil pour les fractures de côte.

que la côte, déprimée au moment de la fracture, dilacère la plèvre pariétale et embroche le poumon. Il en résulte une expectoration sanguinolente, un hémothorax, un pneumothorax et de l'emphysème sous-cutané. *L'hémothorax* est rarement inquiétant. On s'abstiendra d'intervenir par la ponction ou l'incision, même alors que l'épanchement sanguin remplit presque la totalité de la cavité pleurale. Car le poumon déchiré se trouve ainsi comprimé et l'hémostase s'opère spontanément. L'épanchement gazeux se traduit tout d'abord par un pneumothorax aigu. Mais l'air étant chassé à chaque expiration dans les mailles

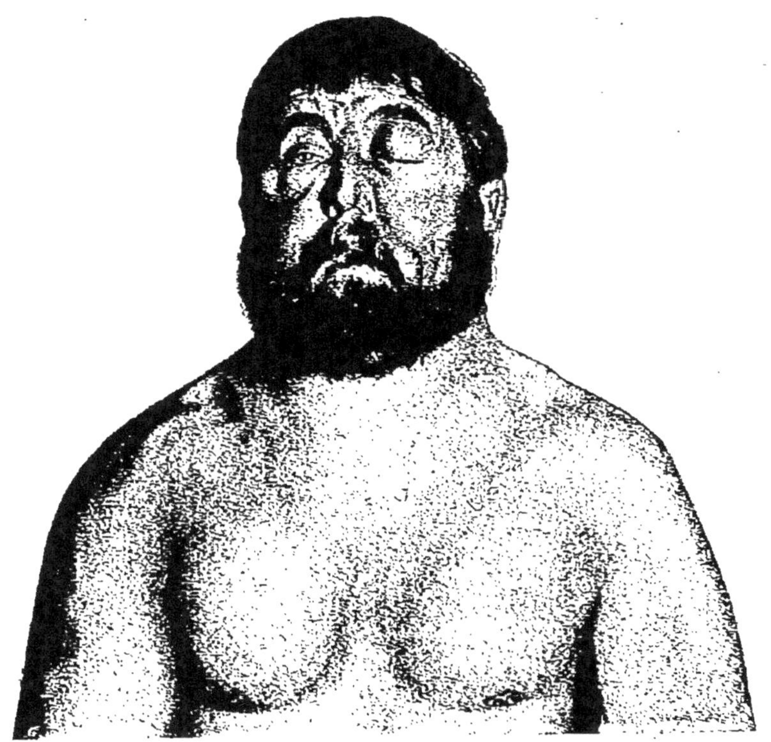

Fig. 191. — Emphysème interstitiel généralisé consécutif à une fracture de côte.

du tissu cellulaire sous-cutané, il en résulte de l'emphysème sous-cutané que l'on reconnaît à la bouffissure et à la crépitation. D'habitude, cet emphysème envahit une partie du thorax, mais se résorbe spontanément au bout de quelques jours. Ce n'est que dans les cas exceptionnels qu'il s'étend à toute la surface tégumentaire. Le malade rappelle alors par son aspect le scaphandrier dont le vêtement en caoutchouc est insufflé, et il devient absolument méconnaissable. Ces formes extrêmes peuvent s'accompagner de troubles inquiétants de la respiration ; mais elles ne surviennent que dans des conditions exceptionnelles. Le pneumothorax a pour effet de refouler le poumon vers le hile et de le comprimer, de sorte que cet organe, exclu de la respiration, ne laisse plus échapper d'air par la déchirure. L'emphysème sous-cutané généralisé (fig. 191) ne survient que s'il existe une symphyse pleurale et que le poumon ne peut pas se rétracter.

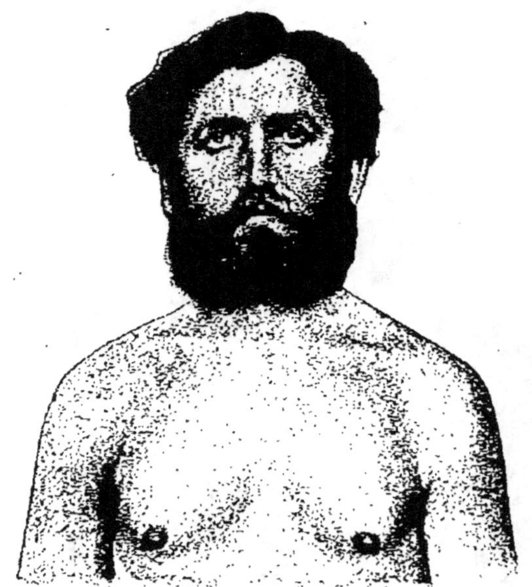

Fig. 192. — Le même malade après guérison.

Le traitement se proposera de calmer les douleurs causées par les mouvements respiratoires. Dans ce but, on ordonnera de la morphine à l'intérieur et l'on immobilisera un côté du thorax à l'aide d'un pansement approprié. Comme on le voit sur la figure 190, on applique sur la moitié du thorax qui correspond à la fracture une série de bandelettes agglutinatives, imbriquées et allant du sternum au rachis. 6 à 8 de ces bandelettes sont généralement suffisantes ; on leur donne une largeur de 4 à 5 centimètres. Le repos au lit et l'application d'un sachet de glace amènent presque toujours la régression spontanée de l'hémothorax et de l'emphysème interstitiel. Dans les cas exceptionnels où cet emphysème prend des proportions inquiétantes, on peut être obligé, comme dans le cas représenté sur la figure 191, de faire de grandes incisions cutanées au niveau du foyer de la fracture. On masse l'air dans la direction de ces incisions. La figure 192 représente le même malade après disparition de son emphysème sous-cutané.

Le *pronostic* des fractures de côte est généralement favorable, bien que parfois elles laissent des troubles persistants à cause des synéchies.

Les **plaies pénétrantes** de poitrine, par piqûre ou par coup de feu, même abstraction faite des lésions des gros vaisseaux, des poumons et du cœur (voir chap. XVI et XVII), sont particulièrement graves quand l'*artère mammaire interne* est intéressée. Car la plèvre costale qui recouvre immédiatement la face postérieure de ce vaisseau est presque toujours intéressée ; en vertu de la pression négative qui règne dans la cavité pleurale, il se produit alors une hémorragie rapidement mortelle bien que l'artère soit peu volumineuse. C'est pourquoi il faut connaître exactement le siège de ce vaisseau. Elle naît de l'artère sous-clavière et se dirige par un trajet rectiligne à la face postérieure des cartilages costaux, à un centimètre environ du bord du sternum (fig. 182), jusqu'à la 5e ou 6e côte, où elle se divise en ses branches terminales. Si la lésion correspond à ce trajet, qu'il survient une anémie inquiétante et qu'il apparaît un épanchement pleural qui s'accroît rapidement, on procédera à la ligature immédiate de l'artère. Celle-ci est peu commode à trouver dans l'espace intercostal correspondant à la lésion ; car les deux bouts de l'artère se rétractent et sont difficiles à retrouver dans un espace aussi restreint. Mieux vaut faire une incision transversale de 3 centimètres au-dessus et au-dessous de la lésion et de pratiquer à ce niveau la ligature des deux bouts, afférent et efférent. On divisera les deux muscles intercostaux, et au-dessous d'eux on trouvera, plongée dans du tissu cellulaire, la veine en dedans, l'artère en dehors. A la face profonde des vaisseaux, il n'y a que le fascia endothoracique et la plèvre ; pour ne pas les blesser, il faudra isoler l'artère avec soin et la charger sur l'aiguille de Deschamps avec précaution.

Les *lésions du diaphragme et des gros vaisseaux* s'observent également à la suite des plaies par instrument

piquant ou par coup de feu. Les considérations présentées
à propos de leurs lésions sous-cutanées s'appliquent également aux plaies pénétrantes de ces organes.

Nous avons mentionné les *plaies du canal thoracique*
à la page 244.

Lésions inflammatoires du thorax. — Les lésions inflammatoires de la peau du thorax, furoncle, abcès —
on pensera à l'empyème de nécessité (voir plus loin), —
phlegmon et érysipèle ne présentent pas de signe qui soit
caractéristique de la lésion. Il en va de même pour les
inflammations chroniques de la peau, pour les ulcères
tuberculeux, pour le lupus, et pour les exanthèmes et
ulcères syphilitiques.

Les inflammations aiguës du squelette thoracique ne
sont pas fréquentes, elles sont dues le plus souvent au
germe habituel de *l'ostéomyélite*, le staphylocoque pyogène doré, puis au streptocoque, au bacille d'Éberth, etc. ; la
maladie débute par des phénomènes généraux, une fièvre
élevée, un gonflement rapide et une douleur très vive au
niveau de la côte ou du sternum. Le point de départ est
une périostite, une inflammation ou une suppuration centrale de la moelle osseuse. L'inflammation se rapproche
peu à peu de la peau ; un abcès se constitue et en cas de
suppuration de la moelle, il se forme un séquestre. Souvent différents points sont affectés simultanément, de sorte
que l'ostéomyélite costale ou sternale n'est qu'une des
nombreuses localisations de la maladie.

Le *traitement* consistera dans l'incision précoce avec
évacuation du pus et extraction des séquestres. En cas de
lésions étendues, on réséquera les parties malades des
côtes ou du sternum.

Les inflammations *chroniques* d'origine *tuberculeuse*
sont plus fréquentes. Souvent elles ne constituent qu'une
détermination locale d'une tuberculose à foyers multiples.
Les côtes ou le sternum ne sont pas toujours touchés primitivement ; parfois la carie est consécutive à un foyer
caséeux de la plèvre L'affection débute par un abcès froid
au niveau du foyer osseux ; puis la peau s'amincit et le
pus la perfore. Il s'établit alors un orifice fistuleux, fongueux, à travers lequel le stylet va découvrir de l'os carié
et raboteux. Le traitement consistera dans l'ouverture du
foyer tuberculeux, dans le curettage des fongosités et des
masses caséeuses et dans la résection de l'os malade.

[Souligoux a bien étudié les abcès froids thoraciques d'origine pleurale; ces abcès froids simulent souvent à s'y méprendre les abcès froids d'origine costale; mais le plus souvent ils n'ont que des rapports de contiguïté avec les côtes voisines qui ne présentent pas de phénomènes d'ostéite; plus rarement, la ou les côtes voisines se tuberculisent secondairement.]

Les *inflammations syphilitiques* du sternum et des côtes sont très rares. On observe parfois des gommes du sternum qui peuvent se ramollir et former un ulcère dont les bords sont taillés à pic. La périostite ossifiante, si fréquente au niveau des os longs des membres, ne s'observe guère aux côtes.

Les tumeurs du thorax. — Les plans superficiel et profond des parties molles du thorax constituent assez fréquemment le point de départ des tumeurs, plus souvent bénignes que malignes. Parmi les tumeurs bénignes, on note des lipomes, des lymphangiomes, des fibromes et des ostéomes.

· Les *lipomes*, moins fréquents qu'à la nuque et à l'épaule, s'observent néanmoins très souvent; ils ont uniques ou multiples. On observe également des

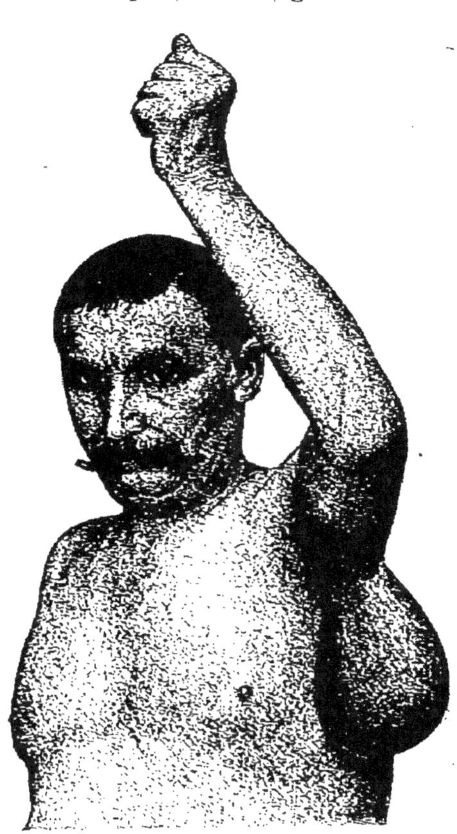

Fig. 193. — Lipome pédiculé de l'aisselle.

lipomes symétriques (voir page 261, fig. 175). La figure 193 représente un lipome volumineux et pédiculé de l'aisselle. Le malade représenté sur la figure 194 présente une quantité innombrable de lipomes dont le volume varie de celui d'une cerise à celui d'un pois et qui sont répandus dans tout le tissu adipeux sous-cutané du thorax, des fesses et des cuisses.

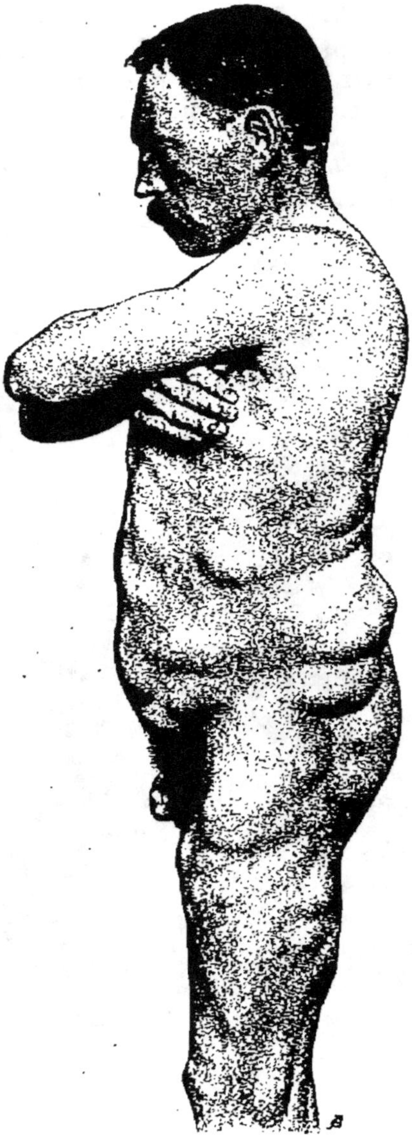

Ces lipomes ne sont guère gênants que par leur volume ; rarement ils sont douloureux et l'on doit supposer qu'alors la tumeur comprime un nerf sensitif. On reconnaît le lipome à sa consistance molle, à sa structure lobée, à sa mobilité sous les plans sous-jacents et à la lenteur de sa croissance qui demande des années. L'ablation est très facile ; le manuel opératoire est exposé à la page 261. Il n'est indiqué d'intervenir que si la tumeur gêne par son volume ou par sa situation, ou qu'elle cause des douleurs.

Le *lymphangiome* s'observe parfois dans le tissu cellulaire sous-cutané. Il peut être circonscrit ou diffus. Lorsqu'il est circonscrit, il siège de préférence dans la région axillaire ou à la périphérie du sein (fig. 195). Ce sont généralement des lymphangiomes caverneux, faciles à enlever quand ils

Fig. 194. — Lipomes multiples.

sont circonscrits. Les formes diffuses peuvent s'étendre à la totalité de la peau thoraco-abdominale et pénétrer si profondément qu'une intervention radicale n'est pas praticable. Ces tumeurs se caractérisent par la consistance molle, par la lenteur de la croissance, la mobilité et la réductibilité du contenu qui reparaît aussitôt que cesse la compression.

Les angiomes de la peau thoracique sont fréquemment multiples. Chez le même sujet, on peut rencontrer simultanément des télangiectasies, des angiomes caverneux et des nævi vasculaires. La planche XXXIV représente un enfant dont la peau thoracique est couverte d'un certain nombre d'angiomes caverneux légèrement saillants en crête de coq ; on note de plus des placards télangiectasiques au niveau de la jambe, de la hanche, de la main, de la face et de la tête. Pour l'évolution et le traitement, nous renvoyons à ce qui a été déjà dit.

Les *fibromes* sont généralement multiples. La figure 196 représente un nègre dont le corps était couvert d'un nombre incalculable de fibromes.

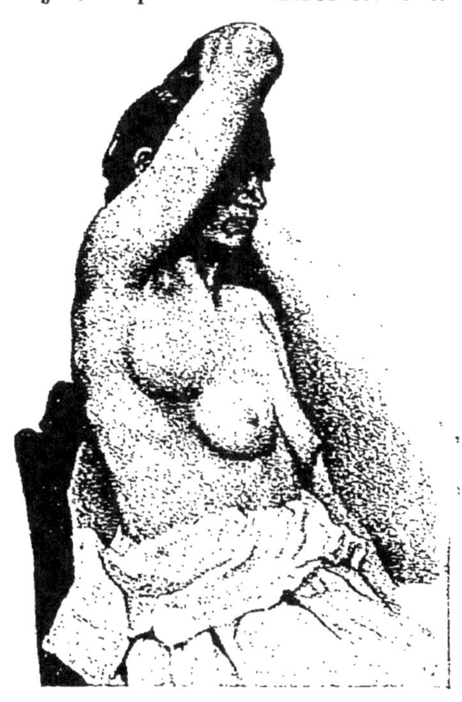

Fig. 195. — Lymphangiome au-dessus et en dehors de la mamelle droite.

Ceux-ci sont particulièrement nombreux au niveau du thorax ; leur dimension varie de la grosseur d'une tête d'épingle à celle d'une noix. Quand ces fibromes prennent naissance dans les gaines des nerfs, ils forment des tumeurs éléphantiasiques qui peuvent atteindre un volume considérable (neurofibromes). Les fibromes et les neurofibromes coexistent assez souvent chez le même sujet; on aperçoit un neurofibrome sur le bras gauche du nègre figuré ci-contre.

On n'interviendra que si les tumeurs sont gênantes par

Planche XXXIV. — Angiomes multiples.

leur volume ou leur situation, qu'elles sont douloureuses ou que leur accroissement rapide et leur consistance ferme font redouter la dégénérescence maligne.

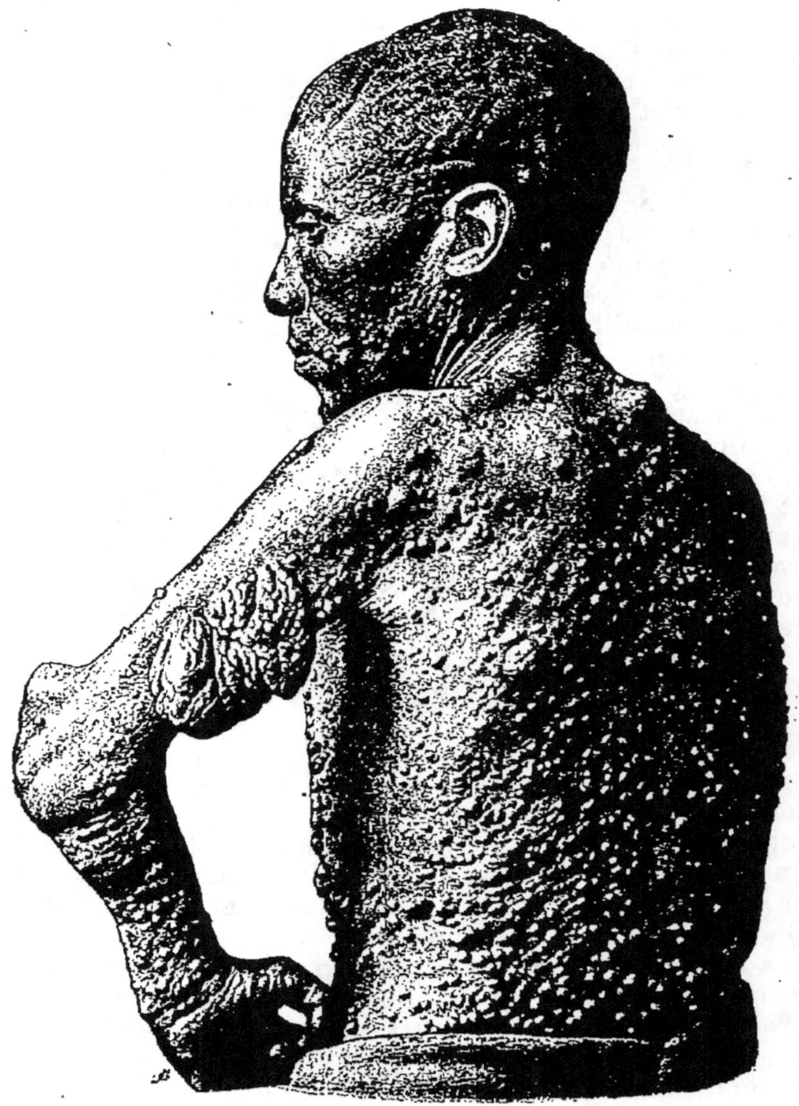

Fig. 196. — Fibromatose généralisée. Neurofibrome du bras gauche.

Les côtes et le sternum sont parfois le siège d'*exostoses*, excroissances osseuses dures et bosselées qui s'accroissent très lentement. Généralement multiples, elles apparaissent pendant la période de croissance, surtout au niveau des épiphyses. En sectionnant l'exostose par le milieu, on constate que le centre est seul constitué de tissus osseux, tandis que la périphérie est formée de cartilage. On observe également sur le squelette thoracique des *enchondromes* et des *ostéomes* sessiles. Toutes ces tumeurs osseuses et cartilagineuses s'accroissent très lentement. L'ablation n'en est indiquée que quand elles incommodent par leur volume ou qu'elles causent des douleurs en comprimant des nerfs sensitifs. L'opération consistera dans l'ablation au ciseau frappé ; elle ne présente généralement aucune difficulté.

Un enchondrome à croissance rapide est suspect de *dégénérescence sarcomateuse*. Les seules *tumeurs malignes* que l'on observe sur la paroi thoracique sont les *sarcomes*. Ceux-ci ont pour point de départ l'aponévrose, le périoste ou l'os. Au point de vue microscopique, on distingue des sarcomes fuso-cellulaires, des sarcomes globo-cellulaires, des sarcomes giganto-cellulaires myélogènes, des chondro-sarcomes ou des ostéo-sarcomes. La croissance de la tumeur est généralement d'autant plus rapide que la consistance en est plus molle. Les sarcomes de la paroi thoracique acquièrent parfois des dimensions considérables et enveloppent la poitrine d'une sorte de carapace qui ne tarde pas à rendre la tumeur inopérable.

Le *pronostic* des sarcomes thoraciques est grave ; la guérison n'a quelques chances d'être définitive que si l'on fait une exérèse précoce et étendue. Mais il ne faut pas oublier qu'alors même que la cure radicale paraît encore possible, il est déjà trop tard à cause des métastases viscérales, notamment pulmonaires, auxquelles les malades succombent malgré l'opération.

L'*intervention* pour sarcomes thoraciques n'est pas soumise à des règles déterminées ; elle dépend du volume et de la situation de la tumeur, ainsi que de son extension en profondeur qui peut entraîner la lésion de la plèvre.

XV. CHIRURGIE DE LA MAMELLE

Vices de conformation. — Les *mamelles surnuméraires*
sont dues à un trouble du développement. Normalement,
les mamelles prennent naissance sur la ligne dite mammaire, qui s'étend de la racine du membre supérieur à
celle du membre inférieur. La plus grande partie de cette
ligne disparaît chez l'homme au cours du développement
et il n'en subsiste que la mamelle. Quand l'évolution ré-
gressive s'opère incomplètement, il persiste des mamelles
ou des mamelons surnuméraires. Aux endroits où se rencontrent ces rudiments de la mamelle, on peut également
observer des tumeurs bénignes ou malignes. Le trait plein
de la figure 197 marque la place de la ligne mammaire
et indique l'emplacement des mamelles surnuméraires.

La **mastite aiguë** est en rapport étroit avec la vie sexuelle
de la femme; elle s'observe surtout pendant la lactation.
L'infection a généralement pour porte d'entrée des excoriations de la mamelle qui résultent des mouvements de
succion de l'enfant, surtout chez les primipares dont la
peau est très sensible. Les fissures du mamelon sont souvent tellement douloureuses que la mère est obligée de
cesser l'allaitement. La mastite aiguë débute par de la
fièvre et une douleur intense; il existe une infiltration circonscrite très sensible à la palpation. Dans des cas rares,
un traitement approprié fera régresser l'inflammation.
Mais le plus souvent, la suppuration se déclare. On la
reconnaît à la fluctuation ainsi qu'au gonflement et à la
rougeur de la peau dans les abcès superficiels. A côté des
abcès uniques ou multiples vient se placer le *phlegmon
diffus de la mamelle* que l'on observe dans les cas graves.

Le *traitement de la mastite aiguë* consistera dans l'incision suivie du drainage du pus, dans tous les cas où la compression du sein n'aura pas amené la résorption de l'infiltration inflammatoire dans un court délai. Les incisions auront une direction rayonnée afin de ne pas intéresser les canaux galactophores.

Tout récemment, l'emploi de la stase hyperémique suivant le procédé de Bier a ouvert des voies nouvelles au traitement de la mammite. Comme on a obtenu par cette méthode un certain nombre de succès dans la maladie qui nous occupe, nous allons immédiatement exposer la théorie de Bier et en apprécier la valeur.

D'après Bier, l'*hyperémie* joue un rôle important dans un grand nombre d'actes vitaux, tels que la croissance, la régénération, la procréation, la réaction à l'égard des corps étrangers (microbes, corps chimiques). Cette fonction naturelle de l'organisme mérite d'être imitée et on peut l'utiliser avec succès dans un but thérapeutique en provoquant l'apparition de l'hyperémie. Celle-ci aurait une action sédative, antimicrobienne et résolutive (la résorption est diminuée pendant la stase sanguine, mais s'exagère aussitôt que la stase prend fin). On peut provoquer l'hyperémie par deux procédés différents : tantôt on active la circulation sanguine et l'on obtient une

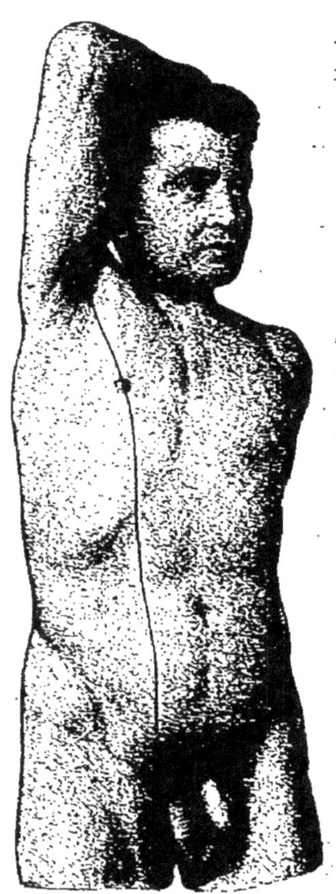

Fig. 197. — Trajet de la ligne mammaire.

hyperémie active, tantôt on gêne la circulation de retour et l'on détermine une *hyperémie passive.* L'hyperémie active s'obtient le plus commodément par des applications chaudes sous la forme de cataplasmes, de bains de boue, de chaleur radiante, de sable chaud, de thermophores. Avec de l'air chaud, on supporte des températures de 100 à 115°.

L'organisme se défend contre une chaleur excessive par l'augmentation de la transpiration et par un afflux de sang artériel dans la région surchauffée. L'accélération de la circulation, dans les parties soumises à une température élevée, a pour effet d'activer également la circulation dans tout le reste de l'organisme. Les mutations organiques seront ainsi facilitées et l'on obtiendra des améliorations et des guérisons dans des organes qui n'auront pas été soumis directement à l'action calorifique.

L'hyperémie active convient particulièrement au traitement des affections chroniques et non microbiennes ou de leurs suites ; elle a essentiellement un pouvoir résolutif.

L'emploi de l'*hyperémie passive* dans les inflammations paraît en contradiction avec toutes nos connaissances les mieux assises : ne s'est-on pas toujours évertué à combattre la stase hyperémique qui survient spontanément au cours d'une inflammation par l'élévation du membre et des applications réfrigérantes. Pour provoquer la stase hyperémique, on se sert d'une bande mince en caoutchouc que l'on enroule au-dessus de la région malade, mais sans la serrer plus qu'il n'est indispensable pour gêner le retour du sang veineux. L'application de la bande est bien faite si l'apparition de la stase ne s'accompagne pas de souffrance et qu'au contraire les douleurs préexistantes se calment. On peut aussi se servir d'appareils à succion ou à aspiration, cloches en verre de dimensions variables qui agissent comme des ventouses ; on fait le vide à l'aide d'une pelote en caoutchouc ou d'une seringue adaptée sur le haut de la cloche. Celle-ci diffère de la ventouse en ce qu'elle permet de varier le degré de la raréfaction de l'air. L'application de la bande durera vingt heures et recommencera après un intervalle de quatre heures. Les appareils à aspiration par contre ne seront laissés en place que quelques minutes ; on les retirera alors pendant vingt secondes à trois minutes pour les remettre ensuite. Ces alternatives seront continuées pendant vingt minutes à une demi-heure.

La stase hyperémie réussit surtout dans les inflammations aiguës ou microbiennes.

Depuis les publications de Bier, on a essayé l'hyperémie, notamment la stase hyperémique, sur une vaste échelle dans les inflammations aiguës. Dans beaucoup de cas, on a effectivement obtenu de bons résultats ; mais, dans beaucoup d'autres, on a constaté que le procédé était inefficace, bien plus, qu'il était dangereux. Ainsi dans les infections streptococciques, l'échec est la règle. L'érysipèle, par exemple, est très rarement modifié d'une manière favorable ; souvent même on le voit franchir la zone soumise à la stase et s'étendre au loin. Un certain nombre d'auteurs, moi-même, avons vu survenir de la gangrène dans des phlegmons à streptocoque. Rotter croit les résultats très douteux dans l'ostéo-myélite aiguë, et Lexer estime que c'est de la témérité que d'employer l'hyperémie dans les infections graves. La suppression de la résorption pendant la stase provoquée exclut la participation de l'organisme'à la défense contre l'invasion microbienne. Bien que d'après Lexer cet inconvénient soit compensé par l'exaltation du pouvoir défensif de la région soumise à la stase, il n'en est pas moins vrai que dans cette zone doivent s'accumuler, outre les déchets organiques, les poisons microbiens. Ceux-ci comprennent d'une part les *toxines* sécrétées par les microbes, d'autre part les *endotoxines* ou toxines renfermées dans les corps microbiens et mises en liberté au moment de leur dissolution. Contre les toxines, nous disposons des antitoxines ; mais nous sommes impuissants contre les endotoxines. Lexer en conclut que l'augmentation de la transsudation et de l'exsudation pendant la stase dans des foyers inflammatoires clos ou insuffisamment drainés exerce une action nocive par la diffusion des toxines ; elle aurait au contraire une influence favorable dans les lésions traumatiques et dans les plaies chirurgicales largement drainées, en *évacuant mécaniquement les matières infectieuses*.

De cet aperçu sommaire, nous pouvons conclure qu'il existe encore des divergences importantes dans l'opinion des auteurs sur l'efficacité du procédé de Bier et sur le mode d'action de l'hyperémie thérapeutique. Il appartiendra à de nouvelles recherches de préciser la valeur de cette méthode et ses limites.

Pour le *traitement* de la mastite aiguë, on ne saurait utiliser que les appareils à aspiration. On peut les employer avant la formation de l'abcès ; dès qu'il existera une collection purulente, on la ponctionnera avec la pointe du bistouri et on la soumettra à la stase hyperémique suivant la technique que nous venons d'exposer.

La *mastite des adolescents* survient chez les jeunes

filles à l'époque de la puberté. Elle se caractérise par un gonflement douloureux de la mamelle au moment de la menstruation. Parfois on peut exprimer du sein un liquide laiteux. Ce n'est pas là une inflammation, mais une simple poussée congestive.

L'*engorgement laiteux* n'est pas une véritable mastite. Chez les femmes qui, ayant allaité, interrompent la lactation, ou même sans cela, le lait stagne dans les canaux lactifères, le sein prend une consistance dure et devient très douloureux, spontanément et à la pression. L'aspiration du lait à l'aide d'un bout de sein permet d'enrayer rapidement ces accidents ; ils disparaissent d'ailleurs spontanément au bout de peu de temps.

La *mastite interstitielle chronique* s'observe chez des femmes qui ont dépassé la trentaine. Elle consiste dans une induration tantôt circonscrite tantôt diffuse de la mamelle. Il n'est pas bien établi s'il s'agit d'un engorgement chronique ou d'une tumeur. Au microscope, on trouve du tissu fibreux pauvre en noyaux et une néoformation glandulaire avec un certain nombre de petits kystes, d'où le nom de cystadénome de la mamelle qui a aussi été donné à cette maladie. L'ablation chirurgicale de ces indurations ne paraît pas strictement indiquée. Elle n'est légitime que si l'on soupçonne une tumeur maligne ou que les malades y insistent parce qu'elles redoutent un cancer.

La *tuberculose mammaire* est rare. Elle s'observe à tous les âges. Lentement et progressivement, il se développe une infiltration de la glande, douloureuse spontanément et à la pression et évoluant vers la peau. Celle-ci rougit et s'amincit, il se forme un abcès, parfois un abcès froid. Souvent un examen attentif montrera que la tuberculose n'est pas limitée au foyer suppuré et qu'une grande partie de la glande est remplie de fongosités parsemées de tubercules.

Le *traitement*, étant donné l'insuffisance habituelle en pareil cas de l'incision et du curettage, comportera l'ablation de parties plus ou moins étendues de la mamelle.

La *syphilis mammaire* est très rare. On y observe parfois le chancre induré. Les exanthèmes secondaires et les gommes ne sont que des manifestations d'une affection dont on retrouvera la trace dans d'autres régions.

Nous avons vu qu'au sujet de la mastite interstitielle chronique on n'est pas d'accord s'il s'agit d'une inflammation ou d'un néoplasme. Il en est de même pour l'**hypertrophie générale de la mamelle** dont on ne sait si elle constitue une véritable tumeur.

L'hypertrophie occupe généralement les deux seins et se caractérise par une augmentation uniforme, parfois énorme des mamelles. Elle peut survenir chez les femmes

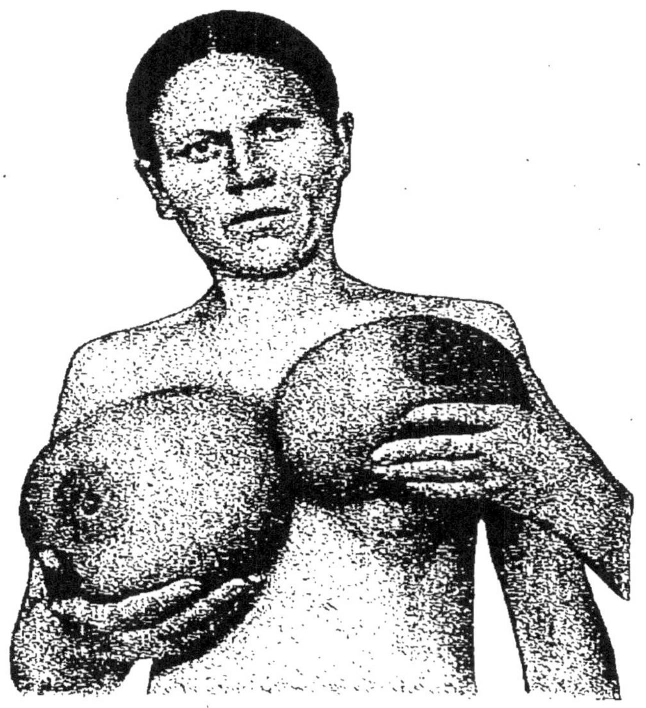

Fig. 198. — Hypertrophie généralisée de la mamelle.

qui allaitent ou indépendamment de la lactation. Les différents éléments constitutifs de l'organe, conjonctif, adipeux et glandulaire, peuvent prendre part à l'hypertrophie ; parfois le tissu conjonctif ou l'adipeux prédomine. La figure 198 représente une femme qui était atteinte d'un éléphantiasis des deux mamelles ; en outre, il existait, au-dessous du sein gauche, une mamelle accessoire, également hypertrophiée. La consistance est molle et correspond à celle d'une mamelle normale L'hypertrophie rétrocède parfois spontanément. Des raisons esthétiques et des douleurs pourront imposer l'ablation d'un ou des deux seins.

La **tumeur bénigne** de la mamelle la plus fréquente est constituée par le *fibro-adénome*. C'est une tumeur bosselée, dure, croissant très lentement, encapsulée et nettement séparée du tissu glandulaire. Elle n'adhère ni à la peau ni au muscle sous-jacent. Elle est donc parfaitement mobile et on peut en détacher des plis cutanés. La structure microscopique est très variable. La figure 1 de la planche XXXVIII montre un *fibro-adénome simple* dans lequel l'adénome a conservé les caractères de la glande normale. La figure 2 représente un *fibro-adénome canaliculaire* dans lequel les proliférations conjonctives se sont insinuées entre les tubes glandulaires, et sur la figure 3 on voit un *fibro-adénome péri-canaliculaire* où le tissu conjonctif est disposé en zones concentriques autour des tubes glandulaires. Assez souvent, l'accumulation des sécrétions dans les tubes glandulaires se traduit par la présence de nombreux kystes.

L'*opération* est indiquée quand les tumeurs causent des douleurs, s'accroissent rapidement, gênent par leur volume ou sont suspectes de dégénérescence maligne. Les fibro-adénomes étant entourés d'une capsule fibreuse résistante, il est facile de les énucléer et une petite incision suffit. Chez l'homme, les tumeurs de la mamelle sont pour ainsi dire toujours malignes.

Rarement on a l'occasion d'observer des *lipomes*, des *adénomes* et des *kystes sébacés* de la mamelle.

A côté des kystes qui se rencontrent dans la mastite interstitielle chronique et dans le fibro-adénome, il existe des *kystes par rétention des conduits galactophores*. Ils ont le volume d'un haricot ou d'une noix, sont lisses, globuleux et rénitents et ne contractent pas d'adhérence avec les parties voisines. Leur ablation ne présente pas de difficulté.

Bien plus fréquentes que les tumeurs bénignes sont les **tumeurs malignes** de la mamelle, et surtout le *cancer du sein*. Celui-ci s'observe presque exclusivement chez la femme. Il ne s'agit d'ailleurs pas toujours de femmes âgées : on en observe assez souvent dès l'âge de trente ans. L'évolution du cancer du sein est parfois si lente et si insidieuse que les malades ne s'en aperçoivent qu'accidentellement, alors que la tumeur a atteint un stade avancé ; d'autres fois elle attire l'attention par des douleurs lancinantes.

Les *signes cliniques* varient considérablement suivant la nature du cancer et son âge. C'est ainsi qu'il existe des carcinomes mammaires où prédomine du tissu cicatriciel, au milieu duquel on trouve de petits îlots épithéliaux disséminés dans le tissu conjonctif (*squirrhe de la mamelle*) (pl. XXXVIII, fig. 4). En pareille occurrence, il se produit une rétraction de la peau, souvent dans la région du mamelon, et à une exploration attentive on constate une induration circonscrite (fig. 199). La tumeur ne tarde pas à contracter des adhérences avec la peau et avec les parties profondes (aponévrose et muscle grand pectoral), de sorte qu'on ne peut pas plisser la peau qui recouvre la tumeur et que celle-ci est immobile sur les plans sous-jacents. Ajoutons à ce propos qu'un observateur inexpérimenté pourrait être tenté de croire à la mobilité de la tumeur sur les parties profondes, alors qu'en réalité elle adhère au muscle ou à l'aponévrose. Quand le grand pectoral est relâché, en effet, on peut mouvoir en bloc le muscle et la tumeur. Pour rechercher le signe dont il s'agit, on commencera donc par faire contracter le muscle, élever le bras par conséquent, et on imprimera à la tumeur des mouvements parallèles à la direction des fibres musculaires, de bas en haut et de dedans en dehors. Ce mode d'exploration ne s'impose pas seulement dans l'examen du squirrhe mammaire, mais dans celui de toute tumeur du sein.

Plus le carcinome présente une consistance molle, c'est-à-dire plus la prolifération atypique de l'épithélium prédomine par rapport à celle du tissu conjonctif, plus son évolution est rapide et plus est marquée la tendance à l'ulcération (pl. XXXV ainsi que la coupe histologique de la pl. XXXVIII, fig. 5).

La tumeur ne débute pas toujours par la région du mamelon. Elle peut commencer en un point quelconque de la glande, même dans des prolongements assez éloignés pour qu'on puisse avoir des doutes sur les connexions de la tumeur avec la glande mammaire.

Les *métastases cancéreuses* sont très précoces dans les ganglions lymphatiques de l'aisselle. Aussi ne manquera-t-on jamais d'explorer cette région attentivement en ayant soin de faire relâcher les muscles du bras. Les métastases envahissent ensuite les ganglions des fosses sus-clavicu-

Planche XXXV. — Cancer du sein.

laire et sous-claviculaire, ceux de l'autre aisselle, enfin l'autre mamelle. [Peu après les ganglions axillaires et

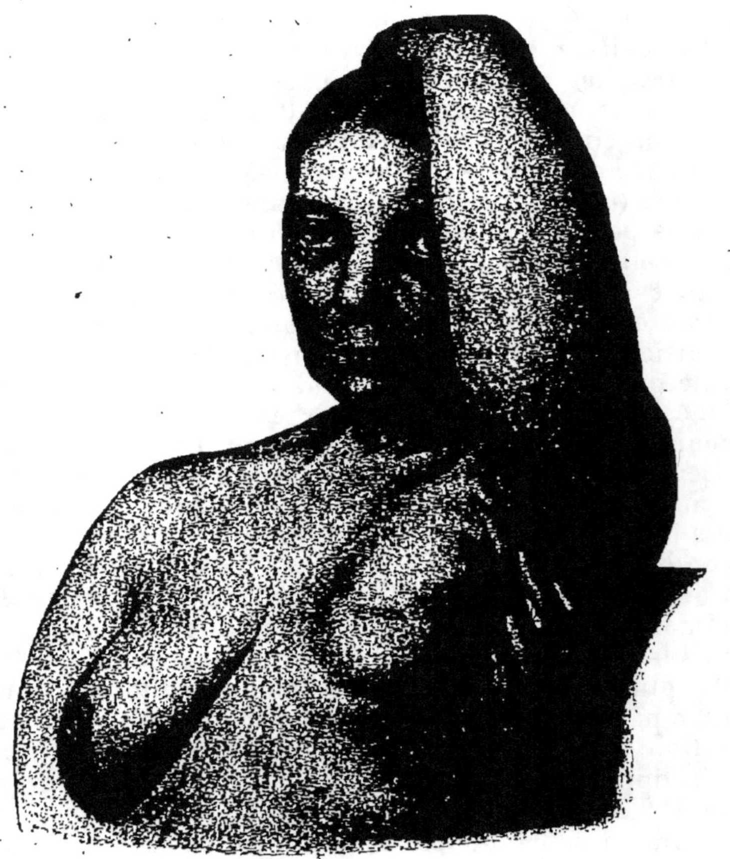

Fig. 199. — Squirrhe du sein.

sus-claviculaires, parfois en même temps qu'eux les ganglions situés profondément, à la partie antérieure des espaces intercostaux, dans les fossettes de Souligoux (ganglions mammaires internes), se cancérisent et cette métastase intra-thoracique, médiastinale, précoce, explique l'insuccès, dans certains cas, des exérèses du sein les mieux conduites et les plus complètes, celles-là mêmes où l'on a pratiqué le curage de l'aisselle et du creux sus-claviculaire.]

On observe aussi assez souvent de petites métastases cutanées à plus ou moins grande distance de la tumeur principale. À la période terminale, il peut se développer des noyaux cancéreux dans les os, le sternum, le rachis, le col fémoral (fracture spontanée) ou les viscères.

Parfois la tumeur primitive aboutit à une infiltration du thorax dont l'aspect vaut alors à la lésion le nom de *cancer en cuirasse*. On en voit un exemple sur la planche XXXVI qui montre également l'action des masses cancéreuses sur la circulation du bras. En raison de leur situation profonde dans l'aisselle, elles causent des troubles moteurs considérables et déterminent un œdème parfois énorme et très gênant du bras par suite de la destruction des ganglions lymphatiques et de la compression et de l'infiltration de la veine axillaire et des vaisseaux lymphatiques.

Sur la planche XXXVII, on voit un volumineux cancer de la mamelle droite avec de nombreuses métastases dans la peau du thorax et l'aspect ictérique de la malade indique la participation du foie que l'on trouva rempli de nodules secondaires à l'autopsie.

Nous avons dit que le *cancer du sein chez l'homme* est exceptionnel ; les symptômes et la marche sont les mêmes que chez la femme.

Sous le nom de *maladie de Paget*, on décrit une affection qui évolue tout d'abord comme un vulgaire eczéma. Le mamelon et son voisinage sont rouges, ulcérés et sécrètent un liquide séreux. Cette lésion résiste à toute tentative thérapeutique, persiste pendant longtemps, parfois un ou deux ans, puis se transforme en carcinome.

Le *sarcome du sein* présente une malignité particulière à cause de sa marche rapide et de la précocité des métastases. Au point de vue de sa structure, il est fuso-cellulaire ou globo-cellulaire et renferme parfois des kystes. Ils atteignent rapidement un volume considérable et présentent généralement une surface plus lisse et une consistance plus molle que les carcinomes.

[Il existe encore une variété de tumeurs du sein, ce sont les tumeurs par inclusion, tumeurs bidermiques, bien étudiées par Lecène et qui se caractérisent par la présence d'un épithélium malpighien, c'est-à-dire que ces

Planche XXXVI. — Cancer du sein (cancer en cuirasse).

tumeurs sont constituées en définitive par les différents éléments cellulaires de la peau plus ou moins modifiés.]

Le *traitement des tumeurs malignes de la mamelle* n'offre de chances de succès que si l'on intervient de bonne heure et avec énergie. Si les dimensions et les adhérences ainsi que le siège des métastases rendent la tumeur inopérable, on pourra recourir à l'arsenic, aux rayons X ou au radium.

Une fois le diagnostic de tumeur maligne porté, ce serait une lourde faute que de se contenter d'énucléer le néoplasme du tissu glandulaire, même s'il paraît bien délimité. Dans tous les cas, on doit faire l'ablation totale de la mamelle, pratiquer le curage de l'aisselle et enlever l'aponévrose et les fibres superficielles du muscle grand pectoral. On a constaté en effet que de très bonne heure et sans qu'il soit possible de le reconnaître à l'œil nu, le cancer envahit les vaisseaux lymphatiques rétro-mammaires (Heidenhain, Rotter, etc.) et que par conséquent l'infiltration gagne l'aponévrose et la franchit rapidement.

Lorsque le muscle et sa gaine sont envahis, il faut sacrifier le grand pectoral, voire le petit pectoral en totalité. Il en est de même quand les ganglions sous-claviculaires sont intéressés, car ce n'est qu'à cette condition qu'il est possible de n'en laisser échapper aucun. Voici comment est réglée l'*opération* pour cancer du sein : Deux grandes incisions contournent la mamelle d'en dedans en dehors et de bas en haut; du point supérieur de réunion des deux incisions curvilignes on prolonge l'incision cutanée jusqu'au milieu de l'aisselle. On circonscrit par l'incision toutes les parties de la peau qui sont adhérentes à la tumeur, de manière à opérer à coup sûr en tissu sain. On extirpe alors la mamelle en bloc avec tous ses prolongements, avec l'aponévrose et le muscle, de sorte que la glande n'est plus retenue que par le tissu adipeux qui la relie à l'aisselle. On approfondit ensuite l'incision axillaire, on divise l'aponévrose et, refoulant de part et d'autre le tissu adipeux, on dénude la veine axillaire. On évide alors l'aisselle du tissu adipeux et des ganglions qui les remplissent. On saisit et on lie tous les vaisseaux qui donnent.

(L'incision que Kocher préconise pour la cure radicale du cancer du sein part de la clavicule et se dirige en bas vers le bord antérieur de l'aisselle près de l'insertion du muscle grand pectoral. Après section de la peau, du tissu cellulaire sous-cutané et de l'apénovrose, on contourne le bord externe du grand pectoral et on le sectionne sur le doigt. On découvre de même le petit pectoral et on le divise près de son insertion à l'apophyse coracoïde. L'aisselle se trouve

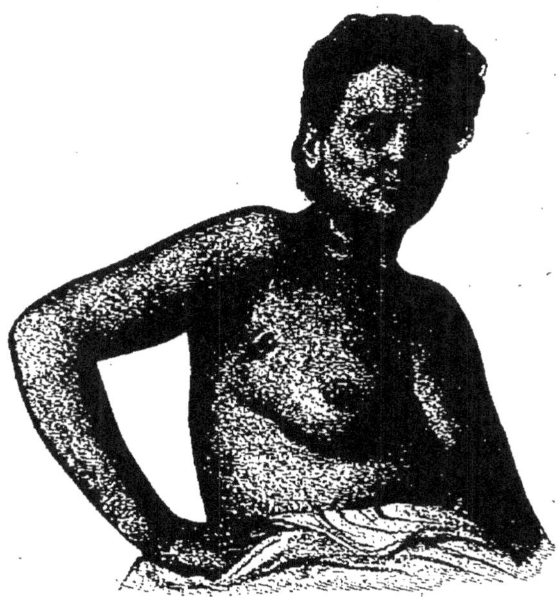

Fig. 200. — Carcinome de la mamelle ayant pris naissance dans un prolongement axillaire de la glande.

ainsi ouverte et on l'évide du tissu adipeux et des ganglions. Après avoir prolongé l'incision au-dessous du sein jusqu'au sternum, on sectionne les attaches costales du petit pectoral et les attaches sternales du grand pectoral. On termine par une incision curviligne qui part de l'extrémité interne de l'incision cutanée, contourne le bord supérieur de la mamelle et aboutit à l'extrémité inférieure de la première incision. Il ne reste plus alors qu'à diviser les insertions du muscle grand pectoral au niveau du sternum et de là clavicule pour détacher en bloc toutes les parties qui doivent être enlevées.)

Planche XXXVII. — Cancer du sein avec métastases du foie.

Planche XXXVIII. — Coupes histologiques de plusieurs tumeurs du sein.
Fig. 1. Fibroadénome simple. — Fig. 2. Fibroadénome intracanaliculaire. — Fig. 3 Fibroadénome péricanaliculaire. — Fig. 4. Squirrhe du sein —Fig. 5. Cancer alvéolaire du sein. — Fig. 6. Cancer colloïde du sein.

Les ganglions du creux susclaviculaire s'extirpent par une incision spéciale.

L'opération dont nous venons d'exposer la technique assurerait une guérison permanente dans 30 à 40 °/₀ des cas, c'est-à-dire qu'elle donnerait une survie de trois ans au moins sans récidive.

[La technique la plus logique, celle qui répond le plus à tous les desiderata demandés par les conditions anatomiques et pathologiques du cancer du sein est la technique que nous avons vu employer par Gosset et qui dérive du *procédé américain.*

1° *Incision cutanée* elliptique atteignant en dedans et en bas presque la ligne médiane, en haut et en dehors presque la clavicule, on n'en trace d'abord que les courbes interne, supérieure. Donc incision très largement menée sans nulle préoccupation de la façon dont on rassemblera et recoudra l'opération terminée.

2° *Ablation des muscles pectoraux.* Ablation *systématique* des deux muscles pectoraux. Cette ablation sans inconvénients facilite la découverte des vaisseaux axillaires et le curage de l'aisselle. Cette ablation ne gêne pas les mouvements du bras ; seules sont à craindre la section du nerf du grand dentelé et du grand dorsal. On laisse, du reste, en place la partie externe du chef claviculaire du grand pectoral.

3° *Curage de l'aisselle.* Ablation de haut en bas, d'un seul tenant, de tout le contenu de l'aisselle sauf les nerfs, les nerfs du grand dentelé et du grand dorsal, l'artère axillaire et la veine axillaire. La dénudation de la veine axillaire doit être faite avec soin et précaution.

Achèvement de l'ellipse cutanée terminant le temps d'ablation.

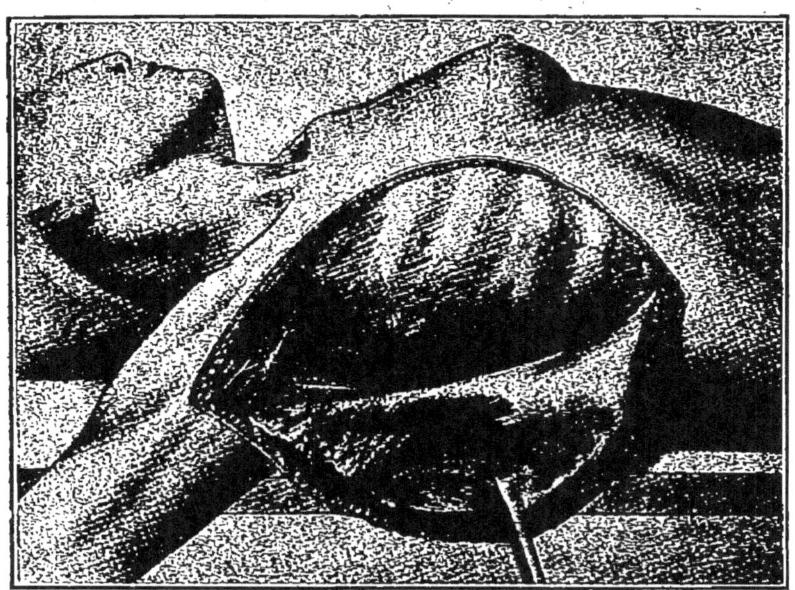

Fig. 201. — Le nerf du grand dorsal et le nerf du grand
dentelé ont été respectés (Gosset) (1).

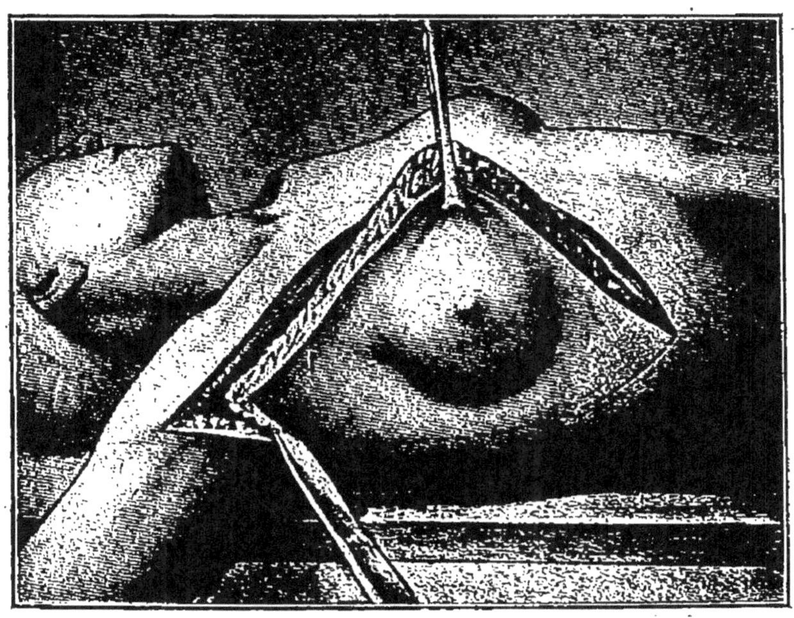

Fig. 202. — L'ablation du sein est presque achevée.

(1) D'après A. Gosset, Ablation du cancer du sein, in *Journal
de chirurgie*, juillet 1908.

SULTAN. Chirurgie des régions.   I — 22

4° *Hémostase* longue et soignée des vaisseaux artériels et veineux.

5° *Drainage*. Un drain de petit calibre, permettant l'écoulement de la sérosité hématique est placé dans une contre-ouverture faite dans le lambeau postérieur.

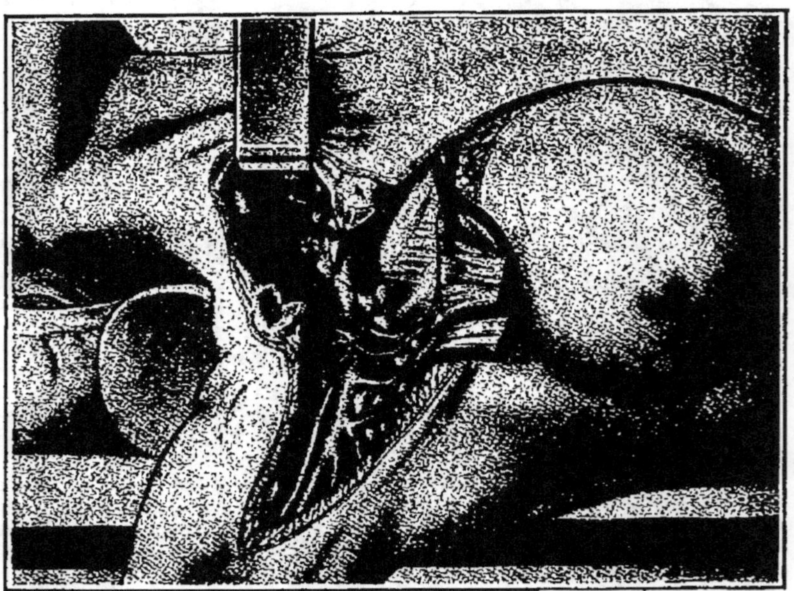

Fig. 203. — La clavicule est sectionnée, on peut disséquer les ganglions susclaviculaires (Gosset).

6° *Réunion de la plaie*. Si les lambeaux peuvent être rapprochés, on les soutient par quelques fils d'argent, puis on place les fils cutanés.

Dans le cas contraire, on pratique des débridements ou des greffes épidermiques. Un simple bandage de flanelle suffit à maintenir le pansement.

7° *Ganglions susclaviculaires*. S'il existe des ganglions susclaviculaires, on pratique le curage du creux susclaviculaire grâce à une section temporaire cunéenne de la clavicule (voir fig. 203).]

XVI. CHIRURGIE DU MÉDIASTIN, DES POUMONS ET DE LA PLÈVRE

La pathogénie des **phlegmons du médiastin**, antérieur et postérieur, a été signalée aux pages 280 et suivantes ; on a vu à ce propos que les suppurations dont il s'agit sont souvent en rapport avec des abcès et des phlegmons profonds du cou. Dans les cas favorables, l'incision du foyer purulent au niveau du cou suffira pour enrayer la médiastinite suppurée. Mais il est également des cas aigus où la suppuration survient sans participation du cou par métastase ou par propagation des parties profondes de l'œsophage. De la fièvre et des douleurs violentes derrière le sternum ou dans le dos mettront de bonne heure sur la piste du diagnostic. La collection purulente peut apparaître en avant, à côté du sternum, ou en haut dans le creux sus-claviculaire ; la tumeur fluctuante qui en résultera fournira une indication sur l'endroit où il convient d'inciser. Si l'ouverture ne se fait pas au dehors, il est à redouter qu'elle ne se fasse dans le péricarde ou la plèvre ou qu'en l'absence de toute perforation, il se développe une péricardite ou une pleurésie purulente. C'est pourquoi on se préoccupera de drainer le médiastin aussitôt que le diagnostic sera établi.

Le *médiastin antérieur* peut être ouvert par la résection du sternum. Dès que la ponction a confirmé le diagnostic, on ouvre largement le foyer purulent.

Pour pénétrer dans le *médiastin postérieur*, on incise à droite de la colonne vertébrale, on résèque une ou plusieurs apophyses transverses ainsi que les côtes correspondantes sur une longueur suffisante pour qu'on puisse faire une ponction exploratrice puis l'ouverture du médiastin.

Les **tumeurs du médiastin** sont bénignes (kyste dermoïde, fibrome, goitre plongeant) ou plus souvent *malignes* (carcinome, sarcome). Les troubles fonctionnels causés par les tumeurs du médiastin consistent dans une douleur rétrosternale et dans des accidents causés par la compression de la trachée, des gros vaisseaux, du nerf récurrent et de l'œsophage. La compression de la trachée donne lieu de bonne heure à du cornage ; dans les cas graves la gêne respiratoire peut aller jusqu'à l'orthopnée. Comme signes physiques, on constate de la matité au niveau du sternum, puis du bombement de la région sternale supérieure. Cette saillie se voit bien sur la figure 204. Le plus souvent, la radiographie permettra de reconnaître l'étendue de la tumeur.

Au point de vue du diagnostic différentiel, il est important d'éliminer l'anévrysme de l'aorte.

L'ablation chirurgicale a été tentée avec succès dans plusieurs cas de kystes dermoïdes, par le procédé que nous avons indiqué ci-dessus. On suivra la même voie d'accès dans le cas où l'on aura porté d'une manière précoce le diagnostic de tumeur maligne. Si l'opération est impossible à cause du volume de la tumeur, des métasta-

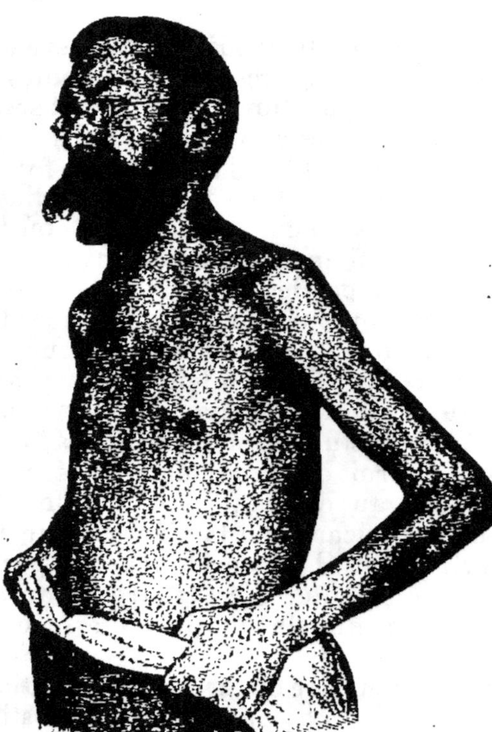

Fig. 204. — Cancer du médiastin refoulant le sternum.

ses ou du mauvais état général, on peut essayer l'administration de l'arsenic et la radiothérapie. La gêne respiratoire impose parfois la trachéotomie, une canule ordinaire ne

serait pas assez longue pour franchir le rétrécissement ;
on fait alors usage d'une canule spirale de König ; cette
canule est longue et flexible.

Lésions traumatiques des poumons et de la plèvre. —
On distingue des *lésions traumatiques par contusion* sans
plaie externe et des plaies pénétrantes. Dans les contusions
violentes du thorax qui s'accompagnent généralement de
fractures des côtes, le poumon peut être lésé de deux
manières différentes. Tout d'abord, il peut se produire
un épanchement sanguin dans le parenchyme pulmonaire
qui s'infecte secondairement (pneumonie par contusion).
D'autre part, le poumon peut être atteint par un fragment
d'une côte. La lésion du poumon se traduit par l'hémoptysie et l'hémothorax. Le traitement aura pour objectif de
faciliter l'expectoration. On y réussit le mieux par de petites
doses de morphine qui atténuent la douleur au moment
des efforts de toux.

Parmi les *plaies pénétrantes*, nous mentionnerons en
premier lieu les plaies par *instrument piquant*. Celui-ci,
lèse le plus souvent la *plèvre* et le *poumon* à la fois. Mais
si ce dernier organe n'est atteint que superficiellement,
l'effraction de la plèvre domine le tableau clinique. Une
quantité d'air plus ou moins considérable pénètre dans la
cavité pleurale et détermine un *pneumothorax.* S'il y a
simultanément un épanchement de sang dans la plèvre,
on dit qu'il y a *hémopneumothorax.* On constate alors à
la percussion de la partie supérieure du thorax une sonorité
tympanique et du tintement métallique, tandis qu'à la
partie inférieure on trouve de la matité et une respiration
affaiblie lointaine bronchique. Un pneumothorax peu développé n'incommode guère le malade. Mais si l'épanchement gazeux est abondant, on note de la dyspnée et de
l'accélération du pouls, accompagnées de cyanose et de phénomènes asphyxiques qui peuvent devenir très inquiétants
en cas de pneumothorax complet et aboutir à la syncope
et à la mort.

Parfois il se fait une *hernie du poumon* par la plaie. En
pareille occurrence, on ne tentera jamais la réduction ; sans
compter que celle-ci serait très difficile sinon impossible
sans débridements, elle serait susceptible d'entraîner une
infection grave de la plèvre. Il faut au contraire désinfecter
le voisinage de la plaie, puis lier et réséquer la partie pro-
cidente du poumon.

Sultan. Chirurgie des régions.   I — 22.

Si le poumon a été atteint par l'instrument, il se produira un épanchement de sang dans la plèvre, des hémoptysies et parfois de l'emphysème sous-cutané d'étendue variable. Si la plaie pulmonaire est petite, qu'aucun vaisseau important n'est blessé, l'hémorrhagie ne tarde pas à s'arrêter, l'épanchement gazeux et sanguin se résorbe et on obtient une guérison spontanée. Il suffit de faire la toilette de la plaie cutanée et d'appliquer un pansement aseptique. On s'abstiendra de l'exploration avec une sonde qui introduirait des germes infectieux dans la plaie et causerait de graves complications.

Si l'instrument vulnérant a frappé un des gros vaisseaux du hile, l'hémorrhagie est rapidement mortelle à moins qu'on ne pratique une ligature immédiate. Un autre danger menace la vie du malade du fait de l'infection que détermine l'instrument lui-même ou qui résulte de l'ouverture des bronches ou d'accidents septicémiques. L'épanchement sanguin de la plèvre suppure et l'hémothorax devient une *pleurésie purulente*.

Les *coups de feu du poumon* donnent un pronostic assez bénin à cause du faible pouvoir de pénétration des balles de revolver. Les plaies de guerre sont d'ailleurs devenues moins graves depuis que l'infanterie est munie d'un fusil de petit calibre. Avec les anciennes balles de plomb, on observait souvent de vastes déchirures du poumon qui entraînaient une mort foudroyante. Au cours des dernières guerres, au contraire, on a souvent vu les plaies pénétrantes du poumon guérir spontanément. Celles-ci courent également moins le risque de s'infecter parce les balles modernes entraînent rarement des lambeaux de vêtements. L'hémothorax et le pneumothorax se comportent dans les coups de feu de poitrine comme dans les plaies pénétrantes du poumon par instrument piquant. Il va de soi que tout sondage de la plaie est rigoureusement proscrit.

Lésions inflammatoires. — La maladie infectieuse la plus fréquente du poumon, la pneumonie, ne ressortit pas à la thérapeutique chirurgicale. Cette affection peut toutefois amener des complications qui réclament une intervention chirurgicale, notamment la *pleurésie purulente* dite métapneumonique. L'empyème peut aussi être causé par une blessure septique de la plèvre ou survenir par métastase au cours d'une pyohémie.

Dans la *pleurésie purulente aiguë*, la dyspnée est plus

ou moins développée suivant l'abondance de l'épanchement, et la fièvre est élevée. La maladie retentit sur l'état général et le malade succombe si le pus n'est pas évacué. L'évacuation du pus peut être spontanée, quand une bronche se perfore et qu'il se produit une vomique, ou que les parties molles de la paroi thoracique suppurent et se perforent (*empyème de nécessité*). Mais on ne peut jamais compter sur une pareille terminaison. Aussi, en présence d'une pleurésie purulente caractérisée par de la fièvre, de la matité à la percussion, le silence respiratoire et l'abolition des vibrations thoraciques, confirmera-t-on le diagnostic par une ponction exploratrice, puis on procédera sans tarder à l'ouverture de la collection purulente. Attendre serait s'exposer à augmenter la compression du poumon et à favoriser le développement des adhérences.

Le meilleur procédé opératoire de l'empyème est la thoracotomie avec résection costale; il est bien préférable au *drainage continu* de Bülau

Le principe qui veut que l'on incise et que l'on draine toute collection purulente par le point le plus déclive, ne peut être entièrement respecté quand il s'agit d'une pleurésie purulente.

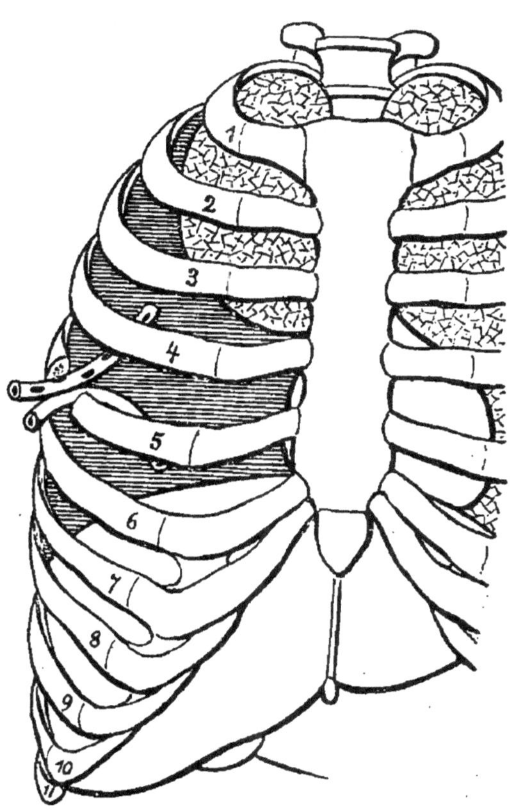

Fig. 205. — Opération de l'empyème.

Après l'incision de l'abcès de la plèvre, en effet, le diaphragme que le pus refoulait en bas remonte et obturerait un orifice qu'on aurait pratiqué par exemple au niveau de la huitième côte. C'est pourquoi le lieu d'élection est au niveau de la cinquième ou sixième côte dans la ligne axillaire. La figure 205 représente schématiquement une pleurésie purulente droite avec résection de la cinquième côte. On voit le diaphragme abaissé, de telle sorte que le point le plus déclive de la cavité purulente se trouve au niveau de la huitième côte. Le même empyème est schématisé sur la figure 206 après évacuation du pus ; on y voit nettement que le sommet du diaphragme se trouve actuellement au niveau de la sixième et de la cinquième côte, et que, par conséquent, un drain placé au niveau de la huitième côte serait comprimé et obturé par le diaphragme. Sur la figure 207, on a montré le manuel de la résection costale. On fait une incision oblique, parallèle à la direction de la côte, on divise les muscles et on dénude la côte sur une longueur de 8 centimètres. On sectionne le périoste sur le milieu de la côte et on le décolle avec des rugines courbe et droite. Au bord inférieur de l'os, on se méfiera de l'artère et de la

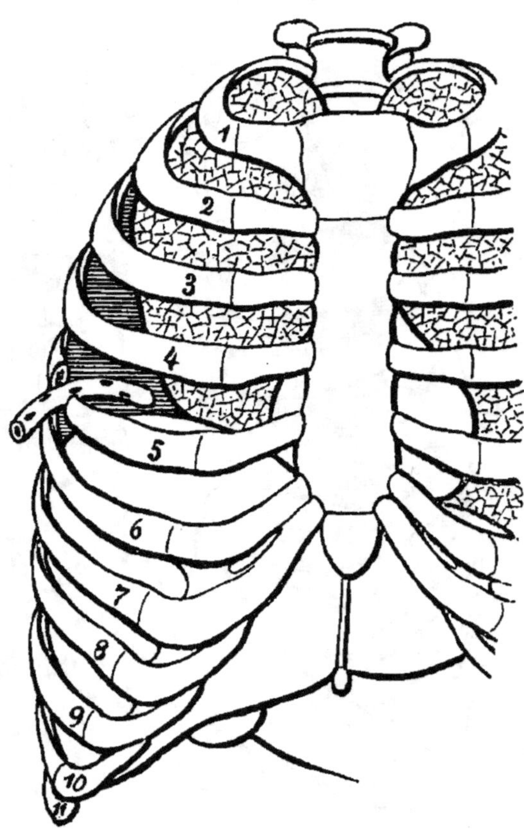

Fig. 206. — Opération de l'empyème.

veine intercostales qui sont accolées à la côte. Après avoir dépouillé la côte de son périoste, on en résèque un frag-

ment à l'aide du costotome (fig. 207). Il suffit habituellement de donner à ce fragment une longueur de
trois centimètres. Afin d'être sûr de tomber sur le pus,

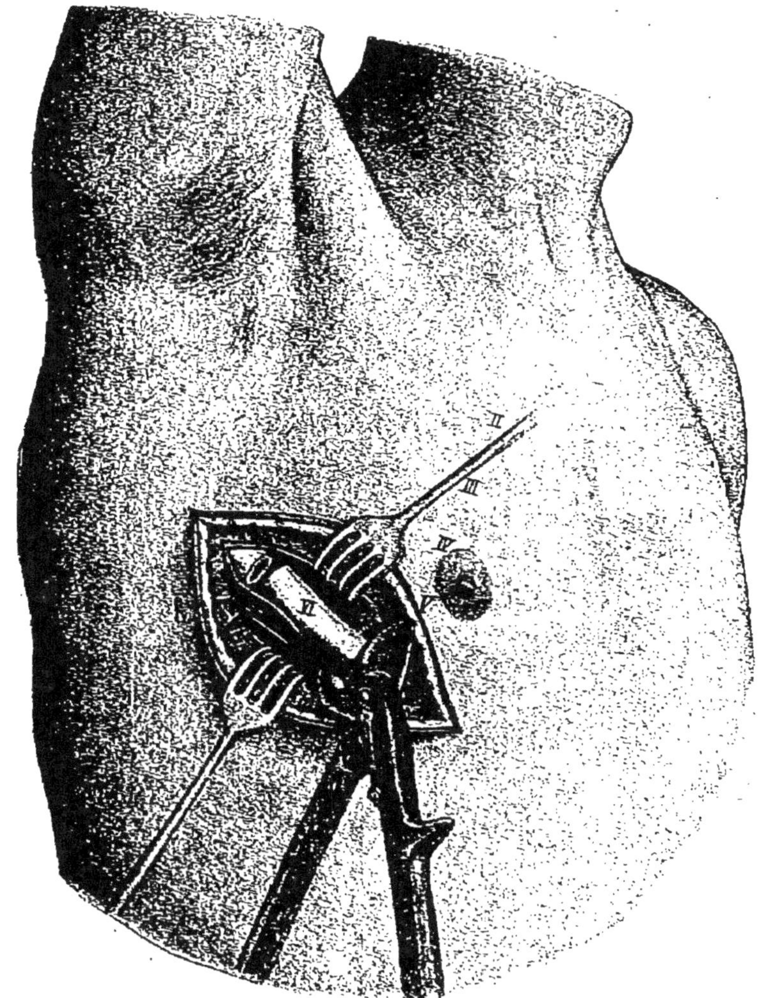

Fig. 207. — Résection de la sixième côte dans la
pleurésie purulente.

il est bon de faire une ponction exploratrice avant d'ouvrir la plèvre. Dès que celle-ci est incisée, on évacue le
pus ainsi que les dépôts de fibrine qu'il peut y avoir. Les

lavages de la plèvre sont généralement inutiles ; ils ne sont indiqués que si le pus a subi une décomposition putride ou qu'il s'y trouve mélangés de volumineux caillots difficiles à évacuer par un autre procédé. Pour finir, on place deux drains de la grosseur du doigt et on applique un pansement occlusif.

[En France nous distinguons :

1º *la pleurotomie* avec ou sans résection costale sous-périostée ;

2º *la thoracoplastie* qui a pour but de mobiliser une partie de la paroi thoracique par l'ablation de plusieurs côtes ; les différents procédés de thoracoplastie sont :

a) le procédé d'Estlander et d'Etiévant où l'on résèque largement les côtes (sur une grande longueur) ;

b) le procédé de Quénu où l'on mobilise les côtes par deux séries longitudinales antérieure et postérieure des sections costales ;

c) les procédés de Boiffin et de Delagénière qui sont, le premier, une thoracoplastie postérieure ; le second, une thoracoplastie basse ;

3º *la décortication du poumon*, ou opération de Delorme (analogue à l'opération de Schede) et dont les résultats sont souvent excellents, témoin le cas opéré par Souligoux que nous avons observé dans le service du docteur Peyrot, à l'hôpital Lariboisière.]

Le procédé que nous venons de décrire ne s'applique qu'aux cas d'empyème libre. S'il s'agit d'une pleurésie purulente enkystée, on devra adapter l'intervention aux circonstances.

Quand l'empyème évolue vers la guérison, le poumon se distend et remplit peu à peu la cavité pleurale. Dans certains cas, notamment dans les pleurésies purulentes ayant tendance à passer à la chronicité et où le poumon a perdu une partie de son élasticité, on peut activer la guérison en ayant recours au procédé de Perthes qui consiste à mettre un drain obturant hermétiquement la fistule pleurale en communication avec une trompe à eau, de manière à créer une pression négative dans la cavité pleurale. Outre qu'on assure ainsi le drainage continu des sécrétions, la pression négative exerce une sorte d'aspiration sur la surface pulmonaire et tend à déplisser l'organe. Lorsque le poumon est comprimé dans une coque fibreuse, épaissie et rigide et a perdu le pouvoir de se dilater, la cavité pleurale ne peut plus se rétrécir qu'autant que la paroi thoracique s'affaisse. Il en résulte une scoliose dorsale dont la convexité est tournée du côté sain. Malgré cela, il subsiste souvent une cavité qui suppure et la fistule pleurale ne se tarit pas. Aussi devra-t-on alors assouplir la paroi en réséquant des côtes, et la plèvre pariétale pourra alors s'accoler à la plèvre pulmonaire. La guérison ne sera complète que si on a réséqué les côtes et la plèvre épaissie dans toute l'étendue de la cavité purulente (*thoracoplastie de Schede*).

La *pleurésie purulente tuberculeuse*, primitive ou consécutive à une tuberculose pulmonaire, sera traitée suivant les mêmes principes. Le pronostic cependant est moins favorable. Si l'état général est très mauvais, on peut se contenter de ponctionner l'épanchement. On ne laisse s'écouler le pus que lentement afin d'éviter la syncope. Il en est de même quand on *ponctionne* une *pleurésie séro-fibrineuse tuberculeuse*. Pour que l'air ne pénètre pas dans la cavité pleurale, on se servira de l'appareil de Dieulafoy, de celui de Potain ou d'un trocart à robinet (1).

Abcès pulmonaire. — La suppuration circonscrite du parenchyme pulmonaire peut être déterminée par différentes causes. Parfois elle succède à une embolie au cours d'une pyohémie ; d'autres fois ce sont des corps étrangers aspirés (haricots, bouton, épi de blé, fragments de pierre chez les tailleurs de pierre) qui en sont le point de départ. L'abcès du poumon peut également se déclarer au cours de la pneumonie. On base le diagnostic de l'affection dont il s'agit sur la présence, chez un malade atteint d'une fièvre élevée, de fibres élastiques dans les crachats qui sont franchement purulents et très abondants. Le diagnostic se confirme lorsqu'à l'examen du thorax on découvre une lésion cavitaire du poumon (apparition d'un son tympanique dans une zone précédemment mate, à la suite d'un effort de toux) et que la radiographie accuse une ombre circonscrite au même niveau. Sur ces constatations se base aussi le choix de l'endroit où l'on pratiquera la *pneumotomie* si le traitement médical (inhalations) n'amène pas l'expectoration ni la résorption de l'exsudat. Pour l'opé-

(1) Dans les hôpitaux de Paris, on se sert, aujourd'hui, d'un simple trocart monté sur un tuyau en caoutchouc qui aboutit d'autre part à un petit entonnoir en verre. On se sert de cet appareil comme d'un siphon.

ration qui se fait sous chloroforme, on couche le malade
sur le côté malade, afin que le pus n'inonde pas les bronches de l'autre côté. On s'attachera à éviter le pneumothorax qui fait courir au malade des risques supplémentaires, sans compter qu'il rend la découverte de l'abcès plus
laborieuse par suite de la rétraction du poumon. Voici la
technique préconisée par Roux : large résection de plusieurs côtes au niveau précis où on a localisé l'abcès. On
conservera le périoste et on dénudera la plèvre costale sans
l'entamer. On circonscrit une aire qui ne saurait être inférieure à la paume de la main par une suture continue dont
les points comprennent la surface pulmonaire adjacente à
la plèvre costale. On fixe ainsi le poumon contre la paroi
thoracique. Dans cette aire, on peut désormais inciser la
plèvre costale ainsi que le poumon lui-même sans avoir à
redouter le pneumothorax ni la rétraction du poumon.
Après avoir déterminé l'emplacement de l'abcès par une
ponction exploratrice, on incise l'abcès en se guidant sur
l'aiguille à l'aide du couteau du thermocautère. On tamponne pour maintenir la béance de la fistule. La cavité se
comble progressivement par bourgeonnement. Peut-être
pourrait-on à l'avenir diminuer les dangers du pneumothorax opératoire en faisant usage du procédé de Sauerbruch.

Afin d'éviter la rétraction du poumon au cours de l'opération, on peut, suivant l'exemple de C. Bayer, saisir un
lobe pulmonaire avec une pince à disséquer ou à pansement, l'attirer vigoureusement dans la direction de la
plaie et le fixer à la paroi thoracique à l'aide de quelques
sutures profondes (pneumopexie).

Les abcès causés par des *corps étrangers* guérissent
parfois spontanément quand ceux-ci sont rejetés dans un
effort de toux. L'extraction par la pneumotomie est le plus
souvent très difficile. Parfois elle réussit mieux par la plaie
d'une trachéotomie. Actuellement, la *bronchoscopie* permet de rechercher les corps étrangers dans les bronches et
de les extraire par les voies naturelles.

Le *pronostic* de l'abcès pulmonaire dépend essentiellement de la possibilité d'extraire le corps étranger. Dans
les autres cas, il varie suivant que les foyers de suppuration sont uniques ou multiples. Les abcès pulmonaires
d'origine embolique sont généralement multiples ; aussi
leur pronostic est-il généralement plus sombre.

Gangrène pulmonaire. — Les mêmes causes qui président au développement d'un abcès du poumon déterminent la *gangrène* de cet organe en présence des microorganismes de la putréfaction. Les crachats se distinguent de ceux de l'abcès pulmonaire par leur odeur pénétrante et repoussante, ainsi que par la séparation en couches superposées au repos. La couche supérieure est constituée de mucus en forme de flocons et de filaments qui pendent dans la couche aqueuse moyenne. Au fond du vase se dépose la troisième couche qui se compose de pus et de lambeaux sphacélés. Parfois il flotte dans les crachats des séquestres pulmonaires, grisâtres, de volume variable. Leur constatation présente une importance particulière pour le diagnostic de la gangrène pulmonaire.

Le *traitement* consistera dans la pneumotomie. La technique en est la même que dans l'abcès du poumon.

Lorsque l'abcès ou le foyer gangrené communique avec une grosse bronche, la guérison ne s'opère pas sans qu'il subsiste une *fistule pulmonaire ou bronchique*. Celle-ci se reconnaît à ce qu'alternativement elle aspire et rejette de l'air selon les différents temps de la respiration et à ce qu'elle sécrète un mucus blanchâtre, sans compter que d'habitude on peut constater le revêtement épithélial de la fistule.

L'actinomycose du poumon est causé par l'actinomyces que nous avons précédemment étudié. Elle ne devient justiciable d'une intervention chirurgicale que si la paroi thoracique est envahie ou perforée. Les fistules et abcès qui en résultent seront traités suivant les règles habituelles de la chirurgie. On confirmera le diagnostic par la recherche des grains jaunes caractéristiques dans le pus et les bourgeons charnus.

Le kyste hydatique du poumon s'accompagne à la longue d'un affaiblissement considérable. Il s'accompagne souvent de l'expectoration de crachats hémorrhagiques. A la percussion, il n'est pas rare de constater une matité circonscrite. Les bruits respiratoires ne présentent aucun caractère spécifique. La maladie ne peut se diagnostiquer que si des kystes hydatiques sont rejetés dans un effort de toux ou qu'une ponction exploratrice ramène des scolex, des crochets ou des lambeaux de la membrane hydatique.

Le *traitement chirurgical* consiste dans la pneumotomie suivie de l'énucléation du kyste. Il donne d'excellents résultats. Si l'énucléation offre des difficultés, on marsupialise la poche qui guérit par bourgeonnement. Quand le kyste hydatique suppure, il présente le tableau de l'abcès du poumon.

Les **tumeurs malignes** *primitives* **du poumon** (*carcinome, sarcome*) sont jusqu'à présent demeurées au-dessus des ressources de l'art. Si un cancer de la paroi thoracique envahit le poumon, on n'hésitera pas à pratiquer l'exérèse de la partie intéressée du poumon.

Le **kyste dermoïde de la plèvre**, affection très rare, se rapproche par son évolution de l'épanchement chronique de la plèvre ; on ne peut le diagnostiquer que si l'on trouve dans le liquide d'une ponction exploratrice des cheveux, de la cholestérine, etc. Il n'y a lieu d'intervenir que si le kyste suppure ou qu'il provoque des accidents de compression (douleurs, dyspnée). L'*opération* consistera dans l'ablation totale de la poche ; s'il existe des adhérences étendues avec les organes voisins, on se contentera de l'ouverture du kyste avec tamponnement consécutif, et la guérison survient alors par bourgeonnement.

XVII. CHIRURGIE DU PÉRICARDE ET DU CŒUR

Les **lésions traumatiques du péricarde** par contusion sans plaie extérieure sont extrêmement rares.

Les *plaies pénétrantes isolées du péricarde* ne demandent une intervention chirurgicale que si le péricarde s'infecte et que l'épanchement inflammatoire détermine de la dyspnée et de la fièvre et se traduit par une matité à configuration caractéristique. On observe également des épanchements séreux et séro-purulents du péricarde au cours des maladies infectieuses telles que la scarlatine, la fièvre typhoïde, l'ostéomyélite, etc. Le *diagnostic* est basé sur les signes que l'on constate à la percussion et à l'auscultation. On le confirme par la ponction exploratrice. On peut évacuer l'épanchement par la *ponction du péricarde* à l'aide d'un trocart (avec un trocart à robinet, on évitera la pénétration de l'air) ou *inciser* et drainer le péricarde après résection du 5ᵉ cartilage costal.

Quand les *adhérences du cœur et du péricarde* avec le médiastin et le sternum, consécutives à la médiastinite et à la pleurésie, déterminent des troubles sérieux, on mobilise la paroi thoracique, suivant la proposition de Brauer, en réséquant les côtes ou une partie du sternum (*cardiolyse*).

En ce qui concerne le **cœur**, les *lésions traumatiques* sont seules du domaine chirurgical. Il s'en faut d'ailleurs que toute lésion du cœur nécessite une intervention opératoire. On a en effet publié des cas où des aiguilles par exemple, qui avaient pénétré dans le cœur et s'y étaient enkystées) n'ont été retrouvées qu'accidentellement au cours de l'autopsie. D'autre part des corps étrangers (projectiles) peuvent perforer le cœur et s'enkyster dans cet organe ou dans le péricarde sans donner lieu à des troubles appréciables. Mais le plus souvent une plaie pénétrante du cœur causera des accidents de la plus haute gravité. Tantôt la mort est foudroyante ; tantôt, si le malade survit quelque temps, il présente une dyspnée intense, de l'angoisse précordiale, un pouls filiforme, une pâleur extrême et des sueurs. L'hémorrhagie externe est parfois minime, mais elle peut aussi être très abondante.

Les *signes* que nous avons décrits, ainsi que le siège de la lésion cutanée feront penser à une plaie pénétrante du cœur. Si la plèvre a été ouverte également et que la perforation la fasse communiquer avec le péricarde, il peut se produire un *hémothorax :* le sang chassé du cœur à chaque systole ne s'accumulera pas dans le péricarde, mais passera dans la cavité pleurale. En pareille occurrence, il est impossible d'affirmer catégoriquement l'existence d'une lésion traumatique du cœur. On se contente de diagnostiquer une hémorrhagie intra-thoracique et on en recherche d'urgence la source par une intervention immédiate.

Dans d'autres cas, l'épanchement sanguin remplit le péricarde, le distend et compromet l'action du cœur par une compression progressive. Les malades ne succombent pas à la perte de sang, mais à la paralysie du cœur. Lorsque par conséquent, en présence d'une plaie pénétrante du thorax, on constate, outre les signes généraux étudiés ci-dessus, une augmentation notable de la matité précordiale et un affaiblissement des bruits du cœur, il est légitime d'admettre une plaie pénétrante du cœur. Parfois les accidents ne se dessinent que plusieurs jours après le traumatisme. C'est ainsi par exemple que, dans un cas opéré avec succès par C. Sultan, les accidents ne se sont déclarés que le cinquième jour.

Lorsque le *diagnostic* de plaie pénétrante du cœur est certain ou vraisemblable, il faut immédiatement mettre cet organe à nu et pratiquer la suture de la plaie. Afin d'éviter le pneumothorax, on s'est efforcé de faire l'*opération* par la voie extra-pleurale. H. Lorenz et von Rydygier ont imaginé pour cela des procédés rationnels. La première méthode est représentée sur la figure 208. On commence par découvrir l'artère et la veine mammaire interne dans le troisième espace intercostal. Les vaisseaux sont accolés au fascia endothoracique, et c'est à ce niveau qu'on réussit à décoller la plèvre de la paroi thoracique. On détache la plèvre en se dirigeant d'une part à gauche et en bas, d'autre part en dedans, on sectionne les cartilages costaux et le sternum suivant le trait pointillé. Aussitôt qu'on a récliné le lambeau ainsi formé, on peut inciser le péricarde sans courir le risque d'ouvrir la plèvre.

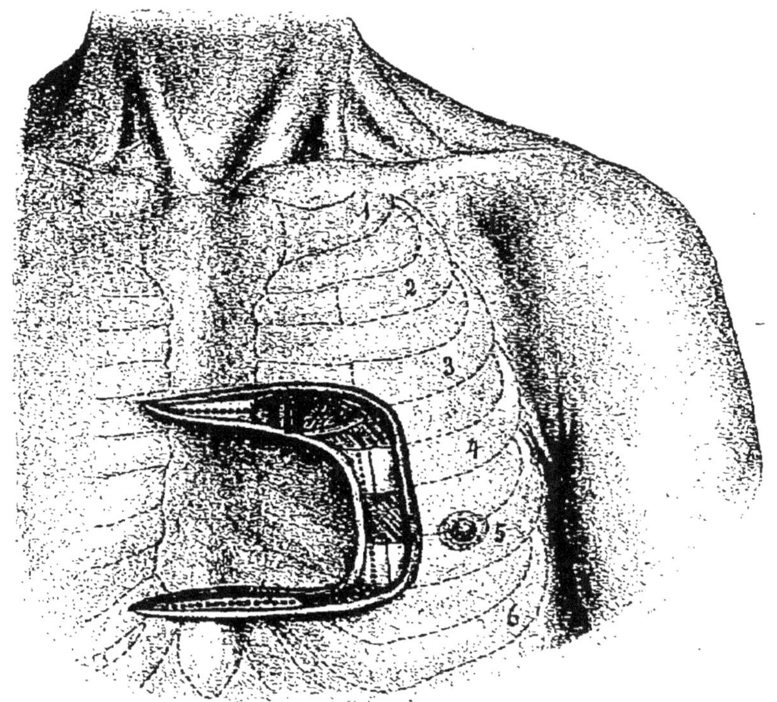

Fig. 208. — Dénudation du cœur, d'après le procédé de Lorenz.

Très fréquemment, la plèvre a été ouverte par le traumatisme, et quand le médecin voit le malade, le pneumothorax est déjà constitué. On peut alors renoncer aux procédés extra-pleuraux qui sont tous plus ou moins compliqués. Il s'agit d'atteindre le cœur le plus rapidement possible, sans hésiter, au besoin à débrider la plaie de la plèvre. Si le diagnostic de plaie pénétrante du cœur n'est pas certain et qu'on opère à cause de l'hémorrhagie interne, on suit le trajet de la plaie et si l'on découvre ainsi une lésion du péricarde et du cœur on obtient le jour né-

cessaire, pratiquer la suture du cœur par une résection costale, la formation d'un lambeau ou l'incision de l'espace
intercostal avec écartement forcé des côtes (Wilms).

L'incision du péricarde sera assez grande pour qu'on
puisse saisir le cœur et l'amener dans la plaie, ce qui est
parfois très difficile à cause des battements de l'organe.
On facilite beaucoup la manœuvre en mettant des gants
de fil. On réunit la plaie du cœur par des points profonds
mais sans y comprendre toute l'épaisseur du myocarde.
Les fils coupent souvent ; aussi ne faudra-t-il les serrer et
les nouer que progressivement pendant la diastole, alors
que le cœur est flasque. Après suture de la plaie viscérale,
on débarrasse le péricarde et la plèvre des caillots queren-
ferment ces cavités et on ferme le péricarde par une suture
soignée sans drainage. On agit de même pour la plèvre
et pour la peau. Il est indispensable de soumettre le malade après l'opération à une surveillance rigoureuse afin
de reconnaître et de traiter de bonne heure l'infection du
péricarde et de la plèvre qui pourrait se produire.

Dans les coups de feu, on examinera attentivement la
face postérieure du cœur où peut se trouver l'orifice de
sortie.

XVIII. CHIRURGIE DU RACHIS ET DE LA MOELLE ÉPINIÈRE.

Parmi les **vices de conformation congénitaux** de la colonne vertébrale, le *spina bifida* joue le rôle principal. Au début du développement, l'encéphale et la moelle épinière forment une gouttière aplatie, la *gouttière médullaire* qui peu à peu devient plus profonde et finalement se ferme en un tube complet. La lumière de ce tube se dilate à l'extrémité céphalique pour constituer les ventricules du cerveau, tandis qu'au niveau de la moelle épinière il persiste sous la forme d'un étroit canal central. Par suite d'un arrêt du développement, la moelle épinière peut conserver sa forme primitive en gouttière dans toute sa longueur ou en un endroit circonscrit ; ainsi se trouve constitué un spinabifida, où ni les méninges ni la colonne vertébrale ne sont réunis. La fissure ne peut porter que sur une partie du rachis et intéresser d'une manière variable les méninges. On distinguera par conséquent les variétés suivantes des vices de conformation du rachis.

1° *Rachischisis*, fente partielle ou totale de la moelle, de la colonne vertébrale et de la peau. Les fissures étendues à toute la colonne vertébrale sont incompatibles avec l'existence, et les enfants naissent morts ou meurent de la méningite dans les premiers jours qui suivent la naissance. L'issue fatale est non moins certaine dans les fissures partielles de la moelle si, parfois dès la vie intra-utérine, il ne se forme pas une membrane épithéliale qui réunit une lèvre de la gouttière à l'autre. Cette frêle couverture protectrice ne se compose que d'une pellicule très mince, transparente, cicatricielle qui contracte des adhérences avec les reliquats atrophiés de la gouttière médullaire. Sou-

Planche XXXIX. — Fig. 1. — Spina bifida (pièce anatomique).
Fig. 2. — Spina bifida avec ulcération étendue sur le
sommet de la tumeur.

---

vent il se développe alors une collection liquide, probablement d'origine inflammatoire, qui s'accumule à l'intérieur des ménin-
ges, de sorte qu'il
en résulte une
tumeur aplatie ou
globuleuse sur la
ligne médiane,
surtout dans la
région lombaire.
Cette variété est
appelée *myélo-
méningocèle* par-
ce que la moelle
et les méninges
y participent éga-
lement. Le liqui-
de siège tantôt
entre la pie-mère
et l'arachnoïde, et
dans ce cas la
moelle et les nerfs
parcourent libre-
ment la poche,
tantôt entre les
deux feuillets an-
térieurs de l'ara-
chnoïde, et alors
moelle et nerfs
sont inclus dans
la paroi du sac
(Hildebrand). Si
l'on incise la
poche, on voit
que la moelle

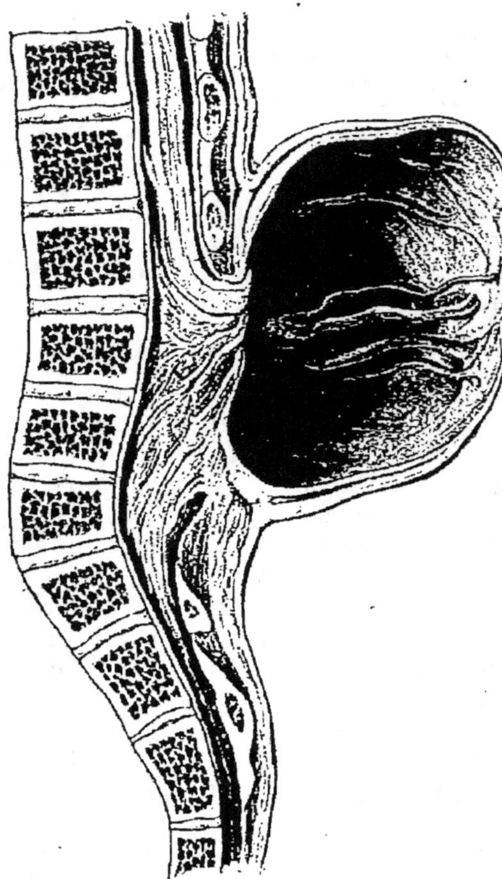

Fig. 209. — Coupe longitudinale d'une
myélo-méningocèle.

adhère à la paroi postérieure du sac, tandis que la gouttière médullaire au niveau de son insertion (aire médul-
lovasculaire) est tellement atrophiée que l'on ne peut en,

déceler les restes qu'au microscope. La figure 2 et la pièce anatomique de la figure 1 (planche XXXIX) représentent une myélo-méningocèle ; de même la figure 209. Il n'est pas rare de rencontrer, en même temps que le spina-bifida, des paralysies, de l'hydrocéphalie et des fissures dans d'autres régions (crâne, abdomen).

2° La fissure siège sur la colonne vertébrale et la dure-mère en une zone limitée et circonscrite, tandis que la moelle est normalement constituée. Dans ce cas, la tumeur provient d'une collection liquide qui se trouve dans les méninges et mérite le nom de *méningocèle*. Comme dans la myélo-méningocèle, les nerfs parcourent librement la poche ou adhèrent à sa paroi. La peau qui recouvre la tumeur présente une épaisseur normale, mais s'amincit souvent

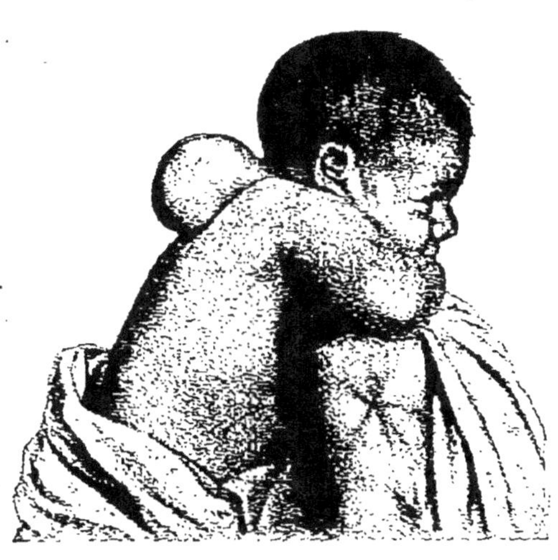

Fig. 210. — Spina bifida cervical.

secondairement à cause de l'augmentation de la quantité de liquide ou par suite d'une pression extérieure, et finalement elle s'ulcère.

3° La fissure occupe également une région circonscrite de la colonne vertébrale et de la dure-mère et la moelle est tubulaire, mais le canal central est dilaté par une collection liquide. Il s'agit alors d'une *myélocystocèle* dont la moelle atrophiée et les méninges constituent la paroi. Dans cette forme, il va de soi que les nerfs ne traversent pas la poche. Le revêtement cutané se comporte comme dans la méningocèle. Nous avons dit que le spina-bifida siégeait de préférence au niveau du sacrum ; on peut le rencontrer dans n'importe quelle partie de la colonne vertébrale, mais ces cas sont rares.

L'évolution du spina-bifida est généralement peu favorable. Le pronostic est sombre non seulement dans les cas

où le canal médullaire est à nu comme dans la myélo-méningocèle, mais encore dans les cas où la peau s'amincit progressivement au fur et à mesure que la tension augmente.
En même temps, le sommet de la tumeur s'ulcère et avant
même que la perforation soit complète, le liquide rachidien s'infecte et la méningite se déclare. Les paralysies
concomitantes de la vessie et du rectum ou des membres,
les autres malformations contribuent de leur côté à as-
sombrir le pronostic. Les en-
fants ne survivent que si le
spina-bifida est recouvert d'une
couche cutanée suffisamment
épaisse et résistante.

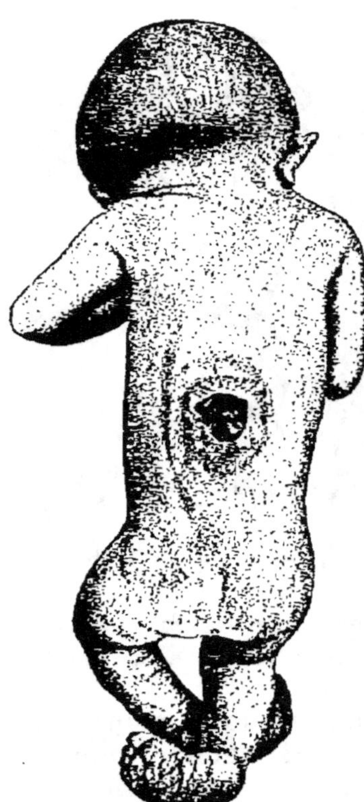

Fig. 211. — Spina bifida
thoracique.

Le *traitement non sanglant*
du spina-bifida offre peu de
chances de succès. Si la tumeur
est petite, peu tendue, couverte
de peau solide, on peut tenter
d'en enrayer les progrès à
l'aide d'un bandage à pelote.
La ponction évacuatrice ne
donne qu'une amélioration
passagère et elle ne supprime
pas le mal. La ponction suivie d'une injection consécutive
de quelques centimètres cubes
d'une solution composée d'une
partie d'iode, de deux d'iodure de potassium et de 50 de
glycérine (Morton) donnerait
de meilleurs résultats. On se
sert d'une aiguille capillaire
que l'on enfonce obliquement
à la base de la tumeur en un
point couvert de peau normale
afin d'éviter le suintement du
liquide par l'orifice de la ponction. Ce mode de traitement n'est pas inoffensif.

Le mieux est de faire la cure radicale. On incise la peau
près de la base de la tumeur en laissant une marge suffisante pour assurer l'occlusion de la plaie opératoire sans
tension. Dans la *méningocèle*, on extirpe la plus grande
partie de la paroi du kyste en respectant la moelle et les

nerfs qui traversent la poche ou cheminent dans sa paroi. Le reste est réuni au catgut et la peau suturée par-dessus. On extirpe de la même manière le sac de la *myélo-cystocèle* de la partie inférieure du névraxe dans les cas où la moelle est réduite. au minimum et complète-ment atrophiée, de sorte qu'on n'a pas à redouter d'autre accident. Pour que les enfants ne souillent pas le pansement avec l'urine et

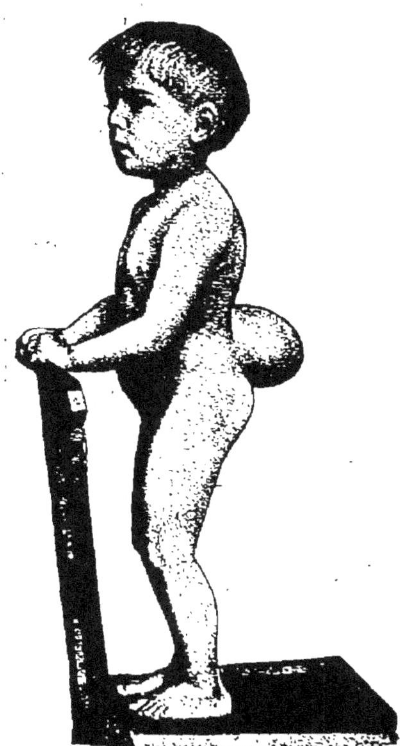

Fig. 212. — Spina bifida.

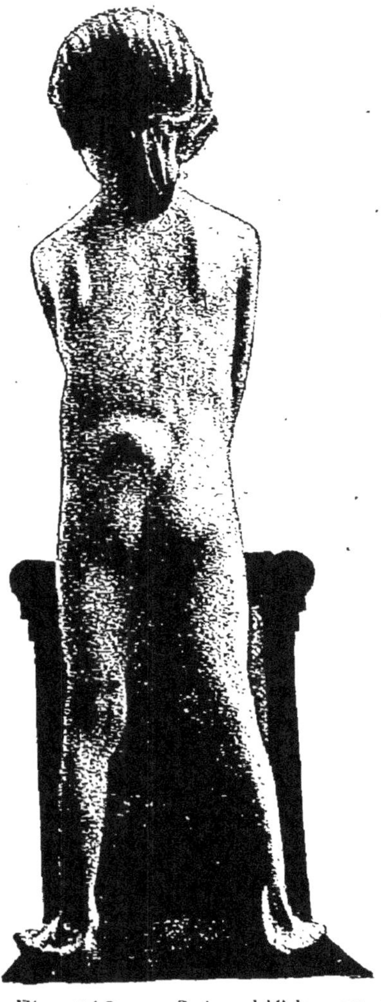

Fig. 213. — Spina bifida peu saillant.

les matières fécales, on les couche sur le ventre et on dispose des coussins sous le bassin de manière que la tête et les jambes pendent obliquement de part et d'autre. Sous le nom de *spina bifida occulta* on désigne la variété caractérisée par une fissure vertébrale sans tumeur. Dans ces cas, on rencontre assez souvent, au niveau de la fissure, un développement pileux considérable ainsi que des tumeurs (lipomes, fibromes, etc.).

Parmi les *vices de conformation acquis* nous mentionnerons tout d'abord ceux qui sont indépendants des lé-

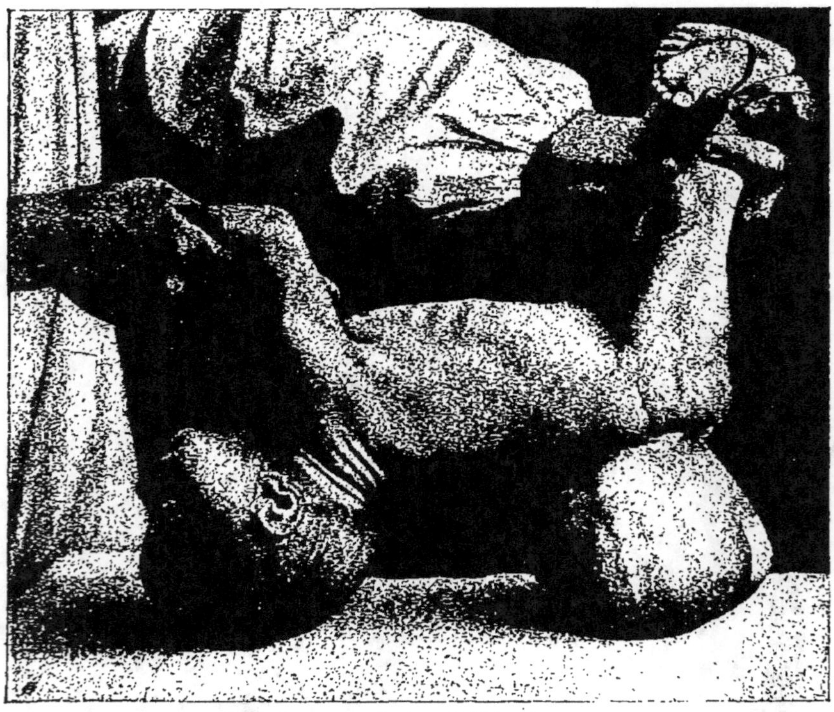

Fig. 214. — Spina bifida énorme.

sions traumatiques et des inflammations. Nous nous contenterons de donner quelques notions sur cette question, renvoyant pour plus ample informaté aux traités d'orthopédie. La déviation antéro-postérieure dont la courbure a sa convexité tournée en arrière est dite *cyphose*, celle dans laquelle la convexité est dirigée en avant, est appelée *lordose* ; le mot de *scoliose* sert à désigner les déviations latérales. La colonne vertébrale tend à compenser la déviation par des courbures en sens opposé qui siègent au-dessus et au-dessous de la lésion primitive.

Chez le jeune enfant la *cyphose* est généralement causée par le *rachitisme* ; elle peut atteindre un degré extrême si on n'institue à temps le traitement approprié général et orthopédique. On constate simultanément des épaississements épiphysaires aux cartilages costaux et à l'extrémité inférieure de l'avant-bras. Chez l'enfant qui a commencé à marcher, il existe d'habitude une incurvation plus ou moins marquée des os longs des membres inférieurs. La gibbosité rachitique est arrondie, contrairement à la cyphose angulaire du mal de Pott et de la fracture vertébrale.

Le *traitement général* du rachitisme comprend une alimentation tonique, le séjour en plein air, les bains salins, l'administration d'huile de foie de morue phosphorée. Pour corriger la déviation chez les jeunes enfants, on les mettra à plat dans le décubitus dorsal. S'ils sont un peu plus grands, on utilisera la suspension par la sangle de Rauchfuss ou un appareil plâtré (voir plus loin) et on prescrira des exercices gymnastiques.

Une cyphose modérée, surtout dans la partie supérieure de la colonne vertébrale, se traduit parfois pendant la période principale de la croissance par une voussure dorsale. Cette difformité est due à la faiblesse musculaire et à la station assise prolongée associée à une mauvaise attitude. Une bonne alimentation, le massage des muscles du dos et des exercices gymnastiques méthodiques aident à corriger la courbure. Un bon exercice consiste à coucher l'enfant à plat ventre sur une table ; on le pousse vers un des bouts jusqu'à ce que le haut du corps déborde et on le fait alors se redresser sans aide. Pendant cet exercice, il est nécessaire de fixer les fesses et les cuisses sur la table.

La cyphose des vieillards (arthrite déformante) ne demande pas de traitement spécial.

Enfin la cyphose peut avoir une origine *névropathique* et résulter d'une paralysie des muscles dorsaux consécutive à la paralysie spéciale infantile ou à la paralysie spasmodique. Le traitement consiste dans le massage, l'électricité et les exercices gymnastiques.

La *lordose* se développe au cours de la cyphose à titre de courbure de compensation. Elle peut être due à la flexion d'une ou des hanches, ou être d'origine paralytique (*lordose névropathique*) ou enfin être consécutive à une affection des vertèbres dans l'ostéomyélite et le rachitisme.

Le *traitement* visera d'abord la lésion primitive ; dans les formes d'origine nerveuse ou osseuse, il est le même que pour la cyphose.

La *scoliose* est de toutes les déviations du rachis la plus fréquente. Elle reconnaît des causes variées. Telles sont les maladies du squelette — principalement le rachitisme — les affections non vertébrales dont quelques-unes ont été étudiées dans les chapitres précédents (torticolis, rétraction thoracique consécutive à la pleurésie purulente), la *névralgie sciatique* ainsi que toutes les affections qui déterminent une inclinaison vicieuse du bassin (raccourcissement d'un membre, coxalgie, luxation congénitale). La forme qui s'observe le plus fréquemment est la *scoliose essentielle des adolescents*. Celle-ci serait causée par une attitude vicieuse habituelle (habitude des écoliers de porter une lourde serviette toujours du même côté, position défectueuse prolongée sur des bancs scolaires mal construits, travaux avec un éclairage insuffisants, écriture penchée) ; elle s'observe chez des enfants prédisposés par l'anémie et à la faiblesse générale de la constitution.

Lorsque la scoliose essentielle des adolescents est ancienne les vertèbres et les côtes subissent des modifications anatomiques. Les corps vertébraux s'aplatissent du côté de la concavité de la scoliose et deviennent cunéiformes. En outre, il se produit une torsion de la colonne vertébrale autour de son axe longitudinal, torsion que suivent les côtes intimement liées aux vertèbres. C'est ce qui explique que les côtes présentent une saillie en arrière, du côté de la convexité de la scoliose. Mais il convient de noter qu'il s'agit là d'une gibbosité purement costale qui n'a rien à voir avec la cyphose vertébrale. Du côté de la concavité de la scoliose, les côtes sont aplaties dans leur partie postérieure. C'est le contraire qui s'observe en avant, à savoir affaissement du côté convexe, saillie des côtes du côté concave. Une déformation aussi prononcée du squelette thoracique entraîne naturellement un dénivellement des omoplates : cet os et avec lui le moignon de l'épaule remontent du côté convexe de la scoliose, tandis qu'ils sont abaissés de l'autre côté (fig. 215). Au début, la scoliose se reconnaît facilement si l'on ordonne à l'enfant de pencher le tronc en avant. En suivant alors la ligne des apophyses épineuses, on distingue immédiatement toute déviation de la normale. Assez souvent le premier signe que remarquent les parents est l'élévation d'une épaule ou d'une hanche. Au début, il est facile de redresser la scoliose par l'extension

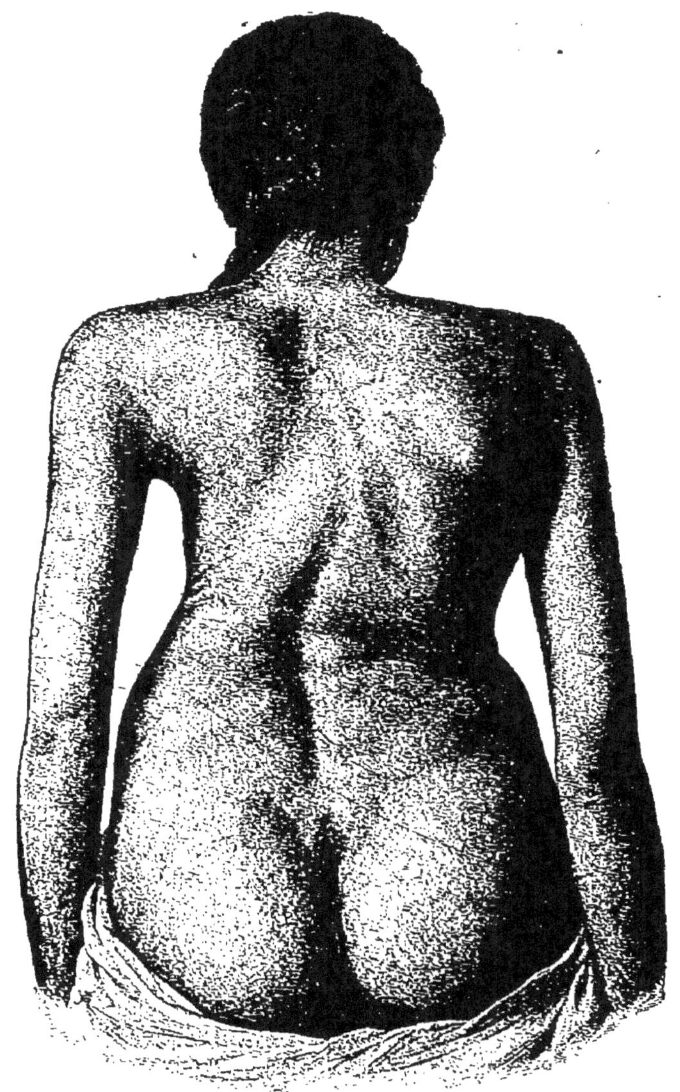

Fig. 215. — Scoliose.

du corps. On s'en rend aisément compte en suspendant les enfants par la tête à l'aide d'une fronde de Glisson.

C'est un bon signe pronostique que d'obtenir la correction par la simple extension, et on peut espérer obtenir d'un traitement orthopédique bien dirigé une amélioration, voire une guérison complète de la scoliose. A la longue, la déviation devient irréductible et on ne peut plus la corriger ni par l'extension ni par aucun autre procédé. Quand elle devient très prononcée, elle s'accompagne de troubles du côté du cœur, des gros vaisseaux et des voies respiratoires. Ces accidents sont dus à la diminution de la capacité de la cage thoracique et au déplacement des organes.

Pour *le traitement général de la scoliose*, une bonne hygiène, le séjour en plein air, les bains, etc., ont une importance majeure. En outre, on instituera un traitement orthopédique méthodique et sévèrement réglé. Au début de la maladie, quand la scoliose est peu prononcée et facile à corriger, on peut se contenter d'un traitement ambulatoire ; mais dans les cas avancés, on n'obtiendra de succès que dans un institut orthopédique. Le traitement local aura pour objectif le redressement de la déviation vertébrale tant au point de vue de la torsion qu'à celui de la déviation latérale.

Le massage et la gymnastique sont des adjuvants utiles ; il importe d'enseigner au malade à corriger lui-même sa déviation. On trouvera dans les traités d'orthopédie la description de ces exercices gymnastiques et des appareils orthopédiques nécessaires pour obtenir le redressement. Ceux-ci permettent de corriger la déviation latérale par l'extension de la tête et d'obtenir de force la détorsion du rachis soit à l'aide de la traction réalisée avec des liens élastiques, soit au moyen de pelotes qui exercent une pression au niveau des saillies anormales. Il existe un grand nombre de ces appareils décrits par Lorenz, Hoffa, Schultess, etc. On a également essayé de fixer la nouvelle attitude en appliquant un *appareil plâtré* pendant un certain temps. Quelque séduisante qu'elle soit, cette méthode a des inconvénients considérables parce que les muscles enfermés dans l'appareil sont condamnés à l'inactivité, s'atrophient et n'ont plus la force nécessaire pour soutenir la conne vertébrale. Pendant longtemps, les *corsets* ont joué un rôle important en orthopédie et on prétendait obtenir une amélioration ou une guérison de la maladie avec des corsets en plâtre, en celluloïd, en toile renforcée d'attelles métalliques. Dans les derniers temps, ce mode de traitement a beaucoup perdu de sa vogue. On n'y a plus guère recours que lorsque le redressement est achevé, c'est-à-dire que l'on a obtenu la meilleure correction possible. Ainsi donc, le corset orthopédique ne sert plus désormais qu'à consolider le résultat obtenu et à prévenir une récidive.

Le *traitement préventif* a une grande importance dans la scoliose et, ainsi que le disent Lüning et Schultess avec juste raison, on le favorisera à l'école en abrégeant la durée des cours, en n'empiétant pas sur les récréations, en imposant l'écriture droite, en facilitant les exercices gymnastiques en assurant un bon éclairage et des bancs de bonne construction.

Le nom de *névralgie sciatique scoliotique* indique que la maladie est d'origine névropathique. Elle débute brusquement par des douleurs des muscles du dos et l'apparition de la scoliose. Souvent il en résulte que le tronc en masse est incliné d'un côté. Il s'agit vraisemblablement d'une névralgie primitive des plexus sacro-lombaire et lombaire avec contracture douloureuse consécutive des muscles lombaires. Le *pronostic* est favorable. Le *traitement* consistera dans le massage, l'électricité et l'administration d'aspirine ou d'un médicament analogue.

Lésions traumatiques : Les *fractures de la colonne vertébrale* sont causées par des traumatismes violents, une chute d'un lieu élevé, un éboulement, une flexion forcée, l'écrasement sous les roues d'une voiture, etc. Les arcs vertébraux et les apophyses transverses se fracturent sous l'action d'une violence *directe* plus souvent que les corps vertébraux qui sont mieux protégés et se brisent d'ordinaire sous l'influence de traumatismes *indirects* (flexion forcée du tronc). La gravité de la blessure dépend principalement de l'état de la moelle.

Les *fractures d'une ou de plusieurs apophyses épineuses* succèdent soit à des coups directs soit à des mouvements de flexion forcée en arrière. La situation superficielle de la lésion permet de constater les fragments par le toucher et de percevoir la crépitation.

Les *fractures des arcs vertébraux* sont plus rares. Elles s'observent notamment au niveau de la colonne cervicale. Parfois elles sont bilatérales et symétriques de chaque côté de l'apophyse épineuse.

Les *fractures des premières vertèbres cervicales* sont

particulièrement graves à cause de la proximité du bulbe. Ainsi la fracture de l'*apophyse odontoïde de l'axis* peut entraîner la mort immédiate par compression du bulbe.

La *fracture isolée de l'apophyse transverse* est extrêmement rare. Elle se complique parfois de la luxation vertébrale.

La *fracture du corps des vertèbres* s'observe le plus souvent dans la région lombaire ou dorsale. Il s'agit alors d'une *fissure* ou d'une *fracture transversale* ou *oblique*. Ces dernières surtout ont une tendance marquée au déplacement, la partie supérieure du rachis glissant en avant, l'inférieure en arrière, vers la moelle qu'elle comprime ou écrase. La flexion forcée détermine assez souvent des *fractures par tassement* de plusieurs corps vertébraux. Sur la figure 216, on voit un écrasement du corps de deux vertèbres dorsales avec destruction de la moelle sur une longueur de trois centimètres ; on constate

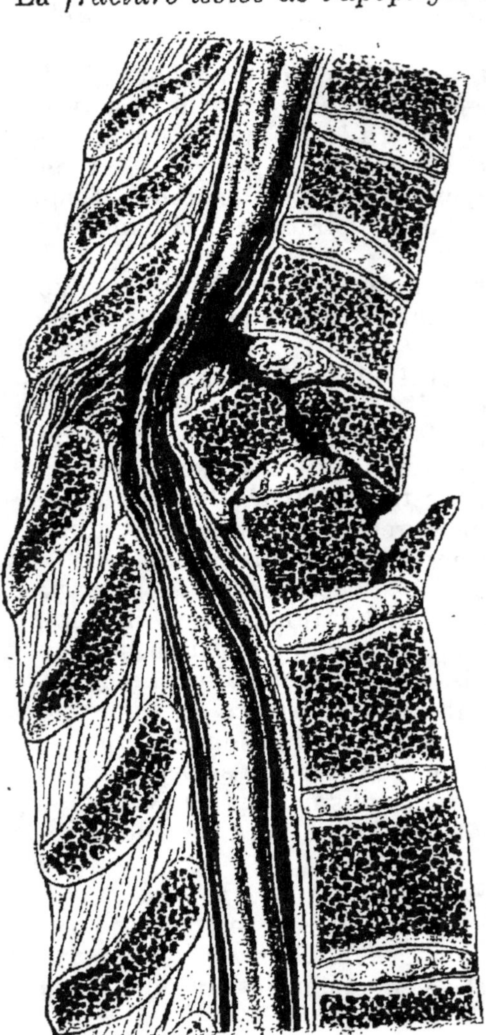

Fig. 216. — Fracture de deux corps vertébraux avec écrasement de la moelle.

également la dilacération des disques intervertébraux. Parfois on observe également des *lésions isolées des dis-*

ques *intervertébraux*, déplacement et décollement au cours duquel ils peuvent entraîner une lamelle osseuse.

Les signes d'une *fracture d'un corps vertébral* consistent d'abord en un grave état de shock qui ne fait jamais défaut. Le blessé est pâle, livide; le pouls est petit et accéléré et le malade se plaint dans le dos de violentes douleurs qu'exagèrent tous les mouvements. Les corps vertébraux s'étant tassés et aplatis de haut en bas, la colonne vertébrale s'affaisse et il en résulte une cyphose angulaire subite que l'on reconnaît facilement en couchant le malade sur le flanc. Un autre signe est fourni par la douleur que provoque la pression au foyer de la fracture. Lorsque celle-ci siège au niveau de la colonne cervicale, le blessé évitera tout mouvement de la tête qu'il soutiendra avec les mains. En pareille occurrence, on constatera parfois le déplacement du corps des vertèbres par l'examen de la paroi postérieure dn pharynx.

Les complications les plus importantes sont d'origine médullaire. On distingue la *commotion*, la *compression* et la *contusion de la moelle*. La *commotion médullaire* se traduit par la parésie des membres, parfois de la vessie et du rectum. Il n'est pas rare de voir à la suite d'une pareille commotion se développer un état névropathique grave que l'on doit considérer comme de la *neurasthénie* ou comme une *névrose traumatique*. Pour désigner ces phénomènes qui s'observent souvent chez les mécaniciens à la suite d'accidents de chemin de fer, on a forgé le nom de *railway spine*.

La *compression médullaire* intéresse d'habitude les deux moitiés de la moelle également. Aussi les signes seront-ils essentiellement ceux d'une myélite transverse et ils dépendront du siège de la blessure. Si celle-ci se trouve au-dessus de la deuxième vertèbre lombaire, il ne pourra pas en résulter de paralysies parce qu'à ce niveau le canal rachidien ne renferme plus que la queue de cheval. Avec une lésion de la partie inférieure de la moelle dorsale ou de la partie supérieure de la moelle lombaire, les réflexes rotuliens sont abolis, les membres inférieurs ont perdu toute motricité et le plus souvent toute sensibilité ; il en va de même pour la vessie et le rectum. Si la lésion siège dans la moelle cervicale, la paralysie des membres, de la vessie et du rectum est complète et les réflexes rotuliens sont exagérés. Dans les fractures élevées de la colonne cervicale, le bulbe, même s'il est primitivement respecté par le traumatisme, peut secondairement présenter des troubles tellement graves que la mort survient par paralysie du cœur et de la respiration. Assez souvent on voit les paralysies initiales rétrocéder partiellement au bout de quelques semaines. Comme la moelle n'est pas susceptible de régénération, il faut admettre que la paralysie dépendait en partie de la compression par un épanchement sanguin ou une infiltration inflammatoire et qu'après résorption de cet épanchement ou de cette inflammation la moelle reprend ses fonctions normales.

Exceptionnellement, une moitié de la moelle est seule intéressée, et l'on a alors les signes d'une *lésion hémi-latérale* (voir plus loin).

En cas de doute, s'il ne se produit pas de cyphose, la radiographie permettra de reconnaître la nature et l'étendue de la fracture.

Parfois des traumatismes violents et notamment les contusions musculaires étendues s'accompagnent d'une souffrance si vive qu'en l'absence d'un signe de certitude on peut hésiter entre une *entorse* et une fracture. La suite des événements ne tardera pas à élucider le diagnostic ; car en cas d'entorse, les douleurs disparaîtront au bout de peu de jours et le malade récupérera la mobilité de sa colonne.

Le *traitement de la fracture du rachis* consistera tout d'abord à donner au malade une bonne position. S'il existe une cyphose, on tentera de la réduire à l'aide d'un coussin. En l'absence de la cyphose, on se contentera de coucher le patient à plat. Le grand danger pour les malades paralysés ou astreints à l'immobilité à cause de leurs souffrances, c'est le *décubitus*. Il est essentiel de prévenir cet accident par l'emploi d'un matelas à eau ou à air. Dans les *fractures du rachis cervical* on obtiendra la mise au repos par l'extension de la tête à l'aide de la fronde de Glisson.

La paralysie vésicale demande également des soins attentifs, surtout si on est obligé de recourir fréquemment au cathétérisme. Nombre de blessés succombent à cette paralysie vésicale par suite de l'infection ascendante des reins que déterminent des cathétérismes malpropres. Dans certains cas où la paralysie incomplète avait fait admettre non une contusion de la moelle, mais une compression par les os déplacés, on a obtenu par la *laminectomie* (p. 379) la guérison ou du moins une amélioration notable.

Lorsqu'au bout de six semaines la consolidation de la fracture paraît obtenue, on fera bien de prescrire le port prolongé d'un corset orthopédique.

Sous le nom de *cyphose de Kümmel* on désigne un syndrome qui succède à des traumatismes violents du rachis. Il n'existe ni fracture de la colonne vertébrale ni cyphose. Souvent on pense à une entorse ou on soupçonne une fissure du corps d'une vertèbre. Dans le cours des mois à venir, alors que le malade paraissait guéri depuis longtemps, il se développe une cyphose progressive (fig. 217)

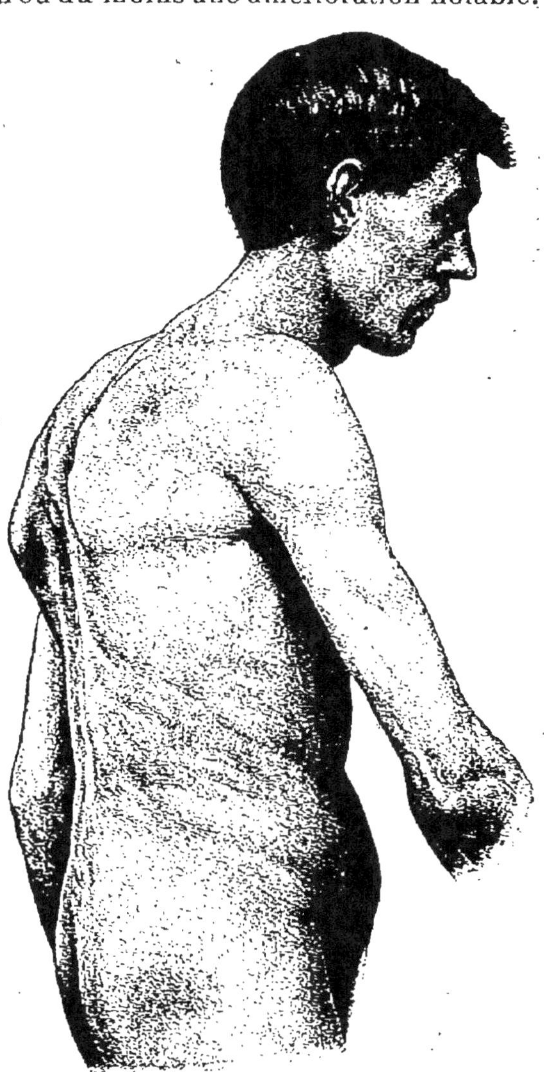

Fig. 217. — Cyphose de Kümmel.

accompagnée de douleurs au niveau de la gibbosité et de névralgies intercostales. On suppose que cette affection a pour origine une fracture rachidienne méconnue et que les vertèbres ne s'effondrent et ne se tassent qu'à la longue.

Pour d'autres auteurs, le traumatisme a déterminé une inflammation et il en est résulté le ramollissement d'une ou de plusieurs vertèbres, d'où le nom de *spondylite traumatique* qui a aussi été donné à cette maladie.

Au sujet des *fractures spontanées*, voir page 381.

La *luxation des vertèbres* a son siège de prédilection dans la colonne cervicale à cause de la plus grande mobilité de cette région. Les faces articulaires sont inclinées d'avant en arrière et de haut en bas et la luxation résulte du déplacement forcé de ces deux faces. Ce déplacement peut consister en une *torsion forcée* ou en une *flexion forcée*.

Dans la *flexion forcée*, l'écartement entre les apophyses épineuses et les lames vertébrales est tel que les ligaments finissent par se rompre. La face articulaire de la vertèbre supérieure glisse au-devant de celle de la vertèbre inférieure et s'y accroche. Cette luxation est toujours *bilatérale*. La tête est fléchie en avant sur le sternum, tous les mouvements sont extrêmement douloureux et par la bouche on sent sur la paroi postérieure du pharynx la saillie formée par la vertèbre portée en avant.

La *luxation par torsion* est par contre toujours *unilatérale*. Elle résulte d'un mouvement brusque de rotation de la tête. Si la luxation est *incomplète* et qu'il ne s'est pas produit d'accrochement, la face est tournée du côté opposé à la luxation légèrement fléchie en avant ; le rachis paraît allongé du côté de la lésion et on constate une tumeur sur la paroi postérieure du pharynx.

Dans la luxation *complète* par rotation, la face est tournée du côté de la lésion, l'apophyse épineuse de la vertèbre luxée est déplacée dans le même sens et le déplacement se constate par le toucher au niveau de la paroi postérieure du pharynx plus facilement que dans la luxation incomplète. Au besoin on demandera à la radiographie la confirmation du diagnostic.

La *réduction* de la luxation des vertèbres s'opérera toujours sous une narcose profonde. Dans la luxation unilatérale incomplète, on augmente encore l'abduction de la tête et on y ajoute la rotation vers le côté luxé.

Dans la luxation unilatérale complète, Kocher obtient le relâchement musculaire par la rotation de la tête du côté sain, suivie de l'abduction du même côté et de la rotation du côté opposé.

Dans la luxation bilatérale, on réduit séparément de

chaque côté, comme s'il s'agissait d'une luxation unilatérale complète.

Dans toutes ces luxations, les manœuvres de réduction seront faites avec la plus grande prudence afin de ne pas augmenter la compression de la moelle déjà fort compromise.

Les *lésions traumatiques* du rachis et de la moelle *par instrument piquant et par coup de feu* ne comportent généralement pas d'intervention chirurgicale. On se contente de faire la toilette de la plaie cutanée et, sans jamais faire d'exploration à la sonde, on applique un pansement aseptique. Les blessures par instruments piquants peuvent donner lieu à des *lésions hémilatérales de la moelle* caractérisées par une paralysie motrice, de l'hyperesthésie et l'abolition du sens musculaire du côté de la lésion, et par une paralysie sensitive avec intégrité de la motricité et du sens musculaire du côté opposé.

Il est inutile d'extraire un projectile tombé dans le canal rachidien. En cas de lésion récente, les dimensions de la plaie des parties molles et des fractures multiples peuvent constituer une indication pour l'extraction du projectile en vue de prévenir l'infection de la plaie. Sans cela l'opération n'aurait, pour M. Braun, sa raison d'être que dans les cas compliqués d'accidents médullaires graves, où la guérison tarde à se produire et où la présence du corps étranger détermine des phénomènes de compression ou d'irritation en raison de son siège extra-dural ou intra-dural.

Lésions inflammatoires du rachis. — LÉSIONS AIGUES : Les lésions inflammatoires aiguës sont très rares, mais il existe une *ostéomyélite primitive* des vertèbres, qui débute brusquement par une fièvre élevée, des phénomènes généraux graves, du délire et de l'obnubilation. Le diagnostic précoce est très difficile. On ne le porte généralement que lorsque le pus tend à perforer la peau il survient un *abcès rétropharyngien aigu*.

L'évacuation hâtive du pus et, dans les cas favorables, la mise à nu du foyer peuvent amener la guérison, s'il n'y a pas eu d'emblée une infection pyohémique.

L'arthrite aiguë des vertèbres cervicales peut se développer à la suite d'une maladie infectieuse. Les mouvements de la tête sont très douloureux ; pour décharger la colonne vertébrale, le malade penche la tête comme dans

Planche XL. — Tuberculose de trois corps vertébraux avec se-
questres, cyphose prononcée et réduction de la capacité du canal
rachidien.

---

le torticolis, et il y a de la fièvre. Cette arthrite ne suppure
pas et avec un traitement approprié (repos, extension de
la tête dans une fronde de Glisson) la maladie guérit en
quelques semaines.

Parfois il est difficile de distinguer l'arthrite vertébrale
du *rhumatisme musculaire aigu de la nuque*. Car dans
ce cas la contracture des muscles qui existe, comme dans
le lumbago, se traduit par un torticolis spasmodique et
tous les mouvements sont douloureux. Ces accidents ne
durent le plus souvent que quelques jours et disparaissent
sous l'influence de compresses humides et d'un antipyré-
tique.

Lésions chroniques. — Bien plus fréquente que les lésions inflammatoires aiguës est la *tuberculose vertébrale*,
le *mal de Pott*. Au niveau de la colonne cervicale principalement, cette affection peut revêtir la forme de la tuberculose articulaire; la carie osseuse peut aussi être primitive, elle intéresse alors les corps vertébraux.

L'*arthrite vertébrale tuberculeuse* a pour siège de prédilection les premières vertèbres cervicales. Elle détermine
de violentes douleurs de nuque et de tête. Tous les mouvements de la tête sont extrêmement douloureux; aussi les
malades les évitent-ils soigneusement. Ils soutiennent leur
tête des deux mains et tournent le corps en totalité au lieu
de faire un mouvement de la tête. Ce faisant, ils penchent
la tête d'un côté ou la tiennent dirigée en avant. Par la
suite, il peut se produire, comme dans la carie des corps
vertébraux, des *abcès froids* qui, devenus rétropharyngiens, font bomber la paroi postérieure du pharynx (voir
p. 198) ou s'avancent par les interstices musculaires vers
le cou ou plus rarement vers l'aisselle.

Le *traitement du mal de Pott cervical* demandera avant
tout la mise au repos des articulations atteintes. Le meilleur procédé est le repos au lit et l'extension de la tête par
la fronde de Glisson (fig. 221). Les douleurs disparaîtront
ainsi rapidement, et on corrigera sans violence l'attitude
vicieuse de la tête. S'il existe un abcès rétro-pharyngien,
on l'incisera suivant les principes exposés à la page 198.
Un abcès qui apparaîtrait sous la peau du cou, de la nuque

ou de l'aisselle, serait ponctionné, puis on y injecterait quelques centimètres cubes de glycérine iodée à 10 °/₀. L'incision suivie du curettage des fongosités ne sera indiquée que si la peau est amincie et rouge ou que la présence d'une fièvre élevée montre qu'il s'agit d'une infection mixte avec des germes pyogènes.

La *forme osseuse de la tuberculose vertébrale* s'observe presque exclusivement au niveau des corps vertébraux. Elle peut revêtir différents aspects. Tantôt l'os paraît uniformément caséifié sans qu'il y ait ramollissement du tissu osseux, tantôt il est détruit et à sa place on trouve une cavité remplie de débris caséeux, de pus et de fongosités tuberculeuses, tantôt enfin il existe un ou plusieurs petits séquestres plongés dans des masses caséeuses (1). Cette destruction du tissu osseux entraîne les mêmes conséquences que lorsqu'elle est d'origine traumatique ; le rachis s'effondre au niveau de la lésion et il se développe une *cyphose* qui aboutit à une *gibbosité pottique* angulaire ou, si plusieurs corps vertébraux sont atteints, présente une forme arrondie. La planche XL montre un cas où la carie avait détruit trois corps vertébraux et où il s'était produit une cyphose angulaire : on y voit que la vertèbre moyenne est considérablement aplatie, que la texture osseuse a presque disparu sur les trois vertèbres, que les ligaments intervertébraux sont détruits et à peine reconnaissables ; enfin on distingue deux foyers de ramollissement nettement délimités dont chacun renferme un petit séquestre. Le rétrécissement du canal vertébral a également retenti sur la moelle qui est comprimée ; les glissements osseux et les abcès extraduraux, en refoulant la moelle, peuvent rendre cette compression si marquée qu'il en résulte des parésies étendues et des paralysies complètes.

[(1) Nous distinguons, en France, avec Lannelongue, deux formes anatomiques principales, suivant que la lésion, pénétrant dans la profondeur du corps vertébral, y creuse une cavité ou bien qu'elle reste superficielle, en s'étendant à un plus ou moins grand nombre de vertèbres. La première forme est appelée *forme limitée caverneuse*, c'est elle qui aboutit à l'effondrement du corps d'une ou de plusieurs vertèbres et à la constitution d'une *gibbosité angulaire* ; la seconde, *forme diffuse superficielle* (l'ancienne carie superficielle de Boyer) s'étend à un grand nombre de corps vertébraux, les disques intervertébraux participent à l'altération, et il résulte de ces lésions une gibbosité à *grande courbure*.]

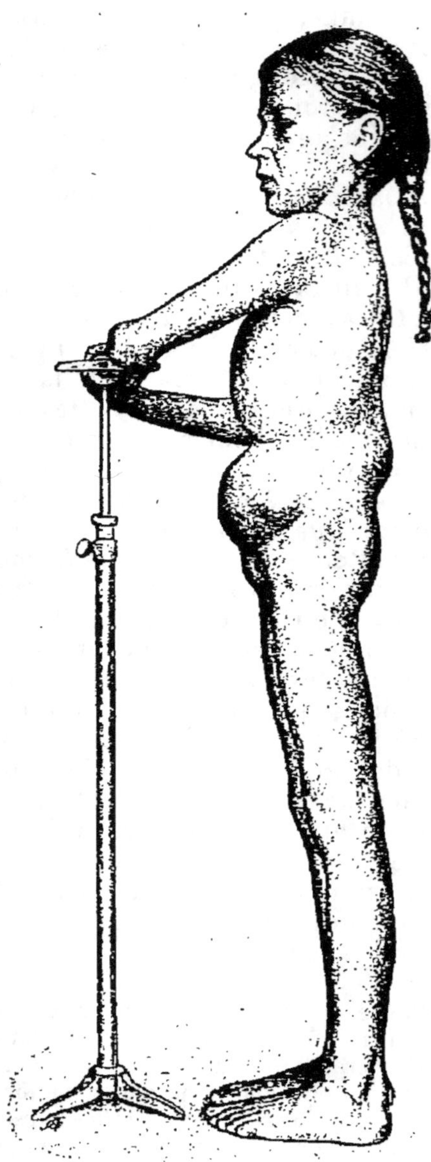

Fig. 218. — Abcès par congestion au-dessus de l'arcade fémorale.

Dans les cyphoses pottiques étendues, les côtes, intimement liées aux vertèbres, subissent de leur côté une courbure correspondante, plus ou moins notable. Il en résulte une *déformation de tout le squelette thoracique* avec troubles fonctionnels consécutifs du cœur, des gros vaisseaux et des voies respiratoires.

Nous avons dit la voie que suivent les *abcès par congestion* provenant des vertèbres cervicales ; nous avons vu également que le pus pouvait refouler et comprimer la moelle. Les suppurations qui ont pour origine les vertèbres thoraciques ou lombaires suivent le plus souvent une voie différente ; elles apparaissent en arrière à côté d'une apophyse épineuse ou elles descendent en avant le long de la face antérieure du muscle *psoas-iliaque* et apparaissent en des points éloignés. Les lieux de prédilection de ces abcès sont situés immédiatement au-dessus ou au-dessous de l'arcade fémorale (fig. 218), la face antéro-interne de la cuisse (fig. 219) et — indépendamment du psoas — la moitié externe de la fesse.

Les *signes du mal de Pott* résultent des altérations anatomiques que nous venons d'étudier. Peu à peu, il se développe les douleurs locales qui s'exagèrent notablement par les mouvements et la pression. On évitera par conséquent de rechercher ce signe en pressant sur la tête : de pareilles tentatives ont parfois déterminé un écrasement immédiat des vertèbres malades. Les subterfuges par lesquels les enfants dont il s'agit presque toujours dans le mal de Pott cherchent à esquiver les mouvements douloureux sont très caractéristiques ; si la colonne cervicale est intéressée, ils soutiennent la tête avec les deux mains et n'exécutent des mouvements latéraux que de tout le corps. En cas de carie thoracique ou lombaire, ils évitent de se baisser ; pour ramasser un objet tombé à terre, ils se mettent à genou et maintiennent le rachis rigide. Quand il y a des lésions avancées, le petit patient ne peut plus se tenir droit sans soutien ; il marche

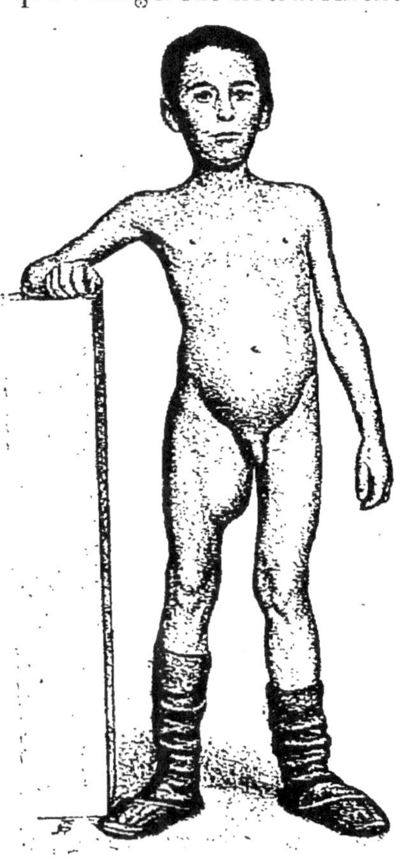

Fig. 219. — Abcès par congestion à la face interne de la cuisse droite.

courbé en s'appuyant des deux mains sur la cuisse au-dessus du genou. Le plus souvent il existe alors une *gibbosité* qui ne laisse aucun doute sur la nature de la lésion. Souvent le glissement des os et les collections purulentes déterminent la compression des racines du nerf rachidien, et il en résulte de violentes névralgies ; d'autre part la compression de la moelle aboutit à des parésies et à des paralysies de la partie sous-jacente du corps.

Les *abcès par congestion* qui suivent la face antérieure du *psoas* peuvent amener des douleurs consécutives à la contracture du muscle, même alors qu'il ne fait pas encore de saillie extérieure. Pour soulager le psoas, la cuisse se place en flexion sur le tronc.

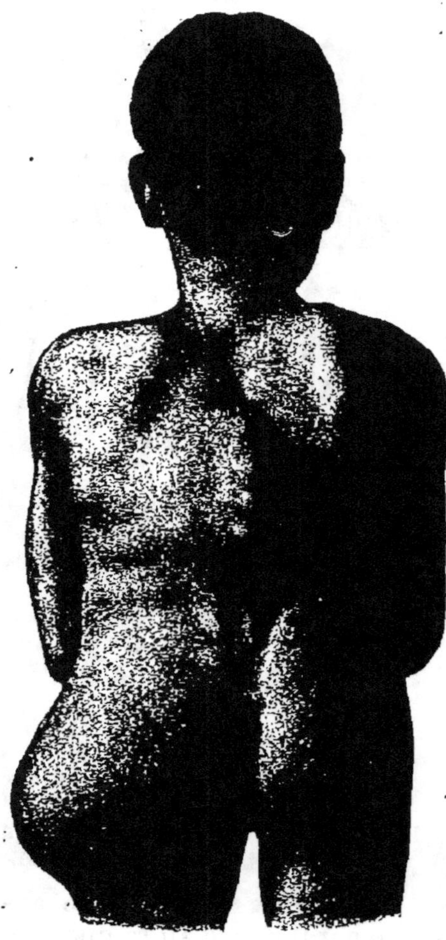

Fig. 220. — Abcès par congestion à la face externe de la cuisse gauche.

Le *pronostic* du mal de Pott est assez sombre. Beaucoup de malades succombent, parfois au bout de longues années de maladie, aux progrès de la cachexie ou à la tuberculose d'autres organes.

Le *traitement* consistera tout d'abord dans une bonne hygiène, une alimentation tonique, le séjour en des lieux bien aérés; des bains salins. A côté de cela, la mise au repos du rachis jouera le rôle principal ; autant que possible, on s'efforcera de corriger la difformité en même temps qui se serait développée. Le mieux est de faire l'extension de la tête par la fronde de Glisson (fig. 221). On élèvera la tête du lit à l'aide de blocs de bois (1) et la position déclive du corps qui en résultera assurera la contre-extension. On peut obtenir le même effet à l'aide d'une potence en métal fixée d'une part à un corset et portant

[(1) Il est plus simple de glisser une ou deux briques (que l'on peut se procurer partout) sous les pieds du lit.]

d'autre part à son extrémité supérieure une pièce transversale à laquelle on suspendra la fronde de Glisson (fig. 222 et 223). L'extension de la tête est moins apparente si on adapte au corset un anneau métallique matelassé qui prend ses points d'appui sur le menton et l'occiput et les soulève.

Si l'affection siège dans les *vertèbres thoraciques*, on

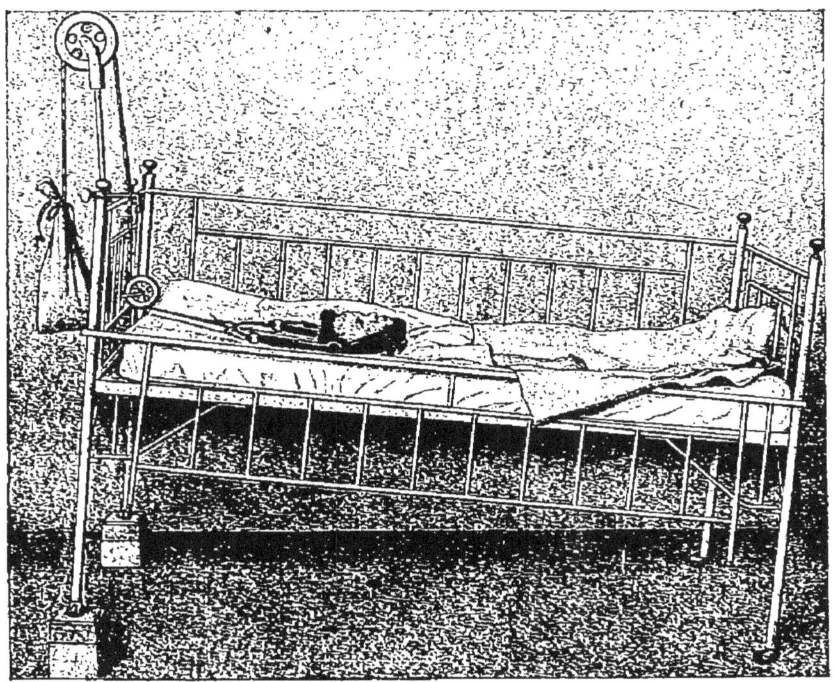

Fig. 221. — Extension à l'aide de la fronde de Glisson.

placera le malade dans l'appareil de Rauchfuss, qui consiste en une sangle tendue d'un côté à l'autre du lit à dix ou vingt centimètres au-dessus du matelas. Le malade est attaché sur cette sangle de telle façon que la tête et les membres dépassent et que par conséquent il y ait tendance à la lordose.

Avec de jeunes enfants ou des enfants atteints d'un *mal de Pott lombaire*, le mieux est de recourir à *l'appareil plâtré* qui s'adapte comme une gouttière au dos du malade. A cet effet, on place l'enfant sur le ventre, la tête, les épaules et les membres inférieurs étant appuyés sur des rouleaux et des coussins, de telle sorte que la gibbosité soit corrigée aussi complètement que possible. On huile abondamment le dos, on y applique un certain nombre de paquets de chanvre trempés dans de la bouillie de plâtre et on en recouvre l'occiput, le dos, les fesses et les cuisses jusqu'au milieu. Les épaules seront laissées libres, de façon que les mouvements des membres supérieurs ne soient pas gênés ; il faut également ménager un orifice au niveau de la région anale, afin que l'appareil ne soit pas souillé à ce niveau. Lorsque le plâtre a pris, on retire la gouttière, on la matelasse avec de

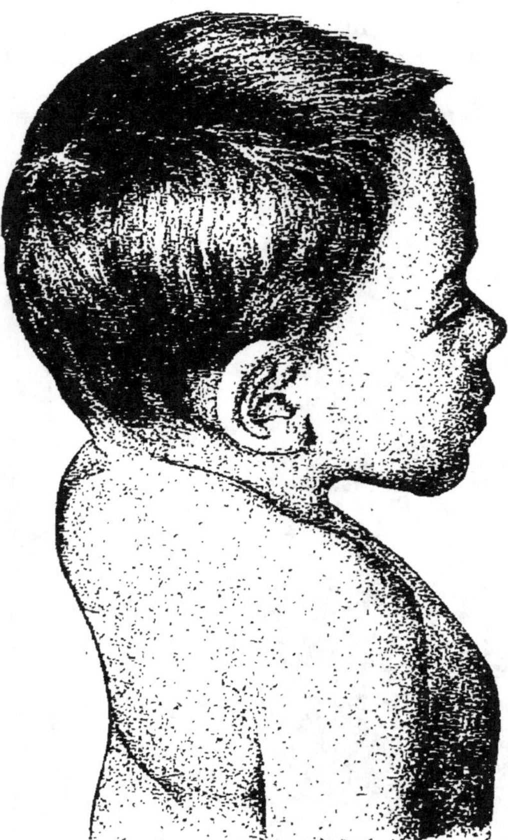

Fig. 222. — Mal de Pott cervical.

l'ouate ou on la double de feutre et on y attache l'enfant avec des bandes de flanelle.

On prolonge l'immobilisation de la colonne vertébrale à l'aide des appareils que nous venons de décrire jusqu'à ce que les accidents aigus aient disparu, c'est-à-dire qu'il n'y ait plus de douleurs. Même alors, on ne laisse pas circuler les enfants sans soutien du rachis. Pendant un certain laps de temps, on leur fait porter des appareils (cravate cervicale dans le mal de Pott cervical, corset adapté à la forme du corps dans la tuberculose dorso-lombaire).

Le plus simple est de faire ces corsets en *plâtre*, mais les appareils établis en *celluloïde* ou, d'après Hessing, en étoffe avec attelles métalliques, sont plus durables et plus légers. Nous ne pouvons ɩentrer ici dans le détail de la confection de ces appareils.

Les *abcès par congestion* seront traités par la *ponction* avec *injection* consécutive de *glycérine iodée* à 10 0/0. Les larges incisions sont parfois nuisibles en ce qu'elles aboutissent à des fistules qui favorisent les infections mixtes. On n'aura recours à l'incision avec drainage que si la peau menace de se perforer spontanément ou qu'un abcès traité par la ponction et l'injection iodoformée, se remplit rapidement à nouveau et s'accompagne d'une fièvre élevée.

Calot [de Berck] a tenté le redressement forcé de la cyphose pottique sous anesthésie profonde, en vue d'obtenir la guérison par des appareils plâtrés après correction. Or, l'affaissement du rachis après destruction des corps vertébraux représente une sorte de guérison spontanée ; c'est le seul moyen d'obtenir une bonne consolidation. D'ailleurs nous savons qu'il subsiste pendant fort longtemps, dans les vertèbres cariées, des foyers tuberculeux qui n'en disparaissent qu'au bout d'un nombre considérable d'années. Aussi est-ce à *priori* un procédé inadmissible que de rompre ces foyers par le redressement. Outre que la consolidation ne peut guère s'effectuer après le redressement, on court le danger de réveiller une tuberculose latente et de favoriser l'apparition d'une tuberculose miliaire, en inondant le sang de bacilles de Koch par suite de la déchirure d'un grand nombre de vaisseaux (1).

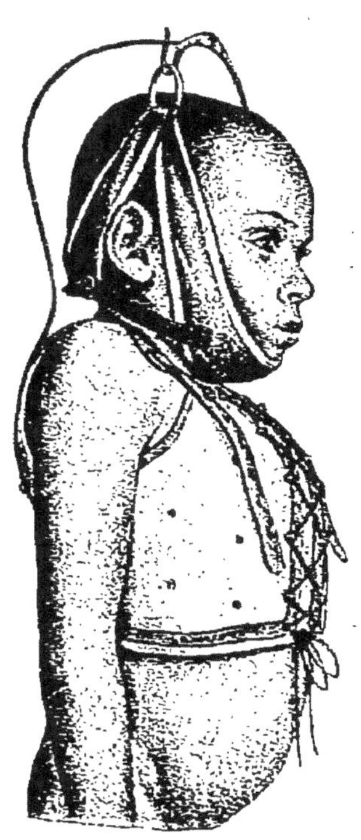

Fig. 223. — Extension à l'aide d'un appareil portatif.

[(1) Il n'y a rien à reprendre à cette argumentation très logique

Dans les cas où la compression de la moelle causée par des glissements ou des abcès détermine une *paraplégie* qui ne présente pas de tendance à la guérison, on pourra tenter de décomprimer la moelle par la *laminectomie*. Cette opération, qui a pour but d'ouvrir le canal rachidien par la résection de plusieurs lames vertébrales, se pratique de la manière suivante : au sommet de la gibbosité, on trace un vaste lambeau à pédicule latéral ; on dénude les apophyses épineuses et les lames correspondantes en décollant les muscles avec une forte rugine ; on réséque les épines et les lames à l'aide de la pince-gouge — il suffit généralement de sacrifier deux ou trois lames ; — on ouvre ainsi le canal rachidien et la moelle est libérée en arrière. Par la même plaie, on peut inciser et drainer les abcès qui compriment la moelle. Malgré l'ablation de plusieurs lames vertébrales, le rachis conserve une solidité suffisante et les malades peuvent marcher avec un corset orthopédique au bout de quelques mois, quand la paraplégie a disparu.

La spondylite ankylosante chronique est une affection sur l'étiologie de laquelle nous ne savons rien de précis. Il se développe très lentement — parfois cela demande des années — de la raideur de la colonne vertébrale. Dans les cas légers, une partie seulement du rachis est atteinte, mais dans les cas graves, la colonne entière est intéressée et les mouvements sont impossibles. Au début, on observe d'habitude de violentes douleurs. Parfois on trouve comme cause de la maladie des lésions déformantes des os et des articulations, des ankyloses et des exostoses et des coalescences des vertèbres ; mais on ne saurait admettre l'existence de pareilles lésions dans les cas où l'on a observé l'amélioration, voire la guérison complète.

Le *traitement* est inefficace ; on a essayé les composés salicyliques, les antipyrétiques, l'iodure de potassium, les bains les plus divers.

de Sultan. Calot a obtenu et obtient, il est vrai, encore *a posteriori* des résultats excellents de sa méthode. Néanmoins, celle-ci ne s'est guère généralisée même en France et cela tient probablement aux insuccès et aux accidents de ceux qui la pratiquèrent sans en avoir appris la technique de son auteur. Calot a, du reste, renoncé lui-même au redressement brusque, en un temps, et il ne redresse plus les pottiques que progressivement, en plusieurs séances.]

Nous avons parlé de la *méningite aiguë* aux pages 34 et suivantes. Dans le cours de la tuberculose osseuse, rachidienne et autre, on a plus souvent l'occasion d'observer la *méningite cérébro-spinale tuberculeuse*; cette affection n'est pas du ressort du chirurgien. Elle est décrite dans les traités de pathologie interne.

TUMEURS DU RACHIS ET DE LA MOELLE

Les *tumeurs bénignes du rachis* sont plus rares que les malignes. Ce sont principalement des exostoses qui coexistent avec des lésions semblables des côtes et des épiphyses des os longs des membres. Elles n'acquièrent de l'importance au niveau de la colonne vertébrale que si elles refoulent la moelle et la compriment.

Les *tumeurs malignes* frappent principalement les corps vertébraux. Comme il n'y a pas de cellules épithéliales dans le rachis, le *carcinome* du rachis provient de la propagation d'un cancer du voisinage ou est dû à des métastases. Il détermine parfois des douleurs mal définies du dos ; d'autres fois il se manifeste par l'apparition brusque d'une *fracture spontanée*. Celle-ci survient lorsqu'un ou plusieurs corps vertébraux ramollis par la tumeur s'affaissent par suite d'un mouvement forcé — souvent le malade a simplement voulu s'asseoir dans son lit, et il en résulte une cyphose comme dans la fracture traumatique des corps vertébraux. La saillie des masses cancéreuses en arrière ne s'observe guère qu'à une période très avancée. Fréquemment un examen attentif révélera le siège de la tumeur primitive ; parfois aussi une opération pour cancer a été pratiquée précédemment, mais à une date si ancienne que le malade en a presque perdu le souvenir. Il faut alors procéder à un interrogatoire détaillé.

Les tumeurs malignes qui ont pour point de départ les corps vertébraux peuvent refouler et comprimer la moelle.

La *fracture spontanée du rachis* peut d'ailleurs également reconnaître pour cause un *kyste hydatique* d'un corps vertébral.

Le *sarcome* du rachis est primitif ou secondaire ; toutes les variétés histologiques peuvent s'observer.

Le *traitement* chirurgical a le plus de chances de succès lorsqu'on peut tirer de la lenteur de l'évolution et de l'existence d'exostoses multiples la conclusion que la compression de la moelle est due à une de ces tumeurs osseuses. La *laminectomie* suivie de l'ablation de l'exostose assurera une guérison complète.

La compression de la moelle, telle qu'on l'observe dans les abcès tuberculeux, les exostoses et les tumeurs malignes du squelette, peut être causée également par une *tumeur primitive des méninges* (lipomes, fibromes, psammomes, neurofibromes, sarcomes divers (1). Suivant l'exemple de Horsley, on a souvent opéré ces tumeurs avec succès dans ces dernières années par la *laminectomie*. A cet effet, il est indispensable de faire le diagnostic exact du siège du néoplasme. Nous avons fourni des indications utiles à cet égard en étudiant les lésions traumatiques de la colonne vertébrale ; on trouvera de plus amples détails dans les ouvrages consacrés à l'anatomie et à la physiologie.

Les *tumeurs de la moelle* (gliomes, sarcomes) sont au-dessus des ressources de l'art.

[(1) Et notamment le sarcome mélanique.]

TABLE ALPHABÉTIQUE

TABLE DES MATIÈRES

FIN DE LA TABLE DES MATIÈRES

Atlas d'Anatomie descriptive

Par le professeur J. SOBOTTA

Et le Dr ABEL DESJARDINS
Chef de clinique à la Faculté de médecine de Paris.

1907, 3 vol. de texte et 3 atlas grand in-8 colombier, avec très nombreuses planches en couleurs. Ensemble, 6 vol. cartonnés... **90 fr.**

I. Ostéologie, Arthrologie, Myologie.
1 volume de texte et 1 atlas, cartonnés..................................... **30 fr.**

II. Splanchnologie, Cœur.
1 volume de texte et 1 atlas, cartonnés..................................... **30 fr.**

III. Nerfs, Vaisseaux, Organes des sens.
1 volume de texte et 1 atlas, cartonnés..................................... **30 fr.**

Chacune des 3 parties peut être acquise séparément au prix de 30 fr. les 2 volumes cart.

Les plus récents traités d'anatomie ne répondent pas aux besoins de la très grande majorité des étudiants, mais s'adressent seulement à quelques rares élèves, candidats aux concours d'anatomie. Ceux-ci doivent savoir, dans tous ses détails, l'anatomie théorique, alors que ceux-là n'ont besoin de savoir que les notions qui leur serviront dans la pratique journalière de la médecine. Il ne faut pas oublier que l'anatomie n'est et ne doit être qu'une branche accessoire de la médecine et qui, pour indispensable qu'elle soit à connaître, ne doit pas accaparer, au détriment des autres branches, de beaucoup plus importantes, la plus grande partie des études médicales. L'anatomie normale ne doit être qu'une introduction à l'anatomie pathologique, à la clinique et à la thérapeutique. Un médecin qui ne s'attacherait qu'à l'étude de la première, ferait un travail stérile, puisque, plus tard, il ne se trouvera jamais en présence d'organes normaux, semblables à ceux qu'il aura appris dans les livres, sa science ne trouvant son emploi que sur des organismes malades.

Le livre de Sobotta, qui s'adresse aux apprentis médecins, est conçu dans cette idée. On a supprimé, de parti pris, tout ce qui n'avait pas une réelle importance pratique, tandis qu'on a, par contre, donné tous les détails que le médecin devra savoir et retenir.

On trouvera dans l'Atlas, sur chaque organe un nombre de figures suffisant pour en comprendre tous les détails indispensables. Sur la page en regard du dessin, un court résumé explique ce dessin et donne les notions fondamentales. C'est ce volume que l'étudiant doit emporter au pavillon de dissection pour vérifier sa préparation en regardant la figure, pour chercher dans le texte une explication qu'il trouvera toujours rapidement, grâce, précisément, à la brièveté de ce texte.

Le volume de texte qui accompagne l'Atlas servira à l'étudiant pour repasser, chez lui, avec plus de détails, ce qu'il aura appris dans l'Atlas et sur le cadavre pendant la dissection.

Atlas d'Anatomie Topographique

Par le professeur O. SCHULTZE

Et le Dr Paul LECÈNE
Professeur agrégé à la Faculté de médecine de Paris.

1905, 1 vol. gr. in-8 colombier de 180 pages, accompagné de 70 planches en coul. et de nombreuses fig. intercalées dans le texte. Cart. **24 fr.**

L'Atlas d'Anatomie topographique de Schultze se signale par le nombre et la qualité de ses planches en couleurs hors texte et de ses figures intercalées dans le texte.

L'étudiant ou le médecin, désireux de revoir rapidement une région, trouvera dans cet Atlas de nombreuses et bonnes figures reproduites avec soin.

Toutes ces questions sont traitées avec un soin particulier dans l'Atlas de Schultze. Cet Atlas est très portatif, ce qui n'est pas un mince avantage pour un livre que l'étudiant doit emporter à la salle de dissection, s'il veut que ses études sur le cadavre lui soient de quelque profit.

Atlas-Manuels coloriés

Reliés en maroquin souple, tête dorée.

Atlas-Manuel d'Anatomie pathologique, par les Drs BOLLINGER et GOUGET.. 20 fr.

Atlas-Manuel de Bactériologie, par les Drs LEHMANN, NEUMANN et GRIFFON.. 20 fr.

Atlas-Manuel des Bandages, Pansements et Appareils, par les Drs HOFFA et P. HALLOPEAU. Préface de P. BERGER................ 14 fr.

Atlas-Manuel des Maladies de la Bouche, du Pharynx et des Fosses nasales, par les Drs L. GRUNWALD et G. LAURENS.......... 14 fr.

Atlas-Manuel des Maladies des Dents, par les Drs PREISWERK et CHOMPRET... 18 fr.

Atlas-Manuel de Chirurgie oculaire, par O. HAAB et A. MONTHUS.. 16 fr.

Atlas-Manuel de Chirurgie opératoire, par les Drs O. ZUCKERKANDL et A. MOUCHET. Préface du Dr QUÉNU............................... 16 fr.

Atlas-Manuel de Chirurgie orthopédique, par les Drs LUNING, SCHULTHESS et VILLEMIN... 16 fr.

Atlas-Manuel de Diagnostic clinique, par les Drs C. JAKOB et A. LÉTIENNE... 15 fr.

Atlas-Manuel des Maladies des Enfants, par HECKER-TRUMPP et APERT, médecin des hôpitaux de Paris................................... 20 fr.

Atlas-Manuel des Fractures et Luxations, par les Drs HELFERICH et P. DELBET.. 20 fr.

Atlas-Manuel de Gynécologie, par les Drs SCHAEFFER et J. BOUGLÉ, chirurgien des hôpitaux de Paris....................................... 20 fr.

Atlas-Manuel de Technique gynécologique, par les Drs SCHAEFFER, P. SEGOND, professeur à la Faculté de Paris, et O. LENOIR..... 15 fr.

Atlas-Manuel d'Histologie pathologique, par les Drs DURCK et GOUGET, professeur agrégé à la Faculté de Paris.............................. 20 fr.

Atlas-Manuel d'Histologie et d'Anatomie microscopique, par les Drs J. SOBOTTA et P. MULON. Préface du Dr LAUNOIS................ 20 fr.

Atlas-Manuel des Maladies du Larynx, par les Drs L. GRUNWALD et CASTEX, chargé du cours de laryngologie à la Faculté de médecine de Paris.. 14 fr.

Atlas-Manuel des Maladies externes de l'Œil, par les Drs O. HAAB et A. TERSON... 16 fr.

Atlas-Manuel des Maladies de l'Oreille, par les Drs BRUHL, POLITZER et G. LAURENS. .... 18 fr.

Atlas-Manuel des Maladies de la Peau, par les Drs MRACEK, L. HUDELO et H. RUBENS DUVAL.. 24 fr.

Atlas-Manuel de Médecine et de Chirurgie des Accidents, par les Drs GOLEBIEWSKI et P. RICHE, chirurgien des hôpitaux de Paris.... 20 fr.

Atlas-Manuel de Médecine légale, par les Drs HOFMANN et Ch. VIBERT. Préface par le professeur BROUARDEL................................. 18 fr.

Atlas-Manuel d'Obstétrique, par les Drs SCHAEFFER et POTOCKI. Préface de M. le professeur PINARD.. 20 fr.

Atlas-Manuel d'Ophtalmoscopie, par les Drs O. HAAB et A. TERSON.. 15 fr.

Atlas-Manuel de Psychiatrie, par les Drs WEYGANDT et J. ROUBINOVITCH, médecin de la Salpêtrière................................... 24 fr.

Atlas-Manuel du Système Nerveux, par les Drs C. JAKOB, RÉMOND et CLAVELIER.. 20 fr.

Atlas-Manuel des Maladies du Système nerveux, par les Drs SEIFFER et G. GASNE, médecin des hôpitaux de Paris........................ 8 fr.

Atlas-Manuel des Maladies vénériennes, par les Drs MRACEK et EMERY, chef de clinique de l'hôpital Saint-Louis....................... 20 fr.

Atlas=Manuel de Diagnostic clinique

(TECHNIQUE MÉDICALE, INDICATIONS THÉRAPEUTIQUES)

Par le Dr C. JAKOB

Troisième édition française, par le Dr A. LÉTIENNE
Ancien interne des hôpitaux de Paris.

1901, 1 vol. in-16 de 396 pages, avec 86 figures intercalées dans le texte et 68 planches chromolithographiées, comprenant 182 figures, relié en maroquin souple, tête dorée............................ **15 fr.**

Dans la première partie, l'auteur montre comment il faut procéder à l'examen des malades, en général, puis à l'examen de tous les organes, en particulier.

Les chapitres suivants sont un résumé de pathologie et de thérapeutique spéciales. On y remarquera les méthodes diététiques applicables spécialement à chaque maladie.

La deuxième partie est consacrée à l'exposé et à l'iconographie des procédés d'exploration clinique les plus nouveaux ou les plus récemment perfectionnés : la microscopie, les réactions chimiques et colorées, la projection des organes normaux, la topographie de la percussion. Elle comprend ensuite les schémas relatifs aux affections pulmonaires, cardiaques et abdominales. Cette première partie est accompagnée de 68 planches originales en couleurs. C'est une série de « leçons de choses » médicales.

M. Létienne a eu soin de mettre en relief les travaux de la clinique française et l'enseignement des maîtres de la Faculté de médecine de Paris.

Dans la 3e *édition*, de nouveaux chapitres ont été consacrés à la radioscopie et la phonendoscopie : les notions bactériologiques ont été mises au courant des plus récentes découvertes.

Atlas-Manuel de Médecine légale

Par le Professeur HOFMANN

Directeur de l'Institut de médecine légale de Vienne.

Deuxième édition française, par le Dr Ch. VIBERT

Médecin-expert près les Tribunaux de la Seine.

Préface par le Professeur P. BROUARDEL

1900, 1 vol. in-16 de 168 pages, avec 56 planches chromolithographiées et 193 figures, relié en maroquin souple, tête dorée....... **18 fr.**

Cet **Atlas-Manuel de Médecine légale** se présente sous les auspices des maîtres les plus autorisés de la médecine légale. Les planches ont été dessinées d'après nature sous les yeux du professeur Hofmann (de Vienne). Le Dr Vibert, chef du laboratoire du professeur Brouardel, à la Morgue, a enrichi le texte d'additions prises dans le service de son maître, qui a bien voulu écrire une introduction pour cette édition.

Voici un aperçu des principaux sujets traités :

A la *Médecine légale des organes génitaux de l'homme et de la femme,* vices de conformation, hermaphrodisme, anomalies de l'hymen, *avortement,* 4 planches en couleur et 78 figures en noir sont consacrées. Vient ensuite l'*Infanticide* avec 3 planches en couleurs et 7 en noir. Les *coups et blessures,* comprenant 13 planches en couleur et 86 en noir ; fractures du crâne et contusion du cerveau, blessures en cas de meurtre ou de suicide, par armes blanches ou armes à feu, brûlures. — La *pendaison,* la *strangulation,* la *submersion,* sont l'objet de 8 planches en couleurs et 13 en noir. Les *empoisonnements* comprennent 22 planches en couleurs : empoisonnement par la lessive de soude, les acides sulfurique, chlorhydrique, azotique, phénique, le sublimé, le cyanure de potassium, le phosphore, l'arsenic, l'oxyde de carbone, etc.

L'Atlas se termine par l'*examen du cadavre* (5 pl. en couleurs et 6 en noir).

Atlas-Manuel de Chirurgie opératoire

Par le Professeur O. ZUCKERKANDL

Deuxième édition française, par A. MOUCHET
Chef de clinique chirurgicale à la Faculté de médecine de Paris.

Préface par le D' QUÉNU
Professeur à la Faculté de médecine de Paris, chirurgien des hôpitaux.

1900, 1 vol. in-16 de 436 pages, avec 266 figures et 24 planches chromo-lithographiées, relié en maroquin souple, tête dorée....... **16 fr.**

L'auteur s'est appliqué à présenter sous une forme concise les procédés opératoires aujourd'hui généralement adoptés. — Il traite successivement des opérations sur les membres (ligatures, amputations, désarticulations, résections), sur la tête, le cou, le thorax, le bassin, les voies urinaires, l'anus, le rectum.

C'est un livre d'étudiants, c'est aussi un manuel que les chirurgiens de métier consulteront avec avantage : la simplicité de l'exposition, la clarté du plan, la multiplicité des figures en rendent la lecture facile.

Les nombreuses additions de M. Mouchet sur les procédés opératoires les plus usités en France en font un livre nouveau et original. Complet dans sa précision, pratique dans son ordonnance, clair dans ses descriptions, ce volume a sa place indiquée dans les bibliothèques des étudiants et des praticiens ; et ce qui en augmente encore la valeur, ce sont les 266 figures intercalées dans le texte et les 24 planches chromolithographiées.

ATLAS-MANUEL
de Médecine et de Chirurgie des Accidents

Par le Dr GOLEBIEWSKI

Édition française, par le Dr P. RICHE
Chirurgien des hôpitaux de Paris.

1903, 1 vol. in-16 de 496 pages, avec 143 planches et figures, et 40 planches chromolithogr., relié en maroquin souple, tête dorée...... **20 fr.**

L'Atlas-Manuel de Médecine et de Chirurgie des Accidents semble répondre à un véritable besoin. Praticiens, industriels, compagnies d'assurances se trouvent chaque jour aux prises avec des accidents du travail, et la difficulté d'appréciation est souvent considérable, faute d'une jurisprudence bien assise et d'une échelle d'incapacité bien établie.

L'intérêt de ce livre réside dans les nombreux documents qu'il contient, indiquant chaque fois le taux de l'incapacité et par conséquent celui de la rente allouée. Quel que soit le cas, on trouvera à peu près certainement relaté un cas analogue et l'on aura ainsi un utile élément d'appréciation.

M. Riche a complété l'ouvrage, à l'intention des médecins francais, en donnant le texte complet de la loi francaise, en résumant les travaux parus en France et en dressant un tableau comparatif de la jurisprudence des deux pays.

ENVOI FRANCO CONTRE UN MANDAT POSTAL

Atlas-Manuel de Chirurgie Orthopédique

Par les professeurs LÜNING et SCHULTHESS

*Édition française, par le D*r* VILLEMIN*
Chirurgien des hôpitaux de Paris.

1902, 1 vol. in-16 de 348 pages, avec 250 figures et 26 planches coloriées, relié maroquin souple, tête dorée...................'.......... **16 fr.**

L'orthopédie, science essentiellement française à son origine, est devenue une branche individualisée de la chirurgie, enseignée à part dans presque tous les pays. En France il n'y a point d'ouvrage d'orthopédie résumant assez succinctement nos connaissances en la matière pour permettre au praticien ou à l'étudiant de se faire rapidement une opinion exacte sur les principales questions relatives aux difformités. C'est pourquoi l'Atlas-Manuel de chirurgie orthopédique de MM. Lüning et Schulthess sera bien accueilli. Il comprend deux parties, l'une de *généralités* sur l'orthopédie, l'autre traitant des *difformités en particulier*.

La première partie concerne l'étude des vices de conformation congénitaux ou acquis ; au sujet de leur traitement sont passées en revue les méthodes thérapeutiques spéciales à l'orthopédie, les tendons, les os, les articulations, les appareils.

La seconde partie débute par des remarques anatomiques et physiologiques sur la colonne vertébrale et l'étude des procédés de mensuration du rachis. Sont alors assez longuement exposées les déviations vertébrales, cyphose, lordose, scoliose surtout ; les divers éléments de la déviation sont étudiés tour à tour, rotation, torsion, courbures, ainsi que la manière de les traiter. Le mal de Pott, sa variété cervicale font l'objet du chapitre suivant. Les déformations primitives du thorax, le torticolis précèdent l'étude des difformités du membre supérieur. Alors sont passées successivement en revue les luxations congénitales, les ankyloses et attitudes vicieuses des diverses articulations. Au membre inférieur les mêmes chapitres prennent une importance plus grande avec la luxation congénitale de la hanche et son traitement, les attitudes vicieuses de la coxalgie. L'intérêt qui s'attache à la coxa-vara, au genu valgum, aux courbures rachitiques du tibia, au pied bot congénital ou acquis, au pied plat, n'échappera à personne.

Des notes additionnelles ont été intercalées pour faire connaître la pratique de **M. le** professeur Lannelongue ainsi que les appareils de fabrication française.

Atlas-Manuel des Fractures et Luxations

Par le Professeur HELFERICH

*Deuxième édition française, par le D*r* Paul DELBET*
Chef de clinique chirurgicale à la Faculté de médecine de Paris.

1901, 1 vol. in-16 de 448 pages, avec 137 figures et 68 planches chromolithographiées, relié en maroquin souple, tête dorée.... **20 fr.**

L'Atlas-Manuel de Helferich comprend une série de planches dessinées d'après nature qui font ressortir aux yeux la disposition du trait de fracture, le déplacement des fragments, l'attitude des membres, la situation occupée par la surface articulaire déplacée. Il est facile d'en déduire les symptômes et le traitement.

Négligée au moment où les progrès de l'antisepsie ouvraient aux opérateurs le champ nouveau de la chirurgie abdominale, l'étude des fractures et des luxations est aujourd'hui reprise, et s'engage dans une voie nouvelle, car, là aussi, l'antisepsie permet d'intervenir heureusement, réduisant à ciel ouvert, réséquant les extrémités articulaires, suturant les parties fracturées.

Atlas=Manuel des Maladies du Larynx

Par le Dr GRUNWALD

Deuxième édition française, par le Dr A. CASTEX
Chargé du cours de laryngologie à la Faculté de médecine de Paris,

et P. COLLINET, ancien interne des hôpitaux de Paris.

1903, 1 vol. in-16 de 244 p., avec 53 fig. et 44 planches chromolithogr.
comprenant 107 fig., relié en maroquin souple, tête dorée... **14 fr.**

L'**Atlas-Manuel des Maladies du Larynx** est divisé en deux parties :
La première partie est un résumé de laryngologie, clair et méthodique. L'ouvrage débute par l'anatomie et la physiologie. Viennent ensuite les méthodes d'examen : laryngoscopie indirecte avec le miroir, laryngoscopie directe, inspection, palpation, auscultation, stroboscopie, éclairage par transparence, examen radiographique. Le dernier chapitre est consacré aux causes et au traitement.
La deuxième partie traite de la pathologie et de la thérapeutique. I. Inflammations aiguës. — II. Inflammations chroniques. — III. Tumeurs. — IV. Troubles de la motilité. — V. Troubles de la sensibilité. — VI. Troubles de la circulation. — VII. Solutions de continuité. — VIII. Corps étrangers. — IX. Malformations.

Atlas=Manuel des Maladies de la Bouche

du Pharynx et des Fosses nasales

Par le Dr GRUNWALD

Édition française, par le Dr LAURENS
Ancien interne des hôpitaux.

1903, 1 vol. in-16 de 197 p., avec 42 pl. chromolithographiées comprenant
106 figures et 41 figures, relié maroquin souple, tête dorée. **14 fr.**

L'**Atlas-Manuel des Maladies de la Bouche, du Pharynx et des Fosses nasales** est conçu sur un plan nouveau ; il diffère de la plupart des traités de rhinologie et de pharyngologie, en ce qu'il constitue un véritable traité de sémiologie, de pathologie et de thérapeutique du nez, du pharynx et de la bouche ; de plus, il contient une foule d'aperçus originaux et d'idées personnelles.
La partie iconographique est très intéressante, car, en regard de chaque planche, une description de la lésion anatomique réalise une véritable observation clinique, très précise. L'Atlas à lui seul forme un résumé de toute la pathologie naso-sinusale et bucco-pharyngée.
Voici un aperçu des matières qui y sont traitées :
Anatomie et physiologie, pathologie, sémiologie et thérapeutique générales. Pathologie et thérapeutiques spéciales. Maladies aiguës: formes idiopathiques, formes symptomatiques et associées. Maladies chroniques, affections diffuses et localisées, formes symptomatiques, affections de l'anneau lymphatique du pharynx, néoplasmes, rhino et pharingopathies dans les maladies générales, troubles neuro-musculaires, lésions traumatiques, corps étrangers, malformations.

Atlas-Manuel des Maladies de l'Oreille

Par O. BRÜHL et POLITZER

Édition française, par le Dr G. LAURENS
Assistant de laryngologie et d'otologie à l'hôpital Saint-Antoine.

1902, 1 vol. in-16 de 395 pages, avec 88 fig. et 39 pl. chromolith. comprenant 244 figures. Relié en maroquin souple, tête dorée. **18 fr.**

Le praticien trouvera dans cet Atlas-Manuel le résumé de toutes les notions indispensables en otologie.

Un premier chapitre représente un véritable traité d'anatomie topographique de l'oreille accompagné de nombreuses déductions cliniques, opératoires et anatomo-pathologiques qui en émaillent le texte.

Un autre chapitre est consacré à l'étude-type d'un malade atteint d'une affection auriculaire. L'auteur nous apprend le véritable mode d'examen, depuis la simple inspection et le palper de l'oreille externe en passant par l'otoscopie, les épreuves acoustiques, l'examen des cavités naso-pharyngées et même la radiographie du rocher jusqu'à la recherche de la simulation.

Une troisième partie est affectée : r° à une étude séméiologique du syndrome auriculaire ; 2° à des considérations générales sur les procédés thérapeutiques auxquels on a recours en otologie (désinfection, pansements, etc.) ; 3° à la description et au traitement des maladies de l'oreille externe, moyenne et interne.

De nombreuses figures représentent les instruments, les manœuvres, les procédés opératoires usités en otologie.

Un *atlas* termine l'ouvrage. Les planches chromolithographiées qui le composent fournissent la reproduction de l'anatomie normale, histologique, pathologique et opératoire de l'oreille ; d'un dessin et d'une exécution parfaits, elles retraceront mieux que toute description didactique la partie technique.

Atlas-Manuel des Maladies externes de l'Œil

Par le professeur O. HAAB

Professeur de clinique ophtalmologique de l'Université de Zurich.

Deuxième édition française, par le Dr Albert TERSON
Ancien chef de clinique ophtalmologique à la Faculté de médecine de Paris.

1905, 1 vol. in-16 de 316 pages, avec 40 pl. chromolithogr. contenant 66 figures coloriées. Relié en maroquin souple, tête dorée. **16 fr.**

Le texte comprend, outre l'exposé des cas tels qu'ils se présentent dans la pratique courante, une introduction sur la marche à suivre dans l'examen clinique de l'œil, puis un exposé des principales indications de la technique de la thérapeutique oculaire usuelle.

On passe successivement en revue les maladies de l'appareil lacrymal, des paupières, de la conjonctive, de la cornée, de la sclérotique, de l'iris et du corps ciliaire, du cristallin, du corps vitré, le glaucome et les maladies de l'orbite.

Les planches de cet Atlas sont d'un réalisme absolu et d'une exécution parfaite.

ATLAS=MANUEL D'OPHTALMOSCOPIE

Par le Professeur HAAB

Troisième édition française, par le Dr Albert TERSON et A. CUÉNOD

1901, 1 vol. in-16 de 276 pages, avec 88 planches chromolithographiées contenant 148 figures. Relié en maroquin souple, tête dorée. **15 fr.**

Il serait banal d'insister sur l'extrême utilité de l'ophtalmoscopie qui donne si fréquem', ment au médecin des indications précises sur le diagnostic et le pronostic d'une maladie générale à retentissement oculaire.

Cet ouvrage, remarquable par ses descriptions concises et ses nombreuses planches en couleurs exécutées d'après nature, constitue un *vade-mecum* pour l'étudiant et le médecin désireux de s'assurer de l'état du fond de l'œil de leurs malades, dès que le moindre affaiblissement visuel se produit au cours de l'affection qui les a conduits à l'hôpital. M. le Dr Terson à ajouté au texte primitif une étude sur les *rapports de l'ophtalmoscopie et des maladies générales.*

Atlas=Manuel de Chirurgie oculaire

Par O. HAAB

Professeur de clinique ophtalmologique à l'Université de Zurich.

Édition française, par le Dr A. MONTHUS

Chef de laboratoire à la clinique ophtalmologique de la Faculté de médecine de Paris.

1905, 1 vol. in-16 de 270 pages, avec 30 planches coloriées et 166 figures dans le texte. Relié maroquin souple...................... **16 fr.**

Dans une première partie, on trouvera traitées l'anesthésie, l'asepsie et l'antisepsie oculaires. Les pansements sont l'objet d'une étude détaillée. Puis vient l'instrumentation.

Dans la deuxième partie, sont décrites les opérations. Les cataractes, avec leurs multiples variétés, y occupent une place importante. Les chapitres suivants traitent de l'iridectomie, de la sclérotomie, des opérations sur la cornée, la conjonctive, de l'extraction des corps étrangers. Puis viennent les opérations extra-bulbaires avec le strabisme, l'énucléation, l'exentération, enfin les interventions sur l'orbite avec l'opération du Krönlein. Les diverses méthodes pour le traitement du ptosis, de l'entropion et de l'ectropion sont ensuite successivement envisagées et l'ouvrage se termine par les interventions sur l'appareil lacrymal.

M. A. Monthus s'est inspiré des travaux et de l'enseignement des maîtres de l'Ecole ophtalmologique française, les professeurs Panas et De Lapersonne. Les additions portent en particulier sur la stovaïne, la résection du sympathique, la kératectomie, la chirurgie du sinus frontal, l'ablation des glandes lacrymales, l'exentération ignée, etc.

Pour les principales opérations, de nombreuses planches en noir représentent les divers instruments nécessaires, des figures dans le texte donnent les détails de technique opératoire (lignes d'incision), enfin de très remarquables planches en couleur reproduisent les temps opératoires. Ces planches, très claires, d'une scrupuleuse exactitude, faciliteront beaucoup la compréhension des descriptions.

Atlas=Manuel des Maladies des Dents

Par le Dr PREISWERK

Édition française, par le Dr CHOMPRET
Dentiste des hôpitaux de Paris

1905, 1 vol. in 16 de 360 pages, avec 44 planches coloriées et
163 figures. Relié maroquin souple, tête dorée............ **18 fr.**

L'Atlas-Manuel des Maladies des Dents de Preiswerk est le travail d'un praticien doublé
d'un savant, mettant à la disposition des étudiants et des médecins le fruit d'une expérience déjà longue acquise dans la clientèle et dans le laboratoire.

Ce livre contient toutes les notions indispensables de *stomatologie* et d'*art dentaire*,
expliquées, commentées à chaque page par de nombreuses figures en noir et en couleur :
cette partie iconographique, spécialement remarquable, repose entièrement sur des documents photographiques dont l'exactitude ne peut être contestée.

Dans l'adaptation française que M. Chompret a faite de ce manuel, il donne un aperçu
des travaux des dentistes français qui ont contribué dans ces dernières années à faire
prospérer l'art dentaire.

TABLE DES MATIÈRES

Anatomie comparée de la dentition. Histologie, Physiologie, Bactériologie. Maladies
de la bouche. Tumeurs de la cavité buccale. Fractures de la mâchoire inférieure, et
supérieure. Luxations de la mâchoire inférieure. Empyème du sinus maxillaire,
fissures acquises ou congénitales de la face. Anomalies des dents, de la mâchoire.
Dépôts dentaires. Imperfections congénitales ou acquises des substances dures dentaires. Carie dentaire. Thérapeutique des imperfections dentaires. Plombage des dents.
Technique de l'obturation. Maladies de la pulpe. Maladies alvéolo-dentaires (périodontite). Extractions des dents. Anesthésiques. Préparation de la bouche pour les dents
artificielles.

Atlas=Manuel de Prothèse dentaire

ET BUCCALE

Par le Dr PREISWERK

Édition française, par le Dr CHOMPRET

1907, 1 vol. in-16 de 415 pages, avec 21 planches comprenant 50 figures
coloriées et 338 figures dans le texte dont 100 coloriées.
Relié maroquin souple, tête dorée........................ **18 fr.**

Encouragé par le succès de son *Atlas-Manuel des Maladies des Dents*, M. Preiswerk
a consacré un autre Atlas-Manuel à la technique dentaire.

En ce qui concerne la technique du caoutchouc, il s'est appuyé sur les principaux traités modernes tout en utilisant sa propre expérience. Mais il s'est occupé avec prédilection
de la *prothèse sur or* si justifiée au point de vue de l'hygiène, et non pas seulement de la
prothèse avec plaques, mais encore tout particulièrement des *travaux à couronnes et à
pont* : c'est le sujet le plus important pour le dentiste actuel. Le présent ouvrage donne
pour la première fois un chapitre consacré au traitement orthopédique des positions des
dents anormales. Jusqu'à présent l'illustration du matériel technique avait été un peu
négligée. Le présent Atlas offre tout ce qu'il y a de mieux dans ce genre.

Atlas-Manuel d'Obstétrique

CLINIQUE ET THÉRAPEUTIQUE

Par le Dr O. SCHAEFFER
et le Dr POTOCKI

Professeur agrégé à la Faculté de médecine, accoucheur des hôpitaux de Paris.

Préface par A. PINARD

Professeur de clinique obstétricale à la Faculté de médecine de Paris.

1901, 1 vol. in-16 de 472 pages, avec 73 planches, dont 55 coloriées.
Relié en maroquin souple, tête dorée..................... **20 fr.**

Un **Atlas-Manuel d'Obstétrique**, de format portatif et d'un prix abordable, manquait aux besoins de l'étudiant et du praticien : celui de M. le professeur Schaeffer est un excellent résumé de l'enseignement classique de l'obstétrique. M. Potocki a ajouté à l'édition originale de nombreuses additions, qui sont souvent de véritables chapitres. On a ainsi l'exposé des idées des auteurs classiques français et étrangers. La comparaison des méthodes pouvant devenir la cause d'améliorations profitables aux femmes et aux enfants ; ajouter à la science francaise celle des autres pays, ce n'est pas seulement savoir *davantage*, c'est savoir *mieux*.

Voici un aperçu des matières traitées dans l'**Atlas-Manuel d'Obstétrique** : Physiologie de la grossesse. — Examen de la femme enceinte et diagnostic de la grossesse. — Anatomie, développement et examen clinique du bassin. — Accouchement physiologique. — Suites de couches. — Soins à donner aux nouveau-nés. — Pathologie de la grossesse. Avortement et accouchement prématuré. Bassins viciés. — Pathologie de l'accouchement. — Pathologie des suites de couches. — Fièvre puerpérale. — Maladies des glandes mammaires.

Atlas=Manuel des Maladies des Enfants

Par les Drs HECKER et TRUMPP

Professeurs à l'Université de Munich

Et E. APERT, Médecin des hôpitaux de Paris.

1906, 1 vol. in-18 de 423 p., avec 48 pl. chromolithogr. et 174 photogravures dans le texte. Relié maroquin souple, tête dorée...... **20 fr.**

L'étude approfondie de la Pédiatrie s'impose de plus en plus au médecin, et il est devenu urgent de perfectionner son enseignement : on y arrivera en facilitant aux étudiants, par des ouvrages didactiques appropriés, l'étude pratique de la Pédiatrie. Certes les ouvrages de médecine infantile ne manquent pas; mais, pour remplir le but voulu, ils doivent être amplement illustrés de fidèles reproductions photographiques. En médecine infantile l'interrogatoire du malade sert peu ; il ne renseigne qu'incomplètement et indirectement sur les débuts de la maladie et sur les sensations du malade ; l'étude de l'aspect, des allures, de l'habitus général du malade prend en médecine infantile une grande importance ; l'œil doit rapidement, en voyant l'enfant présenté, saisir un ensemble de particularités qui mettra déjà sur la voie du diagnostic. Cette habileté de l'œil ne peut s'acquérir que par un exercice prolongé ; mais elle sera plus rapidement acquise si l'étudiant a constamment sous les yeux des photographies de petits malades choisis parmi les plus typiques. Aux photographies, il faut joindre les planches en couleurs nécessaires pour la reproduction des exanthèmes et des enanthèmes des maladies éruptives, dont l'importance est si grande en pathologie infantile. Ces photographies, ces planches en couleurs, indispensables à un manuel de Pédiatrie, sont nombreuses et parfaites dans l'**Atlas-Manuel des Maladies des Enfants** de MM. Hecker et Trumpp : le lecteur n'aura qu'à feuilleter ce volume pour se convaincre aussitôt de la haute supériorité qu'il a sous ce rapport sur les traités de Pédiatrie les plus volumineux.

Le volume a été adapté aux besoins des lecteurs francais, médecins ou étudiants : les formules sont indiquées d'après la pharmacopée francaise ; l'instrumentation et la technique opératoire sont exposées d'après la pratique des médecins des hôpitaux de Paris.

ATLAS-MANUEL DE GYNÉCOLOGIE

Par le Dr O. SCHAEFFER

et le Dr BOUGLÉ
Chirurgien des hôpitaux de Paris.

1903, 1 vol. in-16 de 333 pages, avec 90 planches chromolithographiées, contenant 207 figures coloriées et 62 photogravures. Relié en maroquin souple, tête dorée...................................... **20 fr.**

A l'heure actuelle, grâce aux progrès incessants de la technique chirurgicale, grâce aux indications opératoires plus précises basées sur des notions cliniques et pathogéniques, plus complètes, la chirurgie gynécologique est devenue d'une très grande bénignité, et si pour certaines affections, telles que le cancer du col de l'utérus, l'ovarite scléro-kystique et la névralgie pelvienne, il faut reconnaître l'impuissance trop fréquente de la chirurgie, on peut dire que, selon toute apparence, pour le plus grand bien des malades, la gynécologie est presque tout entière passée du domaine de la médecine dans celui de la chirurgie.

Les traités de gynécologie ne manquent pas, mais la plupart s'adressent beaucoup plus au spécialiste qu'au praticien.

L'Atlas-Manuel de Gynécologie, illustré de 90 planches (en couleurs) comprenant plus de 200 figures, accompagné d'un texte concis, mais clair et précis, dû à un gynécologue tout particulièrement compétent, M. Bouglé, chirurgien des hôpitaux de Paris, permettra au praticien de se mettre rapidement au courant des conquêtes les plus récentes de la gynécologie moderne.

C'est avant tout un guide clinique, dans lequel les questions de diagnostic et de traitement sont exposées avec le plus grand soin.

Atlas-Manuel de Technique Gynécologique

Par les Drs SCHAEFFER

P. SEGOND
Professeur à la Faculté de médecine de Paris,
Et O. LENOIR, ancien interne des hôpitaux de Paris.

1905, 1 vol. in-16 de 200 pages, avec 26 planches coloriées. Relié maroquin souple, tête dorée... **15 fr.**

L'Atlas-Manuel de Technique gynécologique du même auteur, que publient aujourd'hui MM. P. Segond, professeur à la Faculté de médecine de Paris, et Lenoir, ancien interne des hôpitaux, représente avec un luxe de planches inusité les diverses phases des principales opérations gynécologiques. Voici un aperçu des matières traitées :

I. — *Opérations que l'on peut pratiquer sans le secours du spéculum.* Restauration périnéale totale. Suture d'une déchirure périnéale. Extirpation de la région vulvaire ou de l'hymen. Opération contre l'incontinence d'urine. II. — *Opérations qui se pratiquent après simple écartement des parois vaginales.* Colporrhaphie. Colpopérinéorrhaphie. Colpocystotomie. Traitement de la fistule recto-vaginale. III. — *Opérations pratiquées après dilatation préalable du canal cervical utérin.* Cathétérisme. Curettage. Extirpation des polypes. IV. — *Opérations pratiquées après incision du cul-de-sac antérieur,* et dilatation sanglante du col. Cure des fistules cervico-vésicales et urétrales. Ouverture des abcès péri-utérins. V. — *Opérations exécutables après ouverture du cul-de-sac vésico-utérin.* Opérations sur les annexes. VI. — *Opérations exécutées après l'ouverture du cul-de-sac de Douglas.* Traitement de la grossesse ectopique. VII. — *Opérations pratiquées après l'ouverture de l'un ou des deux culs-de-sac péritonéaux.* VIII. — *Extirpation vaginale totale de l'utérus.* IX. — *Opérations pratiquées sur les organes génitaux après ouverture de l'abdomen.* X. — *Opérations d'Alexandre Adam.*

Atlas-Manuel d'Anatomie pathologique

Par le professeur O. BOLLINGER

et le Dr GOUGET
Professeur agrégé à la Faculté de médecine de Paris.

1902, 1 vol. in-16 de 112 pages, avec 137 planches coloriées, et 27 figures. Relié maroquin souple, tête dorée...................... **20 fr.**

C'est une vérité banale que, dans toute branche de la médecine, l'éducation pratique est le complément indispensable de l'instruction théorique. Il n'est guère plus discutable que l'enseignement, même théorique, de certaines d'entre elles ne saurait se contenter de longues descriptions schématiques, et doit, avant tout, parler aux yeux ; les sujets dont elles traitent sont de ceux qui se *montrent* plus qu'ils ne se *décrivent*. De ce nombre sont l'Anatomie normale et l'Anatomie pathologique.

Pour que l'analyse détaillée des caractères d'une lésion soit vraiment profitable, facile à suivre et à retenir, il faut que celui à qui elle s'adresse ait sous les yeux cette lésion elle-même, ou du moins sa reproduction. Aussi ne conçoit-on guère un Traité d'Anatomie pathologique sans figures.

Plus maniable et plus accessible à tous, mieux adapté aux besoins de l'étude journalière, l'Atlas-Manuel de Bollinger ne le cède pas à ses aînés pour la valeur des figures, et contient la reproduction de toutes les lésions les plus fréquentes et les plus importantes des principaux organes.

Les légendes qui accompagnent les planches ne se bornent pas à faire ressortir les principaux caractères de chaque lésion : elles en indiquent aussi la cause, et donnent un bref aperçu de l'histoire du malade. La lésion se trouve ainsi replacée dans son vrai cadre, et l'étude en est à la fois moins aride et plus instructive.

ATLAS-MANUEL DE BACTÉRIOLOGIE

PAR LES PROFESSEURS

LEHMANN	**NEUMANN**
Directeur de l'Institut d'hygiène de Wurzbourg	Sous-direct. de l'Institut d'hygiène de Hambourg

Et V. GRIFFON
Médecin des hôpitaux de Paris, chef de Laboratoire à la Faculté de médecine.

1906, 1 vol. in-16 avec 76 planches, comprenant plus de 500 figures coloriées. Relié maroquin souple, tête dorée.............. **20 fr.**

L'Atlas-Manuel de Bactériologie de Lehmann et Neumann ne s'adresse pas seulement aux médecins désireux d'approfondir leurs connaissances en bactériologie ; il se recommande aussi tout spécialement aux praticiens qui ne s'occupent que passagèrement de bactériologie.

Cet Atlas est appelé à un grand succès auprès des médecins et des étudiants par la méthode qui a présidé à sa disposition et qui permet de trouver immédiatement le renseignement désiré. Les planches sont certainement ce qui a été fait de mieux comme dessins en couleurs de culture et de figures microscopiques : pour le commençant, ses dessins parlent plus éloquemment que des photographies.

Ce n'est pas seulement un excellent guide pratique pour le diagnostic bactériologique, c'est le fruit de l'expérience de microbiologistes distingués dont les recherches sont justement appréciées ; l'ordonnancement même de l'œuvre est un progrès énorme dans la systématisation et la connaissance des diverses espèces de bactéries.

ENVOI FRANCO CONTRE UN MANDAT POSTAL

Atlas=Manuel du Système nerveux

A l'état normal et à l'état pathologique

Par C. JAKOB

Deuxième Édition française, par le Dr RÉMOND
Professeur de clinique des maladies mentales à la Faculté de médecine de Toulouse,

Et CLAVELIER

1900, 1 vol. in-16 de 364 pages, avec 84 planches chromolithogr. comprenant 220 figures. Relié en maroquin souple, tête dorée.. **20 fr.**

Le praticien que ses études n'ont pas familiarisé avec le mouvement neurologique contemporain ne saurait trouver de meilleur guide que l'**Atlas-Manuel du Système nerveux** de Jakob et Rémond. L'absence de schématisation dans les planches, le soin avec lequel celles-ci sont expliquées, le résumé d'anatomie, de physiologie et de pathologie qui les accompagne et leur sert de commentaire, tous ces éléments constituent un ensemble éminemment pratique.

La partie inconographique, composée de 84 planches coloriées comprenant 220 figures, est précédée d'un Précis de neurologie, où le Dr Rémond expose la morphologie, le développement et la structure, la pathologie et la thérapeutique générales et spéciales du système nerveux.

ATLAS=MANUEL DE PSYCHIATRIE

Par le professeur G. WEYGANDT

Édition française, par le Dr J. ROUBINOVITCH

Médecin-adjoint de la Salpêtrière, ancien chef de clinique de la Faculté de médecine à l'asile Ste-Anne

1904, 1 vol. in-16 de 643 p., avec 24 planches en couleurs et 264 figures. Relié maroquin souple, tête dorée...................... **24 fr.**

Cet Atlas, très clair, est conçu dans un esprit essentiellement moderne, il est divisé en deux parties. Dans la première, psychiatrie générale, Weygandt étudie d'abord l'étiologie des troubles mentaux. Il décrit ensuite longuement les troubles psychiques élémentaires. A la suite de l'étude générale des symptômes et de l'anatomie pathologique de la folie, on arrive à un chapitre tout à fait remarquable et essentiellement pratique de thérapeutique. On y trouve les indications de l'internement, le traitement moderne dans les asiles et une étude médico-légale détaillée.

Dans la seconde partie, Weygandt étudie la psychiatrie spéciale, suivant les idées de Kraepelin. Les maladies mentales sont groupées d'après leurs causes : arrêt de développement (idiotie, débilité mentale) ; développement cérébral troublé ou perverti (folie des dégénérés, perversions sexuelles, neurasthénie constitutionnelle, obsessions, etc.; psychoses liées à l'hystérie et à l'épilepsie ; affection d'origine endogène (paranoia, folie intermittente, démence précoce, etc.) : psychoses liées aux maladies de la nutrition générale (paralysie générale, psychoses d'involution et de démence sénile, etc.) ; enfin psychoses d'origine toxique.

La place la plus importante est faite à la folie intermittente, à la paralysie générale, et à la démence précoce. C'est dans cette partie du volume que l'on se rend particulièrement compte de l'avantage que présente la multiplicité des figures et des planches annexées à l'ouvrage. Les nombreuses photographies de déments précoces et de paralytiques généraux remplacent avantageusement les longues observations qui encombrent les traités de psychiatrie. D'autre part, l'anatomie pathologique de la paralysie générale est représentée par des planches dignes de remarque. Grâce aux additions du traducteur, sur le cytodiagnostic, le traitement et la médecine légale de l'alcoolisme, etc., ce livre est tout à fait au point en ce qui concerne l'étude moderne de la psychiatrie pratique.